Facharztprüfung **Dermatologie**

T. Dirschka, R. Fölster-Holst, C. Oster-Schmidt

Facharztprüfung Dermatologie

in Fällen, Fragen und Antworten

Herausgegeben von
Thomas Dirschka, Regina Fölster-Holst
und Claus Oster-Schmidt

unter Mitarbeit von
Martina Bacharach-Buhles, Erhard Bierhoff, Norbert Brockmeyer, Claudia el Gammal, Stephan el Gammal, Peter O. Fritsch, Axel Hauschild, Hans Christian Hölbe, Erhard Hölzle, Otto P. Hornstein, Walter Krause, Bernhard H. Lenhard, Gerhard Lutz, Eberhard Rabe, Stefanie Reich, Uwe Reinhold, Johannes Ring, Thomas Rosenbach, Martin Sbornik, Volker Schenkelberger, Thomas Schwarz, Norbert Sepp, Eggert Stockfleth, Markus Stücker, Christiane Szliska, Hans-Jürgen Tietz

Mit 201 Abbildungen

ELSEVIER
URBAN & FISCHER

URBAN & FISCHER
München · Jena

Zuschriften und Kritik an:
Elsevier GmbH, Urban & Fischer Verlag, Lektorat Medizin, Karlstraße 45, 80333 München
E-Mail: medizin@elsevier.de

Wichtiger Hinweis für den Benutzer
Die Erkenntnisse in der Medizin unterliegen laufendem Wandel durch Forschung und klinische Erfahrungen. Herausgeber und Autoren dieses Werkes haben große Sorgfalt darauf verwendet, dass die in diesem Werk gemachten therapeutischen Angaben (insbesondere hinsichtlich Indikation, Dosierung und unerwünschter Wirkungen) dem derzeitigen Wissensstand entsprechen. Das entbindet den Nutzer dieses Werkes aber nicht von der Verpflichtung, anhand der Beipackzettel zu verschreibender Präparate zu überprüfen, ob die dort gemachten Angaben von denen in diesem Buch abweichen, und seine Verordnung in eigener Verantwortung zu treffen.
Wie allgemein üblich wurden Warenzeichen bzw. Namen (z. B. bei Pharmapräparaten) nicht besonders gekennzeichnet.

Bibliografische Information Der Deutschen Bibliothek
Die Deutsche Bibliothek verzeichnet diese Publikation in der Deutschen Nationalbibliografie; detaillierte bibliografische Daten sind im Internet unter http://dnb.ddb.de abrufbar.

06 07 08 09 10 5 4 3 2 1

Planung und Lektorat: Andrea Rauneker, Dr. med. Gisela Heim, München
Redaktion: Dr. med. Sibylle Tönjes, Kiel
Herstellung: Dietmar Radünz, München
Satz: Kösel, Krugzell
Druck und Bindung: Stürtz GmbH, Würzburg
Umschlaggestaltung: SpieszDesign, Neu-Ulm

Printed in Germany

ISBN-13: 978-3-437-23880-2
ISBN-10: 3-437-23880-9

Aktuelle Informationen finden Sie im Internet unter www.elsevier.com und www.elsevier.de

Vorwort

„Das Gehirn ist nicht nur ein Gefäß, das gefüllt werden muss, sondern ein Feuer, das gezündet werden will." Plutarch

In der medizinischen Ausbildung setzen sich immer mehr Lernkonzepte durch, die den konkreten klinischen Fall und nicht voneinander unabhängige Fakten in den Vordergrund stellen.
„Facharztprüfung Dermatologie" versucht, Sie als Leser konkret in eine Problemstellung einzubinden, indem Sie direkt in die Rolle der Ärztin/des Arztes versetzt werden. Ihre aktive Teilhabe bei der Bearbeitung der klinischen Fälle ist gefragt! Dies führt zu einer besonders nachhaltigen Aufnahme und Integration von Wissen. Sie können Erlerntes überprüfen und Neues hinzulernen. Die Simulation der Behandlung eines kranken Menschen ist also wesentlicher Bestandteil dieses Konzeptes und weist zudem eine empathische Komponente auf, die dem Lern- und Integrationsprozess zuträglich ist.
Ziel ist eine optimale Vorbereitung auf die Facharztprüfung und damit auch auf das spätere Berufsleben durch Simulation der konkreten Prüfungssituation im Frage- und Antwortspiel. Dies mehrt nicht nur das Wissen, sondern zeigt auch konkrete Gedankenflüsse in der Diagnostik und Therapie komplexer dermatologischer Problemstellungen auf. Herausgeber und Autoren haben sich bemüht, anhand von Fällen das klinisch-wissenschaftliche Spektrum der Dermatologie möglichst breit abzubilden. Aufgrund der Reisefreudigkeit der Europäer werden auch Dermatosen als Fälle vorgestellt, die in außereuropäischen Ländern „heimisch" sind und als Urlaubsmitbringsel in die differenzialdiagnostischen Überlegungen einbezogen werden müssen. Nicht zu vergessen sind die zunehmenden Friedenseinsätze europäischer Hilfsorganisationen und Soldaten in solchen Ländern und das damit verbundene Risiko, dort vorkommende Dermatosen zu akquirieren.
Wer die Fälle ohne große Probleme meistert, ist gut auf die Facharztprüfung vorbereitet. Die Leser werden schnell herausfinden, wo noch Unsicherheiten bestehen und Wissen vertieft werden muss. Interessante Randaspekte, die nicht unbedingt zum Facharztwissen gehören, wurden als Anmerkungen in den Text eingearbeitet; wer sich besonders für eine Problematik interessiert, kann sie anhand der Literaturangaben vertiefen. Selbstverständlich eignet sich das Buch auch zum Studium der Dermatologie für alle, die mit diesem Fach konfrontiert werden oder sich dafür begeistern.

Wir wünschen Ihnen auf Ihrem weiteren Weg als Facharzt einen unstillbaren Wissensdurst. Lassen Sie sich durch viele bürokratische Hemmnisse des Alltags nie die Faszination am wunderbaren Fach „Dermatologie" rauben, schenken Sie dem Bewährten Beachtung, bleiben Sie aber auch offen für Neues. Wir können nur immer wieder feststellen, dass die Ausbildung durch die vielen unterschiedlichen Nuancen der Krankheiten unserer Patienten nie endet und man sich in gewisser Weise immer als Lehrling fühlt.

Unser Dank als Herausgeber gilt allen Autoren, die viel Zeit und Mühe in dieses Werk investiert haben, um praxisnahe Fälle zu formulieren und mit ansprechendem Bildmaterial zu versehen. Bewusst wurde darauf verzichtet, die Fälle stilistisch zu vereinheitlichen, denn: „Jeder prüft anders". Die meisten Autorinnen und Autoren sind erfahrene „Facharztprüfer" und wissen, worauf es ankommt. Die Zusammenarbeit an diesem „Prüfungsbuch" hat uns fachlich und persönlich viel Freude bereitet.

Ein großes Dankeschön gilt den Mitarbeiterinnen des Urban & Fischer Verlages (Elsevier) für die professionelle und vertrauensvolle Arbeit im Hintergrund. An dieser Stelle seien genannt: Frau Andrea Rauneker, München, und Frau Dr. med. Sibylle Tönjes, Kiel.
Nicht unerwähnt bleiben dürfen unsere Familien und unser Freundeskreis, die unter der Verknappung einer gemeinsam verbrachten Freizeit „gelitten" haben.
Für Anregungen und konstruktive Kritik aus der Leser- und Kollegenschaft haben Herausgeber und Autoren stets ein offenes Ohr.

Wuppertal, Kiel, Altenkirchen im März 2006

Priv.-Doz. Dr. med. Thomas Dirschka
Priv.-Doz. Dr. med. Regina Fölster-Holst
Dr. med. Claus Oster-Schmidt

Geleitwort

In der Medizin erleben wir eine Zeit der Wandlungen, die ihresgleichen seit langem nicht erlebt hat. Dazu zählen die sich fast überstürzende Zunahme an Kenntnissen, neue Methoden der Diagnostik, neue Therapien, neue Krankheiten. Vieles, was altbewährt in Lehrbüchern, in der Fortbildung und in der praktischen Ausbildung mitgetragen wurde, kann in kurzer Zeit von neuen Erkenntnissen überholt sein.

Das gilt in besonderem Maße für das Fach Dermatologie: durch die Entfaltung einer breit angelegten, wissenschaftlichen Aktivität hat unser Fach in den jüngsten drei Jahrzehnten einen enormen Wissenszuwachs erlebt, der sich nicht zuletzt in den Lernprogrammen unserer Ausbildungszentren, in den dermatologischen Fachabteilungen und universitären Einrichtungen niederschlägt.

Damit verbunden ist die Notwendigkeit, Lehrbücher, Skripten und Handbücher umzuschreiben und dem Wandel anzupassen.

Zudem ist es Wirklichkeit geworden, die Ausbildung zum Arzt nicht mehr dem „freien Studium" zu überlassen, sondern qualifiziert und qualitätsgesichert durchzuführen. Das erfordert sowohl Standards als auch und vor allem intensive Vermittlung von Wissen als dem herausragenden Instrument des ärztlichen Tuns.

Vor uns liegt nun ein Werk, das es sich zur Aufgabe macht, dermatologische Lehrinhalte anhand von einzelnen, gut dokumentierten Fallbeispielen wirklichkeitsnah vorzustellen. Dabei wird der gesamte Hintergrund einschließlich Differenzialdiagnose und Therapie bis hin zu jüngsten wissenschaftlichen Erkenntnissen eingeschlossen.

Fragt man sich, ob das Erlernen von dermatologischen Lehrinhalten damit wohl Spaß machen könnte, so wird man bei der Antwort nicht zögern: ganz sicher, denn in diesem Buch, von vielen Autoren aufmerksam niedergeschrieben, findet man sich knapp und umfassend, ohne unnötige Verzierungen informiert.

Bei der Vorbereitung zur Facharztprüfung oder beim raschen Nachlesen führt uns das vorliegende Werk unaufdringlich bis in die Grundlagen des derzeitigen Wissens. So kann es in der Tat Spaß machen, darin zu lesen.

Jedem, der es tut, wünsche ich viel Freude und dem Buch den verdienten Erfolg.

Prof. Dr. med. Dr. h. c. Enno Christophers FRCP

Verzeichnis der Herausgeber und Autoren

HERAUSGEBER

PD Dr. med. Thomas Dirschka
Schuchardstr. 15
42275 Wuppertal

Dr. med. Claus Oster-Schmidt
Zum Weyerdamm 5
57610 Altenkirchen

PD Dr. med. Regina Fölster-Holst
Universitätsklinikum Schleswig-Holstein
Campus Kiel
Dermatologie, Venerologie und Allergologie
Schittenhelmstr. 7
24105 Kiel

AUTORINNEN UND AUTOREN

Prof. Dr. med. Martina Bacharach-Buhles
Altstadtklinik Hattingen
Große Weilstr. 41
45525 Hattingen

Prof. Dr. med. Erhard Bierhoff
Institut für Dermatopathologie
Trierer Straße 70–72
53115 Bonn

Prof. Dr. Norbert Brockmeyer
Dermatologische Klinik der Ruhr-Universität Bochum
Gudrunstr. 56
44791 Bochum

Dr. Claudia el Gammal
Medizinisches Versorgungszentrum
Ev. Jung-Stilling-Krankenhaus
Wichernstr. 40
57074 Siegen

PD Dr. med. Stephan el Gammal
Krankenhaus Bethesda
Abteilung für Dermatologie
Euelsbruchstr. 39
57258 Freudenberg

Univ.-Prof. Dr. med. Peter O. Fritsch
Universitätsklinik für Dermatologie und Venerologie
Anichstr. 35
A-6020 Innsbruck

Prof. Dr. med. Axel Hauschild
Universitätsklinikum Schleswig-Holstein
Hautklinik
Schittenhelmstr. 7
24105 Kiel

Dr. med. Hans Christian Hölbe
Praxis PD Dr. Thomas Dirschka
Schuchardstr. 15
42275 Wuppertal

Prof. Dr. med. Erhard Hölzle
Dermatologische Klinik
Städtische Kliniken Oldenburg
Dr.-Eden-Str. 10
26133 Oldenburg

Prof. Dr. med. Otto P. Hornstein
Danziger Str. 5
91080 Uttenreuth

Prof. Dr. med. Walter Krause
Klinikum der Philipps-Universität Marburg
Medizinisches Zentrum für Hautkrankheiten
Deutschhausstr. 9
35037 Marburg

Dr. med. Bernhard H. Lenhard
Praxis für Enddarmerkrankungen
Poststr. 2
69115 Heidelberg

PD Dr. Gerhard Lutz
Hair & Nail
Postfach 130117
53061 Bonn

Prof. Dr. Eberhard Rabe
Klinik und Poliklinik für Dermatologie
und Venerologie
der Rheinischen Friedrich-Wilhelms-
Universität Bonn
Siegmund-Freud-Str. 25
53127 Bonn

Dr. med. Stefanie Reich
Klinik für Dermatologie und Allergologie
Ruhr-Universität Bochum
St. Josef Hospital
Gudrunstr. 56
44791 Bochum

Prof. Dr. med. Uwe Reinhold
Friedrich-Breuer-Str. 72–78
53225 Bonn

Prof. Dr. med. Johannes Ring
Klinikum rechts der Isar
der Technischen Universität München
Klinik für Dermatologie und Allergologie
Biedersteiner Str. 29
80802 München-Schwabing

PD Dr. med. Thomas Rosenbach
Lotter Str. 58–61
49078 Osnabrück

Dr. med. Martin Sbornik
Klinikum rechts der Isar
der Technischen Universität München
Klinik für Dermatologie und Allergologie
Biedersteiner Str. 29
80802 München-Schwabing

Dr. med. Volker Schenkelberger
Kaiserstr. 15
66386 St. Ingbert

Prof. Dr. med. Thomas Schwarz
Universitätsklinikum Schleswig-Holstein
Campus Kiel
Dermatologie, Venerologie und Allergologie
Schittenhelmstr. 7
24105 Kiel

Univ.-Prof. Dr. med. Norbert Sepp
Universitätsklinik für Dermatologie und
Venerologie
Anichstr. 35
A-6020 Innsbruck

Prof. Dr. med. Eggert Stockfleth
Charité Berlin
Dermatologische Klinik und Poliklinik
Schumannstr. 20/21
10117 Berlin

PD Dr. med. Markus Stücker
Klinik für Dermatologie und Allergologie
Ruhr-Universität Bochum
Venenzentrum der Dermatologischen
und Gefäßchirurgischen Kliniken
im St. Maria Hilf Krankenhaus
Hiltroper Landwehr 11–13
44805 Bochum

Prof. Dr. med. Christiane Szliska
Krankenhaus Bethesda
Abteilung für Dermatologie
Euelsbruchstr.
57258 Freudenberg

Prof. Dr. med. habil. Hans-Jürgen Tietz
Institut für Pilzkrankheiten
Luisenstr. 50
10117 Berlin

Inhaltsverzeichnis

A Klinische Fälle

B Fragensammlung

C Bildgalerien

Klinische Fälle

A

Fall 1

Kurz vor dem Ende der Freitagssprechstunde stellt sich bei Ihnen ganz aufgeregt ein 63-jähriger Mann mit stark geschwollener Oberlippe vor (Abb. 1.1). Sie erfahren von ihm, dass er vorgestern erstmalig mit dieser dicken, nicht juckenden Oberlippe aufgewacht sei und seine Zunge „schwerer“ geworden sei. Morgen wolle er mit seiner Frau in den Urlaub fliegen.

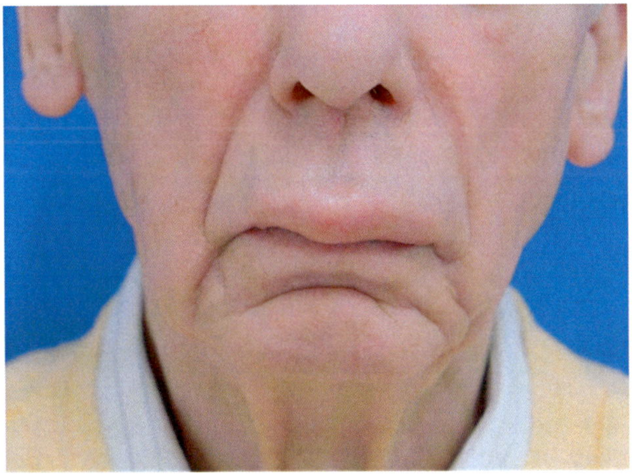

Abb. 1.1

Wie stufen Sie diese Situation ein?

Es handelt sich um einen Notfall, da bereits eine Beteiligung der Zunge vorzuliegen scheint. Vor der stationären Einweisung sofortige Injektion von Clemastin 2 mg i.v. (1 Amp. Tavegil®) oder Dimetinden 4 mg i.v. (1 Amp. Fenistil®) plus Prednisolon 100 mg i.v. (z.B. Solu-Decortin® H). Es handelt sich um ein Ödem unklarer Genese, das im Gesichtsbereich als potenziell vital bedrohlich einzustufen ist, da die Entstehung eines Larynxödems nicht vorhersehbar ist.

Welche Fragen haben Sie an den Patienten, um die Schwellung abzuklären?

Zur weiteren Abklärung ist eine Inspektion der gesamten Haut und einsehbaren Schleimhäute erforderlich. Darüber hinaus sollte immer nach der Einnahme von Medikamenten gefragt werden, inklusive solcher, die nicht mehr als Arzneimittel empfunden werden, wie Kopfschmerztabletten und bei Frauen orale Kontrazeptiva.

Außer dem deutlichen Lippenödem und einer leicht geschwollenen Zunge ergibt die Haut-/Schleimhautinspektion keinen weiteren pathologischen Befund. Auf Nachfrage erfahren Sie, dass die Schwellung nicht jucke und der Patient gelegentlich Acetylsalicylsäure bei Kopfschmerzen einnehme, zuletzt vor drei Wochen, sowie gegen den hohen Blutdruck seit mehr als zwei Jahren ein Antihypertensivum, dessen Name ihm spontan nicht einfalle.

Sie rufen den Hausarzt des Patienten an und erfahren den Namen des Präparates: Coric® (Lisinopril, ein ACE-Hemmer). Der Kollege erklärt Ihnen, dass er froh sei, den Hypertonus des Patienten mit diesem Medikament endlich gut eingestellt zu haben, und der Patient jetzt nahezu normotone Blutdruckwerte habe. Der Patient selbst ist der Überzeugung, dass der ACE-Hemmer nicht für die Situation verantwortlich sein könne, da er das Präparat „schon lange“ einnehme.

Welche Verdachtsdiagnose stellen Sie und wie bewerten Sie das Argument des Patienten?

Es handelt sich wahrscheinlich um ein Angioödem. Dabei ist es insbesondere für ACE-Hemmer (wie Lisinopril) typisch, dass ein Angioödem noch nach jahrelanger komplikationsloser Einnahme spontan auftreten kann.

Welche Rolle spielt in diesem Zusammenhang die Einnahme von Acetylsalicylsäure?

Acetylsalicylsäure spielt in diesem Zusammenhang keine Rolle, da der Einnahmezeitpunkt bereits drei Wochen zurückliegt.

Wie hoch stufen Sie das Risiko für ein Angioödem unter ACE-Hemmer-Gabe ein?

Von ACE-Hemmern ist bekannt, dass sie selten (1–3 auf 1000 Fälle) Angioödeme hervorrufen. Aufgrund der hohen Verschreibungszahlen und der Langzeiteinnahme treten sie jedoch häufiger auf und sind somit von großer praktischer Bedeutung. Das Risiko für das Auftreten eines Angioödems ist in den ersten drei Behandlungswochen am höchsten, besteht aber – wenn auch seltener – noch nach komplikationsloser Langzeittherapie, was zu Fehldiagnosen führen kann.

Da es oft zu einem mehr oder minder stark ausgeprägten Zungenödem kommen kann, woran sich ein Larynxödem anschließen kann, besteht Erstickungsgefahr. Der ACE-Hemmer ist sofort abzusetzen.

Auf welche Antihypertensiva darf nicht umgestellt werden?

Bei der Umstellung auf ein anderes Antihypertensivum ist zu beachten, dass zum einen die gesamte Gruppe der ACE-Hemmer kontraindiziert ist und zum andern nicht auf die so genannten Angiotensin-Rezeptorantagonisten wie Losartan (Lorzaar® protect) umgestellt werden kann, da von diesen bekannt ist, dass sie ebenfalls Angioödeme (ca. 10 × seltener) hervorrufen.

Was ist mit der geplanten Reise; wie verfahren Sie weiter?

Aufgrund der Gefährlichkeit des Krankheitsbildes und der nun notwendigen Umstellung der antihypertensiven Medikation ist die Reiseabsicht des Patienten nicht zu realisieren. Deshalb weisen Sie den Patienten zur Überwachung stationär ein.

Anmerkung

Medikamentenbedingte Angioödeme kommen bei dunkelhäutigen Menschen häufiger vor als bei hellhäutigen. Sie machen 4 – 8% aller Angioödemfälle aus.

Bei welchen Krankheiten kommen Lippenödeme mit granulomatösen Veränderungen vor?

Bei der Cheilitis granulomatosa Miescher. Dabei handelt es sich ebenfalls um eine nicht juckende, im Gegensatz zum Angioödem aber persistierende Schwellung, die sich niemals zu einem lebensbedrohlichen Zustand entwickelt. Diese Lippenschwellung kommt im Rahmen einer Crohn-Krankheit vor, die lange ohne intestinale Symptome verlaufen kann, sowie bei einer Sarkoidose.

Die Cheilitis granulomatosa kommt ferner isoliert oder als Teilsymptom des Melkersson-Rosenthal-Syndroms vor (Häufigkeit im Erwachsenenalter bis zu 1 : 1250). Das Vollbild (Abortivformen sind häufiger) umfasst noch eine Lingua plicata sowie eine rezidivierende oder persistierende periphere Fazialisparese. Die typische Trias tritt nur in etwa 10% der Fälle auf. Die periphere Fazialisparese kommt bei etwa 20% der Patienten vor. Das Krankheitsbild nimmt einen oft jahrzehntelangen, unberechenbaren Verlauf.

Wie klären Sie eine Cheilitis granulomatosa weiter ab?

Es müsste eine tiefe (!) Messerbiopsie vorgenommen werden. In länger bestehenden Läsionen lassen sich mit wechselnder inter- und intraindividueller Häufigkeit (also eher zufällig) die typischen, nicht verkäsenden epitheloidzelligen Granulome mit Riesenzellen vorwiegend vom Langerhans-Typ nachweisen. Manchmal finden sich auch nur lymphoplasmozytäre Knötchen.

Wie behandeln Sie ein Melkersson-Rosenthal-Syndrom?

Die Therapie dieses Syndroms gestaltet sich schwierig. Zum Einsatz kommen systemisch Glukokortikoide und Clofazimin (Lampren®). Clofazimin wird in einer Dosis von 100 mg/d über zehn Tage, anschließend dreimal pro Woche über sechs Monate verabreicht. Clofazimin wirkt antigranulomatös.

Anmerkung

Clofazimin ist zugelassen für die Behandlung der multibazillären Formen der Lepra sowie des Erythema nodosum leprosum. Bei Cheilitis granulomatosa, Pyoderma gangraenosum, Granuloma anulare und faciale sowie Necrobiosis lipoidica kommt es im Off-label-Gebrauch zum Einsatz. Das Präparat Lampren® wurde an die WHO als Schenkung abgegeben und kann somit nicht mehr über eine Apotheke bezogen werden. Soll es bei den o. g. Krankheiten eingesetzt werden, kann man sich an den Infoservice des Herstellers Novartis wenden: infoservice.novartis@pharma.novartis.com

Über welche Nebenwirkungen sollten Sie einen Patienten informieren, der Clofazimin über einen längeren Zeitraum einnehmen muss?

Bei einer über einige Wochen gehenden Therapie mit Clofazimin kommt es zu einer rötlichen Verfärbung von Haut, Haaren, Konjunktiven, Exkrementen, Schweiß und Sputum. Diese Veränderungen sind nach Absetzen des Medikamentes reversibel. Eine erhöhte Fotosensibilität ist zu beachten. Darüber hinaus können gastrointestinale Probleme und ichthyosiforme Hautveränderungen auftreten. Die Substanz hat eine Halbwertszeit von 70 Tagen.

Welche Formen des hereditären Angioödems (HEA) existieren? Erläutern Sie diese stichwortartig mit Diagnostik!

Anmerkung
Diagnostik sowie Therapie sollten in universitären Spezialambulanzen erfolgen. Das HEA ist 50- bis 100-mal seltener als die übrigen Angioödemformen. Die häufigste Form ist die eng mit einer Urtikaria (chronisch-idiopathische Urtikaria, Intoleranzurtikaria u. a.) verbundene. Augenlider und Lippen sind betroffen. Zungen- und Glottisödeme kommen ebenfalls vor. Periorbital treten die Ödeme sehr oft einseitig auf. Die Symptomatik bildet sich nach ein bis fünf Tagen komplett zurück.

Es werden drei Typen unterschieden. Die HEA-Typen I und II werden autosomal-dominant vererbt und kommen mit einer Häufigkeit von 1 : 50 000 bis 1 : 150 000 vor. Früher hohe Sterblichkeit.
- Typ I (85%): Der C_1-Esterase-Inhibitor ist auf 30–40% der Norm reduziert (quantitativer Defekt). Der Gendefekt (Deletion) liegt auf dem langen Arm des Chromosoms 11 (11q12-q13.1).
- Typ II (15%): Punktmutation, die zu einem qualitativen Defekt des Enzyms bei gleich bleibender Gesamtkonzentration führt.

Bei beiden Typen kommt es zu einem Verbrauch von Komplementfaktoren, was diagnostisch durch die Bestimmung der C_4-Konzentration im Serum genutzt werden kann, da diese fast immer niedrig ist. Um zwischen den beiden Typen differenzieren zu können, bedarf es zusätzlich der quantitativen Bestimmung des in der Leber gebildeten C_1-Esterase-Inhibitors.
- Typ III: selten, ausschließlich Frauen, familiär gehäuft, kein C_1-Esterase-Inhibitor-Mangel, C_4 und CH_{50} liegen im Normbereich. Es kommt zu rezidivierenden Hautschwellungen oder zu schmerzhaften Magen-Darm-Attacken. Larynxödeme treten seltener als bei den Typen I und II auf. Bei einem Teil der Frauen ist eine Auslösung des Krankheitsbildes durch Östrogene beschrieben. Eine Therapie ist bisher nicht bekannt. Antihistaminika, Glukokortikoide und C_1-INH-Konzentrat zeigen keinen Effekt.

Anmerkung
Der C_1-INH hemmt die Komplementfaktoren C_{1r} und C_{1s}, den aktivierten Hagemann-Faktor und Kallikrein.

Eine Urtikaria liegt niemals gleichzeitig vor. Die Krankheit beginnt oft im Kleinkindesalter spontan oder nach geringfügigen Traumen, bei Aufregungen, nach Infekten, intra- oder postoperativ (Cave: zahnärztliche Behandlung). Die durchschnittliche Dauer der Schwellung beträgt zwei bis drei Tage. Betroffen sein können Gesicht, Extremitäten und der Magen-Darm-Trakt. In letzterem Fall kann es zu heftigen, unterschiedlich langen Bauchschmerzattacken mit Übelkeit und Diarrhö kommen. Bei fehlender kutaner Beteiligung kann es zur Fehldiagnose eines akuten Abdomens mit entsprechender chirurgischer Intervention kommen. Mit zunehmendem Alter nehmen die Anfälle an Schwere und Anzahl oft ab.

Die reduzierte Aktivität des C_1-Esterase-Inhibitors führt durch eine mangelnde Hemmung des Kininsystems zu einer vermehrten Bradykininfreisetzung. Diese ist allerdings nur bei Vorliegen weiterer Kofaktoren für die o. g. Symptomatik verantwortlich.

Anmerkung
In seltenen Fällen kann es zur Ausbildung von zerebralem, renalem und Blasenschleimhautödem kommen.

Welche Therapie gibt es für das HEA?

Bei der Therapie wird zwischen der Akutbehandlung und der Langzeitprophylaxe unterschieden:

Akutstadium: altersunabhängig 500–1000 E C_1-Esterase-Inhibitor (Berinert® HS) langsam i. v. (Eintritt der Wirkung auf die Schleimhautschwellung innerhalb von 1 h, auf die der Haut innerhalb von 4 h). Dieses Vorgehen ist auch zur Prophylaxe vor Operationen angezeigt. Eine Intubation ist bei Glottisödem unumgänglich.

Was machen Sie, wenn in einem Akutfall kein Berinert® HS vorrätig ist?

Für einen solchen Fall kann Frischplasma (500–2000 ml, i.d.R. nicht virusinaktiviert) oder Fresh Frozen Plasma gegeben werden. Berücksichtigt werden muss, dass es wegen der anderen Komplementfaktoren initial zu einer Ödemverstärkung kommen kann (Ruhe bewahren und den Patienten beruhigen!).

Wie schätzen Sie die Gabe von Adrenalin, Glukokortikoiden und Antihistaminika ein?

Alle drei genannten Medikamente sind nicht oder wenig effektiv. Inhalierbares Adrenalin scheint ein komplettes Zuschwellen der Atemwege zu verhindern (z.B. InfectoKrupp Inhal®).

Langzeitprophylaxe: durchschnittlich 200 mg/d Danazol (Testosteronderivat), wodurch es zur Stimulation der hepatischen C_1-Esterase-Inhibitor-Synthese kommt. Dieser Vorgang dauert einige Tage. Danazol kann in 80% akute Angioödemattacken verhindern.

Auf welche Nebenwirkungen von Danazol müssen Sie die Patienten aufmerksam machen?

Das Präparat erhöht die Lichtempfindlichkeit der Haut und führt zu einer Dunkelverfärbung des Urins. Bei Frauen kommt es zu Virilisierungserscheinungen (u.a. Größenabnahme der Mammae, Hirsutismus), die bis auf das Tieferwerden der Stimme reversibel sind.

Das sog. SAHA-Syndrom ist als Nebenwirkung vom Danazol bekannt. Was versteht man darunter?

Das Akronym SAHA steht für **S**eborrhö, **A**kne, **H**irsutismus, **A**lopezie.

Eine Frau mit Angioödem nimmt zur Verhütung Diane® 35 ein. Wie stehen Sie dazu?

Östrogene sind kontraindiziert, da sie ein Angioödem auszulösen vermögen. Während der Therapie dürfen Frauen nichthormonelle Methoden zur Empfängnisverhütung anwenden oder eine reine Progesteron-„Pille" (Levonorgestrel, Microlut® Dragées) einnehmen.

Anmerkung

Zur Behandlung klimakterischer Beschwerden sind östrogenhaltige Substitutionspräparate nicht indiziert.

Welche Nebenwirkungen und Kontraindikationen einer Danazoltherapie haben Sie aus ärztlicher Sicht zu berücksichtigen?

Danazol erhöht das Risiko für Migräne- und Epilepsieanfälle. In Gravidität und Stillperiode ist es kontraindiziert, ebenso bei schweren Leber- und Nierenschäden. Außerdem kann es durch Danazol selten zu (benignen) Lebertumoren kommen. Die Wirkung von Antikoagulanzien ist verstärkt.

Anmerkung

Danazol ist in Deutschland nicht mehr auf dem Markt und muss über die Internationale Apotheke unter dem Namen Danadrol® mit 200 mg Wirkstoff bezogen werden.

Bei Kindern ist es nicht indiziert. In diesem Fall kann alternativ das schwächer androgen wirkende Oxandrolon, das aus der Behandlung von Mädchen mit Ullrich-Turner-Syndrom bekannt ist, in einer Dosis von 0,1 mg/kg/d gegeben werden. Eine Tablette enthält 2,5 mg Wirkstoff.

Welche Kontrolluntersuchungen sind indiziert?

Regelmäßige augenärztliche Kontrollen sind erforderlich, weil es zu Störungen des Farbsinnes sowie zur Bildung von Retinatumoren (tierexperimentell erwiesen) unter Langzeittherapie kommen kann. Das Risiko für vaskuläre Thrombosen dürfte überbewertet sein. Da es durch die Gabe von Danazol selten zur Ausbildung von (benignen) Lebertumoren kommen kann, werden jährliche sonografische Kontrollen der Leber empfohlen. Daneben sind die Transaminasen, die Blutzucker- und die Blutfettwerte regelmäßig zu kontrollieren.

Welche andere Therapiemöglichkeit gibt es bei HEA?

Tranexamsäure (Cyklokapron®) kann gegeben werden:
- Kinder: 1,5 g/d
- Jugendliche und Erwachsene: 2–3 g/d als Startdosis. Die Erhaltungsdosis liegt bei 1–2 × 0,5 g/d Tranexam ist weniger effektiv als Danazol.

Über welche Nebenwirkungen sollte der Patient informiert werden?

Hier sind zu nennen Diarrhö, Übelkeit, Schwindel, Muskelkrämpfe.

Anmerkung
Neue Präparate zur Therapie des hereditären Angioödems sind in der Entwicklung, z. B. der Kallikrein-Inhibitor DX88 oder der Bradykinin β_2-Rezeptor-Inhibitor Icatibant.

Literatur

www.angioedema.de
www.haea.org
Sunderkötter CH, Lan Ma H. Clofazimin. Hautarzt 2005; 56: 478–479

Fall 2

Die 26-jährige Carolin F. stellt sich in Ihrer Praxis vor:
Sie leide seit zwei Tagen unter starken Schmerzen in den Beinen. Dort dürfe man noch nicht einmal anfassen, ohne dass sie „an die Decke gehe". Vorher sei sie schon so schlapp gewesen und habe nun etwas Temperatur. Das komme wohl vom Durchfall, unter dem sie seit einer Woche leide.

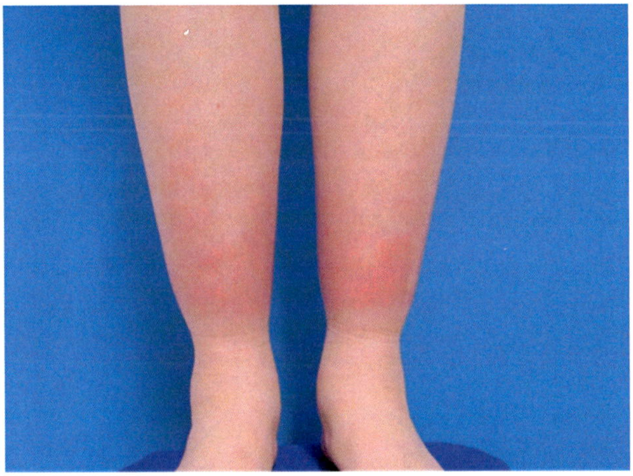

Abb. 2.1

Stellen Sie anhand der Anamnese und des klinischen Bildes eine Verdachtsdiagnose! Begründen Sie Ihre Entscheidung!

Es handelt sich um ein Erythema nodosum, das gekennzeichnet ist durch schmerzhafte bilaterale, erythematonodöse Hautveränderungen an den Schienbeinstreckseiten mit jahreszeitlicher Häufung im Frühjahr und Herbst.

Die Diagnose wird bei typischer Ausprägung klinisch gestellt.

Das Erythema nodosum stellt eine hyperergе Gewebereaktion dar und kann durch verschiedene Mechanismen getriggert werden, wie:

- Infektionen: durch β-hämolysierende Streptokokken (häufigste Ursache), Salmonellen, Shigellen, Yersinien; selten Tuberkelbazillen
- Medikamente: z. B. Sulfonamide (früher häufiger), orale Kontrazeptiva, nichtsteroidale Antiphlogistika (kontrollierte Studien zur Bedeutung von Medikamenten gibt es jedoch nicht)
- Sarkoidose: Teilsymptom des Löfgren-Syndroms

Welche diagnostischen Schritte leiten Sie ein?

- Genaue Medikamentenanamnese
- Stuhlkulturen auf Yersinien, Salmonellen, Shigellen, Campylobacter wegen des Durchfalls

- Röntgen-Thorax zum Ausschluss einer bihilären Lymphadenopathie im Rahmen einer Sarkoidose (Löfgren-Syndrom findet sich v.a. bei jungen Frauen)

Anmerkung

Nach Kontrazeptiva und Schmerzmitteln muss gezielt gefragt werden, da diese vom Patienten oft nicht mehr als Medikamente empfunden werden.

Sie erhalten folgende Befunde:
- Medikamentenanamnese: leer, auch keine „Pille"
- Stuhlkultur: Campylobacter jejuni
- Röntgen-Thorax: ohne pathologischen Befund

Der Darminfekt ist wahrscheinlich ursächlich für das Erythema nodosum.

Wie behandeln Sie das Erythema nodosum?

Leichtere Fälle der Campylobakter-Infektion bedürfen keiner Therapie; es kann zunächst abgewartet werden.

Das Erythema nodosum bildet sich meist spontan zurück, sodass eine symptomatische Behandlung meist ausreicht, wie körperliche Schonung, Beinhochlagerung, ggf. Bettruhe. Erst bei nahezu erreichter Schmerzfreiheit vorsichtiges Anlegen von Kompressionsverbänden nach Pütter bis zur kompletten Abheilung.

In schwereren oder persistierenden Fällen:
- Lokaltherapie: kurzzeitig glukokortikoidhaltige Externa (Klasse IV) unter Folienokklusion (z. B. Clobetasol-Creme, Dermoxin®-Creme)
- Systemtherapie: nichtsteroidale Antiphlogistika, wie Diclofenac 2 × 50 mg p. o. (z. B. Voltaren®). Auch Kaliumiodid 300–600 mg p. o. (z. B. Jodetten®) wird empfohlen. Für Patienten mit „Pferdemagen" Acetylsalicylsäure 2–3 g/d p. o.

Anmerkung

Systemische Glukokortikoide sind umstritten, da sie eine zugrunde liegende Infektionskrankheit verschlimmern können.

In welchen Fällen führen Sie eine Biopsie durch? Erläutern Sie Ihr Vorgehen!

Eine Biopsie ist indiziert, wenn Hautveränderungen außerhalb der Unterschenkel vorkommen (Oberschenkel, Arme, Oberkörper, häufiger bei medikamentöser Ursache vorkommend), bei langer Persistenz der Hautveränderungen oder bei Ulzeration der Herde.

Es ist eine tiefe, spindelförmige Messerbiopsie erforderlich. Eine kleine Stanzbiopsie reicht nicht aus, da sich die charakteristischen entzündlichen Veränderungen im Bereich der Septen des subkutanen Fettgewebes abspielen („septale Panniculitis").

Was verstehen Sie unter einem „Erythema contusiforme"?

Im Verlauf der Rückbildung des Erythema nodosum kommt es zur Abflachung und zu einem Farbwandel der Herde ähnlich wie beim Hämatom (bläulich-grünliche Verfärbung der Herde) als Folge des Hämoglobinabbaus. Dieses Rückbildungsstadium ist pathognomonisch für das Erythema nodosum und wird als Erythema contusiforme bezeichnet.

Literatur

Cribrier B, Caille A, Heid E, Grosshans E. Erythema nodosum and associated diseases: a study of 129 cases. Int J Dermatol 1998; 37: 667–672

Fall 3

Caroline F., 30 Jahre, leidet seit Jahren unter Nasenbluten, das mittlerweile mehrfach in der Woche auftritt. Noch vor Jahren sei das ein seltenes Ereignis gewesen, doch nun sei das sehr lästig. Manchmal habe sie Angst, da das Nasenbluten immer schlimmer werde. Ansonsten fühle sie sich manchmal abgeschlagen. Ihr Hausarzt meine, das liege an einem Eisenmangel; ansonsten sei sie aber gesund. Ihr Vater, der im Alter von 50 Jahren an einer „geplatzten Schlagader“ gestorben sei, habe ihr früher immer gesagt, dass Nasenbluten nicht so schlimm sei. Das hatte er auch immer mal wieder.

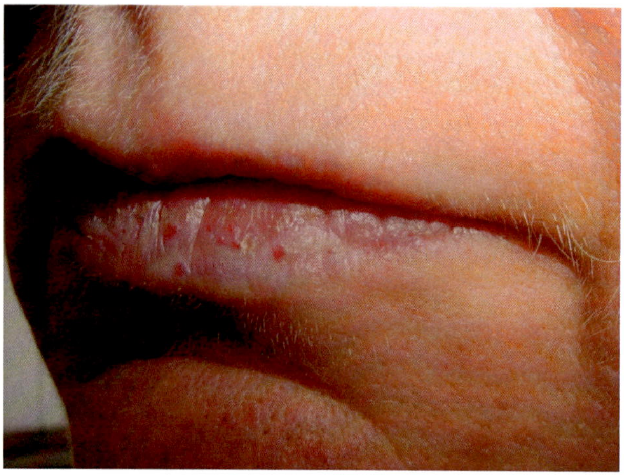

Abb. 3.1

Beschreiben Sie das klinische Bild.

Es sind im Bereich der Unterlippe mehrere Teleangiektasien erkennbar.

Welche Krankheit liegt vor? Nennen Sie mögliche Symptome!

Es handelt sich um eine Osler-Krankheit (Teleangiectasia hereditaria haemorrhagica), die durch Gefäßmalformationen an mehreren Organen gekennzeichnet ist. Diese Gefäßveränderungen nehmen im Laufe des Lebens an Schwere zu. Die Krankheit wird autosomal dominant vererbt und unterliegt bezüglich individueller Penetranz und Expressivität einer großen Variationsbreite. Homozygote sind nicht lebensfähig.

Folgende Symptome kommen vor:

- Teleangiektasien an Nase, Lippen, oraler Mukosa, Fingerspitzen
- Arteriovenöse Aneurysmen an Haut, Schleimhaut und inneren Organen, wie Gastrointestinaltrakt, Leber, Lunge, Gehirn, Rückenmark
- Rezidivierende Blutungen v.a. in Nase und Gastrointestinaltrakt

Beschreiben Sie, wie sich die Krankheit im Laufe des Lebens typischerweise entwickelt!

- Kindesalter: Symptome sind eher selten, manchmal Nasenbluten, selten Teleangiektasien
- Pubertät: Nasenbluten ist das führende Symptom
- 3.–4. Lebensdekade: Auftreten von Teleangiektasien an Gesicht, Lippen, Augen, Konjunktiven, Zunge, Händen, Fingern
- Im weiteren Verlauf des Lebens: Komplikationen durch arteriovenöse Malformationen in der Lunge (Dyspnoe, Zyanose, Trommelschlägelfinger, paradoxe Embolien), in der Leber (Hepatomegalie, Leberzirrhose, Aneurysmen) und im Gehirn (ZNS-Komplikationen)

Anmerkung
Die Gefäßveränderungen an der Zunge sind charakteristisch und können kapillarmikroskopisch dargestellt werden: In einer Papilla fungiformis findet sich ein stark erweitertes Blutgefäß, das die Papille aufweitet.

Welche Therapie schlagen Sie dieser Patientin vor? Welche Therapiemöglichkeiten bestehen insgesamt?

Da das führende klinische Symptom das Nasenbluten ist, sollte durch einen HNO-chirurgischen Eingriff eine Stillung der Blutungsquelle versucht werden (z. B. Kauterisation oder Laserung, bei ausgedehnten Gefäßveränderungen kann die nasale Mukosa durch Spalthaut ersetzt werden).

Allgemeine Therapiemaßnahmen sind:

- Eisensubstitution bei sekundärer Anämie (bis auf sehr milde Verläufe fast immer erforderlich!)
- Entfernung, Ligatur oder Embolisation arteriovenöser Shunts
- Lasertherapie der ästhetisch störenden Teleangiektasien, z. B. mittels KTP-Laser oder gepulstem Farbstoff-Laser

Anmerkung
In manchen Fällen rezidivierenden Nasenblutens hat sich die Gabe von Östrogenen als hilfreich erwiesen – möglicherweise durch die Induktion einer verstärkten Keratinisierung der Mukosa.

Welche Prognose stellen Sie?

Die klinische Symptomatik der Osler-Krankheit besitzt ein weites Spektrum. So gibt es Patienten, die lediglich eine leichte Anämie aufweisen, bei anderen verläuft die Krankheit letal, z. B. durch schwere Blutverluste im Rahmen gastrointestinaler Blutungen oder Hämaturien. Die meisten Patienten erreichen ein normales Lebensalter; die Letalität beträgt weniger als 10%.

Was versteht man unter einer Ataxia teleangiectatica?

Es handelt sich um ein seltenes autosomal rezessives Leiden, das auch Louis-Bar-Syndrom genannt wird und gekennzeichnet ist durch:

- Zerebelläre Ataxie als Erstsymptom (Beginn im 2./3. Lebensjahr)
- Teleangiektasien an Haut und Konjunktiven
- Verminderte Infektabwehr und erhöhtes Tumorrisiko (maligne Lymphome, Leukämien) in der 2./3. Lebensdekade

Nennen Sie Krankheiten, bei denen sekundäre Teleangiektasien vorkommen!

- Rosazea
- Kollagenosen (progressive systemische Sklerodermie, Lupus erythematodes, Dermatomyositis)
- Zirkumskripte Sklerodermie
- Mastozytose (Teleangiektasia macularis eruptiva perstans)

Literatur

Guttmacher AE, Marchuk DA, White RI Jr. Hereditary haemorrhage teleangiectasia. N Engl J Med 1995; 333: 918–924

Shovlin CL, Guttmacher AE, Buscarini E et al. Diagnostic criteria for hereditary haemorrhage teleangiectasia (Rendu-Osler-Weber syndrome). Am J Med Genet 2000; 91: 66–67

Fall 4

Ein 6-jähriges Mädchen stellt sich bei Ihnen erstmalig vor. Sie lebte in den letzten zwei Jahren mit ihren Eltern, einem Diplomatenehepaar, in Nigeria. Dort bestand Kontakt zu einheimischen Spielkindern sowie Haustieren, wie Katzen und Hunden.

Seit etwa einem halben Jahr entwickeln sich übel riechende, krustenartige Veränderungen am behaarten Kopf, die vom Botschaftsarzt als Mykose diagnostiziert wurden. Mit mäßigem Erfolg wurde bis zur Rückkehr nach Deutschland lokal mit einer Clotrimazol-haltigen Lösung behandelt.

Bei der Inspektion der behaarten Kopfhaut zeigt sich folgender Befund:

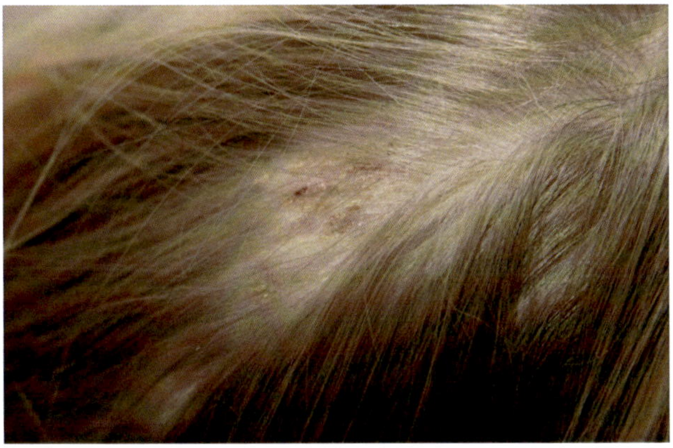

Abb. 4.1

Beschreiben Sie den Hautbefund.

Bei geringer Entzündung finden sich lokal begrenzte, gelbliche, flach gedellte, schüsselartige Krusten, die eine Größe von 1–2 cm besitzen. Das Zentrum der Schildchen wird von Haaren durchbohrt.

Welche Verdachtsdiagnose stellen Sie?

Tinea capitis. Das Kind hätte sich mit landestypischen anthropophilen (Microsporum audouinii, Trichophyton violaceum, T. soudanense) und zoophilen Dermatophyten (M. canis, T. verrucosum) anstecken können. Ein dem Favus ähnliches Krankheitsbild wird vor allem durch T. violaceum und T. verrucosum hervorgerufen, die mit T. schoenleinii und T. concentricum zur Gruppe der faviformen Dermatophyten gehören.

Welche Differenzialdiagnosen kommen in Betracht? Erläutern Sie diese.

- Pyodermie: Die gelben Krusten lassen an eine abklingende bakterielle Infektion durch Streptokokken oder Staphylokokken denken.

- Alopecia areata: Die geringen Entzündungszeichen ohne Vernarbung mit zentrifugaler Progression sowie vereinzelte abgebrochene Haare lassen entfernt an diese Erkrankung denken.
- Trichotillomanie: Das Kind lebte eine Zeit lang unter recht schwierigen Lebensumständen.

Welche Untersuchung hilft Ihnen weiter?

Der behaarte Kopf wird mit einer Wood-Licht-Lampe untersucht.

Was erwarten Sie für ein Ergebnis?

An den erkrankten Stellen wird eine graugrüne Fluoreszenz sichtbar.

Welche Bedeutung messen Sie diesem Befund bei?

Mit der Wood-Licht-Untersuchung ergibt sich bei Fluoreszenz ein Hinweis auf folgende Erreger:
- Gräulich-grün: Trichophyton schoenleinii
- Grün: Microsporum canis, Microsporum audouinii

Alle anderen Erreger der Tinea capitis fluoreszieren nicht, weshalb eine fehlende Fluoreszenz das Vorliegen einer Mykose nicht ausschließt.

Welche weiteren Untersuchungen ergeben sich aus diesem Befund?

Der Verdacht einer Pilzinfektion hat sich erhärtet. Daraus resultieren folgende mikrobiologische Untersuchungen: (1) die direkte Mikroskopie und (2) das Anlegen einer Kultur. Epilierte Haare und Krusten werden hierzu auf einen Objektträger gebracht und in einen Nährboden implantiert.

Welche Aussagekraft besitzen die mikrobiologischen Untersuchungen?

Die direkte mikroskopische Untersuchung beantwortet die Frage, ob eine Mykose vorliegt, jedoch nicht durch welchen Erreger. Durch die Kultur wird die Bestimmung der Pilzspezies möglich.

Beschreiben Sie die Kultur (Abb. 4.2 a) und den Befund in der Direktmikroskopie (Abb. 4.2 b). Um welchen Erreger handelt es sich? Wie ordnen Sie den üblen Geruch ein, der anamnestisch genannt wurde?

Im mikrobiologischen Nativpräparat zeigen sich in den Haaren longitudinale Hyphen.
Die einzelnen Kolonien sind cremeweiß gefärbt. Ihre samtige Oberfläche weist eine zerklüftete Gestalt auf. Die Morphe der Pilzhyphen im mikroskopischen Abklatschpräparat der Kultur erinnert an einen „Kerzenhalter".
Es handelt sich um Trichophyton schoenleinii. Bei nahem Einatmen ist ein an Mäuseurin erinnernder (widerlicher) Geruch feststellbar, der in älteren Dermatologielehrbüchern als Charakteristikum für den „Favus" beschrieben wird.

Anmerkung
Die für T. schoenleinii typischen Geweihhyphen fehlen.

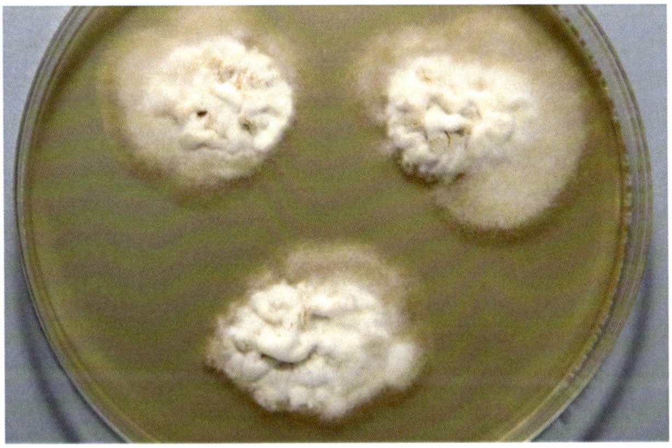

Abb. 4.2 a Kultur nach dreiwöchiger Intubation bei 30 °C. Kolonien von „butterweicher" Konsistenz.

Abb. 4.2 b

Welche klinischen und mikrobiologischen Befunde sprechen für die Diagnose „Favus"?

Charakteristische, von Haaren durchbohrte Scutula, Geruch nach Mäuseurin, chronischer Verlauf, spezifischer Erregernachweis (T. schoenleinii) mit endotrich-longitudinalem Befall und typischer Koloniemorphe („Kerzenhalter-Phänomen").

Wie ist der „Favus" als Krankheitsbild einzuordnen?

Nur noch aus historischen Gründen wird die Tinea capitis neben dem Infektionskriterium (oberflächliche oder tiefe Trichophytie) zusätzlich in Mikrosporie und den Spezialfall Favus unterschieden. Heute schließt die Tinea capitis den Favus („Erbgrind") ein, der zunächst fälschlicherweise für eine erblich bedingte Erkrankung gehalten und deshalb gesondert betrachtet wurde.

Anmerkung

Zu Zeiten der Entdeckung des Erregers durch Johann Lucas Schönlein (mikroskopische Beschreibung 1839) und Robert Remak (Anzucht 1845) war der Favus eine in Europa sehr häufige Krankheit. Nach Zurückdrängen des Erregers in Länder der „Dritten Welt" wird im Zuge der Migration heute wieder über Krankheitsfälle in Deutschland berichtet. Ganz allgemein ist die Tinea capitis wieder eine Krankheit mit steigender Inzidenz.

Wie ist das Krankheitsbild der Tinea capitis definiert?

Unter dem Begriff „Tinea capitis“ werden Erkrankungen des behaarten Kopfes, der Augenbrauen und Wimpern durch Erreger der Gattungen Trichophyton und Microsporum zusammengefasst. Nach klinischen Gesichtspunkten werden drei Formen unterschieden, deren Entstehung erregerabhängig ist:
- Die oberflächliche oder aphlegmasische Form (meist anthropophile Erreger)
- Die chronische entzündlich-infiltrative oder phlegmasische Form (meist zoophile Erreger wie M. canis)
- Die akute infiltrative Form oder „Kerion celsi“ (immer zoophile Erreger wie T. mentagrophytes (var. granulosum), T. verrucosum)

Durch welche Besonderheiten zeichnen sich Mikrosporie und Favus aus?

Bei der Mikrosporie entwickeln sich am Capillitium zumeist multiple kreisrunde, gering entzündliche Herde mit fein- bis mittellamellärer Schuppung (1–5 cm Durchmesser). Charakteristisch, aber nicht immer vorhanden, sind die 3–5 mm über der Follikelmündung abgebrochenen Haare („gut gemähte Wiese“), die grüne Fluoreszenz im Wood-Licht und das von einem dichten Pilzrasen umscheidete Mikrosporiehaar („in Sand gerollter gummierter Glasstab“).

Der Favus („Erbgrind“) ist eine extrem chronisch verlaufende Sonderform der Tinea capitis durch T. schoenleinii. Der Favus (Tinea capitis favosa) ist in Mitteleuropa selten und wird gelegentlich bei Personen aus Endemiegebieten (Nordafrika, Südosteuropa, Iran, Russland) beobachtet und eingeschleppt. Infektionsgefährdet sind vor allem Säuglinge. Mit zunehmendem Lebensalter nimmt epidemiologisch gesehen die Empfänglichkeit der Haut für den Favus ab. Erwachsene erkranken kaum. Unbehandelt kommt es zu einer atrophischen Abheilung.

Wie therapieren Sie?

Es gilt folgendes Grundprinzip: Die Tinea capitis ist immer systemisch zu behandeln, aufgrund der hohen Kontagiosität der Erreger zusätzlich mit topischen Antimykotika.

Bei den gut empfindlichen Microsporum-Arten kommt die gesamte Bandbreite der systemischen Antimykotika in Betracht: Griseofulvin, Fluconazol, Itraconazol, Terbinafin. Im Fall von T. schoenleinii ist wie bei den anderen Trichophyton-Arten Terbinafin Mittel der Wahl. Parallel sollte topisch mit dem fungi- und sporoziden Antimykotikum Ciclopirox-Olamin (z. B. Batrafen® Lösung/Creme) behandelt werden, im hochentzündlichen Stadium mit Creme, bei Abklingen der Entzündung mit Lösung, zusätzlich dreimal wöchentlich als Shampoo (z. B. Batrafen® S Shampoo).

Anmerkung

In Deutschland ist Terbinafin für die Behandlung von Kindern nicht zugelassen. Wenn es dennoch zum Einsatz kommt, handelt es sich um einen individuellen Heilversuch, der mit den Erziehungsberechtigten besprochen werden muss und zu dem diese ihr **schriftliches** Einverständnis geben müssen. Bei Auftreten einer reversiblen (dosisabhängig?) Geschmacksstörung bis hin zum Verlust ist das Präparat in jedem Fall abzusetzen.

Unter der Gabe von Griseofulvin kommt es zur Porphyrinbildung, die unter Sonneneinfluss zu einer symptomatischen Porphyrie führen kann, die klinisch nicht von einer Porphyria cutanea tarda unterscheidbar ist. Griseofulvin muss auf Grund seiner Lipophilie mit einer fetthaltigen Mahlzeit eingenommen werden.

Sie behandeln das Kind systemisch mit Terbinafin (Myconormin®)

Wie dosieren Sie und über welchen Zeitraum muss therapiert werden? Welche weiteren Medikamente kommen zur systemischen Behandlung in welcher Dosierung in Betracht?

In Abhängigkeit von der Gattung und der ökologischen Herkunft des Erregers (anthropophil, zoophil, geophil) können die in nachfolgender Tabelle genannten Präparate eingesetzt werden. Es muss bis zum Negativwerden der Kultur behandelt werden.

Antimykotikum	Tagesdosis		Mittel der Wahl	
	Anthropophiler bzw. geophiler Erreger	Zoophiler Erreger	Trichophyton	Microsporum
Terbinafin[1] (z. B. Myconormin®)	> 40 kg: 250 mg		+	+
	20–40 kg: 125 mg		+	+
	< 20 kg: 62,5 mg		+	+
Griseofulvin (z. B. Likuden®)	10 mg/kg	20 mg/kg	–	+
Fluconazol[2] (z. B. Diflucan®)	5 mg/kg	10 mg/kg	–	+
Itraconazol[1] (z. B. Sempera®)	5 mg/kg	5 mg/kg	–	+

[1] Zur Therapie im Kindesalter in Deutschland nicht zugelassen
[2] Fehlt eine therapeutische Alternative, ist es bei Kindern über 1 Jahr praktisch zugelassen

Literatur

Tietz, H-J. Tinea capitis: Erregerwandel, Diagnostik und Therapie. Monatsschrift Kinderheilkd 2005; 153: 342–345

Tietz, H-J, Sterry W. Antimykotika von A–Z. Georg Thieme Verlag Stuttgart, New York, 4. Auflage 2006; 125–126

Fall 5

Eine rüstige 73-jährige Bäuerin stellt sich bei Ihnen wegen einer Hautveränderung an der linken Schläfe vor. Diese bestehe schon seit Jahren. Seit kurzer Zeit sei es immer wieder zu Blutungen und Krustenbildung gekommen. Die Patientin verneint die Einnahme von Medikamenten. Sie schwöre mehr auf Naturheilmittel und habe die Veränderung auch schon mit Ringelblumensalbe behandelt.

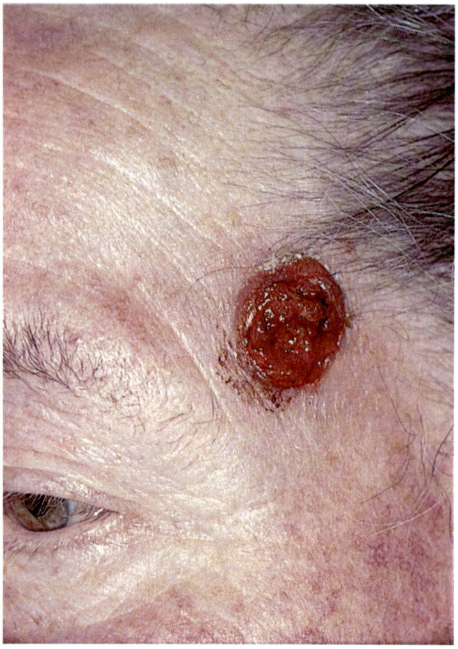

Abb. 5.1

Beschreiben Sie den Hautbefund.

An der linken Schläfe besteht ein exophytischer, rötlich glänzender Tumor, die Oberfläche des Tumors ist stellenweise ulzeriert und verkrustet.

Diskutieren Sie Ihre Verdachtsdiagnose und Differenzialdiagnosen.

Basalzellkarzinom: Man bezeichnet diesen Tumor auch als semimaligne, da er lokal infiltrierend wächst, aber „nie" metastasiert. Es handelt sich um den häufigsten bösartigen Hauttumor, der bevorzugt bei älteren, lichtempfindlichen Menschen auftritt. Zunehmend sind auch jüngere Menschen betroffen!

Plattenepithelkarzinom: Ein maligner, potenziell metastasierender Hauttumor, der vorwiegend bei älteren Menschen auftritt. Meistens entwickelt sich ein invasives Plattenepithelkarzinom aus einer aktinischen Keratose (Carcinoma in situ). Klinisch zeigt sich zunächst eine umschriebene Keratose, die im Verlauf eine derbe Infiltration im Randbereich aufweist und zu oberflächlichen Erosionen, Ulzerationen und Schuppenkrusten neigt. Einige Formen zeigen ein blumenkohlartiges Wachstum (exophytischer Tumor).

Keratoakanthom: Es handelt sich um ein schnell wachsendes Pseudokarzinom bei Erwachsenen mittleren bis höheren Alters, das aus einem solitären, rötlichen Knötchen entsteht. Typisch sind das rasche Wachstum innerhalb weniger Wochen und das sich entwickelnde Bild eines flach aufsitzenden, knotigen Tumors mit zentraler Keratose (zentraler Hornpfropf).

Aktinische Keratose: Tritt sehr häufig bei älteren, vor allem hellhäutigen Menschen in lichtexponierten Arealen auf. Klinisch zeigt sich entweder eine fest haftende, weißliche Schuppung oder ein schuppendes Erythem, das durch Manipulationen auch rezidivierende Erosionen aufweisen kann.

Irritierte Verruca seborrhoica: Die Verruca seborrhoica stellt einen der häufigsten benignen, epidermalen Tumoren dar und tritt vor allem im späten Erwachsenenalter auf. Es gibt zahlreiche klinische Varianten. Dazu zählt der so genannte irritierte Typ, der mit stärkeren entzündlichen Veränderungen in den dermalen Papillenspitzen einhergehen kann und klinisch Erosionen und Krustenbildung im Tumorbereich aufweisen kann.

Welches diagnostische Verfahren führen Sie zur Bestätigung der Verdachtsdiagnose durch?

Die entscheidende Maßnahme zur Diagnosesicherung ist die Entnahme einer Biopsie aus dem veränderten Hautareal.

Beschreiben Sie den dargestellten Ausschnitt des histologischen Präparates und nennen Sie die Diagnose.

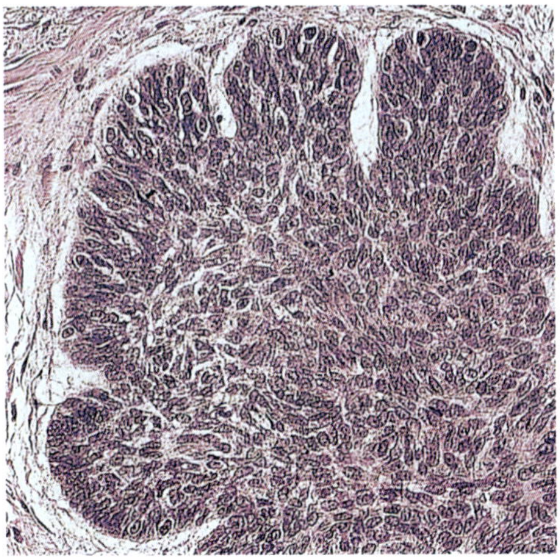

Abb. 5.2

Es sind nestartig gruppierte, basaloide Zellen dargestellt. Die äußere Zellschicht zeigt eine charakteristische Palisadenstellung und fokale Spaltbildung zwischen Tumorparenchym und Tumorstroma.

Diagnose: noduläres Basalzellkarzinom.

Welche klinischen und histologischen Typen von Basalzellkarzinomen können abgegrenzt werden? Nennen Sie klinische Besonderheiten!

Noduläres Basalzellkarzinom: Subtypen solid, adenoid, zystisch

Solides Basalzellkarzinom: Der Tumor zeigt ein knotiges Wachstum. Differenzialdiagnostisch müssen dermale Naevuszellnaevi und ein amelanotisches Melanom abgegrenzt werden. Bei weiterem Wachstum partielle oder seltener vollständige Ulzeration mit intermittierenden Blutungen.

Multifokales superfizielles Basalzellkarzinom: Die Tumoren imponieren als rote, leicht schuppende Herde. Infolge der häufigen Lokalisation am Stamm spricht man auch von Rumpfhautbasaliomen. Wird häufig verwechselt mit chronischer Dermatitis, aktinischer Präkanzerose, Bowen-Krankheit, Paget-Krankheit, Psoriasis vulgaris, Tinea corporis.

Pigmentiertes Basalzellkarzinom: Der Tumor zeigt eine partielle oder vollständige Braun- bis Schwarzfärbung durch verstärkte Pigmentbildung der Melanozyten. Differenzialdiagnostisch müssen ein malignes Melanom, ein Naevuszellnaevus, ein Naevus bleu und eine pigmentierte Verruca seborrhoica abgegrenzt werden. Gute Abgrenzung durch Auflichtmikroskopie möglich!

Infiltratives sklerodermiformes Basalzellkarzinom: Durch eine intensive Fibrosierung des Tumorstromas zeigt der Tumor eine weißliche bis gelbe Farbe und weist ein ausgeprägtes infiltratives Wachstum zur Seite und zur Tiefe hin auf. Der Tumor überschreitet in der Regel die klinisch sichtbaren Tumorgrenzen. Differenzialdiagnostisch müssen folgende Erkrankungen abgegrenzt werden: Lichen sclerosus et atrophicus, chronische Radiodermatitis, Narbe, desmoplastisches Trichoepitheliom.

Infiltratives nicht sklerodermiformes Basalzellkarzinom: Der Tumor zeigt ebenfalls ein ausgeprägtes infiltratives Wachstum; vom infiltrativen sklerodermiformen Basalzellkarzinom unterscheidet sich der Tumor klinisch durch fehlende Farbveränderungen (weniger oder keine Fibrose). Hierdurch ist der Tumor klinisch schwer zu erkennen und kann eine große Ausdehnung erreichen, bevor er diagnostiziert wird.

Ulzeriertes Basalzellkarzinom: Bei nodulären Basalzellkarzinomen kann es im Rahmen des Tumorwachstums zu einer ausgeprägten und in der Regel schmerzlosen Ulzeration kommen (Ulcus rodens). Basalzellkarzinome mit ausgeprägtem destruktiv-mutilierenden Wachstum und Zerstörung tiefer Gewebeschichten (Subkutis, Knorpel, Knochen) werden klinisch als Ulcus terebrans bezeichnet.

Wie lässt sich ein Auftreten multipler Basalzellkarzinome erklären?

- Gorlin-Goltz-Syndrom (Basalzellnaevus-Syndrom): autosomal dominantes Syndrom mit hoher Penetranz. Es wird durch Verlust der Heterozygotie der Gensequenz 9q22.3-q31 verursacht (Lokalisation eines Tumorsuppressorgens). Charakteristisch ist das Auftreten multipler Basalzellkarzinome, meist im frühen Erwachsenenalter. Weiterhin sind andere Haut- und Skelettveränderungen typisch: palmoplantare Keratosen, Kieferzysten, Rippen- und Wirbelanomalien, Verkalkung der Falx cerebri.
- Strahlentherapie
- Arsenexposition
- Bei erhöhter Lichtempfindlichkeit: heller Hauttyp mit übermäßiger UV-Exposition, Albinismus, Xeroderma pigmentosum

Warum ist eine Tumornachsorge bei Patienten mit Basalzellkarzinomen sinnvoll?

Patienten mit Basalzellkarzinomen weisen in etwa 30% der Fälle gleichzeitig zwei oder mehr Tumoren auf. Weitere 30% entwickeln im Laufe ihres Lebens weitere Basalzellkarzinome. Empfohlene Nachsorge: einmal jährlich über drei Jahre.

Welche klinischen Situationen sind häufiger mit dem Auftreten von Plattenepithelkarzinomen assoziiert?

- Multiple aktinische Keratosen, v.a. bei chronisch lichtgeschädigter Haut bei Personen mit Hauttyp I und II
- Immunsuppression (Organtransplantation, HIV)
- Genodermatosen (Xeroderma pigmentosum, Epidermodysplasia verruciformis)
- Straffe Narben, z.B. Verbrennungsnarben
- Chronische Radiodermatitis mit Röntgenkeratosen
- Chronisch-entzündliche Dermatosen, wie Lupus vulgaris, diskoider Lupus erythematodes, Lichen planus mucosae, Lichen sclerosus et atrophicus, Porokeratose, Epidermolysis bullosa dystrophica Hallopeau-Siemens

Welche Therapieverfahren stehen für die Behandlung von Basalzellkarzinomen zur Verfügung? Geben Sie das Indikationsspektrum an!

- Operative Therapie

Folgende Verfahren sind „blind“, die sichere Entfernung des Tumors ist histologisch nicht verifizierbar:

- Photodynamische Therapie (beschränkt auf superfizielle BCC, nicht pigmentierte BCC)
- Kryotherapie (Kontaktverfahren, Nachteil: atrophe Narben)
- Topische Chemotherapie (z. B. 5-Fluorouracil; Nachteil: sehr schmerzhaft, starke Erosionen)
- Topische Immuntherapie (z. B. Imiquimod, langwierig, starke Erosionen)
- Strahlentherapie: sinnvolle Ergänzung bei Spezialindikationen (sehr alte Patienten, inoperabler Befund, besondere Lokalisationen).

Was ist bei der operativen Therapie des Basalzellkarzinoms zu beachten?

Die konventionelle chirurgische Exzision ohne histologische Bearbeitung der Tumorränder birgt ein erhöhtes Risiko für die Entwicklung von Lokal- und Tiefenrezidiven. Daher sollte bei infiltrativen Basalzellkarzinomen, Basalzellkarzinomen in Problemregionen (z. B. Augenlidbereich, embryonale Verschmelzungslinien) sowie bei Rezidivbasalzellkarzinomen eine dreidimensionale histologische Bearbeitung und Untersuchung der Schnittränder des markierten Operationspräparates erfolgen (mikrographische Chirurgie).

Literatur

C. Garbe (Hg). Interdisziplinäre Leitlinien zur Diagnostik und Behandlung von Hauttumoren. Georg Thieme Verlag, Stuttgart, New York 2005

Szeimies R.-M., Karrer S., Bäcker H. Therapieoptionen bei epithelialen Hauttumoren. Hautarzt 2005; 56: 430–440

Fall 6

Es wird Ihnen ein 15 Monate altes Kleinkind in gutem Allgemeinzustand mit Hautveränderungen im Extremitäten-, Wangen- und Glutealbereich vorgestellt. Acht Tage zuvor erfolgte eine aktive Immunisierung gegen Diphtherie, Tetanus, Pertussis und Haemophilus influenzae durch Infarix hexa/Hib® sowie Hepatitis A und B (Twinrix® Kinder).

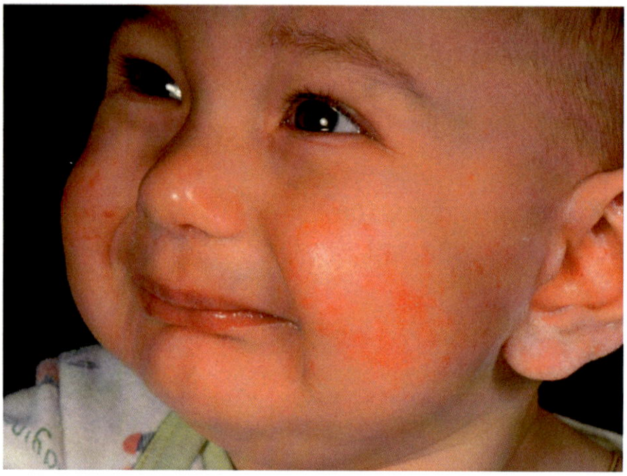

Abb. 6.1 a

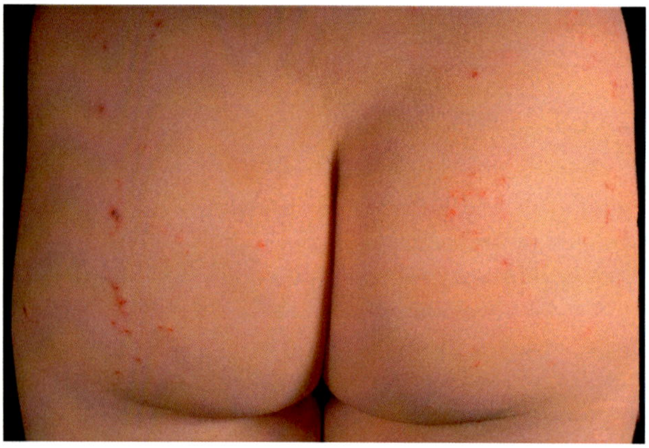

Abb. 6.1 b

Beschreiben Sie die Hautveränderungen des Kindes.

Es besteht ein symmetrisch verteiltes, monomorphes Exanthem mit kleinlinsengroßen Papeln an Wangen und Glutealregion.

Welche Diagnose stellen Sie?

Gianotti-Crosti-Syndrom (GCS), Synonym: infantile papulöse Akrodermatitis

Welche Differenzialdiagnosen kommen in Betracht?

Andere infektiöse und parainfektiöse Virusexantheme, wie
- Hand-Fuß-Mund-Erkrankung (Prädilektionsstellen!)
- Varizellen (Befall von Capillitium und Mundschleimhaut)
- Pityriasis lichenoides et varioliformis acuta (v. a. Stamm und Beugen betroffen)
- Papulovesikulöse Form des infantilen atopischen Ekzems (weitere Atopiezeichen, Anamnese, IgE)

Worum handelt es sich bei dem GCS?

Das Gianotti-Crosti-Syndrom (früher: Akrodermatitis papulosa eruptiva infantilis oder papulovesikulöses akrolokalisiertes Syndrom) ist eine Erkrankung des Kleinkindes und als parainfektiöses Geschehen aufzufassen. Eine Vielzahl verschiedener Viren, wie Epstein-Barr-Virus, humanes Herpesvirus 6 (HHV6), Coxsackie-, RS-Viren, Parvovirus B 19 und Parainfluenza-Virus, werden in Assoziation mit diesem Exanthem beschrieben. Das Exanthem kann mit einer Lymphknotenschwellung einhergehen.

Interessanterweise kommt dass GCS auch im Anschluss an Impfungen vor.

Welche weitergehenden diagnostischen Maßnahmen leiten Sie ein?

Zum Ausschluss einer Hepatitis (v.a. HBV), einer in Deutschland seltenen Ursache des GCS, sollte bei noch nicht erfolgter Impfung eine entsprechende Serologie veranlasst werden (Anti-HBs, Anti-HBc). Im Rahmen der Anamneseerhebung ist der Zusammenhang zwischen Impfung und Entwicklung eines GCS zu bedenken.

Welches ist der häufigste Erreger des GCS in Deutschland?

Das Epstein-Barr-Virus (EBV).

Wie behandeln Sie ein GCS?

Normalerweise bedarf das Exanthem keiner Therapie und heilt nach drei bis sechs Wochen ohne Residuen ab. Selten sind aufgrund einer ausgeprägten entzündlichen Reaktion und/oder eines begleitenden Juckreizes kurzzeitig topische Glukokortikoide der Klasse I oder II (z. B. Hydrocortison, Prednicarbat, Methylprednisolonaceponat) und systemische Antihistaminika (z. B. Levocetirizin) zu verordnen.

Literatur

Haug S, Schopp C, Ring J, Fölster-Holst R, Abeck D. Gianotti-Crosti-Syndrom nach Impfung. Hautarzt 2002 53: 683–685

Michitaka K, Horiike N, Chen Y, Duong TN, Konishi I, Mashiba T, Tokumoto Y, Hiasa Y, Tanaka Y, Mizokami M, Onji M. Gianotti-Crosti Syndrome caused by acute hepatitis B virus Genotype D infection. Internal Medicine 2004; 43: 696–699

Fall 7

Eine 75-jährige Patientin stellt sich in Ihrer Praxis mit großflächigen bräunlichen Verfärbungen am Unterschenkel vor. Diese hätten innerhalb der letzten Jahre immer mehr zugenommen. Erste bräunliche Verfärbungen habe sie aber schon vor 25 Jahren bemerkt.

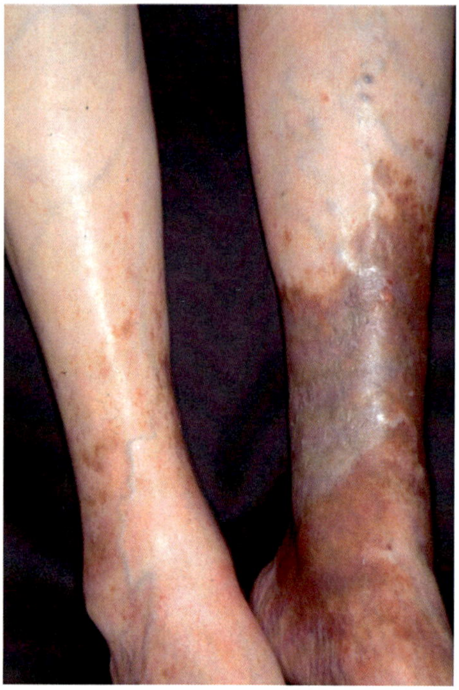

Abb. 7.1

Beschreiben Sie den in Abbildung 7.1 dargestellten Befund. Welchen Palpationsbefund erwarten Sie?

Am Unterschenkel bestehen unter Betonung der medialen Seite bräunliche Verfärbungen, welche scharf begrenzt sind. Deutlich sichtbar sind Varizen, die in das hyperpigmentierte Areal hineinführen. Bei der Palpation findet sich eine leichte Verhärtung innerhalb des hyperpigmentierten Bereiches. Lediglich punktuell kann ein Druckschmerz über Faszienlücken, die im Bereich insuffizienter Vv. perforantes palpabel sind, nachweisbar sein.

Welche Verdachtsdiagnose stellen Sie?

In Betracht kommt eine Purpura jaune d'ocre bei chronischer Veneninsuffizienz. Diese Hautveränderungen zeigen eine bräunlich-ockergelbe Farbe. Die Ausdehnung und Intensität der Hyperpigmentierungen korreliert nicht mit dem Schweregrad der zugrunde liegenden chronischen Veneninsuffizienz.

Welche Differenzialdiagnosen kommen in Betracht? Erläutern Sie deren Charakteristika.

Purpura pigmentosa progressiva: Spritzerartige Hyperpigmentierungen an den Unterschenkeln, nur in fortgeschrittenem Stadium flächig konfluierend, oft nur wenige Millimeter im Durchmesser. Die Farbe der Hautveränderungen wird bisweilen mit der von Cayennepfeffer verglichen. Meist keine Betonung der Region um den Innenknöchel. Bei der Purpura pigmentosa progressiva kommt es nicht zu einer Verhärtung der Haut, eine Dermatoliposklerose ist nicht nachweisbar. Die Hautveränderungen treten häufig bereits bei jüngeren Menschen auf und können innerhalb weniger Tage entstehen. Immer wieder wird ein Zusammenhang mit der Einnahme von Medikamenten, aber auch zu Nahrungsmittelzusatzstoffen, Hausstaub, Kryoglobulinämie Typ III oder zu Färbe- oder Bleichmitteln in Baumwolltextilien beschrieben. In den meisten Fällen bleibt die Ursache unbekannt. Ein jahre- bis jahrzehntelanger, chronisch progredienter Verlauf findet sich relativ selten, allerdings bleiben die Hautveränderungen oft über Monate bestehen. Oft ist eine schubweise Verschlechterung mit anschließender Verbesserung und erneuter Schubaktivität festzustellen.

Zirkumskripte Sklerodermie: Bei der zirkumskripten Sklerodermie (Morphea) kommt es zu plaqueförmigen Infiltrationen, die bei längerem Bestehen mit einer bräunlichen Verfärbung einhergehen können. Derartige Veränderungen treten meistens im Bereich des Rumpfes auf, wesentlich seltener an den Extremitäten. Sie sind oft ovalär geformt und nicht typischerweise an der Innenseite des Unterschenkels ausgebildet. Innerhalb der Herde sind oft zwei Stadien nachweisbar: eine Sklerose im Zentrum und eine entzündliche Progressionszone am Rand der Läsion („Lilac-Ring“).

Welche Punkte berücksichtigen Sie bei der weiteren Erhebung eines klinischen Befundes?

- Varizen unter Berücksichtigung unterschiedlicher Varikoseformen (Besenreiser, retikuläre Varizen, Seitenäste, Stammvarizen)
- Insuffizienzen von Venae perforantes (Faszienlücken)
- Corona phlebectatica paraplantaris
- Weiches Ödem am Innenknöchel und prätibial (Fingerdruck)
- Ulcus cruris
- Narben nach Abheilung eines Ulcus cruris
- Atrophie blanche

Welche Beschwerden schildern die Patienten typischerweise?

Schweregefühl der Beine, gegen Abend zunehmende Schwellungen vor allem in der Knöchelregion. Nachts treten vermehrt Wadenkrämpfe auf, deren Ursache nicht definitiv geklärt ist. Diese Wadenkrämpfe verändern sich auch unter Elektrolytsubstitution kaum. Die Beschwerden bessern sich bei Hochlagerung des Beines und bei Bewegung. Sie nehmen bei längerem Stehen und Sitzen zu.

Welche Punkte aus der Vorgeschichte des Patienten sollten bezüglich der chronischen Veneninsuffizienz angesprochen werden?

Einer chronischen Veneninsuffizienz können Thrombosen vorausgehen. Hier sind die Lokalisation der Beinvenenthrombose, ihre Ausdehnung und ihre Behandlung von Interesse. Es sollte abgefragt werden, ob und wenn ja welche Antikoagulation durchgeführt worden ist, zum Beispiel mit niedermolekularem Heparin und/oder mit Phenprocoumon, sowie, ob und wie lange Kompressionstherapie nach der Thrombose durchgeführt worden ist.

Risikofaktoren für Thrombosen, wie vorausgegangene Frakturen und Operationen, eine Familienanamnese mit gehäuften Thrombosen und Lungenembolien sowie bösartige Tumorleiden sind abzufragen.

Abgelaufene Thrombophlebitiden können ein Hinweis auf eine hämodynamisch relevante Varikose sein.

Mit der Zahl der Schwangerschaften steigt das Risiko einer chronischen Veneninsuffizienz.

Wie grenzen Sie die Symptomatik bei chronischer Veneninsuffizienz gegenüber der bei arterieller Verschlusskrankheit ab?

Bei arterieller Verschlusskrankheit (AVK) kommt es unter Belastung zu einer Verschlechterung der Schmerzsymptomatik, während sich die Schmerzen und das Schweregefühl bei chronischer Veneninsuffizienz (CVI) bei Bewegung bessern. Die Hochlagerung des betroffenen Beines führt bei AVK zur Verschlechterung, bei CVI zur Linderung der Beschwerden.

Wie grenzen Sie Beschwerden im Rahmen orthopädischer/neurologischer Krankheitsbilder gegenüber den Beschwerden bei chronischer Veneninsuffizienz ab?

Vom Rücken über die laterale Seite des Beines bis zur Fußaußenseite ausstrahlende Schmerzen sind ein Hinweis für eine Lumboischialgie. Dieses Phänomen wird auch als Generalstreifensymptomatik bezeichnet. Die Schmerzen bei CVI gehen mit einem Schweregefühl einher und sind eher auf die mediale Seite des Unterschenkels konzentriert. Eine verminderte Berührungsempfindlichkeit am Fuß und am Unterschenkel kann Zeichen einer peripheren Polyneuropathie sein.

Welchen Stellenwert hat die Dopplersonographie in der Diagnostik der chronischen Veneninsuffizienz?

Die Doppler-Ultraschalluntersuchung dient dem Nachweis von venösen Refluxen. Sie kann Refluxe in extra- und subfaszialen Venen gut erfassen. Die sichere Detektion von insuffizienten Perforansvenen ist oft nur durch zusätzliche Maßnahmen wie das Anlegen von Stauschläuchen oder speziellen Druckringen möglich. Vor invasiven Eingriffen am Venensystem in der Leiste und in der Kniekehle ist eine alleinige Doppleruntersuchung nicht ausreichend, hier sind bildgebende Verfahren wie die Duplexsonographie oder die Phlebographie erforderlich.

Wie läuft eine Dopplersonographie bei Verdacht auf chronische Veneninsuffizienz ab?

Die Untersuchung erfolgt am stehenden Patienten. Dabei werden drei Regionen schwerpunktmäßig dopplersonographisch untersucht:

- Die Leiste mit dem Übergang der Vena saphena magna in die Vena femoralis

- Die Kniekehle, in der die Vena saphena parva in die Vena poplitea mündet. In der Kniekehle sollte ferner auf Refluxe in der Tiefe geachtet werden. Diese können aus unterschiedlichen Venenabschnitten entstehen. Zu denken ist an die Gastroknemiusvenen, die distale Vena femoralis sowie die proximalen Venae tibiales posteriores et anteriores sowie die Venae fibulares.
- Die Knöchelregion mit den distalen Unterschenkelvenen.

Wann kommt eine Duplexsonographie, wann eine Phlebographie bei chronischer Veneninsuffizienz zum Einsatz?

Die Duplexsonographie des Venensystems ist vor invasiven Eingriffen vor allem in der Leiste und in der Kniekehle und zur Thrombosediagnostik indiziert. Die Phlebographie ist nur erforderlich, wenn die Duplexsonographie entweder nicht zur Verfügung steht oder nicht zu ausreichend sicheren Ergebnissen führt. Dies ist bisweilen bei stark ödematösen oder sehr adipösen Beinen der Fall oder wenn nach Thrombosen unübersichtliche venöse Abflussverhältnisse vorliegen.

Bei der Patientin wurde eine Photoplethysmographie (PPG) durchgeführt. Bitte interpretieren Sie die Messkurven.

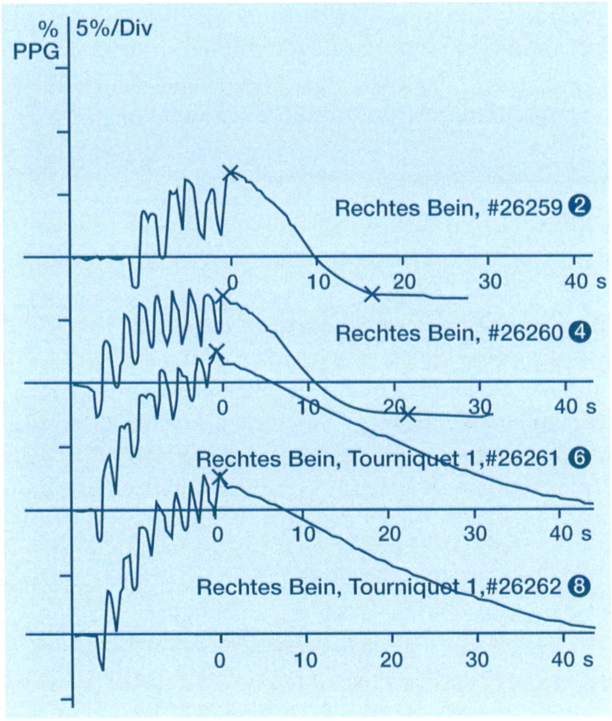

Abb. 7.2

Die Messung ist am rechten Bein je zweimal mit und zweimal ohne Tourniquet durchgeführt worden. Die acht Ausschläge zu Beginn der Kurve entsprechen acht im Metronomtakt durchgeführten Dorsalextensionen im oberen Sprunggelenk. In der folgenden Ruhephase kommt es entsprechend der zunehmenden Blutfülle in der Haut zu einem Abfall der Messkurve. Dieser erfolgt ohne

Tourniquet schneller als mit Tourniquet. Ohne Tourniquet dauert der Kurvenabfall deutlich weniger als 25 Sekunden, mit Tourniquet deutlich länger als 40 Sekunden. Liegt die venöse Auffüllzeit bei maximal 25 Sekunden, weist dies auf eine venöse Insuffizienz hin. Die Verlängerung der venösen Auffüllzeit auf normale Werte unter einem Tourniquet-Schlauch zeigt, dass durch eine Elimination extrafaszialer venöser Refluxe die Venenfunktion normalisiert werden kann. Dies unterstützt die Indikationsstellung zu einer Therapie der refluxführenden Venenabschnitte.

Welche Schweregradeinteilungen nach Hach kennen Sie für die Vena saphena magna und die Vena saphena parva?

- Stammvarikose der Vena saphena magna Grad I: distaler Insuffizienzpunkt an der Basis des Mündungstrichters in der Leiste. Das Krankheitsbild der Stammvarikose Grad I nach Hach hat Krankheitswert beim Vorliegen einer Seitenastvarikose der Vena saphena accessoria lateralis.
- Stammvarikose der Vena saphena magna Grad II: distaler Insuffizienzpunkt im Bereich des distalen Oberschenkels
- Stammvarikose der Vena saphena magna Grad III: distaler Insuffizienzpunkt unterhalb des Knies
- Stammvarikose der Vena saphena magna Grad IV: distaler Insuffizienzpunkt am Fuß
- Stammvarikose der Vena saphena parva Grad I: distaler Insuffizienzpunkt im Kniebereich
- Stammvarikose der Vena saphena parva Grad III: distaler Insuffizienzpunkt in der Mitte der Wade
- Stammvarikose der Vena saphena parva Grad III: distaler Insuffizienzpunkt am Fuß

Welche Formen der Kompressionstherapie können bei chronischer Veneninsuffizienz angewendet werden?

Zur Anwendung kommen Kompressionsverbände, Kompressionsstrümpfe und die intermittierende pneumatische Kompression.

Die Kompressionsbehandlung kann in zwei Phasen unterteilt werden: die Phase der Ödemreduktion und die Konservierungsphase mit Beibehaltung eines entstauten Zustandes.

Für die Ödemreduktion werden Kompressionsverbände genutzt, die jeweils an das zunehmend entstaute Bein angepasst werden können. Um einen entstauten Zustand beizubehalten, werden Kompressionsstrümpfe genutzt. Die intermittierende pneumatische Kompression wird beim Phlebödem eingesetzt, welches durch Kompressionsverbände und/oder Kompressionsstrümpfe nicht ausreichend reduziert werden kann.

Beschreiben Sie verschiedene Formen von Kompressionsverbänden.

Genutzt werden können meist täglich zu wechselnde Verbände mit Kurzzugbinden, die in unterschiedlichen Techniken, z. B. nach Pütter und nach Sigg, angelegt werden können. Alle Techniken haben gemeinsam, dass in der Regel mehrere Lagen der Kurzzugbinde übereinander am Bein appliziert werden. Meist werden zumindest zwei Kurzzugwickel pro Unterschenkel benötigt. Der Verband kann morgens beim Aufstehen angelegt und abends beim Zubettgehen abgenommen werden.

Daneben stehen Dauerverbände zur Verfügung, da die elastischen Binden oft keinen ausreichend festen Sitz gewährleisten. Hier werden in der Regel Verbände mit Klebe- oder Haftbinden verwendet, z. B. Mehrlagenverbände.

Schließlich kommen Dauerverbände mit Zinkleimbinden in Betracht. Diese können zum Beispiel bei Patienten mit arterieller Verschlusskrankheit sinnvoll sein, da diese Verbände nur einen minimalen Ruhedruck ausüben.

Was ist beim Einsatz von Kompressionsstrümpfen zu beachten?

Medizinische Kompressionsstrümpfe stehen in unterschiedlichen Größen und mit unterschiedlichen Kompressionsdrücken zur Verfügung. Bei jedem Patienten muss individuell Maß genommen werden. Bei 80–90% der Patienten ist entsprechend diesem individuellen Maß die Verwendung von vorgefertigten Konfektionsstrümpfen, die nicht eigens auf Maß gefertigt werden müssen, möglich.

- Bei Patienten mit chronischer Veneninsuffizienz kommen meist Strümpfe der Klasse 2 in Betracht.
- Bei tiefer Leitveneninsuffizienz kann die Kompressionsklasse 3 indiziert sein.

Bezüglich der Länge des Kompressionsstrumpfes ist eine extrafasziale Veneninsuffzienz von einer tiefen Leitveneninsuffizienz zu unterscheiden. Bei extrafaszialer Veneninsuffizienz sind vor allem nach therapeutischen Eingriffen wie einer Varizenoperation oder einer Sklerosierung die betroffenen Venenabschnitte durch den Kompressionsstrumpf zu bedecken. Bei tiefer Leitveneninsuffizienz ist der oft erhebliche Durchmesser des Oberschenkels zu berücksichtigen. Oft ist er so groß, dass auch bei korrekt angemessenen Kompressionsstrümpfen kein relevanter Druck bei den tiefen Leitvenen resultiert. Daher können hier auch Unterschenkelkompressionsstrümpfe ausreichend sein.

Kontraindikation für die Kompressionsstrumpftherapie ist eine fortgeschrittene arterielle Verschlusskrankheit mit Knöchelarteriendrücken unter 60–80 mmHg und eine dekompensierte Herzinsuffizienz. Relative Kontraindikationen können nässende Dermatosen, Unverträglichkeiten auf Kompressionsstrumpfmaterialien, Sensibilitätsstörungen und eine fortgeschrittene periphere Polyneuropathie sein.

Welche Möglichkeiten sehen Sie, wenn Patienten die Kompressionsstrümpfe nicht selbst anziehen können?

Bei Erkrankungen wie einer primären chronischen Polyarthritis, einer Parkinson-Krankheit oder verschiedenen orthopädischen Erkrankungen haben die Patienten häufig Probleme, den Strumpf selbst anzuziehen. In dieser Situation sind zum einen Kompromisse bezüglich der Strümpfe, zum zweiten der Einsatz von Anziehhilfen und zum dritten die Organisation einer häuslichen Krankenpflege zu prüfen.

- Oft sind Kniestrümpfe ausreichend und ein Leistenstrumpf ist nicht erforderlich. Auch die Reduktion der Kompressionsklasse von 3 auf 2 oder von 2 auf 1 kann sinnvoll sein. Bewährt hat sich auch, die Summation der Kompressionseffekte übereinander getragener Strümpfe zu nutzen, zum Beispiel zwei Klasse-1-Strümpfe übereinander.
- Anziehhilfen: Das Anziehen fällt leichter, wenn der Patient hierbei Gummihandschuhe trägt. Ferner gibt es Drahtgestelle als mechanische Anziehhilfe sowie Gleithilfen aus Kunststoff, über die der Strumpf auf das Bein gezogen wird.
- Eine weitere Möglichkeit sind Strumpfsysteme, bei denen der Strumpf mit der Hauptkompressionswirkung über einen Unterstrumpf gezogen wird, welcher eine besonders gleitfähige Oberfläche hat.

Welche zusätzlichen physikalischen Maßnahmen kennen Sie zur konservativen Behandlung therapieresistenter Unterschenkelödeme?

- Gewichtsreduktion
- Beinhochlagerung
- Stärkung der Wadenmuskulatur durch entsprechende sportliche Betätigung wie Jogging und Walking.
- Verwendung eines Venenkissens nachts zur Hochlagerung der Beine
- Tragen bequemer Schuhe mit flachem Absatz
- Kneippkuren und Übergießen der Beine mit kaltem Wasser

Welche Möglichkeiten bieten die so genannten Ödemprotektiva in der Behandlung der chronischen Veneninsuffizienz?

Die so genannten Ödemprotektiva verändern die Durchlässigkeit der Venenwände und der Venenendothelien für großmolekulare Bestandteile, insbesondere für Eiweiß. Dadurch reduzieren sie eiweißreiche Ödeme. Zusätzlich wirken diese Medikamente antientzündlich. Zu nennen sind zum Beispiel: Rutoside, Hesperidenglukoside, roter Weinlaubextrakt, Diosmin, Ruskusextrakte, und Aeskin, z. B. in Rosskastanienextrakten enthalten.

Ödemprotektiva sind zum einen sinnvoll, um einen Zeitraum bis zu einer definitiven Sanierung eines Venensystems zu überbrücken, wenn z. B. eine Varizenoperation erst einige Monate nach Diagnosestellung erfolgen kann. Zum anderen sind Ödemprotektiva geeignet für Patienten, bei denen eine Kompressionstherapie nicht ausreichend durchgeführt werden kann.

Die Präparate zeigen eine über Wochen zunehmende Wirkung, ein kurzzeitiger Einsatz von wenigen Tagen hat oft keine Effekte. Daher sollte immer ein Einsatz über mehrere Wochen vorgesehen werden. Ist die Wirkung nach vier bis sechs Wochen nicht nachweisbar, ist die Fortführung der Therapie zu überdenken.

Wann sollten Varizen behandelt werden?

Eine medizinische Behandlungsindikation besteht bei den bereits eingangs geschilderten Beschwerden einer chronischen Veneninsuffizienz. Relevant sind sowohl Beschwerden wie Schweregefühl, nächtliche Wadenkrämpfe und Juckreiz als auch Unterschenkelschwellungen und Hautveränderungen wie Hyperpigmentierungen, Ekzeme, Atrophie blanche, Dermatoliposklerose und Ulcus cruris. Daneben können Varizen auch aus kosmetischer Indikation behandelt werden. Dies gilt insbesondere für Besenreiser und retikuläre Varizen.

Welche Therapieformen der Varikose kennen Sie?

Eine langfristige Kompressionstherapie wird nur bei wenigen Patienten eine relevante Alternative zu einer varizenausschaltenden Therapie sein.

Zu unterscheiden sind die klassischen operativen Verfahren der Varikose wie Crossektomie und Stripping von den endoluminalen Verfahren wie der endoluminalen Lasertherapie, der Radiowellentherapie und der Sklerosierung. Bei erhaltenen, aber nicht mehr funktionsfähigen Schleusenklappen kann die extraluminale Valvuloplastie in Erwägung gezogen werden. Meist müssen für unterschiedliche Varizen unterschiedliche Therapieverfahren kombiniert werden. So kann beispielsweise eine Stammvarikose der V. saphena magna durch eine Crossektomie und Saphenektomie oder eine Radiowellentherapie zu behandeln sein, die größeren Seitenastvarizen mit einer Schaumsklerosierung und die kleinen Varizen mittels Flüssigsklerosierung.

Was ist das Wirkprinzip der Sklerosierungstherapie?

Bei der Sklerosierung werden Substanzen in die Varize injiziert, welche zu einer Endothelschädigung führen. Dadurch bildet sich ein wandständiger Thrombus. Die Vene kann dadurch vollständig verschlossen und schließlich zu einem fibrotischen Strang umgebaut werden. Durch eine Kompressionsbehandlung soll die Ausbildung des Thrombus gering gehalten werden.

Welche Formen der Sklerosierungstherapie kennen Sie?

In Deutschland ist derzeit ein Präparat zur Varizensklerosierung zugelassen: Aethoxysklerol® mit dem Wirkstoff Polidocanol. Aethoxysklerol kann in flüssiger oder aufgeschäumter Form injiziert werden. Die Sklerosierung mit flüssigem Verödungsmittel ist insbesondere für Besenreiser und retikuläre Varizen geeignet, für größere Seitenastvarizen und Stammvarizen scheint nach derzeitigem Kenntnisstand die Schaumsklerosierung besser geeignet zu sein. Gerade bei der Sklerosierung größerer Varizen mit Verödungsschaum hat sich die duplexkontrollierte Sklerosierung bewährt, da hier sowohl die Lage der Kanüle als auch die Schaumapplikation direkt kontrolliert werden können.

Wie funktioniert die Schaumsklerosierung?

Bei der Schaumsklerosierung wird das flüssige Sklerosierungsmittel mit Luft aufgeschäumt. Es bildet sich ein visköser Schaum, der sich nach der Injektion zunächst nicht mit Blut vermischt, sondern das Blut aus der Varize verdrängt und dadurch in engen Kontakt mit der Venenwand tritt. Hierdurch wird gegenüber der Flüssigsklerosierung eine verstärkte Verödungswirkung erzielt.

In welcher Reihenfolge gehen Sie bei der Sklerosierung vor?

Die Sklerosierung läuft nach folgendem Prinzip ab: Zunächst werden die großlumigen Varizen behandelt, dann die mittelgroßen und schließlich die retikulären und Besenreiservarizen. In Deutschland wird anders als beispielsweise in Frankreich nach der Injektion des Sklerosierungsmittels eine Kompressionstherapie, oft zunächst mit Kompressionsverbänden und dann mit Kompressionsstrümpfen, durchgeführt. Die Dauer der Kompression variiert in den verschiedenen Zentren. Bewährt haben sich adhäsive exzentrische Kompressionsverbände über etwa 24 Stunden und Kompressionsstrümpfe über etwa drei Wochen nach der letzten Injektion.

Welche Kontraindikationen für die Sklerosierungstherapie gibt es?

Absolute Kontraindikationen der Sklerosierungstherapie sind:

- Allergien auf das Sklerosierungsmittel
- Schwere Systemerkrankungen, die eine erhöhte Thromboseneigung nach sich ziehen
- Akute oberflächliche oder tiefe Venenthrombosen
- Infektionen im Bereich des Sklerosierungsareals
- Immobilität und Bettlägerigkeit
- Eine fortgeschrittene arterielle Verschlusskrankheit im Stadium III oder IV nach Fontaine
- Schwangerschaft im ersten Drittel und nach der 36. Woche

Ist eine Sklerosierungstherapie auch unter Antikoagulation möglich?

Ja. Die Gabe von Heparin, Phenprocoumon oder Acetylsalicylsäure wird weder in den Leitlinien der Deutschen Gesellschaft für Phlebologie noch in der aktuellen Fachinformation zu Aethoxysklerol als Kontraindikation aufgeführt.

Welche Prinzipien sind bei der operativen Therapie der Varizen zu beachten?

Die klassische Indikation zur operativen Therapie der Varizen stellt die Stammvarikose der V. saphena magna und der V. saphena parva dar. Behandelt werden insuffiziente Venenabschnitte vom proximalen bis zum distalen Insuffizienzpunkt. Ein schematisches Stripping von der Leiste bis zum Innenknöchel wird heute nicht mehr durchgeführt. In der Leiste wird die Vene freigelegt und unmittelbar an der Einmündung zur Vena femoralis communis abgetragen. Ein belassener Reststumpf scheint mit einer erhöhten Rezidivrate einherzugehen. Nach der Operation müssen die Patienten etwa sechs Wochen einen Kompressionsstrumpf der Klasse II tragen.

Was versteht man unter einer Radiowellentherapie?

Die Radiowellentherapie hat als Synonyme endoluminale Radiofrequenztherapie und VNUS Closure, wobei VNUS der Firmenname ist. Bei diesem Verfahren wird ein speziell entwickelter Katheter über eine Punktion in die zu behandelnde Vene eingeführt und unter Ultraschallkontrolle bis zum proximalen Insuffizienzpunkt vorgeschoben. Elektroden am Katheterende können in dieser Position ausgefahren und an die Venenwand angelegt werden. Durch Radiofrequenzenergie wird die Venenwand auf 85 °C erhitzt und so eine Schrumpfung der Gefäßwand und eine Schädigung des Gefäßendothels erzeugt. Dadurch verschließt sich die Varize. Ähnlich wie bei der Sklerosierungstherapie wird eine Umwandlung der Varize in einen fibrösen Strang angestrebt.

Wie wird eine endoluminale Lasertherapie durchgeführt?

Die endoluminale Lasertherapie ähnelt im Ablauf sehr der Radiowellentherapie. Unter Ultraschallkontrolle wird die Spitze der Laserfaser am oberen Insuffizienzpunkt der zu behandelnden Vene platziert. Durch die Laserenergie kommt es zu einer Schädigung der Gefäßwand und dann zum Gefäßverschluss.

Literatur

Leitlinien der Deutschen Gesellschaft für Phlebologie. http://leitlinien.net/
Rabe E (Hrsg.). Grundlagen der Phlebologie, 3. Aufl. Viavital, Köln 2003

Fall 8

Ein 25-jähriger Maschinenschlosser stellt sich bei Ihnen mit folgendem Problem vor: Seit zwei Jahren besteht ein kontinuierliches Brennen an den Füßen, vor allem beim Gehen. Er sei deshalb bereits bei mehreren Ärzten gewesen. Dabei sei ihm einmal eine „Pilzcreme" und ein anderes Mal eine „Pilztablette" verordnet worden, die er über einen Monat täglich eingenommen habe. Beide Therapien haben nicht zu einer Reduzierung des Juckreizes geführt. Er wasche seine Füße täglich mit Seife. Sie seien aber trotzdem immer schwitzig und aufgequollen; außerdem beklage sich seine Freundin über den unangenehmen Fußgeruch.

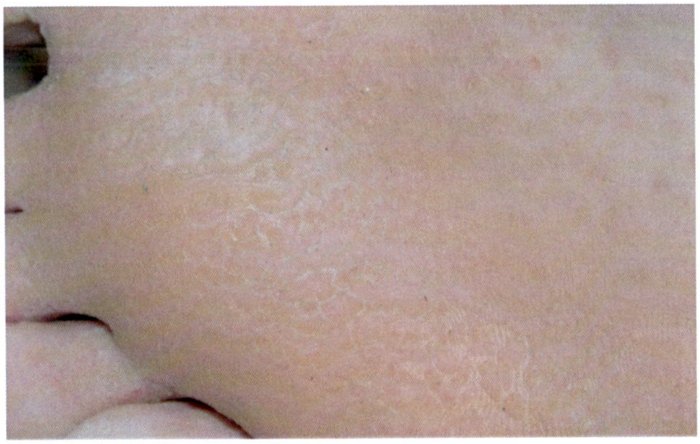

Abb. 8.1

Beschreiben Sie den Befund.

Es bestehen straßenartige und trichterartige Hornschichtdefekte an den Belastungszonen der Plantae ohne entzündliche Rötung. Die Hornschicht ist aufgequollen, offenbar durch das feuchte Milieu in diesem Bereich.

Welche Diagnose stellen Sie?

Es handelt sich um ein Keratoma sulcatum. Dabei mazeriert die Hornschicht. Bakterien (v. a. Corynebakterium spp. und Actinomyces spp.) bilden Proteasen, die zu den grübchenförmigen oder straßenartigen Hornschichtdefekten führen.

Anmerkung

Der Erstbeschreiber A. Castellani prägte 1910 die Bezeichnung Keratoma plantare sulcatum. Da diese Hautveränderung – wenn auch selten – palmar vorkommt, wurde das Epitheton „plantare" gestrichen. Synonym verwandt werden Keratolysis sulcatum und pitted Keratolysis.

Das Krankheitsbild ist weltweit verbreitet, ohne dass man genaue Prävalenzen kennt. Es zeigt weder eine Geschlechts- noch eine Alterspräferenz. Wie es zu den Sekundärphänomenen Pruritus, Brennen und Schmerzen kommt, ist bis heute ungeklärt. Den unangenehmen Geruch erklärt man sich durch die bakteriell bedingte Bildung von schwefelhaltigen Verbindungen, z. B. Thiolen, Sulfiden und Thiolestern.

Welche Faktoren werden für die Entstehung eines Keratoma sulcatum verantwortlich gemacht?

Es spielen drei Faktoren eine Rolle: Okklusionsbedingungen über einen längeren Zeitraum, z. B. durch das Tragen von beruflich vorgeschriebenen Sicherheitsschuhen, wie beim Patienten anzunehmen, eine Hyperhidrose und ein erhöhter pH-Wert.

Welche Therapie schlagen Sie vor?

Die wichtigste Maßnahme ist, die feuchten Terrainfaktoren zu beseitigen:

Füße gut abtrocknen und ggf. trocken föhnen, täglich frische, kochbare Socken anziehen (z. B. „Arztsocken"), regelmäßige Desinfektion der Schuhe (z. B. Aussprühen mit Sagrotan®), in der arbeitsfreien Zeit Schuhe gut auslüften. Günstig ist ferner, die Schuhe mit einem feuchtigkeitsbindenden Antimykotikum (Puder) zu behandeln (z. B. Batrafen®-Puder), um die Wahrscheinlichkeit einer mykotischen Superinfektion zu reduzieren. Azolderivate haben neben der antimykotischen Wirkung auch eine antibakterielle.

Waschen der Füße mit antiseptischen Syndets (z. B. Dermowas®). Beseitigung der Bakterien durch Anwendung topischer fusidinsäurehaltiger Antibiotika (z. B. Fucidine®-Creme, 2 × täglich bis zur Abheilung dünn auftragen, in der Regel drei bis vier Wochen).

Anmerkung

Die vielfach empfohlene lokale Anwendung von 2 %igen Erythromycin- bzw. 1 %igen Clindamycin-haltigen Lösungen oder Gelen ist aufgrund der Resistenzlage der Keime nicht immer wirksam. Kritisch ist der Einsatz von Mupirocin-haltigen Externa (Reservemittel!) zu sehen.

Das Schuhwerk bei Maschinenschlossern ist wegen seiner okklusiven Eigenschaften ungünstig (Arbeitssicherheitsschuhe), jedoch durch die Berufsgenossenschaft vorgeschrieben. Zumindest in der Freizeit ist luftiges Schuhwerk zu bevorzugen.

Zur Behandlung der Hyperhidrose kann ferner eine Leitungswasseriontopherese versucht werden; sie ist jedoch relativ zeitaufwendig.

Als Ultima Ratio kann auch eine Injektionsbehandlung mit Botulinumtoxininjektion an den Plantae erfolgen.

Anmerkung

Gegen den üblen Geruch kann ein nicht parfümierter und wenig allergisierender Deostift empfohlen werden, z. B. Toleriane® Deo, dessen Inhaltsstoff Natriumbikarbonat geruchsneutralisierend wirkt.

Wie wird eine Leitungswasseriontopherese durchgeführt?

Die Leitungswasseriontopherese stellt eine Therapie zur Behandlung der Hyperhidrosis der Hände und/oder Füße dar.

Die Hände oder Füße (nie gleichzeitig) werden in eine kleine, wassergefüllte Plastikschale gelegt (metallischen Schmuck vorher ablegen). Dann wird ein Gleichstrom von 10–20 mA angelegt. Behandlungsdauer pro Sitzung: 10 min. Anfänglich tägliche Behandlungen, später (wenn sich eine Schweißreduktion eingestellt hat) ein bis zwei Behandlungen pro Woche.

Literatur

Zaias N. Pitted and ringed keratolysis. J Am Acad Dermatol 1982; 7: 787–791

Fall 9

Eine 42-jährige Patientin berichtet, sie könne seit Monaten die Arme nicht mehr hinter den Rücken führen. Der ganze Schulterbereich sei „wie steif". Eine Untersuchung beim Orthopäden habe zwar die eingeschränkte Beweglichkeit bestätigt, die Schultergelenke seien aber vollkommen gesund. Eine Internistin führt die Bewegungseinschränkung auf eine erhebliche Gewichtszunahme zurück; zudem sei ein seit Jahren schlecht eingestellter insulinpflichtiger Diabetes mellitus vorhanden. Insgesamt habe sich die Situation seit Wochen rapide verschlechtert. Seit vielen Monaten leide sie zudem unter diskreten Schluckbeschwerden, die vor allen anderen Symptomen aufgetreten seien.

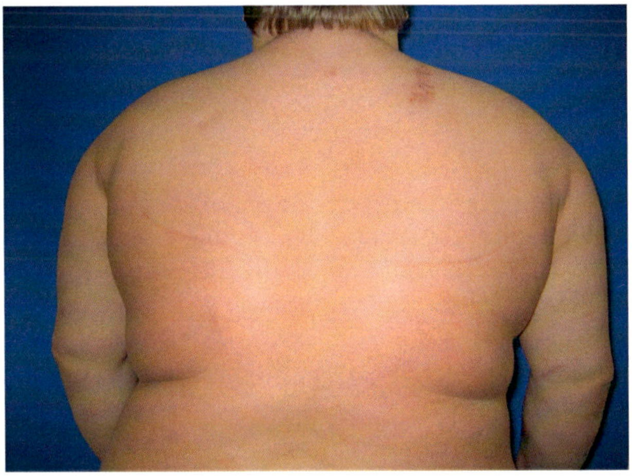

Abb. 9.1

Beschreiben Sie das klinische Bild.

Der Schulter-Arm-Bereich sowie der obere Stamm weisen eine starke Verdickung der Haut auf. Die Epidermis erscheint klinisch unverdächtig. Die kleinen Hautfalten sind verstrichen; die Haut ist gespannt. Es ergibt sich insgesamt ein quaderförmiger Gesamtaspekt des Rückens.

Welche Verdachtsdiagnose stellen Sie? Erläutern Sie das Krankheitsbild.

Der klinische Aspekt ist typisch für ein Scleroedema adultorum Buschke, eine Blickdiagnose. Die Krankheit tritt gehäuft nach Infektionen oder bei Diabetes mellitus auf (Assoziation bei 30–50% der betroffenen Patienten). Neben der Haut des Stammbereiches kann die Gesichtshaut betroffen sein. Manchmal liegt eine Beteiligung der Zunge und des Pharynx vor, was zu Schluckbeschwerden führen kann.

Die Krankheit kommt nicht nur bei Erwachsenen vor, wie der Begriff Scleroedema adultorum nahe legt; es sind auch Fälle im Kindesalter beschrieben worden.

Anmerkung
29 % der Fälle beginnen vor dem 10. Lebensjahr und 22 % zwischen dem 10. und 20. Lebensjahr. Insofern ist der Zusatz „adultorum" nicht korrekt.

Nennen Sie mögliche Differenzialdiagnosen und grenzen Sie diese vom Scleroedema adultorum ab!

Zirkumskripte Sklerodermie: eher plaqueförmige Veränderungen mit typischer entzündlicher Progressionszone (so genannter Lilac-Ring), eher langsamer Progress (bei Skleroedema adultorum typischerweise Entwicklung auch ausgedehnter Veränderungen binnen weniger Monate), oft sichtbare elfenbeinartige Skleroseareale mit Atrophie des Deckepithels.

Progressive systemische Sklerodermie: meist von vielfältigen weiteren Symptomen begleitet, u. a. Raynaud-Phänomen, akrale Veränderungen (z. B. Madonnenfinger, Kapillarisierung des Nagelfalz), Mikrostomie, pulmonale Fibrose, Schluckstörungen (die aber auch beim Skleroedema adultorum bestehen können). Langsame Entwicklung des klinischen Bildes, meist über viele Jahre.

Skleromyxödem Arndt-Gottron: sklerodermieartiger Befund mit Gesichtsbefall (mimische Starre), Akrosklerose; es bestehen multiple lichenoide Papeln, v.a. an der Stirn und im Nacken.

Lymphödem: Typischerweise eindrückbares Ödem, bei dem die Eindrücke gewisse Zeit persistieren (dies ist beim Scleroedema adultorum nicht der Fall).

Welche Therapie schlagen Sie vor?

Eine Standardtherapie des Scleroedema adultorum existiert nicht. Folgende Therapieoptionen können mit unsicherem Ansprechen versucht werden:

- UVA1-Therapie oder PUVA-Therapie: Für beide Therapien ist eine Induktion von Kollagenasen beschrieben worden, die das gestörte Verhältnis von Kollagenauf- und -abbau günstig beeinflussen können.
- Physikalische Therapie: z. B. Bindegewebsmassage, Bewegungstherapie, Krankengymnastik
- Systemische Glukokortikoide: Viele Patienten leiden unter einem insulinpflichtigen Diabetes mellitus, sodass hier eine sorgfältige Abwägung und Kontrolle des Blutzuckerspiegels erfolgen muss.
- Ciclosporin
- Methotrexat

Welche Prognose stellen Sie?

Die Prognose des Scleroedema adultorum ist insgesamt ungewiss. Es kann zur vollständigen Rückbildung binnen Monaten kommen; aber auch die Persistenz der Hautveränderungen über Jahre ist beschrieben.

Worauf müssen Sie im Verlauf achten?

Das Scleroedema adultorum weist einen gewissen klinischen Bezug zu monoklonalen IgG- oder IgA-Paraproteinämien auf. Es kann sich nach jahrelangem Verlauf ein Plasmozytom oder eine diffuse Plasmozytose entwickeln.

Literatur

Pajarre S. Scleredema adultorum Buschke. Acta Derm Venereol 1975; 55:158–159

Fall 10

Eine 28-jährige Patientin stellt sich bei Ihnen vor: Seit vielen Monaten bestünden an den Schienbeinen Hautveränderungen, die sich immer mehr ausbreiteten. Sie könne schon keine Röcke mehr tragen und schäme sich, ins Schwimmbad zu gehen.

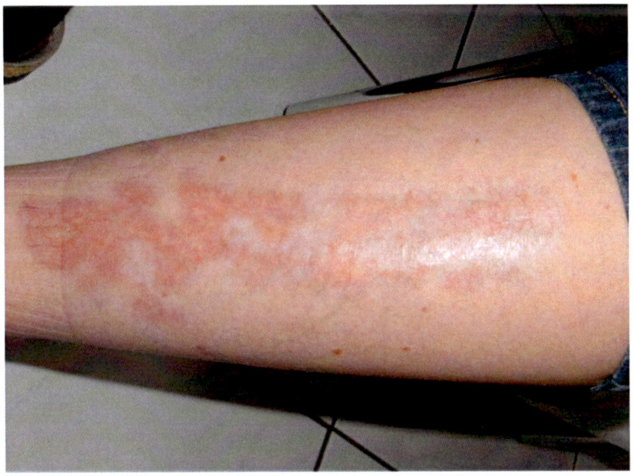

Abb. 10.1

Beschreiben Sie die Hautveränderungen!

An den Schienbeinen bestehen unregelmäßige, scharf begrenzte rötlich-bräunliche, plattenartige Herde mit atrophisch glänzender Oberfläche und Teleangiektasien; farbliche Akzentuierung des Randsaumes.

Welche Diagnose stellen Sie?

Das klinische Bild entspricht einer Necrobiosis lipoidica.

Welche diagnostischen Maßnahmen ergreifen Sie?

Hautbiopsie, Diabetesdiagnostik durch Diabetologen.

Welchen histologischen Befund erwarten Sie?

Atrophisches Epithel (das bei Biopsie aus ulzerierten Arealen fehlt), nekrobiotische Kollagendegenerationen (v.a. im mittleren und tiefen Korium) werden von randständigen, palisadenartigen und tuberkuloiden Granulomen begrenzt. Nach peripher finden sich Fibroblasten, Lymphozyten, Histiozyten, Epitheloidzellen, Fremdkörperriesenzellen, Schaumzellen und ein dichtes fibrotisches Gewebe. Kleine Gefäße können wandverdickt oder verschlossen sein.

Welche Krankheit, die ebenfalls mit einem Diabetes mellitus assoziiert sein kann, kommt aufgrund des histopathologischen Befundes differentialdiagnostisch in Betracht?

Die histopathologischen Veränderungen der Necrobiosis lipoidica erinnern an das Granuloma anulare.

Welche Bedeutung kommt anderen Krankheiten zu?

Die Assoziation mit einem Diabetes mellitus ist nicht so eng, wie es früher angenommen wurde; die Studien zeigen eine Assoziation zwischen 14% und 65%. Nur 0,3–1,2% der Diabetiker haben auch eine Necrobiosis lipoidica. Sie tritt vorwiegend bei Typ-1-Diabetes auf, wurde aber auch schon im Kindesalter bei MODY (Maturity Onset Diabetes of the Young) beobachtet.

Ferner wurde über eine Assoziation mit Colitis ulcerosa, Crohn-Krankheit und Ataxia teleangiectatica berichtet.

Anmerkung

Die Pathogenese der Necrobiosis lipoidica ist bislang nicht geklärt. Es gibt jedoch Hinweise aus Untersuchungen mittels Laser-Doppler-Flowmetrie bei Nichtdiabetikern, wonach die Mikrozirkulation bei dieser Krankheit gestört ist.

Welche therapeutischen Maßnahmen sind möglich?

Die Behandlung der Grundkrankheit (z. B. Diabetes mellitus) verbessert nicht zwingend den Hautbefund.

- Kompressionstherapie: z. B. Verordnung von Kompressionsstrümpfen Klasse II. Die Kompressionstherapie ist in der Behandlung der Necrobiosis lipoidica besonders wichtig.
- Lokale Glukokortikoide: Gute Wirkung wird nur mit potenten Glukokortikoiden (z. B. Mometasonfuroat, Ecural® Fettcreme) unter Folienokklusion, z. B. über Nacht, erreicht. Therapiedauer zwei bis vier Wochen
- Intrafokale Glukokortikoide: Unterspritzung der Herde mit Triamcinolonacetonid 1 : 1 verdünnt mit Mepivacain 1% (z. B. Scandicain®), alle vier Wochen. Hierbei muss eine mögliche Erhöhung des Blutzuckerspiegels genau beachtet werden. Zudem besteht Atrophiegefahr!
- Systemische Glukokortikoide: Wiederholte Gabe von systemischen Glukokortikoiden, wie Prednisolon 1 × 60 mg/d p. o. (z. B. Decortin® H) für eine Woche, nachfolgend 30 mg/d für einen Monat, dann ausschleichen. Engmaschige Kontrolle des Blutzuckerspiegels erforderlich! Bei assoziiertem Diabetes mellitus Typ 1 ist die Therapie ungeeignet.
- Topische PUVA-Therapie (z. B. PUVA-Creme-Therapie)
- Behandlung der Teleangiektasien im Herd z. B. mit gepulstem Farbstofflaser
- Bei ulzerativem Verlauf: Exzision der ulzerierten Areale und Deckung mit Spalthaut

Anmerkung

In < 20% werden nach acht bis zwölf Jahren Spontanremissionen der Necrobiosis lipoidica beobachtet. Diese betreffen ausschließlich den Entzündungsprozess; die Atrophie persistiert.

Welche Komplikationen können auftreten?

In 30% der Fälle entwickeln sich äußerst schmerzhafte Ulzerationen.

Literatur

Lowitt MH, Dover JS. Necrobiosis lipoidica. J Am Acad Dermatol 1991; 25: 735–748

Fall 11

Ein 66-jähriger Patient ist seit zehn Jahren mit einer Psoriasis vulgaris bei Ihnen in Behandlung. Die Anamnese sieht wie folgt aus: Seit 1971 ist die Schuppenflechte bekannt. Anfangs hat eine UVB-Lichttherapie zusätzlich mit kortisonhaltigen Externa jahrelang befriedigende Ergebnisse gebracht. Als das nicht mehr ausreichte, erfolgten von 1998 bis 2001 dreimal 20 Bade-PUVA-Behandlungen, zum Schluss aber ohne nachhaltigen Effekt. Eine Behandlung mit Fumaraten (Fumaderm®) brachte von 2001 bis vor einigen Monaten zumindest eine gewisse Besserung, jetzt aber auch hier keine zufrieden stellende Wirkung mehr. Der Patient möchte seine Enkelkinder ins Freibad begleiten und dafür alles unternehmen, um erscheinungsfrei zu werden. Derzeit sind etwa 20% der Hautoberfläche befallen.

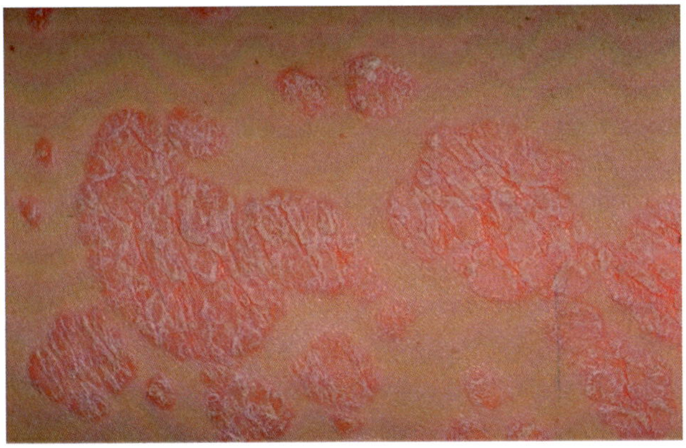

Abb. 11.1

Beschreiben Sie den in der Abbildung dargestellten Befund!

Passend zur bekannten Diagnose der Psoriasis vulgaris bestehen multiple, scharf begrenzte, erythematöse Plaques, die von silbrig glänzenden Schuppen bedeckt sind.

Anmerkung

Im Jahr 2005 wurde auf Initiative des Deutschen Psoriasis-Bundes eine novellierte Musterbadeverordnung herausgegeben, die es Psoriasispatienten erstmals ermöglicht, öffentliche Schwimmbäder zu nutzen.

Welche Differenzialdiagnosen kommen infrage?

- Die Psoriasis capitis sieht oft wie ein seborrhoisches Ekzem aus und kann auch histologisch nicht unterschieden werden.
- Eine beginnende Psoriasis guttata kann mit einer beginnenden Pityriasis rosea, Pityriasis lichenoides oder Pityriasis rubra pilaris verwechselt werden.
- Die Psoriasis vulgaris kann einem nummulären Ekzem, einer Tinea corporis oder einer Mykosis fungoides ähneln.
- Die isolierte Nagelpsoriasis kann mit einer Onychomykose verwechselt werden.

Welche Rolle spielt eine Gewebeprobe?

Die Diagnose der Psoriasis wird aufgrund der Morphe und der typischen Prädilektionsstellen zumeist klinisch gestellt. Eine Biopsie ist nur in Ausnahmefällen nötig, d.h. wenn eine klinische Abgrenzung gegenüber den eingangs genannten Differenzialdiagnosen schlecht möglich ist.

Welche Sonderformen der Psoriasis kennen Sie? Stellen Sie die Charakteristika und mögliche Differenzialdiagnosen kurz dar.

Psoriasis guttata: kleinfleckige Variante der Psoriasis bei Erstmanifestation der Erkrankung oder durch Trigger, wie einen Streptokokkeninfekt oder Medikamente (z.B. Betablocker, ACE-Hemmer, Lithium, Chloroquin/Hydroxychloroquin), ausgelöst.

Psoriasis capitis: Befall der Haut des behaarten Kopfes, häufig beginnend am Hinterkopf. Auch der Gehörgang ist oft betroffen. Als Differenzialdiagnose mit manchmal auch fließenden Übergängen gilt das seborrhoische Ekzem.

Psoriasisnägel: Ölflecke und Tüpfel an den Nägeln bis hin zur Onychodystrophie. Eine Onychomykose ist oft schwierig abzugrenzen; deshalb ist eine Abklärung, z.B. mittels mykologischer Kultur, erforderlich.

Psoriasis intertriginosa: In den Intertrigines (Achselhöhlen, submammär, Nabel und Leisten, genital und perianal) auftretende Form der Psoriasis, die durch Wärme und Feuchtigkeit ausgelöst wird. Klinisch findet man scharf begrenzte erythematöse Maculae oder Plaques. Die typische Schuppung fehlt hier. Sieht häufig wie eine Candida-Intertrigo aus bzw. ist sekundär mit Candida besiedelt. Perianal oft Verwechselung mit einem Analekzem, wenn noch keine weiteren psoriatischen Stigmata vorhanden sind.

Psoriasis inversa. Psoriasis vulgaris an Handinnenflächen und Fußsohlen. Scharf begrenzte, nur leicht gerötete Hautveränderungen mit fest sitzender gelblicher Schuppung, Rhagadenbildung. Die Abgrenzung zum hyperkeratotisch-rhagadiformen Ekzem und zur Tinea manuum et pedum ist oft schwierig, besonders wenn weitere Stigmata fehlen.

Erythrodermische Psoriasis: entwickelt sich aus einer Psoriasis vulgaris und kann über Monate bis Jahre bestehen bleiben. Das gesamte Integument ist gerötet, die Schuppen lösen sich leichter ab. Die Lymphknoten sind vergrößert tastbar. Es besteht eine Leukozytose mit erhöhter Blutkörperchensenkungsgeschwindigkeit. Erhöhte Temperatur, Schüttelfrost und Flüssigkeitsverlust können auftreten.

Psoriasisarthritis: Ein Gelenkbefall tritt bei ungefähr 20–30% der Patienten auf. Bei Patienten mit Psoriasis vulgaris sollte deshalb immer nach Gelenkbeschwerden gefragt werden und ggf. eine Abklärung in Zusammenarbeit mit einem Rheumatologen erfolgen.

Welche Erkrankungen können mit der Psoriasis assoziiert sein?

Gehäuft treten bei Psoriasispatienten entzündliche Darmerkrankungen (Crohn-Krankheit, Colitis ulcerosa), Diabetes mellitus Typ 2, koronare Herzkrankheit und Hypertonus auf, auch in Form des „metabolischen Syndroms“ (Übergewicht, Triglyzeriderhöhung, erhöhter Blutzucker, Hypertonus, koronare Herzkrankheit). Bei der Behandlung ist die Komedikation zu beachten, die zu Arzneimittelinteraktionen führen bzw. die Psoriasis triggern kann. Es ist erstaunlich, wie viele Psoriatiker z.B. mit Betablockern oder ACE-Hemmern behandelt werden.

Zurück zu unserem Fall. Welche weitere Behandlung schlagen Sie Ihrem Patienten vor?

Aufgrund des ausgedehnten Befalls und der Vorgeschichte ist eine Systemtherapie ins Auge zu fassen. Fumaderm® hat keine Wirkung mehr gezeigt und entfällt deshalb. Das Retinoid Neotigason® ist als Monotherapie der Psoriasis vulgaris in der Wirkung zumeist unbefriedigend.

Als aussichtsreiche Alternativen verbleiben Methotrexat (Lantarel®) und Ciclosporin (z. B. Immunosporin®), wobei Ciclosporin aufgrund des labilen Hypertonus kontraindiziert ist.

Nennen Sie wesentliche Kontraindikationen bei einer Methotrexatbehandlung!

Kinderwunsch (Kontrazeption angeraten während und bis drei Monate nach Ende der Therapie), Schwangerschaft und Stillperiode, kontraindizierte Komedikation, Alkoholismus und Drogenkonsum, Knochenmarkinsuffizienz, inaktive/aktive Hepatitis, Tbc, Nierenfunktionsstörungen, aktive Infektionserkrankungen, Immundefizienz, gastrointestinale Ulzera, hämatologische Veränderungen.

Welche Laborkontrollen führen Sie bei einer Methotrexattherapie durch?

- Vor der Behandlung: Blutbild, Leberwerte, Kreatinin (ggf. auch Kreatinin-Clearance), Bilirubin, Urinsediment, ggf. Schwangerschaftstest, Hepatitis-B/C-Serologie, ggf. Sonographie der Leber
- Im Verlauf: Blutbild, Leberwerte, Kreatinin, Urinsediment (im ersten Monat wöchentlich, Monat 2 und 3 zweiwöchentlich, dann monatlich/zweimonatlich)

Mit welchem Dosierungsschema behandeln Sie?

Methotrexat wird einmal wöchentlich oral oder parenteral verabreicht. Bezüglich Effektivität oder Toxizität scheint es bei der Behandlung der Psoriasis vulgaris keine Unterschiede zu geben. Gebräuchlich sind z. B. bei oraler Gabe der Beginn mit 15 mg einmal wöchentlich und ggf. eine Steigerung auf die Maximaldosis von 22,5 mg, jeweils verteilt auf drei Einzeldosen täglich. Bei gutem Behandlungserfolg dann schrittweise Reduktion und Einstellung auf die geringstmögliche Dosis mit noch gutem Erfolg. Eine zusätzliche Gabe von Folsäure 1 mg/d (mit Ausnahme des MTX-Behandlungstages) kann erwogen werden.

Ihr Patient will wissen, wie die Aussichten auf Erfolg sind und vor allem, wann damit zu rechnen ist!

Eine Besserung des PASI um 75% zeigt sich bei ca. 60% der Patienten nach drei Monaten. Mit dem Wirkeintritt ist nach vier bis acht Wochen zu rechnen.

Wofür steht das Wort PASI und welche klinische Bedeutung hat es?

PASI steht für Psoriasis Area and Severity Index. Für die Kriterien Schuppung, Rötung und Induration werden 0–4 Punkte vergeben. Die Bestimmung findet an Kopf, Armen, Stamm und Beinen statt und geht mit einem Korrekturfaktor in die Gesamtberechnung ein.

Der PASI ist ein Instrument zur Bestimmung des Schweregrades der Schuppenflechte und wird in klinischen Studien verwendet, aber auch zur Verlaufskontrolle in Kliniken.

- Bei einem PASI-Gesamtwert unter 10 liegt eine leichte Psoriasis vor, bei über 10 spricht man von mittelschwerer bzw. schwerer Psoriasis.

- Der PASI 75 gibt die Prozentzahl der Patienten an, die eine Verbesserung des PASI um 75% erfahren haben, z.B. wie im vorangegangenen Beispiel 60% der Patienten. Der PASI 75 wird in modernen klinischen Studien als Maßstab genommen und bedeutet eine sehr gute Besserung der Psoriasis.

Die Beurteilung des PASI ist interindividuellen Schwankungen unterworfen.

Nach dreimonatiger Behandlung mit Methotrexat zeigt sich kaum eine Wirkung. Was tun Sie?

Eine Besserung ist im weiteren Verlauf eher unwahrscheinlich. Die Behandlung mit Methotrexat sollte deshalb abgebrochen werden. Die klassischen systemischen Behandlungsmethoden sind ausgeschöpft. Es sollte jetzt eine „Second-line"-Behandlung mit einem Biological erwogen werden. Zugelassen zur Behandlung der Psoriasis vulgaris sind zurzeit Efalizumab (Raptiva®) und Etanercept (Enbrel®) und Infliximab (Remicade®).

Wofür steht das Wort „Biological" und wie wird es definiert?

„Biological" oder „Biologic Product" wird von der FDA (U.S. Food and Drug Administration) wie folgt definiert: Jedes Virus, Serum, Toxin, Antitoxin, Impfstoff, Blut oder Blutbestandteil, Allergen oder analoges Produkt, das für die Prävention, Behandlung oder Heilung menschlicher Erkrankungen oder Verletzungen eingesetzt wird. Die zur Behandlung der Psoriasis entwickelten Biologicals fallen in die Untergruppe der „disease modifying antirheumatic drugs", die gezielt zur Behandlung der übersteigerten Immunantwort entwickelt wurden.

Zusammen mit Ihrem Patienten entscheiden Sie sich für eine Behandlung mit Efalizumab (Raptiva®). An welche Kontraindikationen und Einschränkungen müssen Sie denken?

Maligne Erkrankungen in der Anamnese, aktive Tuberkulose oder andere schwere Infektionen, Immunschwäche, Patienten mit Sonderformen der Psoriasis wie Psoriasis guttata, Psoriasis-Erythrodermie oder Psoriasis pustulosa. Keine Impfung mit Lebend- oder Totimpfstoffen während einer Efalizumab-Behandlung.

Welche Untersuchungen bzw. Maßnahmen führen Sie vor und während der Therapie durch?

- Vor der Behandlung: Blutbild mit Leukozyten und Thrombozytenzahl, ggf. sichere Kontrazeption. Patienten sollten bezüglich eines gesteigerten Infektionsrisikos sensibilisiert werden und bei unklaren Symptomen den Arzt konsultieren.
- Während der Behandlung: Anfänglich monatlich Blutbild, nach drei Monaten vierteljährlich. Nach drei Monaten Bewertung des Therapieerfolges. Bei gutem Ansprechen (PASI besser als 50%) Fortsetzung der Therapie.

Auch jetzt will Ihr Patient die Erfolgsaussichten beurteilen können, d.h. wann mit Besserung bei wie vielen Patienten zu rechnen ist. Was sagen Sie ihm?

Eine Besserung des PASI um 75% und mehr erreichen nach zwölf Wochen ungefähr 30% der Patienten, nach 24 Wochen mehr als 40%.

Welchen Patienten können überhaupt Biologicals verordnet werden?

Die jeweiligen Indikationen für die Biologicals und das Wirtschaftlichkeitsgebot des Sozialgesetzbuches V besagen, dass sämtliche zur Behandlung der mittelschweren bis schweren Psoriasis vulgaris zugelassenen kostengünstigeren Behandlungsverfahren durchlaufen sein müssen und keine ausreichende Wirksamkeit gehabt haben bzw. Nebenwirkungen aufgewiesen haben oder kontraindiziert waren. Der behandelnde Arzt sollte dies sorgsam für den Fall eines Regresses durch die Kostenträger dokumentieren.

Literatur

Boehncke WH, Friederich M, Mrowietz U, Reich K, Rosenbach T, Sticherling M, Thaci D. Stellenwert von Biologics in der Psoriasis-Therapie: Ein Konsensus-Papier der Arbeitsgruppe Psoriasis, Arbeitsgemeinschaft Dermatologische Forschung. J Dtsch Dermatol Ges 2003; 8: 620–628

Christophers E, Mrowietz U. Psoriasis In: Braun-Falco O, Plewig G, Wolff HH, Burgdorf WHC, Landthaler M. Dermatologie und Venerologie, 5. Auflage, 2005, S. 476–497

Fall 12

Ein 43-jähriger Patient bemerkte vor einem Jahr erstmals wenig juckende Hautveränderungen, die bereits mit Glukokortikoiden (topisch und systemisch) vorbehandelt wurden. In der Folgezeit sei es zu einer zunehmenden Ausbreitung mit Auftreten neuer Herde am gesamten Körperstamm, am Hals und an den Extremitäten gekommen.

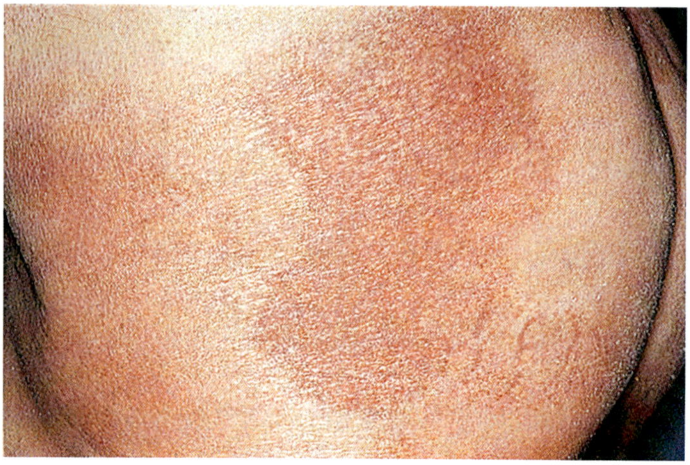

Abb. 12.1

Beschreiben Sie den Befund.

Es bestehen kleinfleckige, rot-bräunliche, schuppende Veränderungen im Glutealbereich. Erkennbar ist eine zigarettenpapierartige Pseudoatrophie.

Zusatzinformation: Bei der Ganzkörperuntersuchung zeigen sich unterschiedlich große, asymmetrisch angeordnete, bräunliche Erytheme mit leichter Schuppung. Seit kurzer Zeit sind erstmals auch Läsionen im Gesichtsbereich aufgetreten. Die sichtbaren Schleimhäute sind unauffällig, periphere Lymphknoten sind nicht tastbar vergrößert.

Welche Verdachtsdiagnose stellen Sie?

Kutanes T-Zell-Lymphom

Erläutern Sie die wichtigsten Differenzialdiagnosen.

Ekzeme, v.a. nummuläres Ekzem. Es bestehen relativ scharf begrenzte, münzförmige Erytheme, manchmal auch unscharf begrenzt und mehr flächenhaft, im akuten Stadium nässende oder mit Krusten bedeckte Läsionen.

Tinea corporis. Oberflächliche Dermatophytose. Häufigste Erreger sind Trichophyton rubrum und Trichophyton (mentagrophytes var.) interdigitale. Die Herde sind meist stärker randbetont und können im Randbereich kleine Pusteln aufweisen. Im Zentrum der Läsionen findet sich häufiger eine Aufhellung bedingt durch lokale Abwehrmechanismen („Pseudoabheilung").

Exanthematische Psoriasis vulgaris. Die Effloreszenzen zeigen keine Randbetonung und sind eher rundoval. Typische Prädilektionsstellen beachten: Extremitätenstreckseiten, vor allem Ellenbogen und Knie, Stirnhaargrenze, Kopfhaut, intertriginöse Räume, Nägel. Auslösung der typischen Psoriasisphänomene (Kerzenwachsphänomen, Phänomen des letzten Häutchens, Phänomen des blutigen Taus); Familienanamnese!

Parapsoriasis en plaques. Man unterscheidet eine kleinfleckige (Durchmesser < 5 cm) von einer großfleckigen Variante. Die eher gelblich oder rosafarbenen Erytheme weisen nur eine geringgradige Schuppung auf und sind eher symmetrisch an den Beugeseiten der Arme, Beine und in den Spaltlinien des Rückens und der seitlichen Thoraxregion angeordnet. Pruritus ist meistens nicht oder nur sehr gering vorhanden. Oft vorhanden: Pseudoatrophie.

Primär kutanes T-Zell-Lymphom vom Typ der Mycosis fungoides. Im uncharakteristischen Frühstadium (Stadium I) bestehen große, relativ scharf begrenzte Erytheme mit leichter Schuppung an Extremitäten, Rumpf, Gesichts- und Halsregion. Durch die Pseudoatrophie der Haut erscheinen die Areale zigarettenpapierartig gefältelt. Es besteht in der Regel ein Pruritus. Die Verteilung der Erytheme ist asymmetrisch. Die Farbe der Erytheme ist rot bis braunrot.

Persistierende Lichtreaktion/aktinisches Retikuloid. Schwere, chronisch persistierende Lichtreaktion in lichtabhängigen Lokalisationen. Persistierende Erytheme mit Schuppung und Lichenifikation.

Welche weiteren diagnostischen Maßnahmen leiten Sie ein und zu welcher Diagnose kommen Sie?

Biopsien zur histologischen, immunhistochemischen und molekularbiologischen Diagnostik.

Es zeigt sich ein perivaskuläres bis bandförmig konfluierendes, subepidermales Infiltrat von Lymphozyten mit typischerweise cerebriformen Kernen. Einige maligne Lymphozyten steigen in die Epidermis auf (Epidermotropismus) und können sog. Pautrier-Mikroabszesse ausbilden.

Die immunhistochemischen Phänotypisierung der Tumorzellen ergibt überwiegend den $CD3^{+}$-, $CD4^{+}$-, $CD8^{-}$-, $CD45RO^{+}$-, $CD30^{-}$-T-Helfer-Phänotyp. Die meisten T-Zellen exprimieren weiterhin den $CD4^{+}/CD7^{-}$-Immunphänotyp.

Sie stellen die Diagnose einer Mycosis fungoides.

Welches molekularbiologische Verfahren wird zur Diagnostik von Lymphomen der Haut eingesetzt und was kann es im Fall eines kutanen T-Zell-Lymphoms leisten?

Mittels Polymerase-Kettenreaktion PCR (Polymerase Chain Reaction) wird DNA aus dem Hautbiopsat isoliert und auf das Vorhandensein von klonalen T-Zellen untersucht (klonales Rearrangement der T-Zell-Rezeptor-Gamma-Kette). In 80–90% der Fälle gelingt der Nachweis klonaler T-Zellen in der Haut. Stadien- und therapieabhängig kann ein Klonalitätsnachweis auch in Blut- und Lymphknotenmaterial erfolgen.

Welche diagnostischen Probleme ergeben sich häufig bei der Frühform der Mycosis fungoides?

Frühformen der Mycosis fungoides lassen sich histologisch nur sehr schwer von ekzematösen Prozessen unterscheiden. Daher sind bei Verdacht auf Mycosis fungoides mehrere Biopsien erforderlich. Wenn klinisch oder histologisch Unklarheiten über die Dignität des T-Zell-Infiltrates bestehen, bietet sich die molekularbiologische Untersuchung zum Nachweis von Klonalität im Infiltrat an.

Anmerkung
Ein klonales Rearrangement des T-Zell-Rezeptors beweist nicht das Vorliegen eines kutanen T-Zell-Lymphoms und ist allenfalls als weiterer Hinweis zu interpretieren!

Nennen und beschreiben Sie die verschiedenen klinischen Varianten primär kutaner T-Zell-Lymphome.

- Mycosis fungoides (s. o.)
- Mycosis fungoides mit follikulärer Muzinose
- Pagetoide Retikulose: zwei Varianten:
  - lokalisierte Form (Woringer-Kolopp-Typ): akral lokalisierte persistierende Plaques
  - disseminierte Variante (Ketron-Goodman-Typ): zahlreiche Erytheme oder Plaques mit Übergang in ein kutantes T-Zell-Lymphom
- Lymphomatoide Papulose: rötliche Knötchen und flache Knoten mit zentraler Nekrose und Ulzeration; meist chronischer, aber benigner Verlauf
- Großzelliges, CD30-positives kutanes T-Zell-Lymphom: solitäre oder mehrere rötliche Knoten mit Ulzerationsneigung, Mehrheit der Tumorzellen exprimiert das CD30-Antigen, günstige Prognose
- Großzelliges, CD30-negatives kutantes T-Zell-Lymphom: rasch wachsende und sich ausbreitende Lymphomerkrankung der Haut, Tumorzellen exprimieren kein CD30-Antigen, sehr ungünstige Prognose
- Sézary-Syndrom: Erythrodermie, generalisierte Lymphadenopathie, T-Zell-Leukämie ($CD4^+$/$CD7^-$-Sézary-Zellen: zerebriforme Kernstruktur), ungünstige Prognose

Welche Behandlungsmöglichkeiten bestehen bei kutanen T-Zell-Lymphomen?

Das grundsätzliche Therapiekonzept beim kutanen T-Zell-Lymphom ist: „So viel wie nötig, so wenig wie möglich!" Zunächst ist also eine sehr zurückhaltende Therapie angezeigt. Im konkreten Fall z. B. eine Therapie mit topischen Glukokortikoiden in Kombination mit einer PUVA-Therapie.

Folgende Therapien werden eingesetzt:

- PUVA-Therapie: nach Ansprechen langsame Dosisreduktion bis zur Vollremission
- Interferon-alpha-2a: 3 × wöchentlich subkutan in einer Dosierung bis zu 3 × 9 Mio. IE/Woche (je nach Verträglichkeit steigern) in Kombination mit PUVA oder allein als Erhaltungstherapie
- Strahlentherapie, v. a. solitärer Tumoren
  - Ganzkörper „schnelle Elektronen"
  - In fortgeschrittenen Fällen besteht die Möglichkeit der systemischen palliativen Therapie mit Methotrexat, Bexaroten, Chlorambucil/Prednisolon, Polychemotherapie (CHOP)

Wie werden die Parapsoriasis en plaques und die lymphomatoide Papulose behandelt?

- Parapsoriasis en plaques: Photochemotherapie als PUVA-Bad, Creme-PUVA bzw. PUVA (Psoralen oral) oder alternativ UVB 311 nm in Kombination mit topischen Glukokortikosteroiden
- Lymphomatoide Papulose: Photochemotherapie als PUVA oder alternativ Methotrexat (0,2–0,3 mg/kg/Woche)

Literatur

Dummer R, Kempf W, Hess Schmid M et al. Therapy of cutaneous lymphoma – current practice and future developments. Onkologie 2003; 26(4): 366–72

Willemze R, Jaffe ES, Burg G et al. WHO-EORTC classification for cutaneous lymphomas. Blood 2005; 105: 3768–3785

Fall 13

Die 32-jährige Bankangestellte Christina H. leidet seit vielen Monaten an den in der Abbildung dargestellten Hautveränderungen im Gesichtsbereich. Sie sind inzwischen der vierte Dermatologe, der konsultiert wird; bislang habe keiner helfen können.

Sie ist überzeugt, dass die Veränderungen durch eine „falsche" Tagescreme ausgelöst wurden; deshalb habe sie auf Anraten ihrer Kosmetikerin bereits auf ein hochwertiges Produkt gewechselt. Zwar sei das „Trockenheits- und Spannungsgefühl" darunter besser geworden, die Haut sehe aber immer noch „pustelig" aus.

Diverse verordnete Cremepräparate haben keine Besserung erbracht; lediglich eine so genannte „Triamcreme" helfe ihr gut, wenn es gar nicht mehr ginge. Diese Besserung halte jedoch nie lange an und allmählich verliere auch diese Creme ihre Wirkung. Inzwischen sei die Haut ein einziges „Flammenmeer" und sie vertrage gar nichts mehr.

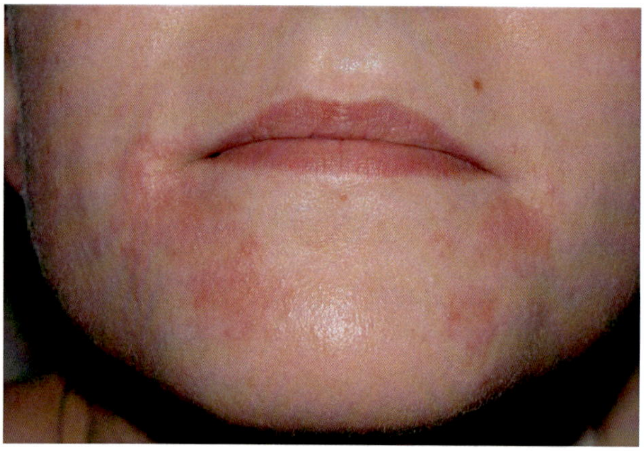

Abb. 13.1

Beschreiben Sie die Hautveränderungen und erwähnen Sie die charakteristischen Merkmale Ihrer Verdachtsdiagnose.

Bei der Patientin bestehen um den Mundbereich symmetrisch verteilte Mikropapeln auf erythematösem Grund. Charakteristisch ist ein schmaler Aussparungssaum um das Lippenrot. Ferner ist eine diskrete ekzemartige Schuppung erkennbar. Dieses typische klinische Bild, aber auch die anamnestischen Angaben der Patientin (Anwendung diverser Externa, lange Bestandsdauer, kurzzeitige „Besserung" unter steroidhaltigen Externa, Zustand der klinischen Überreizung) passen zur Diagnose einer perioralen Dermatitis.

Nennen Sie mögliche Differenzialdiagnosen und deren charakteristische Merkmale.

Rosazea: Verteilung eher am Nasenrücken und an den Wangen (die periorale Dermatitis spart typischerweise den Nasenrücken aus), stadienartiger Verlauf, charakteristisch sind Teleangiektasien, die bei der perioralen Dermatitis fehlen, Vorkommen glandulär-hyperplastischer Formen (z. B. Rhinophym) bei Rosazea; bei perioraler Dermatitis sind Frauen häufiger betroffen als Männer.

Seborrhoische Dermatitis: Verteilung im Bereich der „seborrhoischen Zonen", oft Augenbrauen betroffen, oft ähnliche Hautveränderungen im Bereich der großen Schweißrinnen. Hautveränderungen sind erythematosquamös (nicht papulös).

Kontaktekzem: Leiteffloreszenz ist die Papulovesikel, die auch bei der perioralen Dermatitis vereinzelt vorkommen kann, jedoch das Bild nie dominiert; Streureaktionen.

Sarkoidose: Die kleinpapulöse Form der Sarkoidose kann eine periorale Dermatitis vortäuschen; sie hält sich jedoch nicht streng an die periorale Lokalisation (was die periorale Dermatitis jedoch auch nicht zwingend kennzeichnet). Eine besondere Variante der perioralen Dermatitis im Kindesalter (Childhood Granulomatous Periorificial Dermatitis, CGPD) ähnelt klinisch der Sarkoidose sehr und tritt vor allem bei dunkelhäutigen Kindern auf.

Lupus miliaris disseminatus faciei: Verteilung neben der Perioralzone v.a. im Bereich der Ober- und Unterlider. Es treten rötlich-bräunliche Papeln auf. Diaskopisch ergibt sich ein lupoider Infiltratcharakter. Die nosologische Einordnung des Lupus miliaris disseminatus faciei ist bislang nicht ganz klar, am ehesten handelt es sich um eine eigenständige granulomatöse Gesichtsdermatose mit Tendenz zur spontanen Regression.

Stellen Sie ein pathogenetisches Konzept der perioralen Dermatitis auf.

Bei der perioralen Dermatitis liegt eine repetitive, unterschwellige Hautirritation vor, meist durch Kosmetika induziert. Die meisten Patienten verwenden regelmäßig Kosmetika, welche die Barrierefunktion der Epidermis beeinträchtigen. Dies führt zu einem Trockenheits- und Spannungsgefühl, dem mit dem erneuten Auftragen kosmetischer Produkte (zumeist Feuchtigkeitscremes) begegnet wird. Das Abhängigkeitsgefühl von der Creme nimmt immer mehr zu, die Anwendungsfrequenz steigt, und das Irritationsgefühl gleichfalls. Es werden immer häufiger und immer mehr Präparate verwendet, die zunächst, zumindest kurzzeitig, das Irritationsgefühl beseitigen können, jedoch auf lange Sicht das Problem immer weiter verschärfen. Im Rahmen dieses Prozesses nehmen auch die Mikropapeln und das Erythem zu.

Schließlich ist die Irritation so ausgeprägt, dass die Patienten angeben, „gar nichts mehr zu vertragen". Oft werden in dieser Phase fehlerhaft topische Glukokortikoide eingesetzt, welche die Barriereeigenschaften weiter beeinträchtigen und sekundäre Glukokortikoideffekte („Tomatengesicht") induzieren. Das erforderliche Absetzen dieser Präparate ist oft mit einer starken Exazerbation der perioralen Dermatitis verbunden.

Anmerkung

Auffallend viele Patienten mit perioraler Dermatitis sind atopisch disponiert. Durch diese konstitutionelle Komponente ist die Hautirritabilität erhöht. Dies wird auf die eingeschränkten epithelialen Reparaturmechanismen durch Barrierestörungen bei Atopikern zurückgeführt.

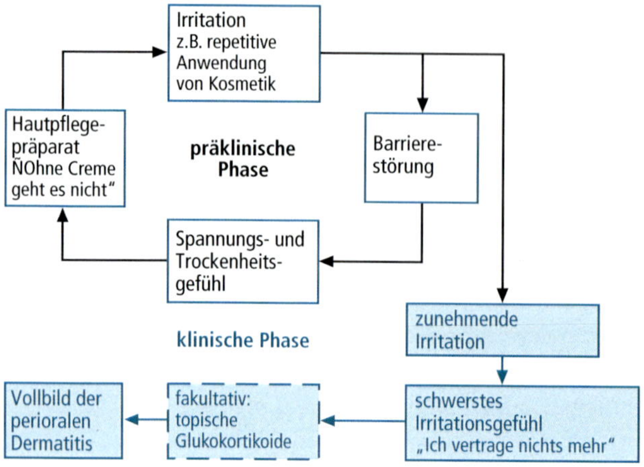

Abb. 13.2

Welche Therapie schlagen Sie vor?

Wichtigste Therapiemaßnahme: umfassende Aufklärung der Patienten über den o.g. pathogenetischen Zusammenhang; Absetzen glukokortikoidhaltiger Externa. Die Patienten müssen verstehen, dass das Gegenteil von dem, was ihnen ihre Haut „sagt" (nämlich Anwendung von Creme, um das Trockenheitsgefühl zu reduzieren), erforderlich ist, nämlich Verzicht auf Creme oder sogar eine moderat austrocknende Therapie.

- Therapieoption I: so genannte „Nulltherapie". Vermeidung jeglicher externer Therapie – oft aber von den Patienten nicht durchzuhalten
- Therapieoption II: Therapie mit austrocknenden Mischpasten: z.B. ichthyolhaltige Mischpaste 2 × täglich. Rp.: Ichthyol 1%, Ungt. mollis/Pastae zinci mollis $\overline{aa}$ ad 30,0 (nicht rezeptpflichtig)
- Therapieoption III: metronidazolhaltiges Externum. Rp.: Metronidazol 1%, Basiscreme DAC ad 30,0. Problem: Die Basiscreme stellt selbst eine „Feuchtigkeitscreme" dar und konterkariert das pathogenetische Konzept der perioralen Dermatitis, ist aber nach (wenigen) Studien wirksam. Alternativ können auch metronidazolhaltige Wassergele im Off-label-use eingesetzt werden (z.B. Metrogel®).

Anmerkung
Auch topischen Makrolaktamderivaten (z.B. Tacrolimus, Pimecrolimus) wird eine Wirkung bei perioraler Dermatitis zugeschrieben.

Welche weiteren Therapieoptionen bestehen bei fehlendem Ansprechen einer alleinigen externen Therapie?

- Gabe systemischer Antibiotika: z.B. Minocyclin 50–100 mg/d oder Tetracyclin 250–500 mg/d über 14–21 Tage. Der Effekt beruht nicht auf der antibiotischen Wirkung dieser Präparate, sondern ist durch die unspezifische antiinflammatorische Wirkung bedingt.
- Off-label-Verordnung: Isotretinoin 10–20 mg/d. Isotretinoin kann bei klinisch sehr ausgeprägten und granulomatösen Varianten der perioralen Dermatitis eingesetzt werden. Cave: Beachtung der Verordnungsrichtlinien (Aufklärung, Kontrazeption, Schwangerschaftstests).

Wie ordnen Sie das unten stehende klinische Bild in diesem Zusammenhang ein?

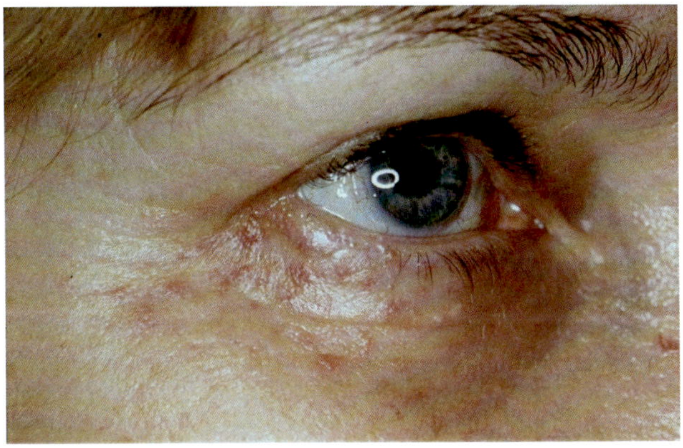

Abb. 13.3

Die periorale Dermatitis kann die Perioralzone gänzlich aussparen. So wird bisweilen auch die dargestellte Form (so genannte „periokuläre Dermatitis") beobachtet, die den gleichen pathogenetischen Hintergrund aufweist.

Besondere Beachtung muss der Anwendung von Augencremes und Augentropfen geschenkt werden, die über den Lidrand laufen und auf die umgebende Haut irritativ wirken.

Therapie wie bei perioraler Dermatitis: Meidung irritativer Mechanismen, „Nulltherapie" oder systemische antibiotische Therapie; bei ausgedehntem Befund oder granulomatösem Charakter Isotretinoin als „Off-label".

Literatur

Dirschka T, Tronnier H, Fölster-Holst R. Epithelial barrier function and atopic diathesis in rosacea and perioral dermatitis. Br J Dermatol 2004, 150: 1136–1141

Dirschka T, Tronnier H, Füsgen I. Periorale Dermatitis im hohen Erwachsenenalter. Europ J Geriatr 2003, 5: 195–199

Dirschka T, Weber K, Tronnier H. Topical cosmetics and perioral dermatitis. J Dtsch Dermatol Ges 2004, 2: 194–199

Fall 14

Bei einem 53-jährigen Patient besteht seit drei Monaten linksfrontal die abgebildete Hautveränderung. Der Patient klagt über gelegentlichen leichten Juckreiz. An einen Zeckenbiss innerhalb des letzten Jahres kann sich der Patient nicht erinnern. Weitere Erkrankungen sind nicht bekannt.

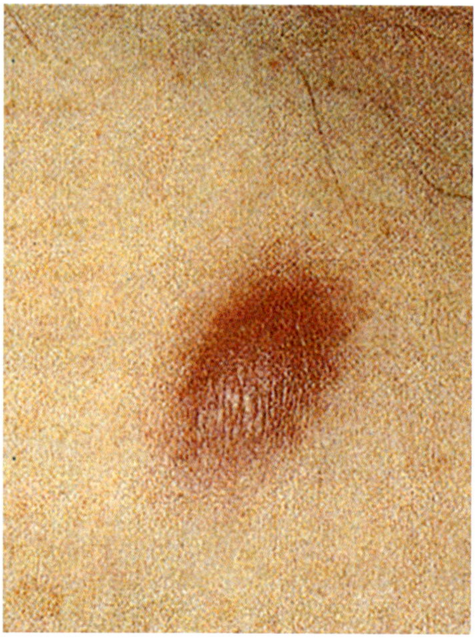

Abb. 14.1

Beschreiben Sie den Befund.

Es zeigt sich ein flächenhaftes Erythem mit kleinen Knoten.

Welche Verdachtsdiagnose stellen Sie? Charakterisieren Sie diese!

Es handelt sich um ein Pseudolymphom. Darunter ist eine Gruppe gutartiger Lymphozyteninfiltrate zu verstehen, die histologisch malignen Lymphomen ähneln, aber benigne, reaktive Erkrankungen darstellen.

Nennen Sie drei Formen von Pseudolymphomen und deren histologische und immunhistologische Merkmale.

- Lymphadenosis cutis benigna (Lymphozytom): histologisch bilden B-Lymphozyten Keimzentren
- Lymphocytic infiltration: immunhistologisch überwiegend aus T-Zellen bestehendes dichtes Infiltrat

– Angiolymphoide Hyperplasie mit Eosinophilie: lokale Proliferation von Endothelzellen, von dichtem lymphohistiozytärem Infiltrat und eosinophilen Granulozyten umgeben

Nennen Sie mögliche Ursachen für das Entstehen von Pseudolymphomen und deren Abklärung.

– Borrelienpseudolymphom: Bestimmung von IgM- und IgG-Antikörpern gegen Borrelien
– Persistierende Insektenstichreaktionen (Anamnese, sst. Biopsie)
– Arzneimittelreaktionen (nach Abheilung Hauttestung und Provokation)

Welche therapeutischen Möglichkeiten gibt es bei borrelieninduziertem Pseudolymphom?

Gabe von Doxycyclin 200 mg/d (Amoxicillin bei Kindern unter zehn Jahren) über 14 Tage.

Welche Differenzialdiagnosen kommen in Betracht?

– Malignes Lymphom (v. a. primär kutanes B-Zell-Lymphom)
– Langerhans-Zell-Histiozytose: heterogene Gruppe von Tumoren mit histiozytärem Zellbild
– Granulomatöse Hauterkrankung: z.B. Sarkoidose, Granuloma anulare

Sie veranlassen zur Klärung eine Hautbiopsie zur histologischen und immunhistochemischen Untersuchung.

Bei Ihrem Patienten ergab die histologische Untersuchung die Diagnose eines kutanen B-Zell-Lymphoms (Keimzentrums-Lymphom).

Welche weiteren diagnostischen Untersuchungen sind erforderlich?

Ganzkörper-CT und Knochenmarksuntersuchung zum Ausschluss eines sekundär kutanen Lymphoms bzw. einer Leukämie.

Welche Therapiemaßnahmen können, wie im vorliegenden Fall, zur Behandlung eines solitären, primär kutanen Keimzentrums-Lymphoms eingesetzt werden?

Exzision oder alternativ primäre Radiatio mit sehr guter Prognose (5-Jahres-Überlebensrate > 95 %).

Nennen Sie weitere Formen primär kutaner B-Zell-Lymphome.

– Keimzentrums-Lymphom (s. o.)
– Immunozytom (Immunglobulin-produzierendes primär kutantes B-Zell-Lymphom mit sehr guter Prognose)
– Großzelliges B-Zell-Lymphom der unteren Extremität (typische Lokalisation an der unteren Extremität, hohe Malignität, ungünstige Prognose)

Literatur

Dummer R, Kempf W, Hess Schmid M et al. Therapy of cutaneous lymphoma – current practice and future developments. Onkologie 2003; 26(4): 366–72

Willemze R, Jaffe ES, Burg G et al. WHO-EORTC classification for cutaneous lymphomas. Blood 2005; 105: 3768–3785

Fall 15

Der 42-jährigen, arbeitslosen Chantal B. geht es seit einigen Wochen gesundheitlich nicht gut. Sie fühlt sich abgeschlagen und schlapp. „Wahrscheinlich kommt das durch die feuchte Wohnung", sagt sie. Ihr Hauswirt habe ihr jetzt, mitten im Oktober, das Gas abgestellt, sodass sie immer wieder bei Freunden übernachten müsse. Ihr Hausarzt wisse auch nicht so recht weiter. An der Kopfhaut und den Ohren nässe die Haut so komisch, und das schon seit Wochen. Auch die Kortisonsalbe helfe nur wenig. In der letzten Woche habe man sie dann „in die Röhre geschoben" weil Knoten hinten am Hals sind; es könne auch was Schlimmes sein. Davor habe sie schreckliche Angst. Jetzt sei sie zu Ihnen als Hautarzt gekommen, um etwas gegen das Jucken und Nässen zu unternehmen.

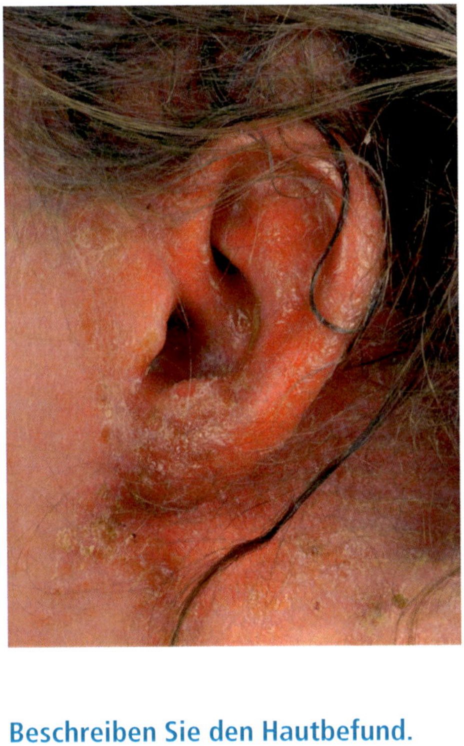

Abb. 15.1

Beschreiben Sie den Hautbefund.

Das gesamte Ohr und die umgebende Haut weisen ein ausgeprägtes Erythem mit flächiger Exsudation auf. Das Ohr ist deutlich geschwollen. Die Haare sind zum Teil verklebt. Im Randbereich sind kleine gelbliche Krusten erkennbar. An einem Haar oberhalb der Helix ist eine Nisse erkennbar.

Welche Verdachtsdiagnose stellen Sie? Begründen Sie diese.

Die Nisse gibt einen deutlichen Hinweis auf eine Pediculosis capitis mit sekundärer Pyodermie.

Wie sichern Sie die Diagnose?

Für die Diagnose einer Pediculosis capitis reicht der alleinige Nachweis von Nissen nicht aus! Es bedarf der lichtmikroskopischen Bestätigung. Unter dem Lichtmikroskop sollte eine Laus oder eine lebende Larve nachgewiesen werden.

Um eine Laus zu „fangen", kann man die Haare mit einem Läusekamm über einem hellen Spülbecken gründlich auskämmen lassen. Die adulten Läuse sind 2–3,5 mm groß und können dann auch ohne Hilfsmittel erkannt werden. Günstig ist auch, die Haare vorher zu waschen und mit einem Conditioner zu behandeln (hemmt die Beweglichkeit der Läuse und verbessert die Kämmbarkeit der Haare).

Erklären Sie die Ursache des Juckreizes und der okzipitalen Lymphknotenschwellung!

Der Juckreiz wird durch den Läusespeichel provoziert. Läuse nehmen alle zwei bis drei Stunden Blut durch Stiche (keine Bisse! Läuse haben einen Stechrüssel zum Blutsaugen) auf. Dabei gelangt etwas Speichel (enthält ein Toxin) in die Stichstelle, der eine urtikarielle Entzündungsreaktion provoziert. Der starke Juckreiz wird mit intensivem Kratzen beantwortet, sodass das Risiko einer sekundären Pyodermie groß ist. Bei stärkerer, flächiger Impetiginisierung können die okzipitalen und zervikalen Lymphknoten anschwellen.

Welche Behandlung leiten Sie im vorliegenden Fall ein? Nennen Sie eine sinnvolle Reihenfolge Ihrer Maßnahmen!

1. Antibiotische Therapie, z. B. mit einem Cephalosporin, wie Cefuroximaxetil 3 × 500 mg/d (z. B. Zinnat®) über fünf bis zehn Tage. Vorher bakteriellen Abstrich durchführen, um bei mangelnder Wirksamkeit gezielt nach Antibiogramm behandeln zu können
2. Gleichzeitig Therapie der Pediculose: Permethrin (InfectoPedicul®-Lsg.) auf das leicht feuchte (wegen Verdünnungseffekt) Haar auftragen und gleichmäßig verteilen, 30–45 Minuten belassen, anschließend das Haar mit einem Metallkamm mit langen, starren, eng stehenden Zinken („Läusekamm", z. B. Nisska®) auskämmen. Nicht aus- oder abwaschen! Drei Tage die Haare nicht waschen oder zumindest kein Shampoo verwenden (Verlust an Wirkung!). Permethrin wirkt pedikulizid und ovizid. Tipp: Lavendelöl vertreibt Läuse (Prophylaktikum)
3. Lokaltherapie der Pyodermie und der ekzematösen Kopfhautveränderungen: z. B. mit Fucicort®-Creme
4. Wiederholung der Permethrinbehandlung nach einer Woche

Wie entfernen Sie verbliebene Nissen?

Nissen sind an das Haar angeklebt. Der Klebstoff löst sich unter Einwirkung von Essigwasser auf (ein Teil 6%iger Speiseessig, zwei Teile Wasser). Das Haar mit dem Essigwasser gut benetzen und anschließend in ein feuchtes Handtuch wickeln. Nach einer Stunde Einwirkzeit Haare mit Läusekamm auskämmen. An mehreren aufeinander folgenden Tagen wiederholen!

Welche allgemeinen Maßnahmen empfehlen Sie?

Wichtig sind Sanierungsmaßnahmen der Kleidung und Kämme:

- Kleidung und Bettzeug heiß waschen und 20–30 Minuten auf höchster Wärmestufe trocknen oder bügeln
- Alternativ: Kleidung chemisch reinigen lassen oder vier Wochen in einer fest verschlossenen Plastiktüte lagern
- Kämme und Bürsten zehn Minuten in heißes Wasser legen (> 55 °C) und danach eine Stunde in Desinfektionslösung (z. B. Sagrotan®-Lösung)

Anmerkung

Läuse leben außerhalb des Kopfes maximal 24–48 h. Läuse, die sich auf Kissen, Kleidern oder Kopfbedeckungen finden, sind tot, krank oder alt und deshalb zur Fortpflanzung unfähig. Hausrat, Kleider, Spielzeug zu desinfizieren (zu entlausen) ist unnötig. Trotzdem wird es gerne noch gemacht.

Diskutieren Sie die Therapie der Pedikulose mit Lindan!

Lindan wird als 0,3%iges Gel (Jacutin®-Gel) in das zuvor angefeuchtete Haar einmassiert und über Nacht belassen, danach ausgewaschen. Wiederholung an zwei bis drei aufeinander folgenden Tagen (laut Beipackzettel drei Tage im Haar belassen!).

Ein mögliches Problem bei einer Pyodermie der Kopfhaut (wie im vorliegenden Fall) ist die erhöhte Resorption von (neurotoxischem) Lindan. Außerdem ist Lindan nur gering ovozid. Aufgrund seiner Toxizität sollte Lindan bei Kindern bereits nach drei Stunden ausgewaschen werden. Vorsicht: Kann bei Epileptikern anfallsauslösend sein!

Anmerkung

Lindan wird in den meisten Büchern als „Standardtherapie" genannt, hat jedoch die o. a. Nachteile gegenüber einer Permethrintherapie. Ferner sind inzwischen auch Resistenzen gegen Organochlorine beschrieben. In England wird Lindan deshalb nicht mehr zur Therapie empfohlen.

Wie behandeln Sie einen Läusebefall der Wimpern?

Wimpern mit Vaselinum album einstreichen und danach versuchen, Läuse und Nissen mit einer Splitterpinzette zu entfernen.

Anmerkung

Auch Trimethoprim-Sulfamethoxazol (z. B. Bactrim®), über zwei bis drei Tage oral gegeben, tötet Läuse, die den Wirkstoff beim Saugen aufnehmen. Die Therapie muss jedoch nach sieben bis zehn Tagen wiederholt werden, um danach noch geschlüpfte Läuse auch abzutöten. Gleiches gilt für die Behandlung mit Ivermectin (z. B. Mectizan®).

Diskutieren Sie die Schulpflicht bei Kindern und den Besuch des Kindergartens!

Nach § 45 Abs. 1 Infektionsschutzgesetz sind Kinder vom Kindergarten und von der Schule fernzuhalten, bis keine Läuse mehr nachweisbar sind. Leere Nissen sind kein Hinderungsgrund mehr, die „no nit policy" ist Schnee von gestern! Die Wiederzulassung erfolgt einen Tag nach durchgeführter Therapie.

Was halten Sie vom Haarekurzschneiden?

Nichts, da Kurzhaarfrisuren den Läusen den Weg zur Kopfhaut verkürzen.

Nennen Sie systemische Infektionskrankheiten und ihre Erreger, die durch Kleiderläuse übertragen werden können!

Krankheit	Erreger
Fleckfieber	Rickettsia prowazeki
Europäisches Rückfallfieber	Rickettsia recurrentis
Wolhyni-Fieber	Rickettsia quintana
Tularämie	Francisella tularensis

Literatur

Bialek R et al. Studie zur Therapie der Pediculosis capitis (Kopflausbefall) mit 0,5% Permethrin. Kinder- und Jugendarzt 2005; 36: 197–202

Chosidow O. Scabies and pediculosis. Lancet 2000; 355:819–826

Hill N, Moor G, Cameron MM, et al. Single blind, randomised, comparative study of the Big Buster kit and over the counter pediculicide treatments against head lice in the United Kingdom. BMJ 2005; 331: 384–387

Fall 16

Ein 82-jähriger Patient sucht Sie in Begleitung seiner Tochter auf. Im Bereich des rechten Ohres habe sich bei ihm in den letzten Monaten ein Knoten entwickelt, der immer wieder aufplatze und blute. Telefonieren könne er auf dem Ohr schon lange nicht mehr, da es zu sehr wehtue, und schlafen ebenfalls nicht.

Auf Drängen der Tochter habe er schließlich den Arzt aufgesucht, obwohl er große Angst vor Hautkrebs habe, an dem seine Frau vor 30 Jahren verstorben sei.

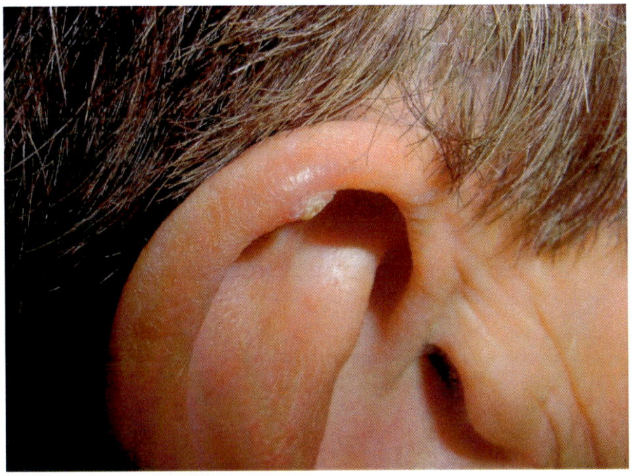

Abb. 16.1

Beschreiben Sie den klinischen Befund.

Am rechten Ohr besteht ein ca. 0,5 cm im Durchmesser großes, hyperkeratotisches Knötchen an der Spitze der Helix. Das umgebende Gewebe weist eine entzündliche Rötung auf.

Welche Verdachtsdiagnose stellen Sie? Nennen Sie mögliche Differenzialdiagnosen!

Es handelt sich um eine Chondrodermatitis nodularis chronica helicis, dafür spricht auch die deutliche Druckschmerzhaftigkeit des Befundes. Mögliche Differenzialdiagnosen sind:

- Basalzellkarzinom: eher glasiger Aspekt und Nachweis von Teleangiektasien (gut sichtbar im Auflichtmikroskop)
- Aktinische Keratose (aktinische Keratosen können druckdolent sein!)
- Plattenepithelkarzinom
- Kalzifikation der Ohrmuschel (z. B. im Rahmen einer Kalzinosis cutis)
- Gichttophus

Anmerkung

In 90% der Fälle sind die schmerzhaften Knötchen tatsächlich am oberen Helixpol lokalisiert. Die Chondrodermatitis kann jedoch auch an anderen Stellen des Ohres auftreten (Anthelix, Tragus, Muschel, Antragus).

Welche Therapie schlagen Sie vor? Wie sind die Erfolgsquoten?

Die chirurgische Entfernung des Knötchens unter Einbeziehung des Perichondriums und ggf. nekrobiotischer Knorpelanteile ist die Therapie der Wahl. Die Erfolgsquote bezüglich klinischer Erscheinungsfreiheit und sofortiger Schmerzbefreiung beträgt etwa 80%.

Andere Therapien (z.B. Anwendung 0,05%iger clobetasolhaltiger Salbe, Triamcinolonacetonid-Infiltrationen, Kürettage, Ablation mit CO_2-Laser) haben wesentliche geringere Erfolgschancen.

Wieso weist die Exzision die höchste Erfolgsquote auf?

Bei der Chondrodermatitis nodularis chronica helicis ist ein trophischer Schaden des Knorpels (z.B. durch mangelhafte Blutversorgung oder Druck) die Ursache. Deshalb ist nur die Resektion derart geschädigter Knorpelanteile und des umgebenden Perichondriums mit hohen Erfolgsquoten versehen. Zudem erlaubt die histologische Bearbeitung die Sicherung der Diagnose.

Der Patient gibt an, dass er auf Anraten des Hausarztes seit einem Schlaganfall vor drei Jahren täglich Aspirin® junior einnehme. Wie verhalten Sie sich bezüglich der geplanten Operation?

Die Einnahme acetylsalicylsäurehaltiger Medikamente kann bei den meisten kleineren dermatologischen Eingriffen, so auch in diesem Fall, problemlos fortgesetzt werden.

Anmerkung

Sollte aufgrund der Ausdehnung der Operation oder einer besonderen Lokalisation ein Absetzen gerinnungshemmender Medikamente erforderlich sein, darf dies nie ohne Rücksprache mit dem Hausarzt bzw. Kardiologen oder Neurologen erfolgen, da das kardiale oder neurologische Risiko für die Patienten erheblich ansteigen kann. Ein leichtfertiges Absetzen ohne Rücksprache mit dem Arzt, der die Medikation angesetzt hat, kann haftungsrechtliche Konsequenzen für Sie haben!

Eine andere Krankheit des Ohrknorpels ist die Polychondritis recidivans et atrophicans. Beschreiben Sie die Krankheit.

Bei der rezidivierenden Polychondritis kommt es zu einer Chrondrolyse, die meist am Ohr- und Nasenknorpel beginnt und hier z.B. zu „Waschlappenohren" (bilateral) oder „Sattelnase" führen kann. Die Krankheit kommt v.a. im dritten bis fünften Lebensjahrzehnt vor und ist sehr selten. Wahrscheinlich handelt es sich um eine Autoimmunkrankheit, die sich gegen Typ-II-Kollagen richtet. Sie kann in 30% der Fälle mit anderen Autoimmunphänomenen assoziiert sein: z.B. Allgemeinsymptomen wie bei rheumatoider Arthritis (bei negativem Rheumafaktor!), Augensymptomen (Konjunktivitis, Skleritis, Iritis), kardiovaskulären Symptomen (z.B. Aortenaneurysma, -insuffizienz), Glomerulonephritis, Kolitis, Blutbildveränderungen (myelodysplastisches Syndrom), neurologischen Symptomen.

Es besteht ein chronisch-rezidivierender Verlauf über viele Jahre. Eine Beteiligung des Larynx- und Bronchialknorpels kann zu schweren Komplikationen führen (laryngotracheale Konstriktion) und letal enden.

Anmerkung

Dem Dermatologen kommt bei der rezidivierenden Polychondritis eine Lotsenfunktion zu: In 25% der Fälle entwickeln sich Ohrensymptome zuerst. 90% der Patienten entwickeln einen Ohrbefall, 70% einen Nasenbefall.

Welche Behandlung kommt infrage?

Systemische Glukokortikoide in der aktiven Phase, Beginn mit 40–60 mg/d Prednisolon (z. B. Decortin® H), die Erhaltungsdosis liegt bei 2–25 mg/d. In ausgeprägten Fällen mit Allgemeinsymptomen sind Immunsuppressiva indiziert, wie Azathioprin, Ciclosporin oder Cyclophosphamid.

Literatur

Lawrence CM. The treatment of chondrodermatitis nodularis with cartilage removal alone. Arch Dermatol 1991; 127: 530–535

Shuman R, Helwig EB. Chondrodermatitis nodularis helicis chronica. Am J Clin Pathol 1954; 24: 126–144

Fall 17

Ein 51-jähriger Patient stellt sich in der proktologischen Sprechstunde mit der folgenden Anamnese vor:

Vor zwei Tagen sei es innerhalb weniger Stunden zu einer hochschmerzhaften Schwellung am Afterrand gekommen. Schmerzen bestünden insbesondere beim Sitzen sowie während der Stuhlpassage. Seit dieser Zeit auch regelmäßig hellrote Blutspuren am Toilettenpapier. Zuvor kein Krankheitsereignis dieses Schweregrades, aber im Laufe der letzten 20 Jahre sehr selten kleine, schmerzhafte Knoten am Analrand mit spontanem Rückgang nach etwa einer Woche. In den letzten Jahren gelegentlich Blut an der Stuhlsäule und am Papier.

Üblicherweise normale Stuhlkonsistenz und -entleerungsfrequenz mit zeitweisen Obstipationsbeschwerden ohne auffällige Wechsel in letzter Zeit. Zuvor habe er nie eine Einschränkung der analen Kontinenzleistung bemerkt, jedoch kommt es derzeit zu einer Einschmutzung der Wäsche mit fäkulentem Sekret.

Familienanamnestisch lassen sich beim Vater gutartige Dickdarmpolypen nachfragen, die erstmals im Alter von 55 Jahren festgestellt und abgetragen worden seien. Zwischenzeitliche Kontrollkoloskopien hätten erneute Polypen gezeigt, die jeweils entfernt worden seien.

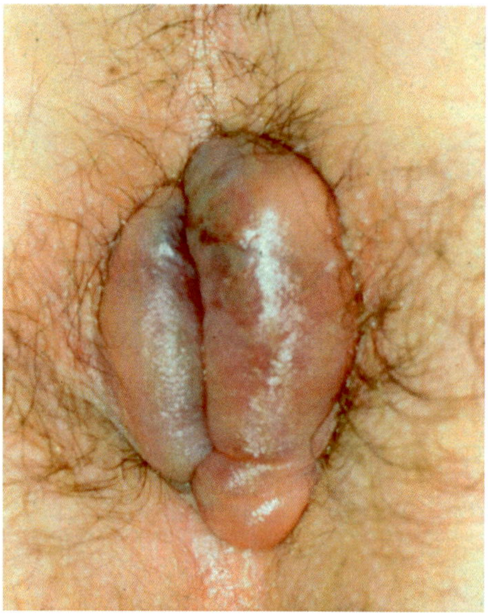

Abb. 17.1

Beschreiben Sie den in Abbildung 17.1 dargestellten Befund.

Der Analkanal ist zwischen 12 h/SSL und 6 h (linksseitig) sowie in etwas geringerer Ausprägung zwischen 11 h und 7 h wulstförmig, ödematös ektropioniert. Subanodermal zeigen sich multiple bläulich durchscheinende Veränderungen. Der Prolaps umfasst keine Mukosaanteile. Keine auffällige entzündliche Umgebungsreaktion. Mariskenschwellung bei 5 h/6 h.

Ergänzende Untersuchungsbefunde.

Das Schwellungsareal ist äußerst druckschmerzhaft. Eine Reposition gelingt nicht. Keine Fluktuation, keine Überwärmung und keine Lymphknotenschwellung. Reaktive Spastik des Analkanals mit diffuser Druckschmerzhaftigkeit. Das Sphinkterorgan ist in allen Kompartimenten normal tonisiert bzw. kontraktibel und ohne Kontinuitätsunterbrechung.

Proktoskopisch lassen sich an den Prädilektionsstellen, bei 3 h, 7 h und 11 h, Hämorrhoiden I–II° diagnostizieren, die einen entzündlich veränderten Mukosaüberzug tragen. Die anodermale Auskleidung des Analkanals ist ebenfalls düsterrot und entzündlich irritiert. Über die gesamte Zirkumferenz erkennt man multiple subanodermale Veränderungen von Glasstecknadelkopfgröße und bläulicher Farbe, die bis zur Linea dentata reichen.

Welche differenzialdiagnostischen Überlegungen stellen Sie an?

Perianalvenenthrombose (Abb. 17.2): Einzelne oder gelegentlich mehrere Knoten im Perianalbereich von mäßiger bis starker Schmerzhaftigkeit. Entstehung innerhalb weniger Stunden. Teilweise spontane Perforation mit sofortiger Beschwerdebesserung. Keine Beteiligung des Analkanals oder der Rektummukosa. Bei kleineren Thrombosierungen meist Spontanabheilung. (Die Bezeichnung „äußere Hämorrhoiden" ist falsch!)

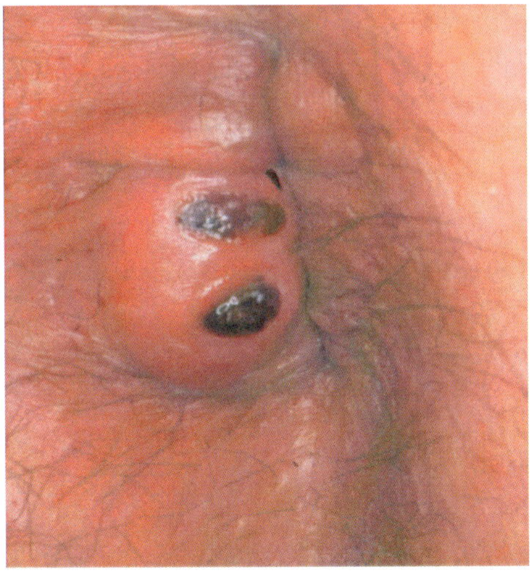

Abb. 17.2

Hämorrhoidalprolaps (Abb. 17.3): Schmerzfreier Prolaps einzelner Hämorrhoidalknoten oder des gesamten Hämorrhoidalplexus bei Druck auf den Beckenboden. Betrifft die Hämorrhoidalstadien II–IV. Es erfolgt entweder eine Spontanretraktion (II°), oder eine manuelle Reposition ist zumindest kurzzeitig (IV°) möglich. Die Reposition ist nicht schmerzhaft, sofern keine synchronen Analerkrankungen vorliegen. Obligat wird Mukosa sichtbar. Eine begleitende anodermale Ausstülpung kann fehlen.

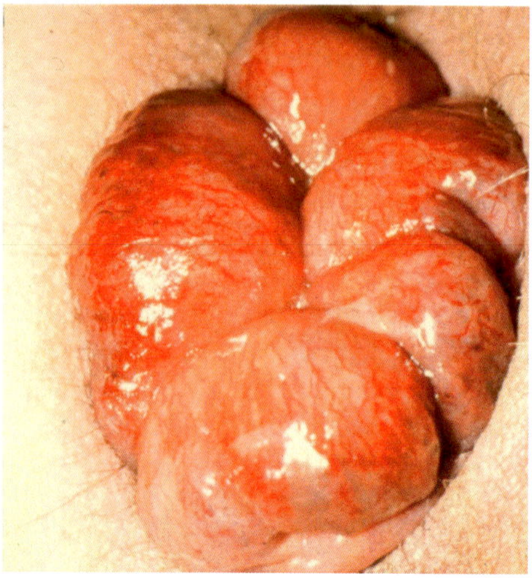

Abb. 17.3

Thrombosierter, inkarzerierter Hämorrhoidalprolaps (Abb. 17.4): hochschmerzhafte Analerkrankung mit kurzfristiger Entstehung (2–3 h). Zirkulärer oder segmentärer Prolaps von thrombosiertem Hämorrhoidalgewebe. Immer sind neben dem ektropionierten Analkanal die Linea dentata und Rektummukosa mit inliegenden Thrombosierungen zu sehen.

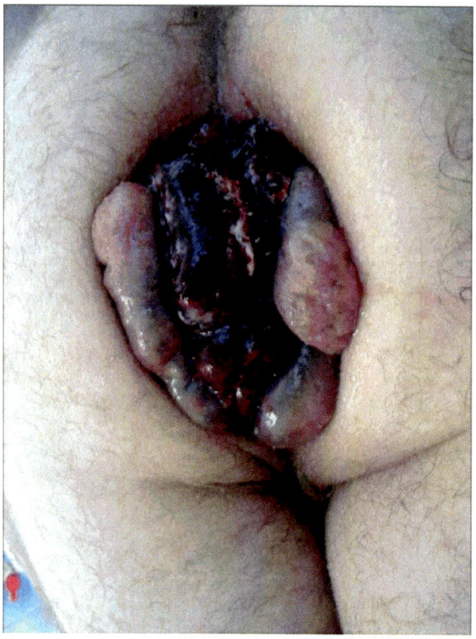

Abb. 17.4

Rektumprolaps (Abb. 17.5): bienenkorbartiger Prolaps des Rektums. Oft über Jahre fortschreitender Prozess mit Vorfall des Rektums oder von Rektumanteilen bei Beckenbodendruck. Kein Schmerz. Häufig begleitende anale Inkontinenz II–III° aufgrund einer Traktionsneuropathie des analen Sphinkterapparates. Meist langzeitige Stuhlentleerungsstörung mit Druck- und Fremdkörpergefühl sowie fraktionierter Stuhlabsetzung.

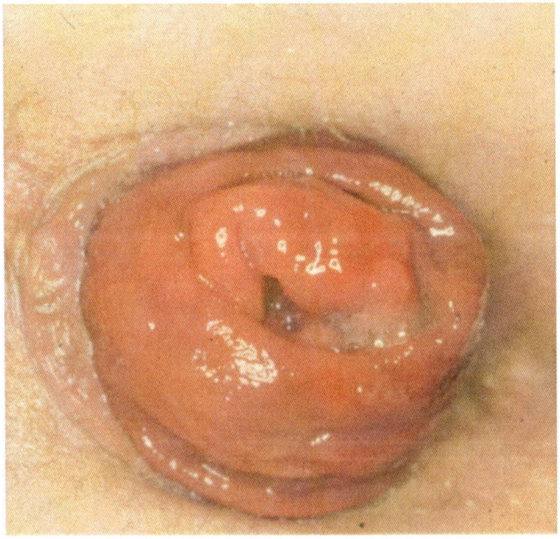

Abb. 17.5

Prolabierender Analtumor bzw. Analrandtumor (Abb. 17.6): über Monate bis Jahre verlaufende Entwicklung mit langsamer Steigerung der Analbeschwerden (Schmerz, anale Inkontinenz, peranale Blutung, Stuhlentleerungsproblematik).

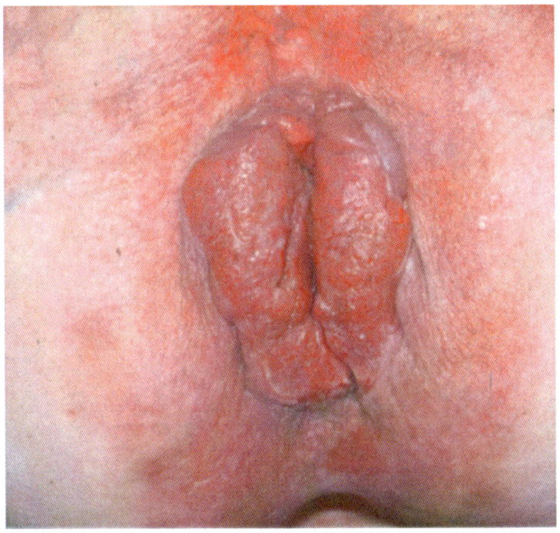

Abb. 17.6

Periproktitischer Abszess (Abb. 17.7): über Tage zunehmende, hochschmerzhafte Schwellung am Analrand (segmentär). Deutliche Fluktuation und Überwärmung. Häufig Schwellung der inguinalen Lymphknoten. In vielen Fällen Spontanruptur unter Austritt von Eiter und Blut mit sofortigem Rückgang der Schmerzsymptomatik.

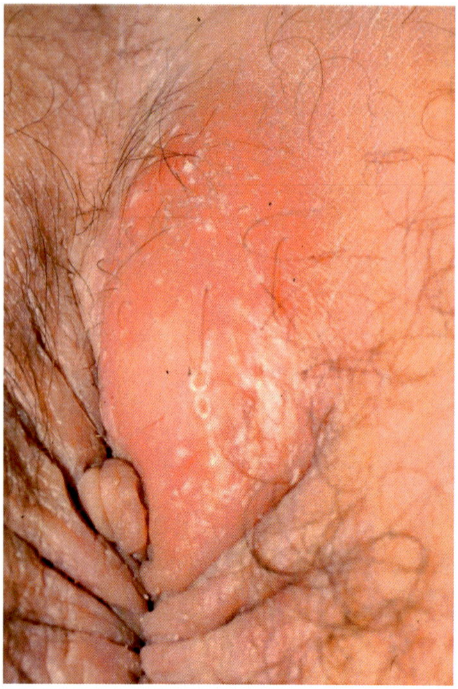

Abb. 17.7

Zurück zum vorgestellten Fall: Zu welcher Diagnose gelangen Sie?

Es handelt sich um Analvenenthrombosen mit fixiertem Analprolaps.

Welche primären therapeutischen Maßnahmen leiten Sie ein?

- Antiphlogistische und analgetische Therapie mit systemischen, nichtsteroidalen Antiphlogistika, wie Diclofenac 3 × 50 mg/d p. o. (z. B. Voltaren® Dispers)
- Kurzzeitig (1 Woche) peri- bzw. intraanale Applikation einer Glukokortikoidsalbe, wie Betnesol-V®-Salbe 0,1 % (3–4 ×/d)
- Lokalanästhesierende Analtampons zur Nacht, z. B. Dolo-Posterine®-Hämotamp
- Ballaststoffreiche Ernährung unter Zugabe von Plantago-ovata-Samenschalen (z. B. Mucofalk®-Granulat) bei ausreichender Flüssigkeitszufuhr (mindestens 1,5 l/d)
- Aufklärung über ein adäquates Stuhlentleerungsverhalten unter Verzicht auf starkes Pressen bei der Defäkation

Anmerkung

Keine Suppositorien! Diese liegen in der Rektumampulle, wobei der Analkanal bzw. die anokutane Übergangszone bei intaktem analem Verschlussorgan allenfalls während der Stuhlpassage erreicht wird.

Keine Laxanzien! Die zu erwartende flüssig-breiige Stuhlkonsistenz verstärkt den Entzündungsprozess im Analkanal bzw. im Bereich des anorektalen Überganges und wirkt somit ggf. krankheitsfördernd.

Wann ist ein operatives Vorgehen sinnvoll?

Operative Maßnahmen sind in dieser Situation nicht sinnvoll:

Stichinzision: sine effectu, da multiple Kammerung und Aussaat der Thrombosierungen über die gesamte Analstrecke. Schwellungsprozess und Schmerzsymptomatik werden hierdurch meist verstärkt und verlängert.

Exzision: Große Anodermareale müssten (nahezu gesamte Zirkumferenz) geopfert werden, damit besteht die Gefahr einer dauerhaften sensorischen Kontinenzeinschränkung. Darüber hinaus hohe Wahrscheinlichkeit einer postoperativen Stenosierung (zirkuläre Narbenkontraktur).

Führt die konservative Therapie zur völligen Rückbildung der intraanalen Thrombosierungen und des begleitenden Analprolaps?

Es kommt in jedem Fall zur völligen Resorption der Thrombosierungen und damit auch zur Rückverlagerung der eventrierten Analanteile. Gelegentlich bleibt aufgrund der Expanderwirkung eine kleine, störende Mariske zurück, die zu einem späteren Zeitpunkt problemlos in Lokalanästhesie abgetragen werden kann.

Wie gestaltet sich das weitere diagnostische und therapeutische Vorgehen?

Es erfolgt eine inspektorische, palpatorische und proktoskopische Befundkontrolle nach sechs bis acht Tagen, die abhängig von Schmerz- und Schwellungssymptomatik darüber entscheidet, ob die o.g. Lokaltherapie noch über weitere fünf bis sechs Tagen fortgesetzt werden muss. Die systemische Therapie mit nichtsteroidalen Antiphlogistika kann in den meisten Fällen dann abgesetzt werden.

Bei Beschwerde- und weitgehender Erscheinungsfreiheit muss eine rektoskopische Untersuchung nach vorheriger Klysmagabe zum Ausschluss rektaler Erkrankungen durchgeführt werden. Danach sollte eine Hämorrhoidaltherapie mittels Sklerosierung bzw. Gummiringligaturen erfolgen, da der beschriebene Hämorrhoidalbefund die Wahrscheinlichkeit von peri- bzw. intraanalen Thrombosierungen erhöht.

Welche weiteren Maßnahmen zur Rezidivprophylaxe sind angezeigt?

Da Thrombosierungen des Plexus haemorrhoidalis inferior oft in Zusammenhang mit Stuhlunregelmäßigkeiten, wie Obstipation und Diarrhö, auftreten, ist immer eine Ernährungsberatung im Hinblick auf eine vermehrte Ballaststoffzufuhr bei ausreichender Trinkmenge erforderlich. Auch starker und anhaltender Druck auf den Beckenboden bei der Defäkation ist zu vermeiden.

Eine absolut sichere Rezidivprophylaxe ist allerdings nicht möglich.

Sind in dem vorliegenden Fall weitergehende endoskopische Untersuchungen erforderlich?

Aufgrund der Familienanamnese und der seit einigen Jahren gelegentlich auftretenden peranalen Blutungen ist bei dem Patienten eine koloskopische Untersuchung angezeigt.

Die alleinige Diagnose der subanodermalen Thrombosierungen mit fixiertem Analprolaps wäre keine Indikation für eine Koloskopie.

Literatur

Lenhard BH. Hämorrhoiden – Differentialdiagnose und Therapie. Hautarzt 2004; 55: 240–247

Fall 18

Bei Ihnen stellt sich in der Praxis ganz aufgeregt eine 34-jährige Patientin vor, die am Tag zuvor aus dem Karibikurlaub zurückgekehrt ist und Sie mit Fragen überhäuft: „Schauen Sie sich die vielen weißen Flecken im Dekolletébereich und am Rücken an. Sind die nicht scheußlich? Woher kommen die bloß? Gehen die auch wieder weg? So kann ich mich doch unmöglich in der Sauna zeigen!"

Die Abbildung zeigt einen typischen Ausschnitt des Krankheitsbildes (obere Rückenpartie).

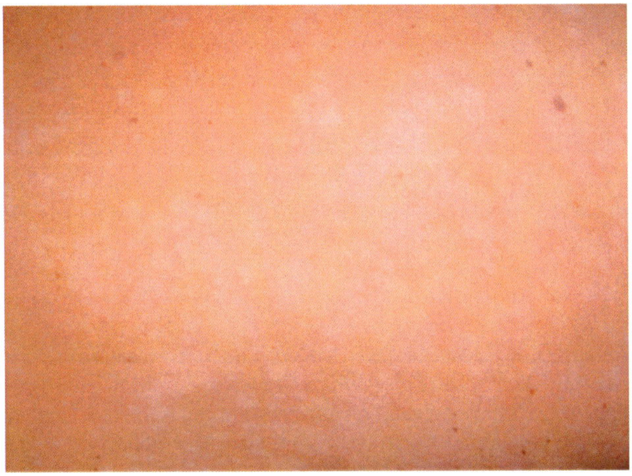

Abb. 18.1

Beschreiben Sie den Hautbefund.

Es sind multiple scharf begrenzte, unterschiedlich große, konfluierende weiße Maculae zu sehen.

Welche Blickdiagnose stellen Sie?

Es handelt sich mit großer Wahrscheinlichkeit um die Pityriasis versicolor „alba".

Wie können Sie diese schnell sichern?

Mittels eines Tesafilmabrisses von befallener Haut lassen sich unter dem Mikroskop kurze Hyphenfilamente und runde Hefezellen/Blastosporen („spaghetti and meatballs") nachweisen, da sich die Pilzinfektion ganz oberflächlich abspielt. Zusätzlich kann im abgedunkelten Raum eine Wood-Licht-Untersuchung vorgenommen werden. Es kommt zu einer gelblich-grünlichen Fluoreszenz, die auf die Bildung von Fluorochromen durch den parasitär gewordenen Hefepilz Malassezia (globosa) zurückzuführen ist.

Ein Hinweis für das Vorliegen der Erkrankung ist das Bestreichen eines Herdes mit einem Holzspatel, wodurch eine feine Schuppung zum Vorschein kommt (positives Hobelspanphänomen).

Welche wichtigen Differenzialdiagnosen kennen Sie und wie können Sie diese ausschließen?

Als wichtige Differenzialdiagnosen sind eine kleinfleckige Vitiligo (negatives Hobelspanphänomen) und eine Pityriasis alba (negativer Tesafilmabriss, atopische Diathese) zu nennen.

Anmerkung
Die Pityriasis versicolor zeigt histologisch im Gegensatz zur Tinea corporis kein entzündliches Infiltrat (neutrophile Granulozyten fehlen) trotz hoher Pilzlast im Stratum corneum. Dies könnte durch die im tryptophanabhängigen Sekundärmetabolismus der Hefe synthetisierten Pityriarubine, die die Bildung proinflammatorischer Zytokine in dendritischen Zellen reduzieren, erklärt werden.

Wie erklären Sie sich den Farbwechsel (versicolor)?

Die lipophile Hefe metabolisiert Fettsäuren von Lipiden der Hautoberfläche. Für die Entstehung des Farbwechsels sind verschiedene Prozesse verantwortlich. Schwitzen erhöht die Konzentration von Tryptophan (Stickstoffquelle) im Stratum corneum. Diese Aminosäure benötigt die Hefe, um Pigmente zu synthetisieren, wodurch es einerseits zu einer Hyperpigmentierung der Pityriasisherde kommt, andererseits werden auch UV-protektive Substanzen gebildet (Indolderivate). Gleichzeitig metabolisiert die Hefe Hautoberflächenlipide. Durch diesen oxidativen Vorgang entstehen Stoffwechselprodukte, welche die Tyrosinase in den epidermalen Melanozyten in ihrer Aktivität hemmen. Tyrosinase stellt das Schlüsselenzym in der Melaninentstehung dar und ist für die beiden ersten Schritte dieses Syntheseweges verantwortlich (aus Tyrosin entstehen enzymvermittelt Dopa und anschließend Dopachinon).

Anmerkung
Die Hefe Malassezia ist praktisch nach der Pubertät bei jedem Menschen auf der Haut nachweisbar. Als Nahrungsquelle dienen ihr Hautfette und die Aminosäure Tryptophan (Stickstoffquelle), welche die Hefe in die Lage versetzt, Pigmente und Fluorochrome zu bilden. Unter diesen Pigmenten findet sich ein gelbes Indolderivat namens Pityriacitrin, das UV-protektive Eigenschaften aufweist und eine Erklärungsmöglichkeit dafür bietet, dass die weißen Herde bei der Pityriasis versicolor „alba" keine erhöhte Sonnenempfindlichkeit zeigen. Ein Fluorochrom namens Pityrialacton weist ebenfalls UV-protektive Eigenschaften auf und dürfte für die typische Fluoreszenz im Wood-Licht verantwortlich sein. Darüber hinaus ist eine Substanz isoliert worden (Malassezin), die zur Apoptose der Melanozyten führt.

Die Patientin will wissen, wie die Krankheit weiter verläuft. Was sagen Sie ihr?

Es handelt sich um eine harmlose Pilzkrankheit. Dabei zerstört der Erreger die pigmentbildenden Zellen und verhindert auf diese Weise die Hautbräunung. Die weißen Stellen werden trotz erfolgreicher Therapie bestehen bleiben und verschwinden erst, wenn ein Bräunungsstimulus (Sonne) die pigmentbildenden Zellen aktiviert.

Das Rezidivrisiko ist hoch (u.a. durch die Einnahme von Kontrazeptiva).

Welche pharmakologischen therapeutischen und prophylaktischen Möglichkeiten gibt es? Erläutern Sie diese.

Prinzipiell gibt es eine lokale und eine systemische Therapie. Topisch eignen sich, da eine Ganzkörpertherapie anzustreben ist, alle bekannten Azolpräparate und das Pyridon Ciclopirox(-Olamin) als Lösungen oder Shampoos.

Zur Rezidivprophylaxe sollte eine solche Behandlung intervallmäßig drei- bis viermal jährlich vorgenommen werden. Hieraus können sich Complianceprobleme ergeben. Ausschließlich diesen Fällen – bei entsprechend ausgedehntem Befall – sollte eine systemische Therapie mit Azolpräparaten vorbehalten sein, wie Itraconazol z.B. 1 × 200 mg/d über eine Woche oder Fluconazol 50 mg/d über zwei Wochen. Die systemische Gabe von Terbinafin ist nicht indiziert, da dieser Stoff nicht mit dem ekkrinen Schweiß ausgeschieden wird.

Was kann die Patientin selbst prophylaktisch unternehmen?

Wenn möglich sollten Risikofaktoren ausgeschaltet werden, wie das Auftragen lipidhaltiger Externa, da es sich um einen lipophilen Erreger handelt, und das Tragen eng anliegende Kleidung. Feuchtwarme Urlaubsregionen begünstigen diese Krankheit. Nicht zu beeinflussen sind eine familiäre Disposition und eine individuell mehr oder minder starke Schweißbildung sowie eine Immunsuppression (Transplantierte, Diabetiker, Asthmatiker unter systemischer Kortisongabe). Die Patientin besucht wohl regelmäßig die Sauna, sodass sie angehalten werden sollte, sich nach dem Saunabad gut abzutrocknen.

Literatur

Thoma W, Krämer H-J, Mayser P. Pityriasis versicolor alba. JEADV 2005; 19: 147–152

Fall 19

Ihnen wird ein dreijähriges Mädchen vorgestellt, das gerade aus einem Kurzurlaub mit den Großeltern von Mallorca zurückgekehrt ist. An sonnenexponierten Hautregionen, wie Ohren, Gesicht, Handrücken und Unterarmen, haben sich Veränderungen entwickelt, die auch im letzten Jahr aufgetreten seien. Diese haben bereits zu Narben geführt. Die Großeltern berichten, dass sich Hautveränderungen („Pöckchen") schon in den ersten Urlaubstagen einstellten und immer schlimmer geworden seien. Das Kind habe oft „hingefasst und geweint". Eine Wund- und Heilsalbe habe nichts gebracht. Das Kind habe sich nicht verletzt.

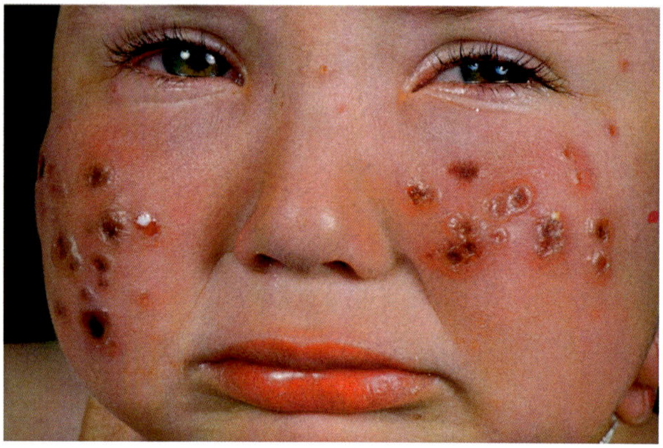

Abb. 19.1

Beschreiben Sie bitte anhand der Abbildung den Hautbefund.

Im Bereich der Wangen bestehen multiple erodierte, kleinlinsengroße Papulovesikeln, bedeckt von einer hämorrhagischen Kruste.

Welche Blickdiagnose stellen Sie? Erläutern Sie diese!

Es handelt sich um eine Hydroa vacciniformia, eine seltene, ätiopathogenetisch ungeklärte Photodermatose. Sie präsentiert sich mit einem monomorphen Bild aus Vesikeln und Blasen, die nach der Ruptur hämorrhagische Krusten aufweisen und schüsselförmig (wie bei Pocken) narbig abheilen. Histologisch liegen eine Nekrose der Epidermis und eine nekrotisierende dermale Entzündung vor.

Prädilektionsstellen sind lichtexponierte Hautareale. Die Erkrankung manifestiert sich bereits im frühen Kindesalter, rezidiviert regelmäßig im Frühjahr bis Frühsommer und klingt decrescendoartig bis zum frühen Erwachsenenalter ab.

Welche weiterführenden diagnostischen Maßnahmen sind erforderlich?

Die Diagnose wird klinisch gestellt, eine Histologie ist in der Regel nicht erforderlich.

An welche Differenzialdiagnosen denken Sie?

- Varizellen: polymorph; „Sternenhimmel", Leitsymptom: Kapillitium- und Mundschleimhautbefall, auch an bedeckten Körperstellen
- Polymorphe Lichtdermatose: intraindividuell monomorph, interindividuell polymorph; am häufigsten juckende Papeln an Unterarmen und Dekolleté; vesikulöse Verlaufsformen ohne Narbenbildung; wesentlich häufiger als Hydroa vacciniformia
- Erythropoetische Protoporphyrie: genetischer Defekt der Ferrochelatase (18q21.3); manifestiert sich bereits bei der ersten relevanten UV-Exposition
- Phototoxische und -allergische Dermatitis (z. B. Dermatitis durch Kontakt mit Herkulesstaude)

Welche Komplikationen/Assoziationen der Hydroa vacciniformia sind Ihnen bekannt?

- Augenbeteiligung in Form von Konjunktivitiden und Keratitiden (ophthalmologisches Konsil!)
- Mutilationen, v. a. im Bereich von Ohren, Nase und Fingern

Welche therapeutischen Maßnahmen ordnen Sie an?

Konkrete Therapiemaßnahmen: zunächst kombinierte antiseptische und kortikosteroidale Lokaltherapie (z. B. mit Fucicort®-Creme) über einige Tage. Abdecken der Hautveränderungen mit Verband, um Superinfektionen durch Kratzen zu vermeiden. Die Systemtherapie mit Glukokortikoiden ist schweren Verlaufsformen vorbehalten.

Welche prophylaktischen Maßnahmen sind erforderlich?

- Lichtschutz von Haut (v. a. UVA-Schutz) und Augen:
  - Breitbandlichtschutzmittel, am besten physikalische Lichtschutzfaktoren im Kindesalter
  - Tragen entsprechender Kleidung (z. B. spezielle UV-Schutzkleidung der Marke „hyphen®", breitkrempige Hüte)
  - Sonnenbrillen mit UV-Schutz
- „Hardening": In den Wintermonaten wird eine vorsichtige UV-Therapie (UVA oder PUVA ab dem 12. Lebensjahr möglich) durchgeführt. Die Hydroa vacciniformia ist wie die polymorphe Lichtdermatose auf UVA-Licht zurückzuführen.

Welche Ätiologie wird diskutiert?

Es wird diskutiert, dass eine chronische EBV-Infektion für die lichtempfindliche Haut der Kinder verantwortlich ist. Familiäre Fälle sind beschrieben.

Literatur

Cho K-H, et al. Epstein-Barr virus-associated lymphoproliferative lesions presenting as a hydroa vacciniforme-like eruption: an analysis of six cases. Br J Dermatol 2004; 151: 372–380

Jeng BH, et al. Ocular finding as a presenting sign of hydroa vacciniforme. Br J Ophth 2004; 88: 1478–1479

Fall 20

Eine 82-jährige Spätaussiedlerin aus Kasachstan stellt sich in Ihrer Praxis mit folgender Hautveränderung vor, die schon seit über einem Jahr bestehe. Der Herd werde immer größer, schmerze aber nicht.

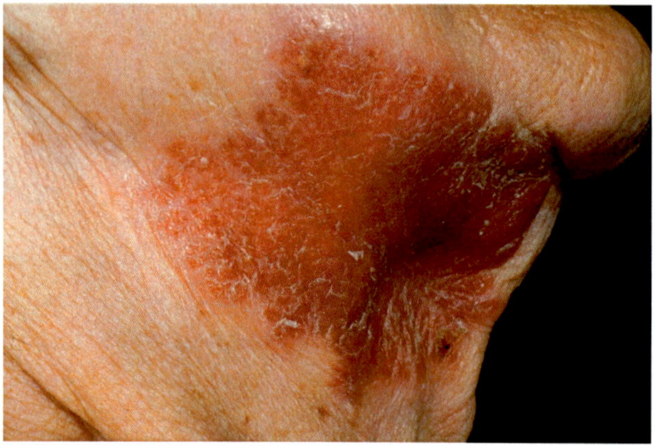

Abb. 20.1

Beschreiben Sie den in der Abbildung dargestellten Befund.

Im Bereich der rechten Halsseite findet sich eine rötlich-bräunliche, leicht schuppende Hautveränderung mit zentral atrophisch-glatter Oberfläche und bizarr konfiguriertem Randsaum.

Nennen Sie mögliche Diagnosen und grenzen Sie diese voneinander ab.

- Tuberculosis cutis luposa: rötlich-bräunliche Eigenfarbe; zur weiteren Abklärung wäre ein Glasspateltest erforderlich
- Tinea corporis: Herde eher randakzentuiert, keine zentrale Atrophie, stärkere randbetonte Schuppung
- Basalzellkarzinom: Randbetonung, oft mit polyzyklischem, perlschnurartigem Randsaum, Teleangiektasien
- Tuberonodöses Syphilid: granulomatöses Stadium III der Syphilis, eher papulöser Aufbau
- Diskoider Lupus erythemathodes (DLE): eher trizonaler Aufbau, zentrale Atrophie, erythemato-hyperkeratotische Zone in der Mitte, erythematöser Randsaum, follikuläre Hyperkeratosen („Tapeziernagelphänomen")

Welche Diagnose erscheint Ihnen am wahrscheinlichsten?

Tuberculosis cutis luposa.

Was erwarten Sie in diesem Fall bei Durchführung des Glasspateldruckes?

Glasspateldruck: apfelgeleeartige Eigenfarbe.

Was verstehen Sie unter dem positiven Sondeneinbruchphänomen?

Schmerzloser Einbruch einer kleinen Knopfsonde in die Haut schon bei geringem Druck.

Sie haben anhand des Glasspateltests und des positiven Sondeneinbruchphänomens Ihre Verdachtsdiagnose erhärten können.

Welche weiteren Schritte ergreifen Sie?

Die Tuberkulose ist bei Erkrankung und Tod (auch ohne Erregernachweis) namentlich meldepflichtig! Gleiches gilt für Behandlungsabbruch und -verweigerung (§ 6 IfSG). Der bloße Krankheitsverdacht ist nicht meldepflichtig.

Es sind folgende diagnostische Schritte erforderlich:

- Röntgen-Thorax in 2 Ebenen, ggf. CT-Thorax, Abdomen-, Nierensonographie
- Versuch des Keimnachweises im Magensaft. Mindestens einmal Sputum einsenden, evtl. bronchoalveoläre Lavage mindestens dreimal an aufeinander folgenden Tagen, Anreicherung, Kultur und Sensibilisierungsbestimmung; ggf. Tierversuch, PCR
- Bakterielle Untersuchung des Morgenurins
- Entnahme einer Biopsie. Hier gelingt nur selten der Erregernachweis, aber das typische histologische Muster (je nach Abwehrlage) mit verkäsenden Granulomen und variablem Lymphozytensaum kann nachgewiesen werden.

Anmerkung

Das Kulturergebnis ist frühestens nach zwei bis drei Wochen positiv und gilt als negativ, wenn nach sechs bis acht Wochen kein Erregerwachstum erfolgt ist. Die Bestimmung der Keimempfindlichkeit auf Antibiotika erfordert noch einmal sechs Wochen. Das Untersuchungsmaterial muss kühl transportiert werden, da die zahlenmäßig größere Begleitflora sich sonst schnell vermehrt und i.d.R. nur wenige Mykobakterien vorliegen.

Wie gelangt der Erreger in die Haut?

Es gibt prinzipiell vier Möglichkeiten:

- Hämatogene Aussaat
- Lymphogene Aussaat
- Verbreitung per continuitatem, z. B. ausgehend von einer Lymphknotentuberkulose
- Exogene Inokulation

Was versteht man unter einem Scrofuloderm? Wo kommt es meistens vor?

Das Scrofuloderm ist synonym mit der Tuberculosis cutis colliquativa. Dabei handelt es sich um eine zu Einschmelzungen und Fisteln führende, postprimäre, subakute Form der Tuberkulose bei normerger Reaktionslage. Dabei kommt es durch Ausdehnung einer hautnahen Organtuberkulose auf die Subkutis und Kutis zu kugeligen, von livider Haut bedeckten Knoten.

Prädilektionsstellen: Submandibular- und Supraklavikularregion, retroaurikulär, seitliche Halspartie.

Nennen Sie mögliche Ursachen der Tuberculosis cutis verrucosa! Wie sieht das klinische Bild aus?

Die Tuberculosis cutis verrucosa entsteht durch kleine Verletzungen, v.a. bei Umgang mit erregerhaltigem Material. Betroffen sind v.a. Metzger, Anatomen, Pathologen, Tierärzte, Landwirte. In diesen Berufsgruppen stellt die Krankheit ggf. eine Berufskrankheit dar.

Das typische klinische Bild umfasst polyzyklisch angeordnete Papeln, die oft warzenartig (verrukös) aussehen und zentral eine narbige Rückbildung aufweisen. Die Läsionen betreffen vornehmlich Hand- und Fingerrücken, Fuß- oder Fersenbereich und treten meist einseitig auf.

Was versteht man unter „Tuberkuliden"? Nennen Sie Beispiele mit ihrer typischen Lokalisation!

Tuberkulide sind abakterielle Id-Reaktionen auf tuberkuloantigenes Material. Sie treten bei hyperergеr Reaktionslage auf. Beispiele sind:

- Lichen scrofulosus: stammbetonte, lichenoide Papeln
- Papulonekrotisches Tuberkulid: zentral zerfallende Papeln an Extremitätenstreckseiten
- Erythema induratum: große, ulzerierende Knoten an den Waden
- Erythema nodosum: prätibial gelegen

Bei der Beschreibung von Mycobacterium tuberculosis wird oft der Begriff „säurefest" verwendet. Was ist damit gemeint?

Mykobakterien nehmen die üblichen Farbstoffe nur schwer an, was an dem sehr hohen Lipidanteil ihrer äußeren Zellwand liegt. Haben sich Mykobakterien jedoch einmal angefärbt (z.B. mit Karbolfuchsin, Ziehl-Neelsen-Färbung), geben Sie den Farbstoff selbst bei Behandlung mit drastischen Entfärbungsmitteln (z.B. Säuren) nur schwer wieder ab; sie verhalten sich „säurefest".

Anmerkung

Die Mykobakterien sind noch in anderer Hinsicht säurefest, da sie die Salzsäure im Magen schadlos überstehen.

Nennen Sie ein Beispiel für eine Hauttuberkulose bei anerger Reaktionslage!

Die Tuberculosis cutis disseminata (Miliartuberkulose) tritt bei schlechter Abwehrlage oder Immunsuppression auf. Betroffen sind vor allem Säuglinge, Kleinkinder und Greise. Klinisch geht sie mit disseminierten rotbraunen Papeln am Integument, ggf. mit Ulzeration, einher.

Nennen Sie die wichtigsten Nebenwirkungen der Tuberkulostatika.

- Isoniazid (INH): hepatotoxisch, neurotoxisch, deshalb Kombipräparate mit Pyridoxin

Anmerkung

INH ist ein schwacher MAO-Inhibitor. Durch Genuss von viel Käse oder Rotwein (Tyramin) kann es durch mangelnden Abbau zum Tyraminsyndrom kommen.

- Rifampicin (RMP): Blutbildveränderungen, Flu-Syndrom; bei weichen Kontaktlinsen dauerhafte Gelborangeverfärbung der Linsen
- Ethambutol (EMP): Retrobulbärneuritis (irreversible Blindheit), hepatotoxisch
- Streptomycin (SM): ototoxisch, reversibel nephrotoxisch
- Pyrazinamid (PZ): Fotosensibilisierung, hepatotoxisch, Blutbildveränderungen

Literatur

Kumar B, Muralidhar S. Cutaneous tuberculosis: a twenty-year prospective series. Int J Tuberc Lung Dis 1999; 3: 494–500

Sehgal VN, Waugh P. Cutaneous tuberculosis: current concepts. Int J Dermatol 1990; 29: 237–252

Fall 21

Eine 22-jährige Frau stellt sich erstmalig in Ihrer Praxis vor. Seit etwa drei Jahren kommt es zu immer wiederkehrendem quälenden Juckreiz in der Scheide und weißlichem Ausfluss. Sie lebt in einer festen heterosexuellen Beziehung und praktiziert sowohl Oral- als auch Analverkehr. Bisherige Therapien mit Clotrimazol-haltigen Vaginaltabletten und Cremes (z. B. KadeFungin® Kombipack), 150 mg Fluconazol als Einmalgabe (z. B. Fungata®-Hartkapseln) und die Gynatren-Impfung blieben ohne nachhaltigen Effekt.

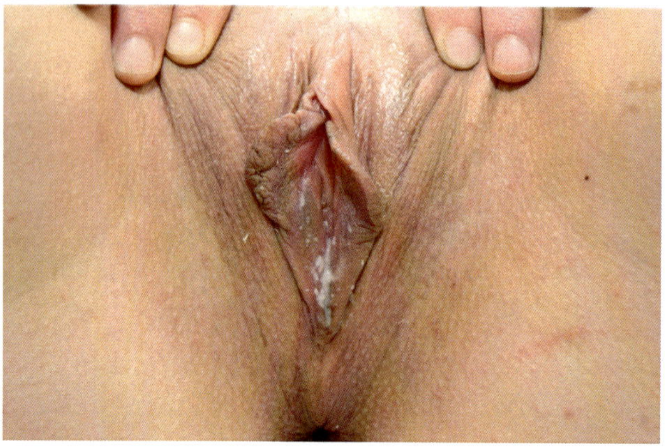

Abb. 21.1

Beschreiben Sie den Lokalbefund in Abbildung 21.1.

Im Bereich der Vulva diffuse Rötung mit gräulich weißem, käsigem Fluor vaginalis.

Welche Differenzialdiagnosen kommen in Betracht? Erläutern Sie diese kurz.

- Gardnerella-Infektion: so genannte Aminkolpitis, häufig bei Patientinnen mit therapieresistentem Fluor; typischer Fischgeruch
- Bakterielle Vaginose: auch andere bakterielle Erreger wie Streptokokken, Escherichia coli, Proteus mirabilis oder Klebsiella pneumoniae können einen nichteitrigen Ausfluss erzeugen
- Trichomonas vaginalis: Fluor vaginalis entsteht auch bei der Trichomoniasis, der sich, ebenfalls übel riechend, durch eine schaumig-eitrige Konsistenz auszeichnet.

Wie und wo erfolgt die Materialentnahme?

Es besteht Verdacht auf eine Infektion durch Pilze, Bakterien oder Parasiten. Zur Identifikation des Krankheitserregers werden Abstriche entnommen. Die besten Ergebnisse erzielt man in Materialien von der Vulvovaginalregion, da dort alle infrage kommenden Keime die Scheide nach außen verlassen.

Welche mikrobiologischen Untersuchungen kommen für die Differenzialdiagnosen infrage? Was erwarten Sie als Befund?

- Direkte Mikroskopie zum Nachweis von:
  - Gardnerella vaginalis. Die Epithelzellen sind von zahlreichen kleinen, pleomorphen Stäbchenbakterien wie mit Puderzucker bestreut (so genannte „Clue"-cells).
  - Trichomonas vaginalis. Die Trichomonaden sind an ihrer lebhaften Bewegung leicht zu erkennen.
  - Candida albicans. Pseudomyzelketten mit Blastosporen sind sehr charakteristisch.
  - Laktobazillenflora
- Kulturelle mikrobiologische Methoden zum Nachweis der Empfindlichkeit von Bakterien und Candidaspezies

Beschreiben Sie den mikroskopischen Befund im Acridinorange-Präparat.

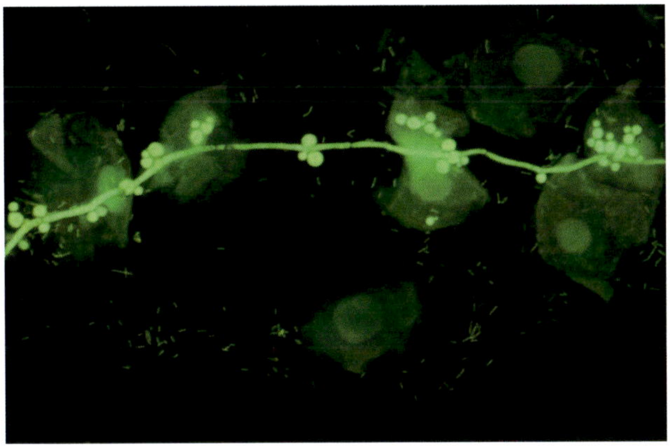

Abb. 21.2

Im Acridinorange-Präparat sind Epithelzellen, Laktobazillen sowie horizontal verlaufendes Pseudomyzel mit angelagerten Blastosporen zu erkennen. Keine Anzeichen für Gardnerella vaginalis, Trichomonas, kokkoide oder coliforme Bakterien.

In den Kulturen wurde C. albicans nachgewiesen.

Welche Diagnose stellen Sie?

Vaginalmykose durch C. albicans.

Welche Candida-Arten führen zu Schleimhautkandidosen?

Es handelt sich um folgende Candida-Arten:
- Häufig: C. albicans, C. glabrata, C. krusei, C. tropicalis
- Selten: C. parapsilosis, C. dubliniensis, C. guilliermondii, C. africana

Welche Arten sind azolresistent?

Resistent gegenüber Fluconazol und Itraconazol sind C. krusei und C. guilliermondii, bei C. glabrata besteht eine verminderte Empfindlichkeit.

Auf welchem Nährboden züchten Sie Candida-Arten an, um sie lichtmikroskopisch auf Speziesniveau bestimmen zu können?

Zunächst sollte eine Anzucht auf einem Antibiotika-haltigen Festmedium erfolgen, anschließend eine Subkultivierung auf einem Mangelnährboden (Reis-Agar), der kaum Kohlenhydrate enthält. Dieses Verfahren ist kostengünstig, schnell und sicher.

Welche zusätzlichen Untersuchungen nehmen Sie vor?

Die Patientin klagt über ständig wiederkehrende Infektionen. Wegen des chronischen Verlaufs ist eine Ermittlung der Infektionsquellen angezeigt. Hierzu sind Abstriche von Zunge und Penis des Partners sowie ein Zungenabstrich und drei Stuhlproben von der Patientin mykologisch zu untersuchen.

> Im Zungenabstrich des Partners und in den Stuhlproben der Patientin lassen sich C. albicans nachweisen.

Wie behandeln Sie?

- Fluconazol 200 mg/d p.o. (z.B. Diflucan®) an Tag 1, 2 und 3, danach Erhaltungstherapie mit 200 mg pro Woche (17 Wochen)
- Ciclopirox-Olamin peri- und intravaginal als Creme (Batrafen® Vaginalcreme) und/oder Vaginalzäpfchen (inimur® myko Vaginalzäpfchen) täglich in der ersten Therapiewoche
- Orointestinale Sanierung mit einem Polyen: Nystatin (Moronal®), Amphotericin B (Ampho-Moronal®) oder Natamycin (Pimafucin®) während der Erhaltungstherapie
- Zahnärztliche Sanierung von kariösen Läsionen, Anwendung von Interdentalbürsten
- Verzicht auf alternierenden Anovaginalverkehr
- Gesunde, ausgewogene, ballaststoffreiche Kost, kein Zuckerentzug

Anmerkung
Bei Anwendung von Ciclopirox-Olamin-haltiger Vaginalcreme ist die Reißfestigkeit von Kondomen vermindert.

Wie behandeln Sie systemisch, falls es sich um eine andere Candida-Art handelt?

Erreger	Präparat und Tagesdosis
C. albicans	Fluconazol 200 mg oder Itraconazol 200 mg
C. tropicalis	
C. parapsilosis	
C. africana	
C. glabrata	Fluconazol 800 mg oder Voriconazol[1] 400 mg
C. krusei	Voriconazol[1] 400 mg
C. guilliermondii	

Therapiedauer: eine Woche
[1] Voriconazol ist für diese Indikation nicht zugelassen.

Gibt es bei chronischen Verläufen eine systemische Rezidivprophylaxe?

Bei gut empfindlichen Arten ist nach der täglichen Initialbehandlung mit Fluconazol 200 mg p. o. (Diflucan®) oder Itraconazol 200 mg p. o. (Sempera®) eine wöchentliche Einmaldosis über mehrere Wochen anzuraten.

Im Fall von C. glabrata, C. krusei und C. guilliermondii kann nach der täglichen Initialtherapie mit Voriconazol 400 mg p. o. (Vfend®) eine Erhaltungstherapie mit einer wöchentlichen Einmaldosis (Voriconazol 400 mg p. o.) über mehrere Wochen erfolgen (alternativ Ciclopirox-Olamin topisch für zwei bis drei Wochen).

Literatur

Tietz H-J. Therapieproblem chronisch rezidivierende Vaginalmykose. Therapeutische Umschau 2002; 59: 481–484

Fall 22

Ein 72-jähriger Patient stellt sich bei Ihnen mit einer pigmentierten Hautveränderung am Rücken vor. Er gibt an, dass an dieser Stelle eine seit Jahren bestehende pigmentierte Hautveränderung vorliege, die sich innerhalb von sechs Monaten zu einem Knoten entwickelt habe. Da dem Patienten bewusst war, dass das Sonnenlicht einen Einfluss auf die Entwicklung von bösartigen Hauttumoren haben kann, klebte er diese Hautveränderung bei der regelmäßigen Sonnenexposition mit einem Pflaster ab. Anfangs beruhigte sich der Patient mit der Suggestion: „Was von alleine kommt, geht auch von alleine wieder weg." Zuletzt war er jedoch sehr beunruhigt. Seine Ehefrau ermunterte ihn, einen Hautarzt aufzusuchen, weil man „mit Leberflecken nicht spaßen sollte".

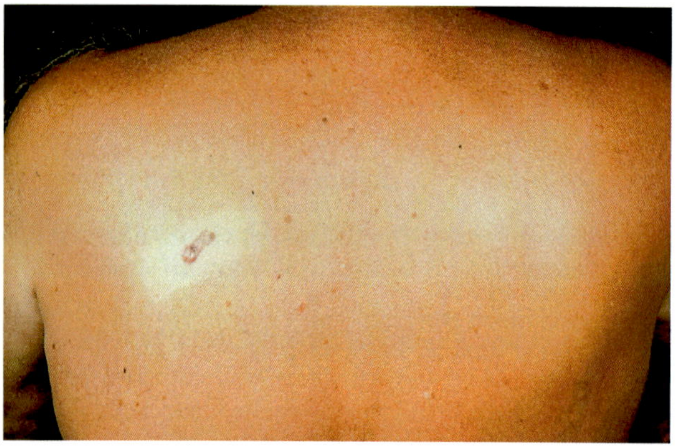

Abb. 22.1 a

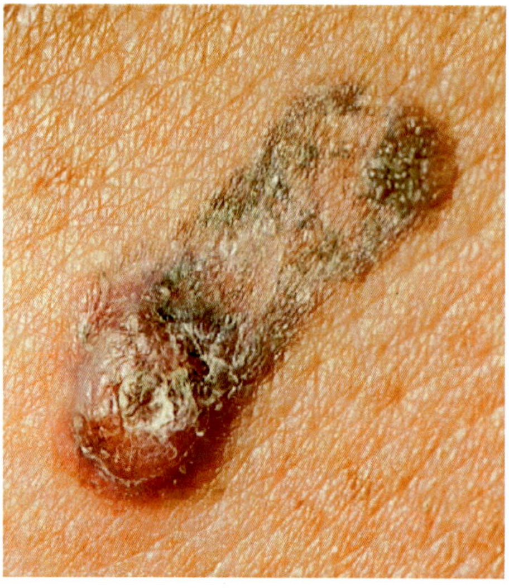

Abb. 22.1 b

Beschreiben Sie den in den Abbildungen 22.1 a und b dargestellten Befund.

Am Rücken besteht eine etwa 2,5 × 1,0 cm große, z. T. plaqueförmige, z. T. auch knotige Hautveränderung auf atrophischer Haut. In Abbildung 1a ist ersichtlich, dass der Patient die Hautveränderung mit einem eckigen Pflaster vor der Sonnenlichtexposition geschützt hat. Die pigmentierte Läsion ist insgesamt scharf begrenzt und ovalär konfiguriert, der plaqueförmige Anteil besteht aus schwärzlichen, z. T. auch weißlichen Veränderungen vor allem im Zentrum, der knotige Anteil ist im Randbereich schwarz und weist im Zentrum eine rötliche Eigenfarbe, bedeckt von einer Schuppenkruste, auf. Außerdem zeigt sich ein leicht rötlicher Randsaum.

Welche Verdachtsdiagnosen kommen infrage? Begründen Sie.

Seborrhoische Keratose (Abb. 22.2): Typischerweise auf normaler Haut („wie aufgepfropft"), häufig am Rumpf. Sehr variable Morphe mit der Gemeinsamkeit einer stumpfen, speckig glänzenden, gepunzt wirkenden Oberfläche mit Unterbrechung des normalen Hautreliefs. Stark pigmentierte seborrhoische Keratosen werden als *Melanoakanthom* bezeichnet und stellen manchmal eine schwierige Differenzialdiagnose zum Melanom dar. Typisch für die seborrhoische Keratose sind jedoch die so genannten Pseudohornzysten, die sich klinisch als weißlich-gelbliche, punktförmige Veränderungen an der Oberfläche darstellen und ein typisches Aussehen in der Auflichtmikroskopie aufweisen.

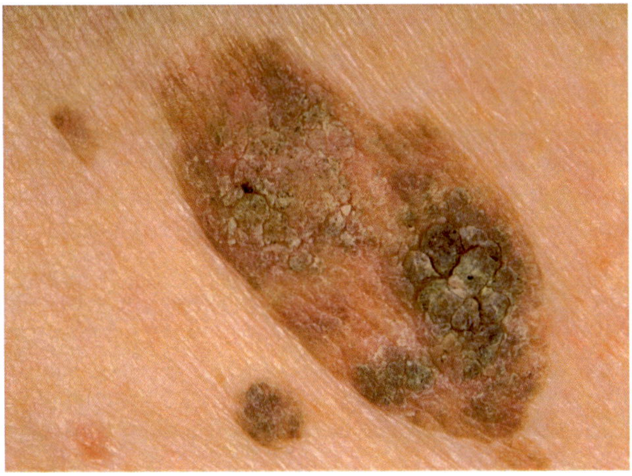

Abb. 22.2

Teilpigmentiertes Basalzellkarzinom (Abb. 22.3): Subtyp des Basalzellkarzinoms, der Melanineinlagerungen in unterschiedlicher Ausprägung aufweist. Typischerweise spiegelnde Oberfläche mit zahlreichen Teleangiektasien und dem so genannten perlschnurartigen Randsaum. Zumeist bereits klinisch vom Melanom zu unterscheiden, in unklaren Fällen hilft die Auflichtmikroskopie weiter.

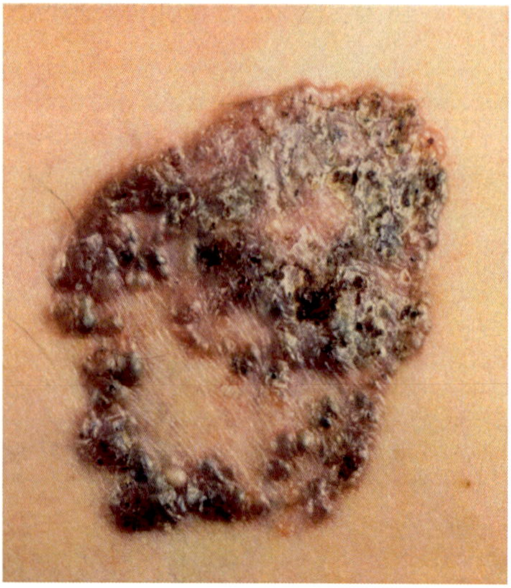

Abb. 22.3

Eruptives Hämangiom: Rasch wachsender, gefäßreicher, benigner Hauttumor. Die Entwicklung von eruptiven Hämangiomen auf vorbestehenden pigmentierten Hautveränderungen i. S. von Naevuszellnaevi oder auf seborrhoischen Keratosen ist eine Rarität. Klinisch und auflichtmikroskopisch dominieren die Gefäßschlingen bei eruptiven Hämangiomen im Gegensatz zu der Morphe beim knotigen amelanotischen malignen Melanom.

Irritierter Naevuszellnaevus (NZN)/malignes Melanom: Die Anamnese eines vorbestehenden Naevuszellnaevus legt in dem beschriebenen Fall die Vermutung nahe, dass es sich um eine melanozytäre Hautveränderung handelt. Gelegentlich kommt es durch eine mechanische Alteration zu einer Irritation und ggf. auch Blutung bei benignen Naevuszellnaevi.

Im vorliegenden Fall deutet das klinische Bild auf ein malignes Melanom hin. Die Kriterien der so genannten ABCD-Regel sind zumindest in drei der vier Punkte erfüllt (asymmetrische Läsion, unterschiedliches Farbkolorit, Durchmesser > 6 mm).

Außerdem stellt diese Hautveränderung im Übersichtsbild der pigmentierten Hautveränderungen des beschriebenen Patienten ein „hässliches Entlein“ dar, das eindeutig anders als alle anderen Läsionen ist. Auch dieses Phänomen ist typisch für ein malignes Melanom. Zudem ist die Entstehung eines amelanotischen Knotens in einer melanotischen Läsion immer verdächtig auf das Vorliegen eines sekundär knotigen, superfiziell spreitenden malignen Melanoms. Ggf. ist zu hinterfragen, ob hier vielleicht die Variante eines angeborenen (kongenitalen) Naevuszellnaevus vorgelegen hat, der jetzt entartet ist.

Nennen Sie die verschiedenen klinisch-histologischen Subtypen des malignen Melanoms und ihre Häufigkeit.

- Superfiziell spreitendes Melanom; ca. 65% aller Melanome
- Noduläres Melanom; ca. 20% aller Melanome
- Lentigo-maligna-Melanom: ca. 10% aller Melanome
- Akrales (früher akrolentiginöses) Melanom: ca. 5% aller Melanome
- Extrakutanes Melanom: ca. 5% aller Melanome

Durch welche diagnostischen Maßnahmen erhärten Sie Ihre Verdachtsdiagnose?

- Auflichtmikroskopie (Epilumineszenzmikroskopie, Abb. 22.4) mit 10-fach-Vergrößerung; hier: Unterbrechung des Reteleistenmusters, graublaue Schlieren sowie pseudopodienartige Ausläufer am Rand der Läsion. Kriterien für ein Melanom (SSM)!
- Vollständige Exzisionsbiopsie mit histologischer Sicherung

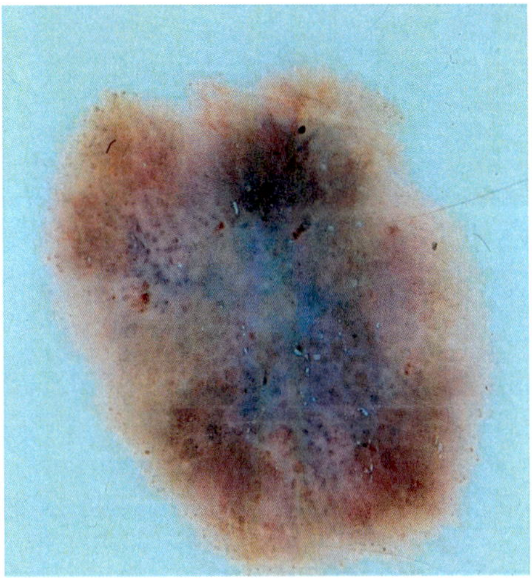

Abb. 22.4

Was müssen Sie bei der Exzisionsbiopsie berücksichtigen?

Um die Lymphabstromverhältnisse originalgetreu zu belassen, sollte die Exzision mit einem kleinen Sicherheitsabstand (möglichst ≤ 1 cm) erfolgen und der Wunddefekt nicht mittels Verschiebelappenplastik, sondern mittels Dehnungsplastik verschlossen werden. Nur so ist gewährleistet, dass die Exzisionsbiopsie weder die Ergebnisse einer Lymphabstromszintigraphie noch einer Sentinel-Node-Biopsie beeinflusst.

Beurteilen Sie die Histologie aus dem Plaque-Anteil der Läsion und diskutieren Sie diese in Hinblick auf die von Ihnen erhobenen Differenzialdiagnosen.

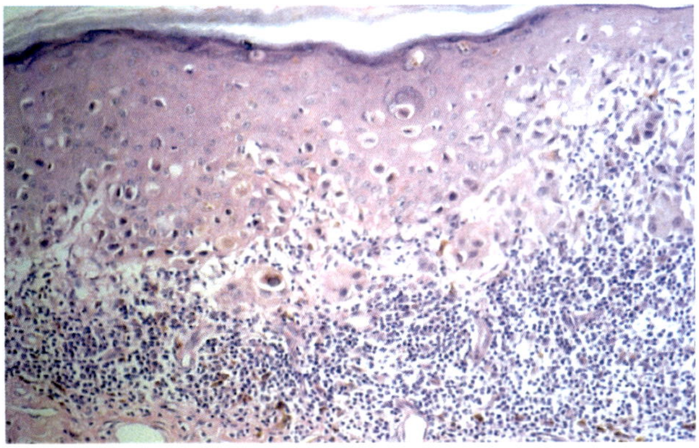

Abb. 22.5

Die Histologie aus dem Plaqueanteil der pigmentierten Hautveränderung (Abb. 22.5) zeigt eine von atypischen Melanozyten durchsetzte Epidermis und Dermis mit einem dichten lymphohistiozytären Infiltrat. Es besteht kein Zweifel an der Diagnose eines oberflächlich spreitenden malignen Melanoms mit einer deutlichen Spontanregressionstendenz („Regressionszone").

Ein weiterer Histologieschnitt aus dem knotigen Anteil ergibt ein malignes Melanom mit einem maximalen vertikalen Tumordurchmesser von 3,5 mm bei einem Clark-Level IV.

Beschreiben Sie die Besonderheit des vorliegenden Falles und beurteilen Sie, ob die Anamnese des Patienten glaubwürdig ist!

Interessant, aber auch traurig ist, dass der Patient offensichtlich um die Zusammenhänge von Sonnenlicht und Melanomentstehung wusste, aber die falschen Schlussfolgerungen daraus gezogen hat. Es wurde ein Lichtschutz der pigmentierten veränderten Hautveränderung durchgeführt, statt sie einem Hautarzt zu zeigen und exzidieren zu lassen.

Hinsichtlich der Anamnese bleibt zu hinterfragen, ob es sich um einen kongenitalen oder erworbenen Naevuszellnaevus gehandelt hat, der jetzt in ein malignes Melanom vom superfiziell spreitenden Typ übergegangen ist. Es besteht kein Zweifel daran, dass sich auf das oberflächlich spreitende Melanom ein sekundär knotiger Anteil mit einem vertikalen Tumorwachstum gesetzt hat. Die zunächst langsame horizontale Wachstumsphase und das dann schnelle vertikale Wachstum des Tumors – wie vom Patienten geschildert – ist charakteristisch für die Entwicklung derartiger Melanome.

Welche weiterführenden diagnostischen Maßnahmen veranlassen Sie?

- Regionäre Lymphknotensonographie zur Ausbreitungsdiagnostik
- Röntgen-Thorax und Abdomensonographie zur Ausbreitungsdiagnostik
- Blutuntersuchungen: mindestens Blutbild und Gerinnungsparameter vor größerem lokalen Eingriff und Sentinel-Node-Biopsie; Protein S-100B als Melanom-Serummarker (Ausgangswert für spätere Verlaufskontrollen); weitere Laborparameter nur bei klinischen Fragestellungen (Gerinnungsstörungen, Begleiterkrankungen etc.)
- Entsprechend den deutschen Leitlinien zur Versorgung von malignen Melanomen mit einem maximalen vertikalen Tumordurchmesser von mindestens 1,0 mm sollte eine Sentinel-Lymphknotenbiopsie veranlasst werden (Exstirpation des ersten drainierenden regionalen Lymphknotens; „Schildwächter-Lymphknoten-Biopsie"). Die Untersuchung des entnommenen Lymphknotens/der entnommenen Lymphknoten sollte durch ein histopathologisches Speziallabor erfolgen. Frage: Liegen Mikrometastasen vor oder ist der Lymphknoten tumorfrei?

Die Sentinel-Lymphknotenbiopsie ergibt im Lymphknoten einen etwa 5 mm großen Herd mit typischen Melanomzellen in der Histologie und der immunhistologischen Färbung mit HMB-45 und S-100. Beurteilung: Mikrometastase des malignen Melanoms.

Welches Tumorstadium liegt vor?

Nach der neuen AJCC-Klassifikation (American Joint Committee on Cancer) für maligne Melanome liegt das Stadium T3a N1a M0 entsprechend einem Gesamttumorstadium IIIA vor.

Wie hoch ist das Metastasierungsrisiko in dieser Situation?

Das Metastasierungsrisiko bei einem positiven Sentinel Node beträgt etwa 50% in den darauf folgenden Jahren.

Welche therapeutischen Maßnahmen veranlassen Sie?

Nachexzision mit 2 cm Sicherheitsabstand entweder einzeitig zusammen mit der Schildwächter-Lymphknoten-Exstirpation (Sentinel-Node-Biopsie) oder als zweizeitiger Eingriff nach bereits erfolgter Exzisionsbiopsie des malignen Melanoms. Hierfür ist eine präoperative Lymphszintigraphie zur Darstellung des Lymphabflusses unbedingt erforderlich! Die besten Detektionsergebnisse des Sentinel Nodes werden mit der kombinierten Methode (periläsionäre Applikation des Farbstoffs Patentblau sowie von Technetium-markiertem Nanokolloid als radioaktiver Marker) erzielt. Danach werden der Sentinel Node oder ggf. die Sentinel Nodes mit der höchsten Radioaktivität und/oder blau gefärbte Lymphknoten gezielt entnommen („selektive" Lymphadenektomie). Der Eingriff ist heute überwiegend in Tumeszenz-Lokalanästhesie durchführbar, ggf. auch in Intubationsnarkose.

Sind weitere Behandlungen indiziert?

Ja, eine komplette Ausräumung der Lymphknotenstationen stellt den therapeutischen Standard dar. Andere Vorgehensweisen sollten nach sorgfältiger Aufklärung des Patienten nur im Rahmen klinischer Studien erfolgen. Näheres in der deutschen Leitlinie zur Behandlung des malignen Melanoms (www.ado-homepage.de).

In der weiteren Bearbeitung der Präparate der kompletten Lymphadenektomie finden sich keine weiteren Melanommetastasen in den Lymphknoten.

Der Patient kommt auf die behandelnden Ärzte mit der Frage zu, ob weitere Maßnahmen notwendig sind, um das Metastasierungsrisiko zu verringern.

In Deutschland wird eine adjuvante Therapie mit präferenziell hoch dosiertem (alternativ auch niedrig dosiertem) Interferon α empfohlen, da mit dieser Therapie die rezidivfreie Überlebenszeit verlängert werden kann. Allerdings hat die Behandlung einen unsicheren Einfluss auf die Gesamtüberlebenszeit und damit auf die Heilungsrate. Daher sollte eine Diskussion von Pro und Kontra der Interferon-α-Behandlung mit dem Patienten, ggf. in Anwesenheit der Angehörigen, erfolgen.

Wie sehen die verschiedenen Therapiemöglichkeiten mit Interferon aus?

Die niedrig dosierte Therapie mit Interferon α2a erfolgt dreimal wöchentlich subkutan durch den Patienten selbst. Die übliche Behandlungsdauer beträgt 18 Monate, im Einzelfall kann aber erwogen werden, auch eine längere Therapie bei guter Verträglichkeit durchzuführen.

Die hoch dosierte Interferontherapie erfolgt üblicherweise mit Interferon α2b über zwölf Monate. Nach der hoch dosierten (20 Mio. IE/m^2 KO) intravenösen Einleitung der Therapie in den ersten vier Wochen besteht die Erhaltungstherapie aus der ambulanten Gabe von Interferon α2b, 10 Mio. IE/m^2 Körperoberfläche über elf Monate.

Welche limitierenden Nebenwirkungen kennen Sie? Wie würden Sie diese ggf. behandeln?

Während der Langzeittherapie sollten unbedingt Blutbildkontrollen und Kontrollen der Leberwerte (v.a. Transaminasen) durchgeführt werden. Ein Transaminasenanstieg auf Werte auf mehr als das Fünffache der oberen Norm sollte mit einem Internisten/Hepatologen besprochen werden und zu einer Dosisreduktion bzw. Therapieunterbrechung führen. Eine Vorstellung des Patienten in einem spezialisierten Zentrum ist empfehlenswert.

Die häufigste Nebenwirkung bei der Langzeittherapie mit niedrig, aber auch hoch dosiertem Interferon ist die Depression. Im Falle von Zeichen einer depressiven Verstimmung, wie der typischen Antriebsarmut, wäre ein Psychiater hinzuzuziehen, der ggf. eine medikamentöse Therapie mit einem Antidepressivum einleiten kann. Sollten sich die Symptome hierdurch nicht bessern, muss wegen der interferoninduzierten Depression an einen Therapieabbruch gedacht werden. Besondere Vorsicht ist angezeigt, wenn ein Patient Suizidgedanken äußert. Hier handelt es sich um eine Notfallsituation, die eine schnelle Vorstellung bei einem Psychiater bedingt.

Welche Tumornachsorge ist für den Patienten angezeigt?

Laut der ADO-Leitlinien 2005 erfolgt eine vierteljährliche Nachsorge mit halbjährlichen Staging-Untersuchungen (mindestens Röntgen-Thorax und Abdomensonographie sowie Lymphknotensonographie).

Wichtigstes Nachsorgeinstrument sind jedoch die Selbstanleitung des Patienten zur Palpation von Haut (v.a. ehemaliges Tumorareal) und Lymphknoten sowie die körperliche Untersuchung im Rahmen der ärztlichen Nachsorge.

Der Melanom-Serum-Tumormarker S-100B kann eine frühe Fernmetastasierung detektieren.

Zwei Jahre nach der Entfernung des Primärtumors und der regionären Lymphknotenstationen hat der bis dato rezidivfreie Patient einen eindeutigen Leistungsknick mit starker Abgeschlagenheit. Zusätzlich ist eine Dyspnoe aufgetreten. Der Patient schildert Ihnen diese Beschwerden im Rahmen einer ärztlichen Tumornachsorgeuntersuchung.

Welche Maßnahmen ergreifen Sie?

- Weitere Befragung des Patienten nach anderen Beschwerden (z.B. B-Symptomatik, Kopfschmerzen, Sehstörungen, Knochenschmerzen, abdominelle Beschwerden)
- Komplette körperliche Untersuchung des Patienten inklusive Lymphknoten- und Leberpalpation
- Staging-Untersuchungen des Patienten mit möglichst sensitiven Methoden (Minimum: Computertomographie von Thorax und Abdomen; fakultativ: Hirn-MRT und Knochenszintigraphie je nach Beschwerdebild)

Im Rahmen der Staging-Untersuchungen werden in der CT-Untersuchung des Thorax eine polytope Lungenmetastasierung in beiden Lungenflügeln sowie eine polytope Lebermetastasierung festgestellt.

Wie ist die Prognose des Patienten?

Die mediane Überlebenszeit beträgt sechs bis neun Monate, wobei im Einzelfall ein Langzeitüberleben möglich ist (2–5% der Patienten).

Welche Maßnahmen schlagen Sie vor?

Die bisherigen therapeutischen Maßnahmen wie die Standard-Chemotherapeutika (z.B. DTIC) haben eine Ansprechrate von 10–15%, die Dauer der Remissionen ist nicht sicher vorhersagbar, aber im Allgemeinen kurz.

In den ADO-Leitlinien 2005 wird empfohlen, Patienten möglichst in standardisierte Therapieprotokolle (auch Studien) einzuschließen. Im Individualfall nach ausführlicher Aufklärung der Patienten und ihrer Angehörigen auch Verzicht auf systemische Therapieverfahren möglich, in diesem Fall aber Hinweis auf allgemeine palliative (leidenslindernde) Maßnahmen notwendig. Engmaschige, ggf. auch interdisziplinäre Absprache der weiteren Maßnahmen erforderlich.

Zudem sollte in spezialisierten Zentren nach aktuellen Therapiestudien gefragt werden.

Literatur

Balch CM et al. Final Version of the American Joint Committee on Cancer: Staging System for Cutaneous Melanoma. J Clin Oncol 2001; 19: 3635–48

Hauschild A et al. Adjuvante und palliative systemische Therapie des Melanoms. In: Fortschritte der praktischen Dermatologie. Hrsg.: Plewig G, Kaudewitz P, Sander C. Springer-Verlag Berlin–Heidelberg 2005

Hauschild A et al. Malignes Melanom – operative Therapie des Primärtumors. Onkologe 2004; 10: 701–709

Leitlinien der Arbeitsgemeinschaft Dermatologische Onkologie (ADO) der Deutschen Krebsgesellschaft und der Deutschen Dermatologischen Gesellschaft unter www.ado-homepage.de, 2005

Fall 23

Eine 61-jährige Frau stellt sich bei Ihnen erstmalig vor. Ihr Hausarzt hat sie wegen einer Onychomykose an beiden Füßen mit der Frage nach einer systemischen antimyzetischen Therapie überwiesen. Aus der mitgebrachten Kopie der aktuellen Laborbefunde entnehmen Sie, dass bis auf eine erhöhte BSG von 45/60 mm (nach Westergren) Normwerte vorliegen. Die BSG-Erhöhung ist seit Jahren bekannt. Nachdem die Patientin den Kompressionsstrumpf am linken Bein ausgezogen hat, bietet sich Ihnen folgender Hautbefund.

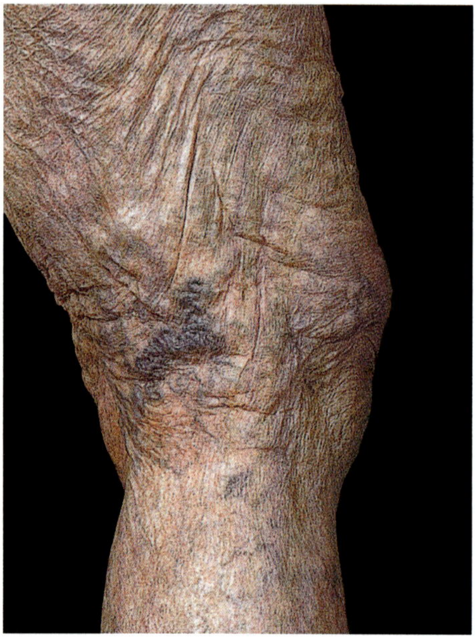

Abb. 23.1

Beschreiben Sie den Hautbefund.

Die Haut ist schlaff-atroph mit durchscheinenden Venen. Man spricht auch von einer zigarettenpapierartigen Haut oder Bratapfelhaut.

Welche Differenzialdiagnosen kommen infrage?

Steroidatrophie der Haut: Glukokortikoide werden erfahrungsgemäß oft durch vorbehandelnde Ärzte ohne entsprechende Abwägung längerfristig flächenhaft bei verschiedenen als Ekzem eingestuften Krankheiten am Unterschenkel eingesetzt (Motto: „Mal sehen, ob das was bringt").

Chronische venöse Insuffizienz (CVI): Zum Ausschluss einer CVI sind das Abtasten des Verlaufes der V. saphena magna sowie die Untersuchung der Beinvenen mit einem Taschendopplergerät obligatorisch. Darüber hinaus sollte nach weiteren klinischen Zeichen einer Veneninsuffizienz gesucht werden, z.B. nach einer Corona phlebectatica paraplantaris, einer Purpura jaune d'ocre, einer Atrophie blanche.

Akrodermatitis chronica atrophicans (ACA) im Spätstadium. Die ausgeprägte Hautatrophie wäre typisch.

Die weitere Untersuchung und Befragung der Patientin ergeben keine Hinweise auf eine CVI. Die Untersuchung der Beinvenen mit dem Taschendopplergerät ergibt keinen pathologischen Befund. Steroidhaltige Externa wurden nicht angewandt.

Welche Fragen stellen Sie der Patientin, um die Verdachtsdiagnose Akrodermatitis chronica atrophicans zu erhärten?

Können Sie sich an Zeckenbisse erinnern? Wenn ja, wie haben Sie die Zecken entfernt?

Sollte die Patientin sich nicht an einen Zeckenbiss erinnern, müsste nach häufigem Aufenthalt im Freien (ländliche Region, Wälder) und nach den Freizeitgewohnheiten sowie nach einer ringförmigen Rötung gefragt werden.

Die Patientin gibt an, sie könne sich weder an Zeckenbisse noch an eine ringförmige Rötung erinnern. Allerdings sei sie oft im Garten und gehe gern in einem nahe gelegenen Waldgebiet mit dem Hund spazieren.

Sie könne sich daran erinnern, dass vor vielen Jahren während eines Urlaubes der linke Unterschenkel plötzlich angeschwollen sei. Da sei die Hautstelle aber schon rotblau verfärbt gewesen. Sie habe mehrere Tage im Bett verbringen müssen, weil sie Schweißausbrüche gehabt und sich ziemlich schlapp gefühlt habe. Außerdem habe sie immer wieder „Herzrasen" gehabt, das nach einiger Zeit aufgehört habe.

Welche Farbe hatte die Hautveränderung am linken Bein im Anfang und wie hat sie sich über die Jahre verändert?

Die Verfärbung des Unterschenkels habe über Jahre bestanden, sei allmählich abgeblasst und die Haut sei immer dünner geworden. Jetzt könne man viele Adern sehen und deshalb würde sie „Gummistrümpfe" tragen.

Können Sie sich an rheumaartige Beschwerden oder Kreislaufstörungen erinnern?

Sie wisse, dass ihr linkes Knie irgendwann einmal geschwollen war, sogar mehrmals, und dass das Gehen geschmerzt habe. Sie habe eine Rheumasalbe aufgetragen und dann sei alles wieder in Ordnung gewesen.

Können Sie sich an knötchenförmige Veränderungen im Kniebereich erinnern?

Ja, solche Knötchen seien ihr erinnerlich. Sie hätten keine Schmerzen bereitet und das Laufen nicht eingeschränkt.

Welche Laborwerte fordern Sie an?

Bestimmung von Gammaglobulinen, von IgM- und IgG-Antikörpern gegen Borrelia burgdorferi sowie des Rheumafaktors und TPPA.

Welche Resultate erwarten Sie?

- Einen erhöhten IgG-Antikörpertiter gegen Borrelia burgdorferi und einen normalen oder erhöhten IgM-Antikörpertiter
- Einen negativen Rheumafaktor und TPPA-Test, eine erhöhte BSG (vom Hausarzt bereits festgestellt) und erhöhte Gammaglobuline

Welchen Stellenwert messen Sie den serologischen Ergebnissen in der Borreliosediagnostik bei?

Diese sind hinweisgebend, haben aber für sich genommen keinen beweisenden Charakter. Das serologische Ergebnis untermauert die klinische Diagnose. Bis heute existiert keine Standardisierung der serologischen Verfahren, sodass die Bestimmung der Borrelienserologie (Ausgangswert, Kontrollwert) immer vom selben Labor durchgeführt werden muss, da die Labore unterschiedliche Testsysteme verwenden (fehlende Vergleichbarkeit).

Zwischenzeitlich hat sich die Diagnostik durch Einführung von neuen, spezifischeren Testantigenen, Qualitätsrichtlinien (Zwei-Stufen-Protokoll) und Ringversuchen deutlich verbessert.

Anmerkung

Das Zwei-Stufen-Protokoll umfasst einen sensitiven ELISA-Suchtest und einen spezifischen Immunoblot-Bestätigungstest. Kontrolltests nach abgeschlossener Antibiotikatherapie können zu falschen Schlussfolgerungen führen, da z.B. der IgM-Titer beim Erythema migrans unter Therapie zunächst wegen der Stimulation des Immunsystems durch freigesetzte Borrelienantigene sogar ansteigt und die IgM-AK nach Therapieende bis zu einem Jahr persistieren. Trotz neuester Testverfahren können IgM-AK unspezifisch bei EBV-Infektion, rheumatischen und Autoimmunkrankheiten erhöht sein. Bei uncharakteristischen Krankheitsbildern ist deshalb eine Bestimmung von EBV-AK, ANA und Entzündungsparametern empfehlenswert. Ausschlaggebend für den Therapieerfolg sollte immer die Klinik sein; der Erfolg kann nicht am AK-Titer festgemacht werden.

Die PCR zum Nachweis von Borrelien in Urin und Blut sowie der Lymphozytentransformationstest sind für die Routinediagnostik ungeeignet, da es zu falschpositiven Resultaten kommen kann.

Welchen histologischen Befund erwarten Sie (a) bei einem aktiven/frühen ACA-Herd und (b) bei einem ACA-Herd im Spätstadium?

(a) Ein dermales, perivaskuläres, lymphozytäres Infiltrat mit Plasmazellen, Teleangiektasien und eine beginnende epidermale Atrophie.

(b) Ein interstitielles, lymphozytäres Infiltrat mit Plasmazellen, manchmal Histiozyten oder Mastzellen, eine atrophe Epidermis, verminderte oder fehlende Adnexstrukturen.

Anmerkung

Bei der Lues finden sich ebenfalls perivaskulär Plasmazellen.

Wie lange dauert die Inkubationszeit der Akrodermatitis chronica atrophicans?

Sie variiert sehr stark zwischen sechs Monaten und bis zu zehn Jahren.

Womit ist die ACA häufig assoziiert?

Etwa zwei Drittel der Patienten weisen neben der ACA eine periphere Polyneuropathie in Form von Kribbelparästhesien und brennenden Schmerzen auf.

Besteht die Möglichkeit einer spontanen Heilung? Ist eine Therapie indiziert?

Nein. Die ACA gehört zum Stadium III der Borreliose, die durchweg persistierende Veränderungen umfasst. Selbst in diesem Stadium lassen sich noch Borrelien in einer entnommenen Hautprobe nachweisen, sodass eine Therapie indiziert ist.

Wie ordnen Sie das geschilderte Krankheitsbild unter Berücksichtigung des klinischen Verlaufs innerhalb der Lyme-Borreliose ein?

Die ACA ist pathognomonisch für das Spätstadium der Borreliose, die einen stadienartigen Verlauf nimmt: Die ACA beginnt mit einer bläulich-rötlichen Verfärbung des betroffenen Beines, wie von der Patientin geschildert, begleitet von einem mehr oder minder ausgeprägten Ödem; nach Jahren und Jahrzehnten Übertritt in das atrophe Stadium, die kontralaterale Seite kann zeitversetzt miterfasst werden. Die Häufigkeit der ACA im Rahmen einer Borreliose wird auf 1–2% geschätzt, mit einem Überwiegen des weiblichen Geschlechts.

Verschiebliche, schmerzlose, juxtaartikuläre fibroide Knoten kommen in 10–25% der ACA vor und sind klinisch von Rheumaknoten nicht zu unterscheiden, lassen sich jedoch histologisch abgrenzen. Sie sind durch narbige Hyalinisierung („zwiebelschalenartig" angeordnete hyaline Kollagentextur mit Schrumpfspalten) ohne weitergehende Bindegewebsdegeneration oder Nekrose charakterisiert.

Die Patientin könnte aufgrund der Schilderung im Urlaub an einem Erysipel erkrankt sein, was das „Herzrasen" erklären würde. Eine kardiale Beteiligung im Rahmen einer Borreliose ist eher selten. Das Herzrasen ist abzugrenzen von AV-Blockierungen 2. oder 3. Grades, die für eine Lyme-Karditis im Stadium III relativ typisch sind. Hämodynamisch wirksame Arrhythmien bedürfen zwingend einer stationären Therapie in einer internistischen Abteilung.

Die Lyme-Arthritis ist eine häufige Manifestation der Lyme-Borreliose und verläuft typischerweise attackenweise mit zwischenzeitlicher scheinbarer Heilung. Ihr Auftreten ist akut und muss von Arthritiden anderer Genese (z.B. Reiter-Syndrom, Gonorrhö) abgegrenzt werden. Durch rechtzeitige adäquate antibiotische Therapie werden die meisten Patienten geheilt. Selbst chronische Fälle einer Lyme-Arthritis heilen in vielen Fällen noch nach Jahren spontan, sodass ausschließlich für therapierefraktäre Fälle (fehlendes Ansprechen auf Antibiotika und nichtsteroidale Antiphlogistika) eine invasive Behandlung (z.B. in Form einer Synovektomie) indiziert ist.

Welche Komplikation einer Borreliose ist bei dem Jungen auf Abbildung 23.2 dargestellt? Der Junge wurde aufgefordert, die Zähne zu zeigen und die Stirn zu runzeln. Es handelt sich um das einzige Symptom der Krankheit. Erläutern Sie das Krankheitsbild und seinen Verlauf! Welche Therapie schlagen Sie vor?

Es handelt sich um eine linksseitige periphere Fazialisparese. Die mimische Muskulatur ist gestört: verstrichene Nasolabialfalte, verzogener Mund, Speichelträufeln. Bei der Fazialisparese ist der Lidschluss unvollständig (Lagophthalmus). Da das untere Drittel bzw. die untere Hälfte der Cornea freiliegt, kann es zur Expositionskeratitis (Keratitis e lagophthalmo) kommen, die einer augenärztlichen Behandlung bedarf. Im Unterschied zur zentralen Fazialisparese ist im vorliegenden Fall der Stirnast des N. facialis mitbetroffen (Stirnrunzeln auf der betroffenen Seite nicht möglich).

Die Fazialisparese gehört zum Stadium II der Borreliose. Der N. facialis ist der mit Abstand am häufigsten betroffene Hirnnerv (Kinder > Erwachsene). Da die periphere Fazialisparese alleiniges

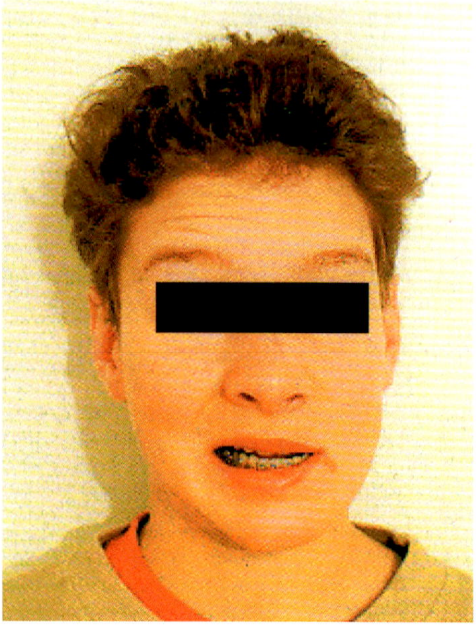

Abb. 23.2 (Quelle: Satz N. Klinik der Lyme-Borreliose. 2. Aufl. Huber Bern 2002, S. 163)

Symptom ist, muss zur Diagnosefindung eine Liquorpunktion erfolgen. Typischerweise ist zeitversetzt auch die kontralaterale Seite betroffen. Die Prognose einer peripheren Fazialisparese quoad sanationem ist gut. Eine systemische antibiotische Therapie sollte vorgenommen werden, obwohl die Fazialisparese auch ohne Therapie heilen kann.

Bitte erläutern Sie die stadiengerechte Therapie der Borreliose bei Erwachsenen.

- Stadium I und II: Doxycyclin 1 × 200 mg/d abends über 10–20 Tage
- Stadium III: wie Stadium I, aber über 20–30 Tage. Doxycyclin hat gegenüber anderen auch indizierten Antibiotika, wie Amoxicillin, den Vorteil der Einmalgabe (bessere Compliance)
- Bei neurologischen Symptomen und kardialen Veränderungen muss eine intravenöse Antibiose erfolgen: Ceftriaxon 1 × 2 g/d i. v. über 14–21 Tage (z. B. Rocephin®), Cefotaxim 3 × 2 g/d i. v. über 14–21 Tage (z. B. Claforan®) oder hoch dosiert Penicillin G 4 × 5 Mio. IE/d p. o. über 14–21 Tage (Dosisanpassung bei eingeschränkter Nierenfunktion)

Anmerkung

Schmerzen bei einer durch Borrelien hervorgerufenen Monoradikulitis nehmen nach Infusion von Ceftriaxon rasch ab, was als Diagnosebestätigung gewertet werden kann. Unter der Gabe von Cephalosporinen der 1. und 2. Generation sowie von Clarithromycin und Roxithromycin gibt es Therapieversager. Sekundärresistenzen wurden bislang nicht nachgewiesen.

Wie behandeln Sie Kinder und Schwangere?

- Therapie ohne neurologische Symptome: Kinder bis 9. Lebensjahr Amoxicillin 50 mg/kg/d über 10–20 Tage (Stadium I und II) bzw. 14–21 Tage (Stadium III)
- Therapie mit neurologischen Symptomen: Ceftriaxon 50 mg/kg/d i. v. als Einmalinfusion über 14–21 Tage (z. B. Rocephin®)

– Schwangere können während der gesamten Schwangerschaft unbedenklich mit Amoxicillin 3 × 750 mg/d bzw. 4 × 500 mg/d p.o. behandelt werden, ab dem 4. Schwangerschaftsmonat mit einem parenteralen Antibiotikum.

Anmerkung
Bei Penicillinallergie vom Soforttyp können Schwangere Erythromycin bekommen, bei Allergie vom Spättyp Cefuroxim (Kreuzallergierisiko 10 %).

Welches Risiko besteht bei der Antibiotikatherapie einer Borreliose im Stadium II und III, und was kann man prophylaktisch dagegen tun?

Es kann eine *Jarisch-Herxheimer-Reaktion* auftreten, die bei der Borreliose milder verläuft als bei der Syphilis. Dabei kann es innerhalb der ersten beiden Behandlungstage zu Fieber mit Schüttelfrost und einer Verschlechterung des Allgemeinbefindens durch Erregerzerfall (Antigenfreisetzung) und Produktion proinflammatorischer Zytokine (v.a. TNF-α) kommen, wobei dies unabhängig vom gegebenen Antibiotikum ist. Ein Therapieabbruch ist nicht erforderlich, ebenso wenig eine prophylaktische Kortisongabe. Allenfalls ist die Gabe von Paracetamol indiziert.

Was halten Sie von der so genannten „Zeckenimpfung"?

Die von den Patienten oft erwähnte Impfung richtet sich gegen das Frühsommermeningoenzephalitis-Virus und nicht gegen Borrelien. Ein Impfstoff gegen Borrelia burgdorferi existiert in Europa nicht.

Anmerkung
In den USA war der monovalente Impfstoff LYMErix™ seit 2002 zugelassen (outer surface protein A von B. burgdorferi sensu stricto und Adjuvanszusatz). Der Impfstoff wurde inzwischen zurückgezogen.

Da in Europa mindestens vier weitere humanpathogene Genospezies vorkommen (B. afzelii, B. garinii, B. valaisiana und B. spielmani (A16S)) und unter den fünf Spezies keine Kreuzimmunität besteht, wäre der Einsatz dieses Impfstoffes in Europa nicht Erfolg versprechend gewesen.

Wann und wie sollte eine Zecke entfernt werden?

Eine Zecke sollte möglichst rasch mit einer feinen Pinzette (Uhrmacherpinzette) entfernt werden, indem sie möglichst dicht an der Haut gefasst (eine Lupe kann hilfreich sein!) und ohne ruckartige Bewegung herausgezogen wird. Inzwischen gibt es auch eine sterilisierbare Zeckenzange für Menschen (Zeckenzange nach Dr. Fark, Eickemeyer Medizintechnik, Tuttlingen). Anschließend sollte ein Hautdesinfektionsmittel (z.B. Octenisept®) aufgetragen werden. Falls Zeckenreste (Hypostom) in der Haut verblieben sind, kann der Stichkanal mit einem Ringmesser (z.B. Ringkürette von Stiefel) kürettiert werden, um die nachfolgende Bildung eines Fremdkörpergranuloms zu vermeiden.

Warum sollte eine Zecke möglichst schnell entfernt werden?

Das Infektionsrisiko ist am geringsten bei Entfernung der Zecke innerhalb der ersten zwölf Stunden nach dem Biss. Danach steigt das Übertragungsrisiko deutlich an (Mindestsaugzeit > 12 h). Als Anhaltswerte können gelten, dass die Übertragungsrate von Borrelien nach 36 Stunden > 70% liegt und nach 48 Stunden bereits > 90% beträgt, wenn die Zecke Borrelienträger ist. Die Durchseuchungsrate ist regional unterschiedlich (5–40%).

Anmerkung

Da der Zeckenbiss schmerzlos ist, ist es schwierig, die Dauer des Blutsaugens und damit das Infektionsrisiko abzuschätzen. Ein Anhaltswert für ein solches Risiko ist für Nymphen, die am häufigsten als Borrelienüberträger infrage kommen, gefunden worden. Nach Entfernung der Nymphe aus der Haut werden unter einem Lichtmikroskop mit einem Okularmikrometer die Abdomenlänge sowie die Schildbreite ausgemessen und ins Verhältnis gesetzt. Liegt der gefundene Wert > 1,1, ist von einem erhöhten Infektionsrisiko auszugehen.

Neben Schildzecken scheinen Tabanidae (Bremsen) ebenfalls als Vektor infrage zu kommen.

Worauf sollte ein Patient nach einem Zeckenbiss in jedem Fall hingewiesen werden?

Sollten sich nach einem freien Intervall (ein solches findet sich nicht bei der persistierenden Arthropodenstichreaktion) eine Rötung (Erythema migrans) und/oder grippeähnliche Beschwerden innerhalb von vier Wochen nach dem Zeckenbiss einstellen, sollte der Patient einen Arzt aufsuchen, da in diesem Fall nicht nur eine Infektion mit Borrelien, sondern auch eine Erkrankung stattgefunden haben könnte.

Anmerkung

Das Risiko, nach Zeckenbiss an Borreliose zu erkranken, beträgt etwa 1 %, sodass nach gegenwärtigem Wissensstand eine prophylaktische antibiotische Therapie in Form einer Einmalgabe (200 mg Doxycyclin) nicht indiziert erscheint, zumal Menschen (z. B. Waldarbeiter) beruflich bedingt im Lauf eines Jahres häufiger von Zecken gebissen werden können.

Das Erythema migrans zeichnet sich durch eine große Formenvielfalt aus, z. B. erysipelartige Formen oder vesikulöse mit heftiger Entzündungskomponente oder nicht migrierende. Bei Kindern tritt das Erythema migrans häufig im Gesicht symmetrisch auf, sodass eine Verwechslung zum Beispiel mit dem Erythema infectiosum möglich ist. Außerdem können Kinder mehrere, teilweise sehr kleine ovale Herde als Zeichen einer Disseminierung der Borreliose entwickeln.

Literatur

Hofmann H. Lyme-Borreliose. Hautarzt 2005; 56: 783–796

Weber K, Wilske B, Fingerle V. Folge eines Zeckenstiches: Lyme-Borreliose. Der Deutsche Dermatologe 2003; 7: 535–540

Fall 24

Es stellt sich eine 45-jährige Patientin in Ihrer Praxis mit einer chronisch-rezidivierenden Urtikaria vor. Diese würde bereits seit nunmehr zwei Jahren bestehen und sie vor allem durch den quälenden Juckreiz erheblich in Ihrer Lebensqualität beeinträchtigen. Bisher habe sie auf Anraten des Hausarztes „immer mal wieder" Antihistaminika und Glukokortikoide eingenommen. Sie sei das Ganze aber jetzt leid und habe deshalb einen anderen Arzt konsultiert.

Welche Fragen stellen Sie der Patientin zur Anamnese?

- Wann hat die Erkrankung begonnen?
- Treten die Quaddeln täglich auf?
- Gibt es tageszeitliche Unterschiede in der Intensität der Quaddeln?
- Betreffen die Quaddeln die gesamte Haut oder nur bestimmte Areale?
- Bei Betrachtung einer bestimmten Quaddel: Verschwindet diese innerhalb von 24 Stunden? Tipp: Einzelne Quaddel kann hierzu mit Kugelschreiber markiert werden.
- Gehen die Quaddeln mit Schwellungen von Augenlidern, Lippen, Händen und Füßen oder mit Atembeschwerden (Asthma) einher?
- Nehmen Sie Medikamente ein (insbesondere Acetylsalicylsäure, Betablocker, ACE-Hemmer, histaminliberierende Medikamente, wie Hydralazin, Aminoglykoside, Chloroquin, Hormone, z. B. Kontrazeptiva)?
- Vertragen Sie alle Nahrungsmittel?
- Sind bei Ihnen andere Erkrankungen bekannt, z. B. „Nasenpolypen", Magenschleimhautentzündungen, wiederkehrende Infekte, innere Erkrankungen?
- Haben Sie sich vor Auftreten der Urtikaria einer Operation unterzogen mit Einsatz von Metallimplantaten (Hüftprothese, Zähne)?
- Sehen Sie Zusammenhänge zu beruflicher Tätigkeit/Hobby?
- Standen Sie vor und stehen Sie seit Auftreten der Urtikaria sehr unter Stress?
- Reagieren Sie besonders heftig auf Insektenstiche?
- Ist Ihnen vor Auftreten der Urtikaria ein Zeckenstich erinnerlich?
- Lassen sich die Quaddeln bei Ihnen durch Druck (z. T. enger Gürtel), Kälte (Winter, kaltes Wasser, kalter Wind), Wärme (heiße Dusche), Wasser allein oder Sonnenlicht auslösen oder verstärken?
- Leiden weitere Familienmitglieder unter einer Urtikaria (Eltern, Geschwister, Kinder)?
- Leiden Sie unter Asthma, Heuschnupfen oder Neurodermitis?

Es besteht eine chronisch-rezidivierende Urtikaria verbunden mit Quincke-Ödemen, für die sich anamnestisch keine Ursache eruieren lassen. Die Quaddeln verschwinden immer innerhalb weniger Stunden. Eine bekannte Pollinosis durch Gräserpollensensibilisierung hat sich nach dreijähriger spezifischer Immuntherapie deutlich gebessert.

Alle anderen Fragen werden verneint.

Wie gestaltet sich die körperliche Untersuchung bei Patienten mit Urtikaria?

- Untersuchung des gesamten Integumentes einschließlich der Schleimhäute
- Auslösung des Dermographismus
- Dokumentation von Form, Farbe, Größe und Verteilung der Quaddeln

Bei der Patientin finden sich wenige typische, 1–2 cm im Durchmesser große Quaddeln am Stamm. Eine Schleimhautbeteiligung besteht derzeit nicht. Dermographismus: ruber et non-elevatus.

Welche anderen, nicht klassischen Urtikariaformen kennen Sie?

Urtikariavaskulitis: Die Quaddeln haben häufig einen rotbräunlichen Aspekt und persistieren länger als 24 Stunden. Diagnostisch ist zusätzlich eine Stanzbiopsie erforderlich.

Urticaria pigmentosa: Quaddeln stellen sich lediglich nach einem Reiz, wie kräftigem Reiben (Darier-Zeichen), ein. Die Morphe ist ansonsten durch wenige Millimeter große, gelbbraune Maculae oder kleinlinsengroße Papeln charakterisiert. Haut- und Knochenmarkbiopsie (Ausschluss systemische Mastozytose) sind indiziert. Bei Kindern < 10 Jahren spontanes Abheilen häufig, deshalb hier zunächst keine Knochenmarkstanze!

Familiäres Kälte-autoinflammatorisches Syndrom (Family Cold Autoinflammatory Syndrome [FCAS]): Im Gegensatz zur klassischen Urtikaria polymorphe Hautveränderungen einschließlich Urticae. Die Läsionen treten erst ein bis zwei Stunden nach Kälteexposition auf. Dieses autosomal dominant vererbte Syndrom (CIAS1-Gen, 1q44) geht zudem mit Fieber, Arthralgien und Leukozytose einher.

Hereditäres Angioödem: Familiäres intermittierendes Auftreten von nicht juckender Lippenschwellung, Schleimhautschwellung, ggf. Atemnot; keine zusätzliche Urtikaria.

Kontakturtikaria: Bei dieser Form wird die auslösende Substanz transepidermal eingeschleust. Klinisch imponieren eine Quaddel, die über die Kontaktfläche reicht, oder follikulär gebundene Quaddeln, deren auslösende Substanz über Follikelöffnungen penetrierte. Weiterhin ist die Ausbildung einer generalisierten Urtikaria möglich.

Als Auslöser einer Kontakturtikaria kommen u.a. Nahrungsmittel, Pflanzenbestandteile, tierische Produkte, Textilien, Medikamente und industrielle Produkte, wie Gummi, Metalle, Formaldehyd und Platinsalze, infrage, die als echte Allergene eine IgE-vermittelte Reaktion oder als Histaminliberatoren eine Intoleranz auslösen.

Welche diagnostischen Maßnahmen sind sinnvoll unter Berücksichtigung eines stationären Aufenthaltes in einer Hautklinik?

- Blutabnahme:
  - Blutbild, CRP, Elektrophorese, ASL, Rheumafaktor, Leber-, Nierenwerte
  - ANA, Borrelientiter, Helicobacter-pylori-Antikörper, TPPA, Yersinien-Serologie, Hepatitis-Serologie (Anti-HAV, Anti-HBs, Anti-HBc, Anti-HCV)
  - Gesamt-IgE, spezifische IgE-Antikörper (nur bei entsprechender Anamnese, z.B. Penicilline, Nahrungsmittel). Gesamt-IgE: altersbedingte Unterschiede, bei Frauen > 50 J. wieder Anstieg möglich, Männer zeigen altersunabhängig höhere Gesamt-IgE-Werte als Frauen
  - C1-Esterase-Inhibitor, Komplementfaktoren (C_3/C_4)
  - Schilddrüsenhormone und -antikörper

- Stuhlproben auf Salmonellen, Shigellen, Yersinien, Würmer/Wurmglieder/Wurmeier, Candida
- Fokussuche: Röntgen Thorax, Adomensonographie, Sonographie der Blase, HNO-Konsil, ZMK-Konsil, gynäkologisches Konsil, Gastroskopie (Abklärung Helicobacter pylori)
- Provokationstestungen: Nahrungsmittelzusatzstoffe, Bisulfite, ASS
- Physikalische Testungen
  - Kältetestung mit Eisbeutel (Kälteurtikaria)
  - Kälte-/Wärmeschwellenbestimmung, Wärmetestung mit Wärmflasche (Wärmeurtikaria)
  - Drucktestung mit Gewicht mit Spätablesung nach sechs Stunden (Druckurtikaria)
  - Folienschwitzversuch mit Folie und Anstrengung, z. B. Treppensteigen, Fahrradergometer (cholinergische Anstrengungsurtikaria)
  - UV-Licht und sichtbares Licht unterschiedlicher Wellenlängen (Lichturtikaria)

Die Diagnostik ergibt bei Ihrer Patientin einen positiven Borrelientiter für IgM und IgG jeweils mit spezifischen Banden im Immunoblot.

Wie werten Sie diesen Befund im Zusammenhang mit der Urtikaria und welche therapeutische Konsequenz ziehen Sie daraus?

Sie verordnen Doxycyclin 200 mg/d für drei Wochen. Sollte danach ohne weitere Medikation die Urtikaria abgeheilt sein und auch bleiben, ist ein Zusammenhang anzunehmen.

Anmerkung
Im Kindesalter können sich die Erythemata migrantia quaddelähnlich zeigen und sollten Anlass für eine entsprechende Serologie geben. Häufige Fehldiagnose: urtikarielles Exanthem.

Wie verfahren Sie bei einem sechsjährigen Kind mit akuter spontaner Urtikaria?

Abwarten, symptomatisch Antihistaminikum bei Bedarf, da 95 % der Fälle spontan verschwinden. Frage nach Infekt und Bekämpfung desselben. Keine umfangreiche Diagnostik; gilt auch für Erwachsene.

Wie sieht die Behandlung einer chronischen Urtikaria klassischerweise aus?

Prinzipiell beinhaltet die Behandlung die Karenz des Auslösers (soweit möglich) und eine Standardtherapie mit Antihistaminika.

Welche Antihistaminika sind zu bevorzugen?

Nicht sedierende H1-Antihistaminika (z. B. Desloratadin). Patienten sprechen unterschiedlich auf die einzelnen Wirkstoffe an, sodass bei erfolgloser Therapie der Wirkstoff gewechselt werden sollte.

Welche Antihistaminika zeigen keine Interferenzen mit anderen Medikamenten wie Makroliden oder Ketoconazol, weil sie nicht über das Cytochrom-P_{450}-Enzymsystem metabolisiert werden?

Cetirizin bzw. Levocetirizin, Fexofenadin, Desloratadin, Loratadin.

Reichen die zugelassenen Dosierungen der Antihistaminika immer aus?

Nein, häufig sind höhere (vierfache) Dosierungen erforderlich und teilweise auch als sicher eingestuft, wie für Cetirizin, Levocetirizin, Fexofenadin, Loratadin und Desloratadin gezeigt.

Welche anderen Therapiemöglichkeiten sind Ihnen bekannt?

Eine Kombination von H_1- und H_2-Antihistaminika kann versucht werden. Diese Kombination ist jedoch nicht wirksamer. Allerdings gibt es Studien, wonach eine Kombinationstherapie aus H_1-Blocker und Ciclosporin effektiv ist (Level of Recommodation B–C). Orale Glukokortikoide und Ciclosporin A sollten hartnäckigen Fällen vorbehalten sein und dann lediglich für kurze Zeit gegeben werden.

Daneben gibt es Berichte, aber keine kontrollierten Studien über den erfolgreichen Einsatz von Chloroquin, Dapson und Leukotrienantagonisten. (Montelukast als Monotherapeutikum wirkt nur bei der autoreaktiven Urtikaria, kann sogar eine Urtikaria verschlimmern.) Für die Behandlung einer hartnäckigen Druckurtikaria können neben Antihistaminika auch Methotrexat (15 mg/Woche) oder intravenöse Immunglobuline (2 g/kg für 2–3 Tage) versucht werden.

Nennen Sie Behandlungsmöglichkeiten der Kälteurtikaria.

- Toleranzinduktion. Stationäre Einleitung mit Bädern 3 × täglich, Beginn 20 °C oberhalb der Schwelle. Reduktion jeweils um 1 °C bei fehlender Quaddelbildung, bei Auftreten von Quaddeln mehrmals gleiche Temperatur, weitere Reduktion der Temperatur bei Ausbleiben der Quaddeln, durchschnittlich Reduktion insgesamt auf 12–15 °C, Fortsetzen der Behandlung zu Hause bei dieser Erhaltungstemperatur). Cave: Herz-Kreislauf-Krankheiten!
- Penicillin V 3 × 1,2 Mio. IU/d parenteral

Wie sieht konkret die Provokationstestung mit Nahrungsmittelzusatzstoffen aus?

Unter stationären Bedingungen werden am 1. Tag im Abstand von zwei Stunden Food-Additiva Block II (Tartrazin = E102, Natriumbenzoat = E211, Bierhefe) und Food-Additiva Block III (Paracetamol, PHB-Ester, Farbmischung I) exponiert. Hat der Patient alles reaktionslos vertragen, wird die Provokation in der geschilderten Weise mit den Blöcken IV (Sorbinsäure = E200, Natriumbenzoat, Farbmischung II) und V (Indometazin, Perubalsam [z.B. in „Werthers Echte"]) fortgesetzt. Am 3. Tag werden Natriumbisulfite und am 5. Tag ASS exponiert.

Literatur

AWMF online. Leitlinien der DDG und des BVDD. Diagnostik und Therapie der Urtikaria. Expertengruppe der DDG. Korrespondenzautor Zuberbier T. 2002

Kozel MM, Sabroe RA. Chronic urticaria: aetiology, management and current and future treatment options. Drugs 2004; 64: 2515–1536

Mari A. Allergy-like asthma and rhinitis. A cross-sectional survey of a respiratory cohort and a diagnostic approach using the autologous serum skin test. Int Arch Allergy Immunol 2004; 133: 29–39

Wedi B, Raap D, Wieczorek D, Kapp A. Neues zur Urtikaria. Allergologie 2004; 27: 435–443

Fall 25

Bei einem 28-jährigen Patienten sind infolge einer deutlichen Gewichtszunahme ausgeprägte Striae distensae unter den Armen aufgetreten. Der Patient berichtet, dass „Striche" bereits seit Jahren vorhanden seien; in den letzten Monaten seien sie jedoch eigenartig „bräunlich" und „hubbelig" geworden. Ferner bestehe nun ein äußerst unangenehmer Juckreiz.

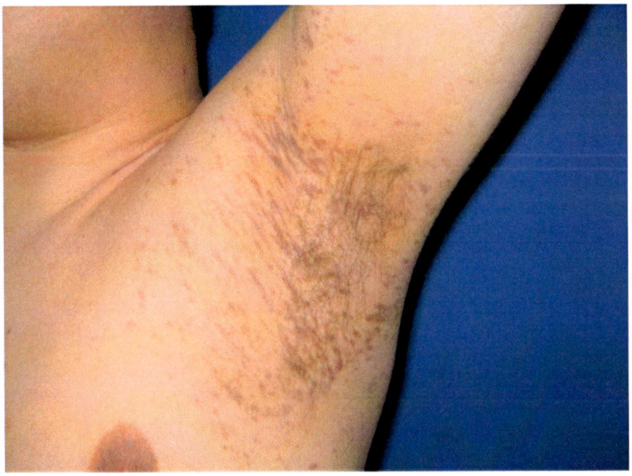

Abb. 25.1

Beschreiben Sie die Veränderungen.

Es bestehen bräunlich-rötliche Papeln, zum Teil in striärer Anordnung unter dem linken Arm. Im Randbereich sind multiple einzeln stehende Papeln erkennbar. Vereinzelt weisen die Veränderungen einen hellen, wachsartigen Glanz auf.

An welche Differenzialdiagnosen denken Sie?

Lichen planus: Typische Grundeffloreszenz ist eine Papel mit lichenoidem Glanz, oft Ausbildung figurierter Muster, Juckreiz.

Pseudoakanthosis nigricans: Entsteht oft bei Übergewicht; scharf begrenzte Hyperpigmentierungen im Bereich der Axillen mit schmutzig-warzigem Aspekt. Auch andere intertriginöse Bereiche sind ggf. betroffen. Kein Juckreiz. Oft Abheilung bei guter Körperhygiene und Gewichtsreduktion.

Sie entnehmen zur Sicherung des Befundes eine Hautbiopsie aus einer kleinen Papel. Beschreiben Sie das histopathologische Bild.

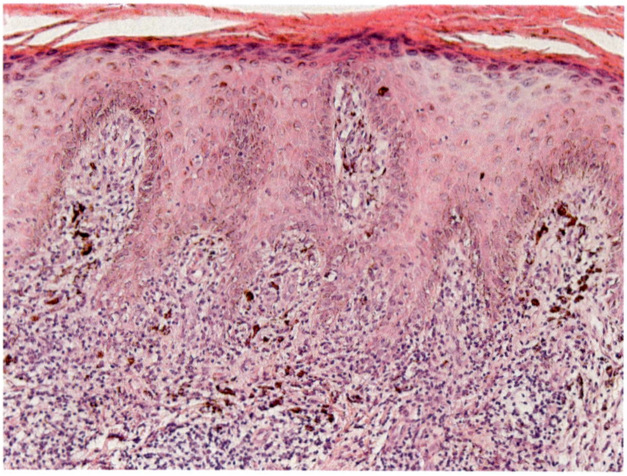

Abb. 25.2

Die Histologie zeigt das klassische Bild eines Lichen ruber planus (voll entwickelte entzündliche Papel) mit:
- Orthohyperkeratose
- Hypergranulose
- Akanthose („sägezahnartiger" Elongation der Reteleisten)
- Vakuolärer Alteration der dermoepidermalen Junktionszone
- Dichtem subepidermalem Rundzellinfiltrat
- Vorkommen eosinophiler nekrotischer Keratinozyten (so genannter colloid-bodies)

Wie erklären Sie sich die beim Lichen ruber oft vorkommende bräunliche Pigmentierung?

Die bräunliche Pigmentierung resultiert aus der Pigmentinkontinenz, die beim Lichen ruber planus auftreten kann. Die Melanozyten „fallen" durch die dermoepidermale Junktionszone. Das Pigment wird in der Dermis von Makrophagen aufgenommen (Melanophagen), die dann lange Zeit dort resident bleiben können, schließlich jedoch über das Blutgefäßsystem auch aus dem Herd emigrieren können.

Welche Fragen richten Sie an den Patienten?

Wichtig ist eine Medikamentenanamnese; besonders häufig induzieren Goldverbindungen und Antimalariamittel einen Lichen planus; prinzipiell kommen jedoch viele Medikamente als Auslöser infrage.

Daneben muss nach „Leberentzündungen" gefragt werden. Eine Infektion mit dem Hepatitis-C-Virus kann einen Lichen planus triggern und wird für 10–30% der Fälle verantwortlich gemacht.

Außerdem muss nach anderen chronisch entzündlichen Krankheiten und einem Diabetes mellitus gefragt werden.

Welche weiteren diagnostischen Maßnahmen ergreifen Sie?

- Bestimmung der Transaminasen (sind bei 10–50% der Patienten mit Lichen planus erhöht); bei erhöhten Transaminasen Hepatitisdiagnostik: v. a. Ausschluss einer Hepatitis C (Assoziation in 10–30% der Fälle)
- Bestimmung des Nüchtern-Glukosewertes (Normal < 120 mg/dl)
- Orientierende Suche nach entzündlichem Fokus (CRP)

Nennen Sie klinische Varianten des Lichen ruber und ihre Charakteristika!

Lichen planus: klassische Form, gekennzeichnet durch kleine, lichenoide Papeln (polygonale rosafarbene bis violette Papeln), auf den Papeln oder bei Konfluenz der Papeln ist oft die Wickham-Streifung erkennbar (Auflichtmikroskopie)

> **Anmerkung**
> Der klassische Lichen planus ist mit sehr unangenehmem Juckreiz vergesellschaftet. Die Patienten kratzen nicht, sondern reiben über die Effloreszenzen. Dies ist wahrscheinlich dafür verantwortlich, dass die Effloreszenzen oft wie „poliert" aussehen.

Lichen planopilaris: follikulär gebundene Variante des Lichen ruber mit klinischem Aspekt, der der Keratosis follicularis ähnelt. Im Bereich des Kapillitiums kann eine vernarbende Alopezie resultieren.

Lichen planus hypertrophicus: plaqueartige lichenoide Infiltratzonen, gekennzeichnet durch starken Juckreiz und hohe Chronizität

Lichen planus actinicus: v. a. bei jungen dunkelhäutigen Menschen auftretende Variante mit Etablierung in aktinisch belasteten Arealen (v. a. Gesicht)

Weitere Varianten: Lichen planus pigmentosus, Lichen planus erosivus, Lichen planus mucosae, Lichen planus palmoplantaris u. a.

Eine Besonderheit des Lichen ruber ist die so genannte Wickham-Streifung, die v. a. beim oralen Lichen ruber planus gut erkennbar ist. Erklären Sie das Zustandekommen dieser Streifung!

Die Wickham-Streifung entsteht durch eine fokale Hypergranulose und kompakte Hyperkeratose der Epidermis.

Was versteht man unter dem Köbner-Phänomen?

Entlang mechanischer Verletzungen der Haut entstehen spontan Hautveränderungen der Grundkrankheit. Es kann Tage dauern, bis sich diese Hautveränderungen ausbilden, bisweilen bleiben sie aber auch bei „köbnerbaren" Krankheiten gänzlich aus.

Dieses Köbner-Phänomen ist typisch beim Lichen planus und der Psoriasis.

Welche Haar- und Nagelveränderungen können beim Lichen planus auftreten?

- Haare: Meist entstehen lokalisierte Herde am Kapillitium, an denen sich ein Lichen planopilaris ausbildet. Schließlich mündet die entzündliche Zerstörung des Haarfollikels in einen Pseudopeladezustand ein (die Haarfollikelmündungen sind dann nicht mehr erkennbar, die Kopfhaut ist glatt-atrophisch).
- Nägel: Veränderungen kommen bei 10% der Patienten vor; es treten kleine Dellen in den Nägeln auf; die Nägel werden weich (Atrophie) und gehen manchmal allmählich ganz verloren.

Nennen Sie weitere Krankheitsbilder, die zu einem Pseudopeladezustand führen können.

Lupus erythematodes discoides, zirkumskripte Sklerodermie, Folliculitis decalvans, Epidermolysis bullosa hereditaria dystrophica

Wie therapieren Sie?

Es handelt sich um eine lokalisierte Variante des Lichen planus, die auch lokaltherapeutisch behandelt werden muss:

Prednicarbat 0,25% Creme (z. B. Dermatop®-Creme) 2 × täglich. Cave: Wegen der Lokalisation im Bereich der Axillen besteht ein erhöhtes Atrophierisiko. Die Therapie sollte intervallartig durchgeführt werden; spätestens nach einer Woche eine Woche Therapiepause.

Welche Therapiemöglichkeiten bestehen beim exanthematischen Lichen ruber?

- Systemtherapie mit Acitretin initial 0,5 mg/kg (Neotigason®), Erhaltungsdosis 0,1–0,2 mg/kg. Cave: Bei Frauen im gebärfähigen Alter Kontrazeption vor Therapie und bis zwei Jahre nach Abschluss der Therapie erforderlich!
- PUVA-Bad-Phototherapie oder systemische Phototherapie

Nennen Sie einige Medikamente, die einen Lichen planus auslösen und unterhalten können.

- Antihypertensiva (Betablocker, ACE-Hemmer)
- Antibiotika
- Nichtsteroidale Antiphlogistika (z. B. Ibuprofen, Diclofenac)
- Goldsalze
- Sulfone
- Antikonvulsiva (Carbamazepin, Phenytoin)
- Benzodiazepine
- Allopurinol

Wie behandeln Sie einen ausgedehnten Lichen planus mucosae?

Zunächst Versuch der Lokaltherapie mit steroidhaltigen Externa (z. B. Dontisolon®-Paste). Bei fehlendem Ansprechen ist eine Systemtherapie indiziert: z. B. Acitretin in Kombination mit Prednisolon.

Welche Prognose stellen Sie beim Lichen planus?

Die Prognose orientiert sich am Befallsmuster:
- Kutaner Lichen planus ohne Schleimhautbefall: Die mittlere Dauer beträgt ein Jahr.
- Lichen planus mucosae: oft chronischer Verlauf über Jahrzehnte mit Risiko der Entwicklung eines spinozellulären Karzinoms von 5%.

Literatur

Boyd AS, Neldner KH. Lichen planus. J Am Acad Dermatol 1991; 25: 593–619
Marchman G. Lichen planus. Australas J Dermatol 1998; 39: 1–11

Fall 26

Eine 72-jährige Patientin stellt sich bei Ihnen vor: Vor zwei Jahren habe sie erstmals nach einem Mallorca-Urlaub eine kleine rötliche Hautveränderung unterhalb des linken Auges bemerkt. Zunächst habe sie selbst versucht, diese Veränderung mit verschiedenen Pflegecremes wieder „wegzukriegen". Außerdem konnte sie immer wieder Schuppen abkratzen, die ganz fest saßen; vereinzelt kam es dann zur Blutung an diesen Stellen.

Die Hautveränderung wurde kontinuierlich und schleichend größer. Schließlich habe sie auf Drängen ihrer Tochter ihren Hausarzt aufgesucht, der den Verdacht äußerte, es könne sich um einen Hautkrebs handeln, der operativ entfernt werden müsse. Diese Verdachtsdiagnose und die Operation haben ihr so viel Angst gemacht, dass zunächst kein weiterer Arzt aufgesucht wurde – ihrer Tochter sagte sie damals, der Arzt halte die Veränderung nur für eine „Hautreizung".

Nachdem inzwischen eine weitere Ausdehnung des Befundes stattgefunden hatte, wurde die Patientin nunmehr erneut von ihrer Tochter gedrängt, einen Hautarzt aufzusuchen – diesmal begleitet die Tochter ihre Mutter.

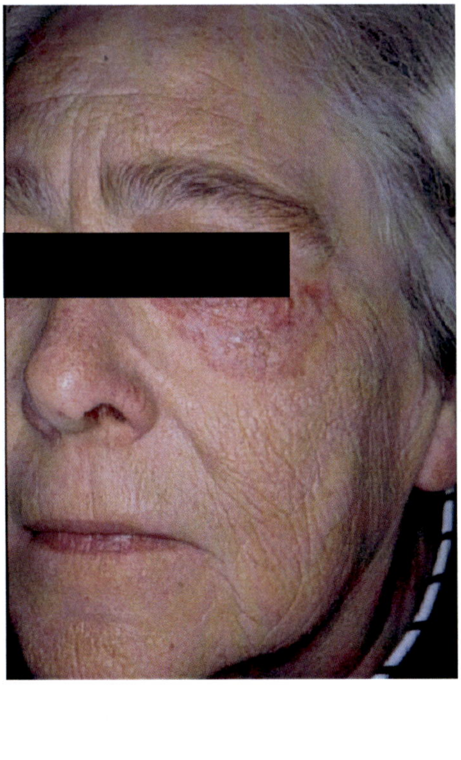

Abb. 26.1

Beschreiben Sie den in der Abbildung dargestellten Befund.

Unterhalb des linken Auges besteht eine flächige Alteration der Haut, die gekennzeichnet ist durch ein livides Erythem und eine atrophe Vernarbungstendenz. Randständig sind die Erytheme akzentuiert im Sinne einer entzündlichen Progressionszone. Fokal zeigen sich kleine Erosionen und eine diskrete, fest anhaftende Schuppung.

Welche Verdachtsdiagnosen kommen infrage? Diskutieren Sie diese.

Diskoider Lupus erythematodes (DLE): typisches Nebeneinander von lividen Infiltraten, atrophen Arealen, Vernarbung und Schuppung. Follikel werden zerstört und können nur vereinzelt im betroffenen Areal nachgewiesen werden. Die fest anhaftenden Schuppen könnten Ausdruck des so genannten „Tapeziernagelphänomens" sein, das durch eine Hyperkeratose der Follikelostien bedingt ist. Der Beginn eines DLE nach einem „Sonnenurlaub" mit UV-Exposition ist öfter zu beobachten.

Lymphocytic Infiltration of the Skin (Jessner-Kanof): Hier bestehen eher scheibenförmige livide Erytheme. Atrophien oder Narben sowie Hyperkeratosen kommen nicht vor.

Tinea faciei: randbetonte, entzündliche Progressionszone mit feinlamellärer Schuppung. Oft ist eine Pustulation im Herd feststellbar. Eine Atrophie der Haut ist äußerst ungewöhnlich. Fest anhafende Hyperkeratosen kommen nicht vor.

Seborrhoische Dermatitis: flächige Schuppung und Rötung ohne Atrophie und Hyperkeratosen

Rosazea: Klinik wird von meist zentrofazialen Papeln und Pusteln dominiert. Der Lupus miliaris disseminatus faciei, eine granulomatöse, kleinknotige Variante der Rosacea (Zuordnung jedoch insgesamt noch umstritten), kommt auch an den Unterlidern vor, neigt zur Vernarbung und stellt eine wichtige Differenzialdiagnose dar.

Lupus vulgaris: Die Hauttuberkulose kann flache Knötchen aufweisen (Lupus planus), die schließlich flächig konfluieren. Es kommt zu kleinen Ulzerationen, Hyperkeratosen und depigmentierten Narben. Typisch sind ein apfelgeleefarbener Aspekt der Knötchen nach Glasspateldruck und das Einbrechen einer kleinen Knopfsonde in die Infiltrate bei leichtem Druck (Sondenknopfphänomen).

Plattenepithelkarzinom der Haut: Plattenepithelkarzinome entstehen häufig auf dem Boden aktinischer Keratosen. Diese sind im Gesicht der Patientin ansonsten nicht feststellbar. Es besteht eine ausgeprägte Infiltration, die zu einer „bretttharten" Induration führt. Flache, diffus infiltrierende Varianten kommen vor, neigen jedoch rasch zur Ulzeration und zeigen oft eine Akzentuierung des Randbereiches. Hyperkeratosen können vorkommen, sind jedoch nicht fest anhaftend (kein „Tapeziernagelphänomen").

Sklerodermiformes Basalzellkarzinom: Hier bestehen eher glänzende, mit Teleangiektasien durchzogene, „narbig" wirkende Hautveränderungen, die kein derart ausgeprägtes entzündliches Infiltrat aufweisen. Außerdem fehlen Schuppung und entzündliche Progressionszone.

Welche diagnostischen Maßnahmen leiten Sie zunächst ein?

Wichtigste Maßnahme ist die Entnahme einer Gewebebiopsie aus einem entzündlich alterierten Areal im Herd oder (am besten) aus der entzündlichen Progressionszone.

Beurteilen Sie die Histologie und werten Sie diese im Hinblick auf die Verdachtsdiagnosen.

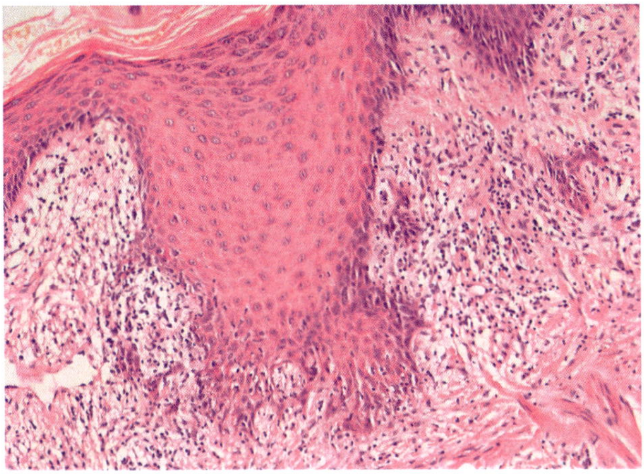

Abb. 26.2

Das histologische Bild weist ein epidermotropes und follikulotropes Infiltrat auf, das vornehmlich aus kleinen Lymphozyten besteht. Es zeigt sich eine vakuolisierende Degeneration der Basalzellschicht mit einzelnen „Cytoidkörperchen" (das sind dyskeratotische, eosinophile Epithelzellen in Epidermis und oberer Dermis). Im Bereich des Follikels ist eine follikuläre Hyperkeratose angedeutet erkennbar.

Das histologische Bild ist vereinbar mit einem DLE.

Die typischen histologischen Bilder der Differenzialdiagnosen:

- Lymphocytic infiltration: perivaskuläre und periadnexielle Infiltrathülsen, keine epidermale Beteiligung
- Tinea faciei: subepitheliales, gemischtzelliges Infiltrat mit Granulozyten; in der PAS-Färbung Nachweis von Hyphen und Sporen in der oberen Epidermis (v. a. Stratum corneum) möglich
- Seborrhoische Dermatitis: Hyperortho- und -parakeratose, spongiotische Auflockerung des Deckepithels, Papillomatose, gemischtzellige superfizielle Dermatitis
- Rosacea: perivaskuläre und periadnexielle lymphohistiozytäre Infiltrate, ektatische Blut- und Lymphgefäße, follikuläre Papeln und Pusteln
- Lupus miliaris disseminatus faciei: tuberkuloide Granulome mit zentralen Nekrosen
- Lupus vulgaris: dermale Granulome mit zentraler Nekrose
- Plattenepithelkarzinom: Verbände normaler und atypischer Stachelzellen, dyskeratotische Zellen, Mitosen, dichtes entzündliches Infiltrat
- Sklerodermiformes Basalzellkarzinom: trabekelartige Infiltration basaloider Zellformationen in feinfibrillärem Stroma

Erläutern Sie stichwortartig die verschiedenen Verlaufsformen des Lupus erythematodes.

Diskoider Lupus erythematodes (DLE): meist auf die Haut begrenzter Lupus erythematodes; v. a. in belichteten Arealen (Gesicht, Dekolleté, seltener Stamm und Kapillitium) treten diskoide Herde auf mit typischem trizonalem Aufbau (entzündliche Progressionszone außen, erythemato-hyperkeratotische Zone in der Mitte, Atrophiezone mit Follikelverlust im Zentrum). Übergang in systemischen Lupus erythematodes in 5% der Fälle möglich.

Subakut-kutaner Lupus erythematodes (SCLE): besondere Verlaufsform eines kutanen Lupus erythematodes mit erhöhtem Risiko für einen systemischen Lupus erythematodes oder mit bereits milder viszeraler Symptomatik. In ca. 70% Photosensitivität.

Systemischer Lupus erythematodes (SLE): genetisch prädisponierte Autoimmunkrankheit mit vielfältigen möglichen Organ- und Systemsymptomen und variablem klinischem Verlauf. Die Hautveränderungen geben wichtige diagnostische Hinweise (z. B. „Schmetterlingserythem"), sind jedoch nicht so charakteristisch wie beim DLE.

Welche weitergehenden Untersuchungen veranlassen Sie und welche Ergebnisse erwarten Sie?

- Direkte Immunfluoreszenz: kann in der Praxis erschwert sein, da Material nativ auf Trockeneis in histologisches Labor transportiert werden muss. Nur in befallener Haut können IgG, IgM, IgA und C3 entlang der Basalmembranzone nachgewiesen werden (positives Lupusbandphänomen).
- Differenzialblutbild, da selten milde Veränderungen wie bei SLE bestehen können: Anämie, Leukopenie, leichte Erhöhung der BSG, leichte Erhöhung der ANA (in diesem Fall ist das Risiko des Übergangs in einen SLE erhöht).

Welche Behandlungskonzepte können der Patientin vorgeschlagen werden?

- Lokaltherapie: z. B. Anwendung steroidhaltiger Externa (z. B Ecural® Fettcreme, 1 × täglich) über mehrere Wochen
- Unterspritzungen mit steroidhaltigen Kristallsuspensionen (z. B. Volon® A 10 und Scandicain® im Verhältnis 1 : 2, 1 ×/Woche über 4–6 Wochen)
- Bei fehlendem Ansprechen Systemtherapie: z. B. Chloroquin (Resochin®), Beginn mit 500 mg/d über eine Woche, danach 250 mg/d über mehrere Monate; alternativ Hydroxychloroquin (Quensyl®), Beginn mit 2 × 200 mg/d für sechs Wochen, danach 1 × 200 mg für mehrere Monate)
- Kryochirurgie oder Laserablation des Herdes (z. B. mit Erbium-Yag-Laser)

Sie haben sich für die Einleitung einer Therapie mit Chloroquin entschlossen. Was müssen Sie im Vorfeld und unter der Therapie beachten?

Vor der Therapie und jeden Monat während der Therapie muss ein augenärztliches Konsil durchgeführt werden (Ablagerungen an Kornea und Netzhaut möglich), monatliche Kontrolle der Transaminasen und des Blutbildes (Zytopenien). Keine Gabe bei Psoriasis, da diese unter Therapie exazerbieren kann.

Welche weiteren Verhaltensmaßnahmen geben Sie Ihrer Patientin an die Hand?

- Lichtschutz betreiben: textiler Lichtschutz, Sonnenbrille, keine „Sonnenurlaube", Verwendung von Lichtschutzpräparaten (z. B. Anthélios® L 60). Die Patientin muss darüber aufgeklärt werden, dass eine Verschlechterung der Hautveränderungen oder das Auftreten neuer Hautveränderungen auch noch Wochen nach stattgefundener UV-Exposition möglich ist.
- Regelmäßige Kontrollen des klinischen Befundes und des Routinelabors (ca. alle 6 Monate)

– Bei Störungen des Allgemeinbefindens soll sich die Patientin vorstellen. Sie wird über die (seltene) Möglichkeit des Überganges in einen systemischen Lupus erythematodes aufgeklärt.

Bei der Patientin tritt unter Ihrer Therapie keine Verbesserung der Hautveränderung ein. Welche neuere Therapieoption können Sie noch erwägen?

Es besteht die Möglichkeit, einen Versuch mit Imiquimod-Creme (Aldara®) durchzuführen, Anwendung 2 × täglich über mehrere Wochen.

Da das Präparat (bisher) nicht für diese Indikation zugelassen ist, muss die Patientin hierüber aufgeklärt werden. Eine Verordnung des Präparates zu Lasten der Krankenkasse ist nicht möglich; der Patientin muss das Präparat auf einem Privatrezept verordnet werden.

Selbsthilfeorganisation

Lupus erythematodes Selbsthilfegemeinschaft, Döppersberg 20, 42289 Wuppertal.
www.lupus.rheumanet.org

Literatur

Fabbri P, Cardinali C, Giomi B, Caproni M. Cutaneous lupus erythematosus: diagnosis and management. Am J Clin Dermatol 2003; 4: 449–65

Fall 27

Eine 32-jährige Patientin stellt sich mit einer hochschmerzhaften Wunde bei Ihnen vor. Die Wunde besteht seit 13 Monaten. Sie wurde initial vom Hausarzt mit Salbengittern und Kompressen behandelt. Es schloss sich dann eine ergänzende systemische Behandlung zunächst mit Cefotaxim, dann mit Clindamycin an, da in der Abstrichuntersuchung auf diese Präparate sensible Streptokokken nachgewiesen worden waren. Unter dieser Therapie zeigte sich eine weitere Befundprogredienz.

Aufgrund eines Schubes der bei der Patientin bekannten Enteritis regionalis wurde über sechs Wochen Prednisolon in absteigenden Dosierungen, beginnend mit 50 mg/d, gegeben. Hierunter kam es zu einer Verkleinerung der Läsion und narbigen Abheilung von Teilen der Ulzeration. Nach Absetzen der Prednisolongabe nahmen die ohnehin erheblichen lage- und belastungsunabhängigen Schmerzen im Bereich der Ulzeration wieder deutlich zu und die Ulzeration zeigte eine Größenprogredienz. Daher erfolgt nun die Vorstellung bei Ihnen.

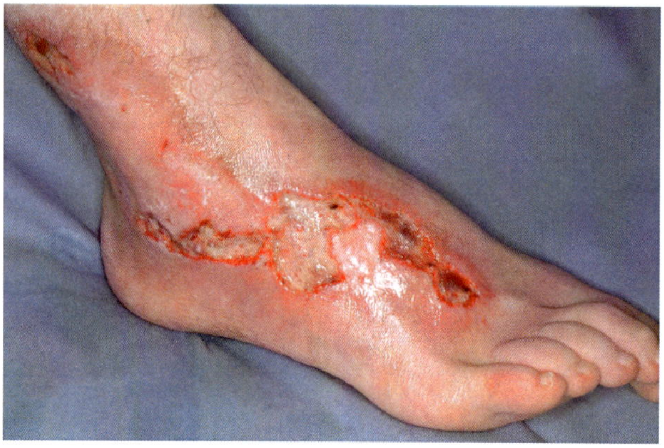

Abb. 27.1

Beschreiben Sie den Befund.

Am Fußrücken findet sich eine asymmetrische, bizarr geformte Ulzeration mit livid-rotem Randsaum. Der Wundgrund ist gelblich belegt. In der Wundumgebung weitgehend unauffällige Haut. Die Veränderungen ziehen an der lateralen Seite des Beines nach proximal. Am Außenknöchel ist eine glatt-atrophische Narbe zu sehen. An den Zehen sind keine Ulzerationen oder Nekrosen sichtbar.

Welche Verdachtsdiagnose stellen Sie?

Als Verdachtsdiagnose kommt auch angesichts der begleitenden entzündlichen Darmerkrankung der Patientin vor allem das Pyoderma gangraenosum in Betracht.

Welche Differenzialdiagnosen müssen erwogen werden und wie unterscheiden sich diese klinisch von einem Pyoderma gangraenosum?

Die häufigsten Ursachen einer wie im vorliegenden Fall über ein Jahr nicht heilenden, chronischen Wunde am Unterschenkel und am Fuß, die sich jedoch vom vorliegenden Befund vor allem durch die Lokalisation und Schmerzcharakteristik unterscheiden, sind:

- Chronische Veneninsuffizienz (CVI): Die Ulzerationen sind meist am Innenknöchel lokalisiert, die Schmerzen nehmen bei Beintieflagerung zu.
- Arterielle Verschlusskrankheit (AVK): Die chronischen Wunden sind vor allem akral lokalisiert, also z. B. subungual an den Zehen. Die Schmerzen nehmen unter Beinhochlagerung und bei Belastung zu.
- Polyneuropathie: weitgehend schmerzfreie, chronische Wunden an druckexponierten Körperstellen, vor allem an der Fußsohle

Differenzialdiagnosen wie nekrotisierendes Erysipel, Gangrän und Pyodermie kommen aufgrund der beschriebenen zeitlichen Dynamik und des Therapieverlaufes eher nicht in Betracht.

Welche Merkmale des Pyoderma gangraenosum sind, abgesehen von Lage und Schmerzsymptomatik, besonders wichtig?

Wichtigstes Merkmal ist der livide, sehr schmerzhafte, polyzyklische, unterminierte Randsaum. Oft können Nekrosen und Pusteln auftreten.

Wie ist das Pyoderma gangraenosum definiert?

Das Pyoderma gangraenosum ist eine nichtinfektiöse, chronisch progrediente, schmerzhafte, großflächige, polyzyklische Ulzeration ungeklärter Genese.

Wie häufig ist das Pyoderma gangraenosum im Vergleich zu den von Ihnen genannten Differenzialdiagnosen?

Es ist wesentlich seltener als Erkrankungen wie das Ulcus cruris venosum, das Malum perforans, bakterielle Infektionen oder Defekte bei arterieller Verschlusskrankheit. Die Inzidenz wird auf jährlich drei bis zehn Neuerkrankungen auf eine Million Einwohner geschätzt.

Gibt es im Vergleich zu den diskutierten Differenzialdiagnosen andere Häufigkeitsgipfel?

Das Pyoderma gangraenosum kann in jedem Lebensalter vorkommen, hat aber gewisse Häufigkeitsgipfel im 25. und 54. Lebensjahr, wohingegen die Ulzerationen bei CVI, AVK und peripherer Polyneuropathie eher im höheren Lebensalter auftreten.

Diskutieren Sie Komorbiditäten des Pyoderma gangraenosum.

Auffällig ist die in 50–70% der Fälle vorliegende Koinzidenz mit entzündlichen Darmerkrankungen, wie Colitis ulcerosa und Enteritis regionalis, sowie der primären rheumatischen Arthritis. Aber auch Lungenabszesse, chronische Bronchitis und chronische Zystitis wurden beobachtet. In letzter Zeit häufen sich Berichte über Fälle mit zugrunde liegender monoklonaler Gammopathie und myeloproliferativen Erkrankungen. Die Colitis ulcerosa als Komorbidität macht hingegen in den letzten Jahren einen geringeren Anteil aus. Immer wieder zeigt sich auch eine leukozytoklastische Vaskulitis als Begleiterkrankung.

Was ist ein Pathergie-Phänomen und bei welchen Krankheitsbildern ist es zu beobachten?

Das Pathergie-Phänomen ist definiert als die Auslösung einer krankheitsspezifischen Läsion durch einen unspezifischen Stimulus. Gebräuchlich ist der Begriff insbesondere bei der Behçet-Krankheit, er wird aber auch immer wieder beim Pyoderma gangraenosum verwendet.

Im engeren Sinne beschreibt der Begriff, dass sich nach intrakutaner Injektion von Kochsalzlösung bei der Behçet-Krankheit nach etwa 48 Stunden eine Papel bildet. Das Pathergie-Phänomen ist der klinische Ausdruck einer gesenkten Schwelle für die Aktivierung von Neutrophilen. Es ist nur während aktiver Phasen positiv, die nicht notwendig der klinisch manifesten Krankheit entsprechen müssen, dann aber am ganzen Körper. Im weiteren Sinne beschreibt es die Vergrößerung einer Ulzeration beim Pyoderma gangraenosum zum Beispiel durch ein zu aggressives Débridement.

Welche Anamnese schildern die Patienten typischerweise?

Oft beginnt das Pyoderma gangraenosum mit einem geringen, eigentlich irrelevanten Trauma (Insektenstich, operative Prozeduren). Zu Beginn des Ulkus steht oft eine Pustel oder ein Knötchen. Auch Blasen kommen als Primäreffloreszenz vor.

Welche diagnostischen Schritte sind über die Anamnese und klinische Untersuchung hinaus sinnvoll?

- Eine chronische Veneninsuffizienz und arterielle Verschlusskrankheit sind durch eine Doppler- und ggf. auch Duplexsonographie sowie durch die Bestimmung des Knöchel-Arm-Index mittels dopplersonographisch gestützter Blutdruckmessungen auszuschließen. Derartige Erkrankungen müssen primär therapeutisch angegangen werden.
- Bei Symptomen einer möglichen Grunderkrankung, wie Diarrhö bei Enteritis regionalis Crohn oder Gelenkschmerzen bei rheumatoider Arthritis, muss eine entsprechende Diagnostik, wie eine Endoskopie oder Blutuntersuchungen, eingeleitet werden.
- Aus dem Wundrand ist zum Ausschluss einer malignen Neoplasie, wie Plattenepithelkarzinomen, Basalzellkarzinomen oder malignen Lymphomen, eine Biopsie zu entnehmen.
- Da die Diagnose eines Pyoderma gangraenosum meist eine monate- bis jahrelange immunsuppressive Therapie erfordert, in deren Verlauf es zu zahlreichen Veränderungen diverser Laborparameter kommt, sind vor der Einleitung recht umfassende Laboruntersuchungen durchzuführen. Konkret ist folgendes Laborprogramm sinnvoll: Blutbild, CRP, BSG, klinische Chemie (v.a. GOT, GPT, Kreatinin, Harnstoff), Kryoglobuline, Kälteagglutinine, Rheumafaktor, ANA, ENA (SSA, SSB, dsDNA), pANCA und cANCA, Immunelektrophorese im Serum und Urin, Schilddrüsenautoantikörper (TPO, TAK), Hepatitis-Serologie (inkl. Hepatitis C).
- Besteht aufgrund der erhobenen Laborparameter der V.a. eine zugrunde liegende maligne hämatologische Erkrankung, sind diesbezüglich weitere diagnostische Schritte einzuleiten (z.B. Knochenmarkbiopsie).

Welche Lokaltherapie schlagen Sie bei einem Pyoderma gangraenosum vor?

Bei der Wundbehandlung ist die Gefahr von Superinfektionen unter Immunsuppression durch regelmäßige Wundkontrollen und entsprechende Instruktionen des Patienten zu berücksichtigen. Eine lokale Antisepsis mit Octenidin oder silberhaltigen Wundauflagen ist sinnvoll.

Auf die Abtragung von Nekrosen und Wundbelägen kann auch beim Pyoderma gangraenosum nicht verzichtet werden. Aufgrund der Schmerzhaftigkeit ist vor dem Débridement auf eine ausreichende Analgesie zu achten. Wegen eines möglichen Pathergieeffektes darf das Débridement nicht zu sehr das vitale Gewebe tangieren. Moderne Wundauflagen, wie feinporige Polyurethanschäume, ermöglichen meist einen weitgehend atraumatischen Verbandswechsel.

Operative Interventionen sowie Hauttransplantationen sind nur nach Abklingen der akuten Entzündung, meist unter Immunsuppression, sinnvoll. Andernfalls besteht die Gefahr der erneuten Exazerbation der Ulzeration.

Welche Grundsätze gelten bei einer systemischen Therapie?

Bei Läsionen im Rahmen einer Grundkrankheit ist diese primär zu behandeln, obgleich das Pyoderma gangraenosum durchaus eine Eigendynamik entwickeln kann. Bei vielen Grunderkrankungen, wie myeloproliferativen Erkrankungen, rheumatoider Arthritis oder entzündlichen Darmerkrankungen, ist eine interdisziplinäre Zusammenarbeit mit Hämatoonkologen, Rheumatologen oder Gastroenterologen (z. B. bei der Frage einer Azulfidinegabe bei Crohn-Krankheit) sinnvoll.

Wundinfektionen sind rechtzeitig und gezielt nach Antibiogramm systemisch zu behandeln.

Nach welchen Kriterien würden Sie welche interne Therapie einleiten?

Die Immunsuppression kann mit verschiedenen Substanzen erfolgen. Die Intensität der Immunsuppression ist abhängig von der Grunderkrankung, der Schwere des Befundes und dem Verlauf. Sie ist individuell festzulegen.

Initiale Therapie der Wahl ist eine orale oder intravenöse Glukokortikoidstoßtherapie mit Prednisolon 1–2 mg/kg/d. In therapierefraktären Fällen ist die Gabe als Pulstherapie mit 1 g/d über ein bis fünf Tage durchzuführen, ggf. in Kombination mit anderen Präparaten, wie Azathioprin 50–150 mg/d und Ciclosporin 5 mg/kg/d. Die Therapie muss langfristig, das heißt über Wochen, Monate oder sogar Jahre, fortgeführt werden.

Bei klinisch „ruhigem" Bild, das heißt, wenn der Patient weitestgehend schmerzfrei ist, eine Heilungstendenz besteht und kein livider Randsaum am Wundrand zu sehen ist, ist die Immunsuppression langsam zu reduzieren. Möglich ist zum Beispiel die Reduktion der täglichen Prednisolondosis um 5 mg pro Woche.

Eine Alternative stellt eine Cyclophosphamid-Pulstherapie dar. Dabei werden 500–1000 mg alle zwei bis vier Wochen intravenös appliziert. Zum Schutz der Harnblase ist Mesna (Urometixan® Multidose) mit einer Dosis von 20% der Cyclophosphamiddosis null, vier und acht Stunden nach Cyclophosphamidgabe i. v. zu applizieren. Eine eingeschränkte Nierenfunktion erfordert eine Dosisreduktion.

Einzelfallberichte liegen vor zu Infliximab (5 mg/kg/d i. v.) und Mycophenolatmofetil (2,0–2,5 g/d p. o.) als Monotherapie oder in Kombination mit Ciclosporin A 50 mg/d p. o. und/oder Prednisolon.

Welche Therapie kommt bei besonders therapieresistenten Verläufen in Betracht?

Bei besonders therapieresistenten Fällen kann eine intravenöse Gabe von Immunglobulinen (IVIG) mit 0,2–1,0 mg/kg an zwei aufeinander folgenden Tagen alle vier Wochen erwogen werden.

Welche Schmerztherapie führen Sie durch?

Schmerzen bei chronischen Wunden sind immer Zeichen einer unzureichenden Therapie der Grunderkrankung oder Wunde selbst und sollten daher Anlass zu einer Optimierung der Therapie nach den schon genannten Kriterien sein. Zusätzlich ist eine suffiziente befundadaptierte Schmerztherapie unverzichtbar. Sie richtet sich nach dem WHO-Stufen-Schema. In Stufe I kann zum Beispiel Paracetamol zum Einsatz kommen, in Stufe II zum Beispiel Tramadol-Tropfen und in Stufe III Morphin.

Wie schätzen Sie die Prognose ein?

Ohne Therapie ist keine Spontanheilung zu erwarten. Auch nach einer Abheilung kommt es gehäuft zu Rezidiven. Insgesamt ist die Prognose bezüglich einer dauerhaften Abheilung trotz verbesserter Therapieoptionen nicht zufrieden stellend.

Literatur

Curdin C, Trüeb RM. Pyoderma gangrenosum. J Dtsch Dermatol Ges 2005; 5: 334–342

Dirschka T, Kastner U, Behrens S, Altmeyer P. Successful treatment of pyoderma gangrenosum with intravenous human immunoglobulines. J Am Acad Dermatol 1998; 39: 789–790

Fall 28

Ein 14-jähriges Mädchen kommt in Begleitung ihrer Mutter in Vertretung in Ihre Praxis. Die Mutter wünscht nur ein Rezept über Dermatop®- und Douglan®-Creme. Sie schauen sich das Kind an. Im Lippenbereich des Mädchens fallen Ihnen folgende Hautveränderungen auf.

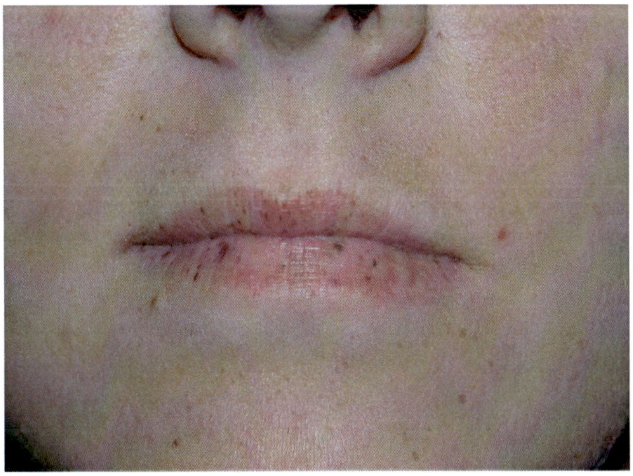

Abb. 28.1

Beschreiben Sie den Befund.

Im Bereich des Lippenrotes und perioral finden sich kleine Lentigines.

Welche Verdachtsdiagnose stellen Sie?

In erster Linie ist an das Peutz-Jeghers-Syndrom (PJS) zu denken.

Durch welche charakteristischen Veränderungen zeichnet sich das PJS aus? Erläutern Sie diese kurz.

Das PJS zeichnet sich durch zwei charakteristische Veränderungen aus: lokalisierte Lentigines und intestinale Polypen. Die Lentigines sind bereits bei Geburt vorhanden oder bilden sich in der frühen Kindheit aus. Diese ephelidenartigen Pigmentflecken treten vor allem im Bereich der oralen Mukosa (größer und heller) und perioral (kleiner und dunkler) auf. Mit Ausnahme der konstant oral vorkommenden Flecken können die an anderer Lokalisation sich zeigenden (perioral, -nasal, -orbital, gelegentlich an den Streckseiten von Fingern/Zehen, selten Konjunktiven und Skleren) nach der Pubertät abblassen.

Wo im Darm kommen die Darmpolypen vor und wie ist ihr Verlauf einzuschätzen?

Bei den Polypen handelt es sich um benigne Veränderungen (histologisch Hamartome), die sich zeitlebens im gesamten Magen-Darm-Trakt, vor allem im proximalen Ileum und Jejunum (90%) bilden (Magen 10%, Kolon 40%). Eine Entartung dieser bis zu Hunderten von Polypen ist eher selten (< 5%) anzutreffen und beruht am ehesten auf einer Transformation von in ihnen vorkommenden adenomatösen Schleimhautinseln bzw. auf gleichzeitig vorkommenden neoplastischen Polypen (histologisch Adenome).

Wie können sich solche intestinalen Polypen bemerkbar machen?

Die Polypen sind zunächst symptomlos. Sie können in Folge okkulter Blutungen im weiteren Verlauf zu einer Anämie führen. Beschwerden treten erstmalig zwischen dem 10. und 30. Lebensjahr in Form von Bauchschmerzen bis hin zum akuten Abdomen (Invaginationsileus) mit Diarrhöen und peranalen Blutungen auf.

Anmerkung

Obwohl das PJS prinzipiell ein gutartiges Krankheitsbild darstellt, entwickeln ca. 50% der Patienten durchschnittlich um das 50. Lebensjahr intestinale und extraintestinale Tumoren (bei Frauen Uterus- und Mammakarzinome, bei Männern Hodentumoren). Darüber hinaus können Nasen-, Bronchial- und Blasenpolypen vorliegen, die von den entsprechenden Fachärzten zu kontrollieren sind.

Welches Syndrom hat große Ähnlichkeit mit dem PJS, ohne intestinale Polypen auszubilden?

Das seltene Laugier-Hundziker-Syndrom, auch als Lentiginosis endobuccalis bezeichnet. Neben orolabialen Lentigines treten eine Melanonychia striata und fakultativ periunguale Pigmentflecken auf.

Erläutern Sie kurz die Genetik des PJS und die sich daraus ergebende Schlussfolgerung.

Es handelt es sich um ein seltenes, autosomal dominant vererbtes Krankheitsbild mit hoher Penetranz und variabler Expressivität (1 Fall auf 8300–29000 Geburten). Die zugrunde liegende Genmutation betrifft ein Tumorsuppressorgen. Man schätzt, dass 50% der PJS-Fälle auf Spontanmutationen beruhen. Auf Grund des Erbgangs ist die gesamte Familie zu untersuchen.

Anmerkung

Das PJS wird auch als Pigmentfleckenpolypose Klostermann bezeichnet. Die Hautveränderungen wurden erstmals 1896 von Sir Jonathan Hutchinson beschrieben. Der Gendefekt liegt auf dem kurzen Arm von Chromosom 19 (19p13.3). Der ursprüngliche Genabschnitt enthält die Information für ein Tumorsuppressorgen, das für die Serin-Threonin-Kinase 11 codiert. Beide Geschlechter sind gleich häufig betroffen. Menschen aller Hautfarben können am PJS erkranken, wobei solche mit dunklerer Komplexion öfter befallen sind.

Wie gehen Sie diagnostisch weiter vor?

Erhebung eines Ganzkörperstatus inklusive Inspektion der Mundhöhle bei Mutter und Tochter.

Welche Fragen stellen Sie der Mutter, um Ihre Verdachtsdiagnose zu erhärten?

Hat Ihr Mann Pigmentflecken wie Ihre Tochter im Gesicht oder im Mund?
Ist Ihr Mann am Darm operiert worden?

Die Mutter antwortet Ihnen, dass ihr Mann nur im Mund Flecken habe, die erstmalig der Zahnarzt entdeckt habe. Er sei kurz nach ihrer Hochzeit wegen eines Darmverschlusses operiert worden.

Ist der Ehemann in regelmäßiger ärztlicher Betreuung, und hat er Darmprobleme?

Die Mutter berichtet Ihnen, dass ihr Mann wegen wechselnder Arbeitsplätze keine Zeit für Arztbesuche habe und gelegentlich über Bauchweh klage. Mehr könne sie Ihnen auch nicht sagen.

Worin sehen Sie Ihre Funktion als Dermatologe/Dermatologin? Was empfehlen Sie der Mutter?

Dem Dermatologen kommt eine Lotsenfunktion zu, da die Hautveränderungen in der Regel beim PJS als Erstes in Erscheinung treten. Die weitere lebenslange Kontrolle übernimmt der Hausarzt.

Sie empfehlen der Patientin, dass ihr Mann sich einem Hautarzt vorstellt und sich dringend einen Hausarzt sucht, da Sie den Verdacht haben, dass er ebenfalls an einem PJS leidet.

Der Mutter geben Sie einen schriftlichen Befund für die Kinderärztin mit und bitten sie, diese bei auftretenden Bauchbeschwerden sofort zu konsultieren.

Anmerkung
Bei Vorliegen eines PJS kann es in seltenen Fällen bei Mädchen zu einer Pubertas praecox kommen, die auf den in der Regel benignen Tumor SCTAT (Sexual Cord Tumor with Annular Tubules) zurückzuführen ist.

Welche kosmetische Behandlung der Lentigines bei PJS schlagen Sie vor?

Durch die Anwendung eines gütegeschalteten Rubin-Lasers können die Lentigines zur Abblassung gebracht werden.

Beim PJS sprechen wir von ephelidenartigen Pigmentflecken. Wie unterscheiden sich echte Epheliden von Lentigines im Hinblick auf Vorkommen, Auftreten, klinisches und histologisches Bild?

Epheliden kommen bei Menschen heller Komplexion ab dem 3. bis 5. Lebensjahr in sonnenexponierten Arealen vor und blassen mit steigendem Alter ab. Es existiert eine direkte Proportionalität zwischen ihrer Zahl und Farbintensität. Histologisch lässt sich eine fokale Melaninvermehrung bei konstanter Melanozytenzahl nachweisen.

Lentigines sind dunkler als Epheliden und treten bei allen Fototypen nach Fitzpatrick in Erscheinung. Ihre Zahl und ihre Farbintensität zeigen keine direkte Lichtabhängigkeit. Histologisch findet sich eine Melanozytenvermehrung entlang der epidermodermalen Junktionszone.

Welche anderen seltenen Syndrome kämen differenzialdiagnostisch infrage, wenn es sich bei dem vorgestellten Fall um eine erwachsene Person gehandelt hätte? Charakterisieren Sie kurz diese Syndrome.

Das **Cronkhite-Canada-Syndrom,** das autosomal rezessiv vererbt wird und sich nach dem 40. Lebensjahr manifestiert. Es zeichnet sich durch eine Polyposis des gesamten Magen-Darm-Trakts aus. Darüber hinaus treten lokalisiert stecknadelkopfgroße Lentigines vor allem in den Palmae und Plantae, seltener im Gesicht, am Nacken und Körperstamm auf. Die orale Schleimhaut ist stets ausgespart. Daneben kommt es zu einer universellen Alopezie und einer Dystrophie aller Nägel. Diese Veränderungen an Haut und deren Anhangsgebilden treten meistens einige Monate vor den abdominellen Beschwerden auf und werden als Folge des bei diesem Krankheitsbild bestehenden Malabsorptionssyndroms interpretiert, das auch die Prognose bestimmt.

Das autosomal dominant vererbte **Myxoma-Syndrom** (auch Carney-Komplex genannt) setzt sich aus zwei Syndromen, die mit einem Akronym belegt sind, zusammen:
- **N** evi
- **A** trial myxomas
- **M** yxoid neurofibromata
- **E** phelides

bzw.
- **L** entigines (perioral, genital, bukkal)
- **A** trial myxomas
- **M** ucocutaneous myxomas
- **B** lue nevi

In der betrifft die Erkrankung weißhäutige Menschen mit Bevorzugung des weiblichen Geschlechtes. Symptome treten in der Jugend oder im frühen Erwachsenenalter auf. Als Frühwarnzeichen fungieren kutane akrale Myxome (bei > 50% der Fälle) in Verbindung mit „Sommersprossen“ in sonnenexponierten Arealen. Bei einer solchen Konstellation ist der Patient einem Kardiologen zur weiteren Abklärung vorzustellen, da bei etwa zwei Dritteln der Patienten atriale Myxome vorkommen. Diese müssen operativ entfernt werden, da sie z.B. zu embolischen Ereignissen führen können. Darüber hinaus kann eine Assoziation zu endokrin aktiven Tumoren der Schilddrüse, der Testes und/oder der Hypophyse bestehen.

Welches seltene autosomal dominant vererbte Syndrom mit generalisiert auftretenden Lentigines und anderen Fehlbildungen ist Ihnen bekannt?

Das Moynahan-Syndrom, bekannter unter dem Akronym
- **L** entigines, multiple (nie Schleimhautbefall, Beginn bei Geburt oder im 1. Lebensjahr, in Zahl, Farbintensität und Größe zunehmend)
- **E** lectrocardiographic conduction defects
- **O** cular hypertelorism
- **P** ulmonary stenosis
- **A** bnormalities of genitalia
- **R** etardation of growth
- **D** eafness, sensorineural

Dieses Krankheitsbild zeigt sich nur selten in seiner kompletten Ausprägung (hohe Penetranz bei variabler Expressivität).

Literatur

Krankheiten auf genetischer Basis (Genkarte) finden sich unter der Internetadresse www.ncbi.nlm.nih.gov/omim/

Reifenberger J. Hereditäre Tumorsyndrome. Hautarzt 2004; 55: 942–951

Fall 29

Der Automechaniker Manfred K. ist sehr besorgt. Seit sechs Wochen haben sich immer mehr Knoten am linken Unterarm gebildet. Der erste Knoten sei am Handrücken aufgetreten, nun „wanderten" die Knoten langsam den Arm hinauf. Verschiedene Kortisonsalben des Hausarztes hätten nichts gebracht; ganz im Gegenteil – neue Knoten seien hinzugekommen. Die Veränderungen täten aber nicht sonderlich weh.

Das größte Problem für Herrn K. ist, dass sein Hausarzt ihm geraten habe, sich von „dreckiger Arbeit" fern zu halten, und ihn für zwei Wochen arbeitsunfähig geschrieben habe. Seine Frau habe sich schon beschwert, dass nun sie das Aquarium sauber machen müsse und auch die Gartenarbeit liegen bliebe. Auch die Arbeit in der Kfz-Werkstatt sei nicht gerade sauber.

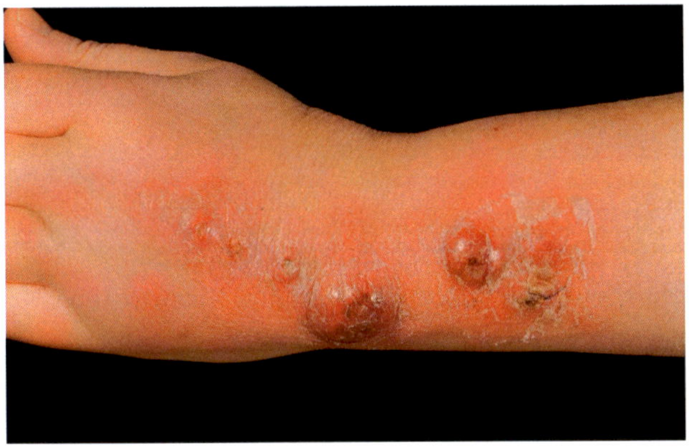

Abb. 29.1

Beschreiben Sie den Befund.

Im Bereich der Außenseite des linken Handrückens und Unterarmes bestehen rötlich-bläuliche, unterschiedlich große, verruziforme Knoten auf erythematös-schuppigem Grund; die meisten Knoten weisen eine zentrale Ulzeration auf.

Nennen Sie mögliche Differenzialdiagnosen und diskutieren Sie diese!

Die präferierte Diagnose ist das so genannte Schwimmbadgranulom, da in der Anamnese der Besitz eines Aquariums erwähnt wurde, bei dessen Reinigen die Infektion mit dem Erreger Mykobacterium marinum (atypische Mykobakterie) erfolgen konnte.

Anmerkung

Synonym werden gebraucht „swimming pool granuloma", „fish tank granuloma", „fish fancier's finger". Der Mann dürfte Linkshänder sein, da in der Regel die dominante Hand betroffen ist.

Weitere Differenzialdiagnosen sind:
- Lues III: Gummenbildung; in Industrieländern inzwischen sehr selten, weitere Symptome durch Gummenbildung an anderen Organen; ggf. assoziiert mit Paralysis progressiva
- Leishmaniase der Alten Welt: Reiseanamnese, v. a. Mittelmeerraum, Vorderer Orient, eher solitäre Knoten; disseminierte Knoten nur bei Anergie
- Sporotrichose: Reiseanamnese Tropen; Hautveränderungen eher an den Beinen
- Tuberculosis cutis verrucosa: eher bei Metzgern, Landwirten etc.; weniger knotig, eher schuppig-verrukös

Wie bestätigen Sie Ihre Verdachtsdiagnose?

Die Diagnose einer Infektion durch M. marinum kann sich schwierig gestalten: M. marinum wächst sehr langsam auf speziellen Kulturmedien bei 30–33 °C (Temperaturoptimum für das Wachstum). Nach der Materialgewinnung (am besten mit einer 2-mm-Stanze) benötigt der Mikrobiologe die Information, dass der Verdacht auf diese Erreger besteht, damit er eine gezielte und adäquate Kultivierung durchführen kann. Die Kulturen müssen vier bis sechs Wochen beobachtet werden; Wachstum tritt aber meist bereits nach 10–28 Tagen ein.

Gleichzeitig sollte ein Antibiogramm angefertigt werden, um bei Versagen der Therapie ein Antibiotikum einsetzen zu können, auf das der Erreger sensibel ist.

Mittels PCR lässt sich der Erreger bereits nach zwei Tagen bestimmen, das gelingt aber nicht immer.

Anmerkung
Kulturen von Mykobakterien werden normalerweise bei 37 °C bebrütet.

Erklären Sie, warum die ersten Veränderungen beim Schwimmbadgranulom am Handrücken auftreten und nachfolgend weitere Herde proximal hinzutreten können!

Die Erreger dringen durch Mikroverletzungen in die Haut ein und bevorzugen Areale, die eine optimale Wachstumstemperatur (30–33 °C) aufweisen. Dies ist v. a. an den kühleren Akren der Fall.

Die Ausbreitung nach proximal orientiert sich an den Lymphbahnen und tritt in 25–50% der Fälle auf (sporotrichoider Verlauf). Die Lymphknoten selbst bleiben fast immer unbefallen, schwellen aber an.

Anmerkung
Die Inkubationszeit beträgt zwei bis drei Wochen. Bis die ersten Symptome auftreten, können aber auch zwei bis vier Monate vergehen. In etwa einem Drittel der Fälle kommt es auch zum Befall tieferer Strukturen, sodass Arthritiden, Tenosynovitiden auftreten. Bei AIDS-Patienten kann es sogar zu einer letal verlaufenden disseminierten Form kommen.

Welche Therapien kommen infrage?

Eine Standardtherapie des Schwimmbadgranuloms gibt es bis heute nicht, da fast ausschließlich kasuistische Therapieberichte vorliegen. Isolierte oberflächliche Herde ohne sporotrichoide Ausbreitung können exzidiert oder kürettiert werden.

Bei ausgedehnteren Herden mit Ausbreitung entlang der Lymphbahnen (wie im vorliegenden Fall) haben sich verschiedene Antibiotika als in vielen Fällen wirksam erwiesen, z. B. Trimethoprim/Sulfamethoxazol (z.B. Eusaprim® forte, 2 × 1 Tbl./d) allein oder in Kombination mit Docycyclin 2 × 100 mg/d über drei Wochen.

Bei fehlendem Ansprechen wird Rifampicin 600 mg/d in vier Einzeldosen (z.B. Rifa®) kombiniert mit Ethambutol 25 mg/kg in vier Einzeldosen (z.B. Myambutol®) oder Clarithromycin 2 × 500 mg/d (z.B. Klacid®) über mindestens sechs Monate eingesetzt (nach Resistenzlage des Erregers, wobei die In-vitro-Austestung nicht immer mit der Empfindlichkeit des Erregers korreliert).

Anmerkung

- Manche Quellen berichten über die erfolgreiche Anwendung von Rotlicht.
- Erfolgt die Antibiotikagabe nur bis zum Abheilen der Läsion(en), kommt es zu Rezidiven, sodass vorgeschlagen wird, die Therapie noch vier bis sechs Wochen fortzuführen.
- Kleinkinder dürfen weder Ethambutol noch Doxycyclin bekommen.

Literatur

Collins CH, Grange JM, Noble WS et al. Mycobacterium marinum infections in man. J Hyg 1985; 94: 135–149

Gluckman SJ. Mycobacterium marinum. Clin Dermatol 1995; 13: 273–276

Fall 30

Eine 44-jährige Patientin stellt sich mit Hautveränderungen an beiden Händen vor. Der juckende Hautausschlag sei erstmalig vor etwa sechs Jahren in leichter Form aufgetreten. Anfänglich sei es nur zur Bläschenbildung an den Handinnenflächen und an den Fingerkuppen gekommen. Die Hautveränderungen seien oft auch wieder von selbst abgeheilt. Während längerer Urlaubsphasen sei es immer zur Abheilung gekommen. Gelegentlich habe sie eine „Kortisoncreme" angewandt, die ihr von ihrem Hausarzt verordnet worden sei.

Vor vier Monaten sei es erneut zu dem Hautausschlag an den Händen gekommen, der sich trotz externer Steroidtherapie kontinuierlich verschlimmert habe. Mit diesen Händen habe sie zunehmend Schwierigkeiten, in ihrem Beruf als Altenpflegehelferin zu arbeiten.

Vor zwei Wochen sei sie vom Hausarzt für eine Woche arbeitsunfähig geschrieben worden. Während dieser Zeit habe sich die Haut sehr gebessert, zu einer vollständigen Abheilung sei es jedoch nicht gekommen. Seit Wiederaufnahme ihrer beruflichen Tätigkeit vor zwei Tagen verschlimmere sich der Hautzustand wieder rasch.

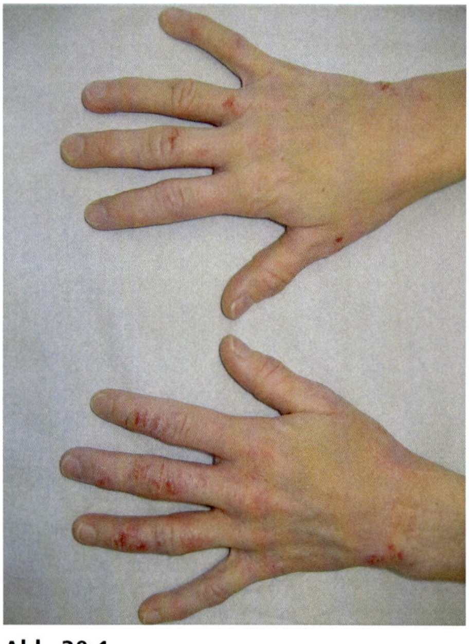

Abb. 30.1

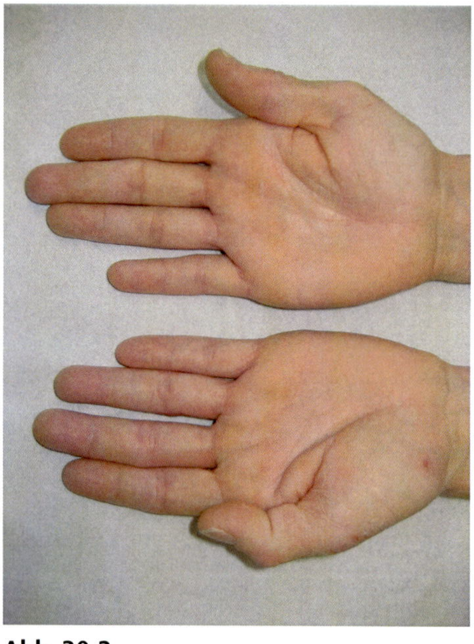

Abb. 30.2

Beschreiben Sie den in den Abbildungen dargestellten Befund.

An beiden Handrücken umschriebene Hautveränderungen mit Erythem, Schuppung und deutlicher Rhagadenbildung links auf den Fingerrücken der Digiti II–IV sowie herdförmig im Bereich des Handgelenks ulnarseitig. Die linke Handinnenfläche ist unauffällig. An der rechten Hand fallen kleinherdige, umschriebene Hautveränderungen mit leichtem Erythem, diskreter Lichenifikation und Rhagadenbildung an den Digiti III und IV sowie am Handgelenk ulnarseitig auf. Über dem Daumengrundgelenk rechts zeigt sich eine flächige Lichenifikation mit leichter Schuppung und Rhagadenbildung von dorsal nach palmar übergreifend.

Welche Differenzialdiagnosen kommen bei dem vorliegenden Befund in Betracht? Beschreiben Sie die Charakteristika.

Kontaktallergisches Handekzem: Je nach Sensibilisierungsgrad, Art und Dauer der Einwirkung des Allergens auf die Haut sind alle Ausprägungsformen des Handekzems möglich: akute Kontaktdermatitis mit Rötung, Bläschen bis Erosionen bei starker Sensibilisierung und guter Penetration des Allergens durch die Epidermis, über moderate dyshidrosiforme Ausprägungen bis zu eher hyperkeratotisch-rhagadiformen Ausprägungen bei flüchtigem und chronischem Kontakt mit dem Allergen und schlechter Penetration. Kontaktallergische Handekzeme bevorzugen Fingerzwischenräume, Fingerflanken, Finger- und Handrücken, weil palmar die Penetration des Allergens durch das dickere Stratum corneum schlechter möglich ist. Abheilung und Regeneration erfolgen relativ rasch nach Meiden des Allergens.

Atopisches Handekzem: dyshidrosiforme Hautveränderungen insbesondere palmar und an den Fingerkuppen, aber auch lichenifizierte, schuppende Ausprägungsformen (Handrücken/Handgelenk). Ekzeme anderenorts (z. B. Prädilektionsstellen große Beugen) und Befall der Füße weisen zur Diagnose. Das atopische Handekzem neigt eher zu Therapieresistenz und chronischem Verlauf.

Dyshidrosiformes (genuines) Handekzem: Seine Existenz ist umstritten, da es sich möglicherweise lediglich um eine besondere Ausprägungsform des atopischen Handekzems handelt. Klinisch imponieren Bläschen bis Blasen vornehmlich an Palmae (und Plantae) sowie an den Fingern (Fingerflanken, -kuppen und -innenflächen). Ein Erythem ist nur gering ausgeprägt oder fehlt gänzlich. Oft besteht ein ausgeprägter Pruritus.

Kumulativ-(sub)toxisches Handekzem: Dieses Handekzem bietet typischerweise ein chronisch-lichenifiziertes Krankheitsbild mit Schuppung und Rhagaden bei chronischer Beanspruchung der Haut gegenüber physikalischen Noxen (Kälte, Wasser, Detergenzien, hautirritative Kontaktstoffe), eine so genannte Abnutzungsdermatose. Das kumulativ-toxische Handekzem tritt typischerweise primär in den Fingerzwischenräumen, auf Finger- und Handrücken sowie an den Unterarmen auf; das Stratum corneum ist dort dünner als palmar.

Mischformen der o. a. Ekzemformen sind eher Regel als Ausnahme. Häufig beginnt die typische „Karriere" des Handekzems als atopisches oder kumulativ-toxisches Handekzem, worauf sich eine Kontaktsensibilisierung aufpfropft, die dann das klinische Bild und den Verlauf dominiert.

Psoriasis vulgaris (partim inversa): Neben eher erythematoquamösen, scharf begrenzten Hauterscheinungen auf Hand- und Fingerrücken kommen auch dyshidrotische, palmar betonte Ausprägungsformen vor, wobei eine Pustelbildung auf die Diagnose hinweist. Häufig besteht auch die hyperkeratotisch-rhagadiforme Ausprägungsform mit umschriebener palmarer Hyperkeratose. Die Abgrenzung zum Handekzem kann Schwierigkeiten bereiten, besonders wenn ein Mischbild (bei zusätzlicher atopischer Hautdiathese) vorliegt. Zur Diagnose führen Anamnese (psoriatische Diathese), Psoriasisherde am übrigen Integument (v.a. Ellenbogen, Steißbeinregion, Analfalte, Kopfhaut, Nägel) und eine Beteiligung der Füße. Eine histologische Untersuchung hilft nicht weiter.

Tinea manus: Eine Tinea tritt selten nur an der Hand auf. In der Regel beginnt die Tinea an den Füßen oder am Körper und befällt zu einem späteren Zeitpunkt die Hand. Selten sind beide Hände befallen. Insgesamt chronisches Krankheitsbild ohne Remissionen. Ist die Handinnenfläche befallen, zeigt sich eine leichte Hyperkeratose mit geringer Schuppung und oft weißlicher Hyperkeratose der Handfalten. Oft sind Nägel betroffen (DD: Ekzemnägel). Diagnostisch wegweisend sind mykologische und histologische Untersuchungen der Haut (PAS-Färbung).

Erläutern Sie den Begriff der Dyshidrose!

Bei der Dyshidrose liegt eine Ekzemreaktion mit Bläschenbildung an der Leistenhaut (Hände und Füße) vor, der eine spongiotische Dermatitis zugrunde liegt. Der Begriff „Dyshidrose" ist deshalb eigentlich irreführend, denn er hat nichts mit „fehlgesteuerter Schweißbildung" zu tun.

Welche Fragen stellen Sie der Patientin?

Fragen zur Eigen- und Familienanamnese bezüglich Atopie und Psoriasis.

Kommen in Ihrer Familie Heuschnupfen, allergisches Asthma, Ekzeme oder Schuppenflechte vor?

In der Familie leide der 20-jährige Sohn an einem Heuschnupfen. Eine Schuppenflechte sei in der Familie bis dato nicht aufgetreten. Sie selbst habe bisher nie Probleme mit allergischem Schnupfen oder Asthma gehabt.

Fragen zur Erhebung der Arbeitsanamnese.

- Schildern Sie Ihren beruflichen Werdegang!
- Wie sieht Ihr typischer Arbeitstag aus?
- Welche Tätigkeiten werden verrichtet?
- Mit welchen Stoffen kommen Sie in Kontakt?
- Tragen Sie Schutzhandschuhe? Wenn ja, welche?
- Welche Produkte zum Hautschutz und zur Hautreinigung werden bei der Arbeit verwendet?

Nach ihrem Hauptschulabschluss habe sie eine Lehre als Groß- und Einzelhandelskauffrau im Textilbereich absolviert und einige Jahre in diesem Beruf ohne Hautprobleme gearbeitet. Nach der Geburt ihres Sohnes sei sie für zwölf Jahre nicht beruflich tätig gewesen.

Vor acht Jahren habe sie eine Umschulung zur Altenpflegehelferin absolviert und sei seitdem im selben Altenpflegeheim tätig. Anfänglich habe sie nur halbtags tagsüber gearbeitet, seit vier Jahren sei sie ganztags, zeitweise auch im Nachtdienst tätig.

Sie verrichte die üblichen Tätigkeiten in der Altenpflege wie Waschen und Körperpflege der Bewohner, Austeilen von Essen, Anlegen von Verbänden, Windelwechsel. Etwa 25 der 50 Bewohner müssten vom Pflegepersonal gewaschen werden. Zum Waschen und zur Körperpflege stünden in der Regel von den Bewohnern selbst angeschaffte Produkte zur Verfügung, weshalb sie täglich mit einer Vielzahl von Körperpflege- und Hygieneprodukten in Kontakt komme. Beim Waschen und Windelwechseln trage sie immer Latexhandschuhe, beim Eincremen mit Körperlotionen oder Gesichtscremes selten. Zum häufig notwendigen Händewaschen, zur Händedesinfektion und zur Hautpflege stünden Präparate in Spendern zur Verfügung.

In der letzten Zeit sei sie hauptsächlich im Nachtdienst tätig. Aufgrund der vorgegebenen Arbeitseinteilung werde das morgendliche Waschen größtenteils noch von der Nachtschicht besorgt, weshalb die Hautbelastung in der Nachtschicht größer sei als in der Frühschicht. Sie selbst habe auch feststellen können, dass sich während ihrer Nachtschichtphasen der Hautbefund verschlimmert habe.

Fragen zur Freizeitanamnese.

- Wie groß ist der von Ihnen zu versorgende Haushalt?
- Mit welchen Produkten kommen Sie zu Hause in Kontakt?
- Tragen Sie bei Feuchttätigkeiten im Haushalt Handschuhe, und wenn ja, welche?
- Üben Sie Hobbys aus? (Kontakt mit potentiell hautbelastenden Substanzen?)

Zu Hause versorge sie einen Drei-Personen-Haushalt in einem kleinen Einfamilienhaus. Beim Putzen trage sie Latex-Haushaltshandschuhe. Kontaktstoffe seien z.B. Nahrungsmittel, Putzmittel, Möbelpolitur, Schuhcreme etc. Zur Händereinigung verwende sie Flüssig- und Stückseife. Hobbys werden verneint.

Welche Verdachtsdiagnose stellen Sie?

Es besteht Verdacht auf ein beruflich bedingtes Handekzem.

Wie gehen Sie im vorliegenden Fall therapeutisch vor?

Primäres Ziel ist die Abheilung der Hauterkrankung. Da der Verdacht auf ein beruflich bedingtes Handekzem besteht oder aber dieser zumindest nicht ausgeschlossen werden kann und weitere Hautirritationen im ausgeübten Feuchtberuf den Heilverlauf erschweren bzw. unmöglich machen, ist Arbeitskarenz notwendig. Dies kann durch eine betriebsinterne Umsetzung auf einen Schonplatz erreicht werden (Attest mitgeben). Sollte dies nicht möglich sein, wäre Arbeitsunfähigkeit zu bescheinigen.

Zur Therapie bietet sich ein mittelstarkes bis starkes externes Glukokortikoid an (z.B. Mometasonfuroat oder Betamethasonvalerat bzw. Clobetasolpropionat: entspricht Klasse III bzw. IV in der Klassifikation nach Niedner), um eine rasche Abheilung zu erreichen und die Dauer der Arbeitsunfähigkeit auf ein Minimum zu beschränken.

Welche Grundlage wählen Sie für das Externum?

Bei der Behandlung des Handekzems gilt wie in der Dermatologie allgemein: „Je akuter, desto hydrophiler, je chronischer, desto lipophiler." Bei einem frischen, nässenden Handekzem mit Bläschen ist eher eine Cremegrundlage geeignet, bei einem chronischen, trockenen Handekzem mit Hyperkeratose eher eine Salbe.

Die so genannte Fett-feucht-Therapie stellt eine Sonderform in der Behandlung des perakuten dyshidrosiformen Handekzems dar und findet besonders bei der großblasigen Form Verwendung: Nach Auftragen eines fetten Externums (Salbe) wird ein angefeuchteter Baumwollhandschuh übergezogen. Der Effekt besteht in dem Eröffnen der Bläschen.

Die Hautveränderungen sind innerhalb von zehn Tagen unter der externen Glukokortikoidtherapie und unter Arbeitskarenz zur Abheilung gekommen. Auch in den nachfolgenden vier Tagen, an denen das Glukokortikoidpräparat allmählich durch ein blandes dermatologisches Pflegepräparat ersetzt wurde, blieb der Hautbefund stabil.

Welche diagnostischen Schritte leiten Sie ein?

- Bestimmung des Gesamt-IgE
- Prick-Test: Atopiescreening (Frühblüher-, Gräserpollen, Hausstaubmilben, Hunde- und Katzenhaare, Schimmelpilze) und Latex
- Epikutantest: Standardreihe, Desinfektions-und Konservierungsstoffreihe, Gummireihe, Kosmetikinhaltsstoffe und Haushaltsstoffe

Wann führen Sie den Epikutantest durch?

Erst nach Abheilung des floriden Ekzems. Im floriden Ekzemstadium kommt es im Rahmen der Epikutantestung zu falschpositiven Reaktionen, die auch als „angry-back-reaction“ bezeichnet werden.

Wie wird ein Epikutantest durchgeführt?

Die Testsubstanzen werden auf Pflaster mit Testkammern aufgetragen, auf das Testareal (Rücken, ausnahmsweise Unterarm) geklebt und dort zusätzlich fixiert (üblicherweise mit Fixomull-stretch®). Entfernung, Erstablesung und Markierung der Testareale erfolgen nach 24 oder 48 Stunden. Der Epikutantest ist frühestens nach 72 Stunden abgeschlossen (letzte Ablesung), selten treten Spätreaktionen nach 96 Stunden auf (z. B. bei Zahnmaterialien). Getestet werden standardisierte Substanzen, die in verschiedenen Reihen (z. B. Standard, Gummi, Haushalt, Friseur) zusammengefasst sind.

Nach welchen Kriterien erfolgt die Auswertung des Epikutantests?

0	= negativ
+?	= zweifelhafte Reaktion (nur schwaches Erythem)
+	= gleichmäßiges Erythem, Infiltration, evtl. diskrete Papeln
++	= deutliches Erythem, Infiltration, Papeln, Vesikel
+++	= starkes Erythem, starke Infiltration, dichte, konfluierende Vesikel
IR	= irritative Reaktion

Welche Befunde im Epikutantest sprechen für eine falschpositive, also eine irritative, nichtallergische Reaktion?

Scharfe Begrenzung der Reaktion, nicht über das Testareal hinausgehend, feine Falten, bräunlicher Farbton, follikuläre Papeln oder Pusteln, Nekrosen, „Decrescendo-Reaktion“ in den Ablesungen.

Nennen Sie mögliche Fehlerquellen, die zu falschnegativen Epikutantestresultaten führen können!

Fehlerhafte Fixierung der Testkammern, systemische Steroideinnahme oder Einnahme eines anderen Immunsuppressivums, vorherige lokale Steroidtherapie im Testareal, intensive UV-Bestrahlung (Karenz mindestens vier Wochen).

Welche Faktoren beeinflussen den Prick-Test?

Einnahme von Antihistaminika (Karenz 3–10 Tage, z.B. Ketotifen zwei Wochen). Glukokortikoideinnahme von mehr als 10 mg Prednisolonäquivalent, topische Steroidanwendung im Testareal (Karenz 2–3 Wochen), Psychopharmaka mit Antihistamineffekt (Karenz zwei Wochen)

Die von Ihnen durchgeführten Untersuchungen ergaben:

Prick-Test: polyvalente Typ-I-Sensibilisierungen gegen Frühblüher- und Gräserpollen sowie Hausstaubmilben

Gesamt-IgE: 212 kU/l

Alkali-Resistenz: vermindert

Epikutantest: Typ-IV-Sensibilisierung gegenüber Dibromdicyanobutan (Bestandteil von Euxyl K 400 als Konservierungsstoff in vielen Hygiene- und Körperpflegeprodukten)

Stellen Sie die Diagnose und bewerten Sie die Laborbefunde in Bezug zum Krankheitsverlauf!

- Atopische Diathese mit polyvalenten Typ-I-Sensibilisierungen gegen Pollen und Hausstaubmilben (asymptomatisch)
- Kontaktallergisches Handekzem durch Typ-IV-Sensibilisierung gegenüber Dibromdicyanobutan

Bei der Patientin liegt eine atopische Diathese vor, die mit einer Minderbelastbarkeit der Haut und einer Ekzemneigung einhergeht. Nach Beginn ihrer Tätigkeit als Altenpflegehelferin kam es über Jahre zu vorübergehend auftretenden leichteren Handekzemen, die wohl auch durch berufliche hautirritative Tätigkeiten provoziert wurden, aber immer relativ rasch unter kurzzeitiger externer Steroidtherapie zur Abheilung kamen.

Auf dieses atopische Handekzem pfropfte sich im späteren Verlauf eine Sensibilisierung gegen den Konservierungsstoff Dibromdicyanobutan auf, mit dem die Patientin im Beruf arbeitstäglich in Kontakt kam. Die Sensibilisierung verschlimmerte in der Folge das Krankheitsbild hinsichtlich Akuität und Verlauf.

Nach Rückkehr an ihren Arbeitsplatz kam es prompt zu frischen Hautveränderungen an den Händen. In einigen Cremes und Waschlotionen der betreuten Heimbewohner konnte von der Patientin anhand der aufgedruckten Inhaltsstoffe das Allergen Dibromdicyanobutan identifiziert werden, ebenso in der vom Arbeitgeber zur Verfügung gestellten Waschlotion.

Was bedeutet die Hauterkrankung für die weitere berufliche Tätigkeit der Patientin?

Bezüglich der bestehenden Kontaktsensibilisierung steht die Expositionskarenz im Vordergrund. Produkte, die mit dieser Substanz konserviert sind, müssen in Zukunft im beruflichen wie außerberuflichen Bereich gemieden werden. Bei Kontakt mit patienteneigenen Produkten oftmals unbekannter Zusammensetzung müssen konsequent Handschuhe getragen werden. Zur eigenen Händereinigung bedarf es eines geeigneten Alternativproduktes am Arbeitsplatz. Ein individueller Hautschutzplan ist zu erstellen, da die Patientin durch die atopische Hautdiathese weiterhin in diesem Feuchtberuf gefährdet bleibt. Es besteht die Gefahr, dass sich das atopische Handekzem zukünftig verschlimmert; ferner können sich auch weitere Sensibilisierungen aufpfropfen.

Wie sieht ein individueller Hautschutzplan für die Patientin aus?

Bei der Auswahl der Externa zur Hautreinigung muss ausgeschlossen werden, dass Dibromdicyanobutan enthalten ist. Duftstofffreiheit ist auf Grund der Sensibilisierungsgefahr empfehlenswert. Da die Patientin beruflich quasi nur mit wasserlöslichen Kontaktstoffen in Berührung kommt, ist eine hydrophobe Hautschutzsalbe angezeigt.

Folgender Hautschutzplan ist geeignet:

- Hautreinigung (bei der Arbeit und zu Hause):
  - Eucerin-Handwaschöl®
  - Saniklin®- oder Physiogel®-Waschlotion (bei stärkerer Verschmutzung)
- Hautschutz (vor und während der Arbeit)
  - Excipial-Protect®- oder Saniwip®-Hautschutzsalbe
  - ungepuderte, unsterile Vinyl-Handschuhe (bei Feuchttätigkeiten). Bei längerer kontinuierlicher Tragezeit sind darunter Baumwollhandschuhe zu tragen.
- Hautpflege (nach der Arbeit) mit Alfason-repair-Creme

Welche Maßnahme ist bezüglich der beruflich bedingten Hauterkrankung durchzuführen?

Nur mit Zustimmung der Versicherten wird für den gesetzlichen Unfallversicherungsträger (Berufsgenossenschaft) ein Hautarztbericht erstellt, selbst wenn lediglich die Möglichkeit einer beruflich bedingten Hauterkrankung vorliegt, damit der Unfallversicherungsträger schon im Vorfeld prophylaktisch aktiv werden kann. Im Hautarztbericht sollten konkrete Hautschutzmaßnahmen im Rahmen von § 3 Berufskrankheitenverordnung angefordert werden. Bei Zustimmung des Unfallversicherungsträgers können über den behandelnden Dermatologen zu Lasten des Unfallversicherungsträgers Therapeutika, Hautschutz-, Hautreinigungs-, Hautpflegepräparate, u. U. auch geeignete Handschuhe verordnet werden. Ob diese Handschuhe tatsächlich von der Berufsgenossenschaft erstattet werden, ist Ermessenssache. Alle Maßnahmen belasten weder finanziell die Patientin noch das Arzneimittelbudget des Arztes.

Alle Behandlungen werden nach BG-GOÄ vergütet.

Unter welche Berufskrankheitenziffer (BK) fällt das Handekzem der Patientin? Erläutern Sie die Ziffern!

Alle vom Gesetzgeber anerkannten Berufskrankheiten sind in der Berufskrankheitenliste aufgeführt. Beruflich bedingte Hauterkrankungen (i. d. R. Ekzemerkrankungen) fallen unter die BK-

Ziffer 5101. BK 5101 ist nicht definiert durch die Ätiologie der Erkrankung, sondern durch ihren Verlauf und versicherungsrechtliche Kriterien: „*Schwere und/oder wiederholt rückfällige Hauterkrankungen, die zur Unterlassung aller Tätigkeiten gezwungen haben, die für die Entstehung, die Verschlimmerung oder das Wiederaufleben der Krankheit ursächlich waren oder sein können.*"

Stellt die Hauterkrankung der Patientin eine Berufskrankheit dar? Begründen Sie Ihre Entscheidung!

Nein, es handelt sich lediglich um eine Berufsdermatose. Wie aus dem Wortlaut zur BK-Ziffer hervorgeht, müssen neben der beruflichen Bedingtheit noch andere Kriterien hinzukommen. Die Hauterkrankung muss entweder schwer (definiert über die Schwere des klinischen Bildes oder eine Erkrankungsdauer von über sechs Monaten) und/oder wiederholt rückfällig gewesen sein (mindestens drei Krankheitsschübe, zwischen denen weder Behandlungsbedürftigkeit noch Arbeitsunfähigkeit liegen durften). Zusätzlich muss ein Zwang zur Unterlassung aller schädigenden Tätigkeiten gegeben sein. Letztendlich müssen diese Tätigkeiten auch tatsächlich aufgegeben worden sein.

Kann auch ein atopisches Handekzem zur BK 5101 werden? Bitte erläutern Sie die Problematik!

Ja, auch ein primär anlagebedingtes Leiden wie das atopische Handekzem kann zur Berufskrankheit werden, wenn die berufliche Tätigkeit wesentliche Teilursache am Krankheitsgeschehen ist (im Sinne einer wesentlichen Teilursache oder richtungsgebenden Verschlimmerung) und die klinischen und versicherungsrechtlichen Kriterien zur BK 5101 vorliegen. Dies soll das Hautarztverfahren, zu dessen Kernbestandteil der Hautarztbericht gehört, verhindern, indem schon im Vorfeld prophylaktische Maßnahmen ergriffen werden.

Welche weiteren anerkannten Berufskrankheiten mit dermatologischer Relevanz gibt es?

BK 1108: Erkrankungen durch Arsen und seine Verbindungen (Berufe: Winzer wegen Anwendung arsenhaltiger Pestizide – in Deutschland offiziell bis 1942, es wurden und werden jedoch noch Fälle aus den frühen Nachkriegsjahren anerkannt –, früher Porzellanarbeiter – arsenhaltige Farben –, Bergleute, die zu DDR-Zeiten in arsenhaltigen Lagerstätten beschäftigt waren)

BK 5102: Hautkrebs oder zur Krebsbildung neigende Hautveränderungen durch Ruß, Rohparaffin, Teer, Anthrazen, Pech oder ähnliche Stoffe (Berufe: Raffineriearbeiter, Kokereiarbeiter, Straßenarbeiter, Schornsteinfeger)

BK 4301: Allergische obstruktive Atemwegserkrankung; wird als eigentlich pulmologische Erkrankung nicht selten in der hautärztlichen Praxis diagnostiziert und behandelt (Bäckerasthma, Latexallergie)

Anmerkung

Nachfolgende Erkrankungen sind zwar theoretisch relevant, kommen in der Praxis jedoch quasi nie vor und seien nur der Vollständigkeit halber aufgeführt:

- BK 1302: Erkrankungen durch Halogenwasserstoffe
- BK 2402: Erkrankungen durch ionisierende Strahlen
- BK 3101: Infektionskrankheiten, wenn der Versicherte im Gesundheitsdienst, in der Wohlfahrtspflege oder in einem Laboratorium tätig oder durch eine andere Tätigkeit der Infektionsgefahr in ähnlichem Maße ausgesetzt war

- BK 3102: von Tieren auf Menschen übertragbare Krankheiten
- BK 3104: durch Infektionserreger oder Parasiten verursachte Krankheiten sowie Tropenkrankheiten

Warum kann der Hautarztbericht bei anderen BK-Erkrankungen als BK 5101 nicht verwendet werden?

Weil alle anderen Berufskrankheiten mit der sog. BK-Anzeige gemeldet werden. Der Hautarztbericht findet nur Anwendung bei Erkrankungen, die unter BK-Ziffer 5101 fallen, jedoch nicht alle Kriterien zur BK 5101 erfüllen. Liegen die Kriterien für eine Berufskrankheit vor, wird auch hier die BK-Anzeige erstattet.

Welche weiteren Maßnahmen können zur Prophylaxe einer BK 5101 im Rahmen von § 3 der Berufskrankheitenverordnung zur Anwendung kommen?

Auf Antrag können alle medizinisch sinnvollen Therapiemaßnahmen zur Behandlung und Rezidivprophylaxe des Berufsekzems zur Anwendung kommen, wie PUVA-Bad- und PUVA-Creme-Therapie oder Leitungswasseriontophorese. Immer wichtig ist ein berufsadaptierter Hautschutzplan mit geeigneten Präparaten zur Hautreinigung, zum Hautschutz und zur Hautpflege, wobei oft auch die Kosten für die Schutzhandschuhe von der Krankenkasse übernommen werden. Auch ein Off-label-Gebrauch von Therapeutika stellt in der Regel kein Problem dar.

Weitere Maßnahmen durch die BG sind Schulungsmaßnahmen des Patienten (Hautschutz), Begehungen des Arbeitsplatzes durch den Technischen Aufsichtsdienst der BG zur Arbeitsplatz- und Expositionsanalyse. Arbeitsplatzaufgabe, Umschulung, Zahlung von Übergangsgeldern und BK-Renten stehen erst am Schluss nach erfolgloser Durchführung aller anderen Möglichkeiten.

Warum ist nicht jedes Externum bzw. Hautschutzpräparat für jede Tätigkeit geeignet?

Ist der Berufsstoff wasserlöslich (z.B. Putzwasser, wassermischbare Kühlschmiermittel, Feuchtberuf), ist ein hydrophobes Präparat angezeigt. Bei Kontakt mit Ölen kommt nur ein hydrophiles Präparat infrage. Bei Auswahl des falschen Präparates – z.B. Kontaktstoff Öl und hydrophobes Präparat – kann es zur Penetrationssteigerung des Kontaktstoffes und somit einem gegenteiligen Effekt des Präparates kommen. Auf dem Markt sind auch Präparate, die sowohl bei Arbeiten mit wasserlöslichen als auch öligen Substanzen eingesetzt werden können (z.B. Dualin®-Hautschutzsalbe).

Literatur

John SM. Verfahren zur Früherfassung beruflich bedingter Hautkrankheiten (Hautarztverfahren). In Schwanitz HJ, Wehrmann W, Brandenburg, John SM: Gutachten Dermatologie. Steinkopff, Darmstadt 2003

Schwanitz HJ, Szliska C: Berufsdermatosen. Dustri Verlag, Karlsruhe 2001

Fall 31

Bei dem 78-jährigen Mann besteht eine seit dem 30. Lebensjahr zunehmende androgenetische Alopezie vom Hamilton-Typ VII. Da er früher aus beruflichen Gründen viele Jahre in den Tropen gelebt habe, habe er häufiger Sonnenbrände, besonders im Bereich der Kopfglatze, gehabt. Außerdem sei er leidenschaftlicher Segler und in der Vergangenheit hierdurch zusätzlich häufig der Sonne ausgesetzt gewesen.

Seit einigen Jahren bemerkt der Patient ein zunehmendes Auftreten von Schuppenkrusten sowie rötlichen Flecken mit rauer Oberfläche im Bereich der gesamten Kopfhaut. Einige der rötlichen Flecken seien berührungsempfindlich. Vor zwei Jahren sei im Bereich des Hinterkopfes ein Plattenepithelkarzinom operativ entfernt worden.

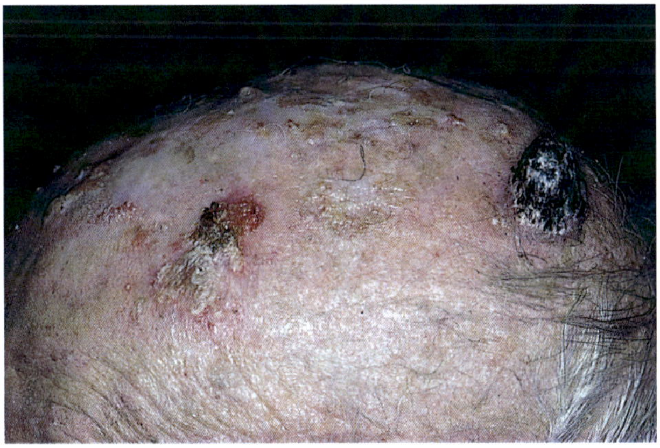

Abb. 31.1

Beschreiben Sie den Befund. Wie lautet Ihre Diagnose?

Es handelt sich um multiple aktinische Keratosen auf einer deutlich aktinisch geschädigten Altershaut infolge androgenetischer Alopezie. Weiterhin besteht im ventralen und dorsalen Kopfhautbereich der begründete Verdacht des Übergangs von aktinischen Keratosen in invasive Plattenepithelkarzinome.

Welche diagnostische Methode ist bei der Ausbreitungsdiagnostik aktinischer Keratosen hilfreich?

Mittels photodynamischer Fluoreszenzdiagnostik kann das flächenhafte Ausmaß der Keratosenbildung dargestellt werden. Subklinisch betroffene Areale können durch photodynamische Diagnostik aufgrund ihres Fluoreszenzverhaltens sichtbar gemacht werden. Falls eine so genannte „Feldkanzerisation" vorliegt, lässt sich diese so nachweisen.

Wie können aktinische Keratosen von einem invasiven Plattenepithelkarzinom unterschieden werden?

Bei stärker infiltrierenden Läsionen muss zum Ausschluss eines invasiven Plattenepithelkarzinoms eine Biopsie zur histologischen Diagnostik durchgeführt werden. Sind mehrere Stellen verdächtig auf ein Plattenepithelkarzinom, so müssen alle klinisch verdächtigen und repräsentativen Areale biopsiert werden.

Welche Therapie leiten Sie ein?

Im vorliegenden Fall besteht bei zwei exophytischen Läsionen der Verdacht auf ein Plattenepithelkarzinom. Die Läsionen sind zu exzidieren. Die übrigen Veränderungen können anschließend mittels photodynamischer Therapie (PTD) therapiert werden.

Nennen Sie Indikationen für die Fluoreszenzdiagnostik.

- Fluoreszenzdetektion (Biopsie, PDT-Kontrolle)
- Detektion von Tumorgrenzen (z. B. Fluoreszenz-gestützte Tumorresektion)
- Erkennen von Tumoren (Fluoreszenz-gestützte Diagnose)

Erklären Sie das Prinzip der Fluoreszenzdiagnostik und der photodynamischen Therapien.

Nach topischer Applikation eines Photosensibilisators (5-Aminolävulinsäure ALA; 5-Aminolävulinsäuremethylester, Metvix®) kommt es in genetisch veränderten Zellen zu einer verstärkten Synthese von Protoporphyrin IX und zu einer selektiven Anreicherung in erkranktem Gewebe. Die Anreicherung ist nach spezifischer Anregung (z.B. Wood-Licht) in Form einer Rotfluoreszenz sichtbar.

Durch Bestrahlung mit einer selektiven Lichtquelle (inkohärente Lichtquelle, LED, Diodenlaser) kommt es in Anwesenheit von Sauerstoff zur Erzeugung reaktiver Sauerstoffspezies und nachfolgenden selektiven Zerstörung von Tumorzellen oder präkanzerös veränderten Keratinozyten. Rotlicht mit einer Wellenlänge von 630 nm erreicht die größte Eindringtiefe. Die Grenze einer effektiven Therapie im roten Spektralbereich liegt bei 2–3 mm.

Erläutern Sie die Durchführung der photodynamischen Therapie in der Praxis.

Auf das zu behandelnde Areal wird zunächst 5-Aminolävulinsäure (5-ALA) oder 5-Aminolävulinsäuremethylester (Metvix®) appliziert und lichtdicht (z. B. mit Alufolie) verschlossen. Die Applikationsdauer beträgt vier Stunden für 5-ALA und drei Stunden für Metvix®. Nach dieser Zeit wird die Aluminiumfolie entfernt und eine photodynamische Diagnostik zur genauen Determinierung der Bestrahlungsfelder durchgeführt.

Es erfolgt die Bestrahlung des Behandlungsareals mit Strahlern, die Wellenlängen emittieren, die den Absorptionsbanden von ALA entsprechen. Bestrahlungszeit: 15–20 Min.

Anmerkung
- Der Patient muss eine Schutzbrille tragen.
- Die Therapie kann schmerzhaft sein! Ggf. vor Therapie Lokalanästhesie durchführen!

Welches Medikament ist für die PDT in Deutschland für welche Indikationen zugelassen?

In Deutschland ist 5-Aminolävulinsäuremethylester (Metvix®) für die zweimalige topische PDT von aktinischen Keratosen sowie von superfiziellen und nodulären Basalzellkarzinomen im Behandlungsintervall von sieben Tagen zugelassen.

Welche Nebenwirkungen können bei einer PDT von aktinischen Keratosen auftreten?

Zu den häufigsten Nebenwirkungen der topischen PDT gehören starke Schmerzen während der Bestrahlung, oberflächliche Nekrosenbildung mit flächenhaften Erythemen und nachfolgender Krustenbildung.

Welche Vorteile bietet die PDT von aktinischen Keratosen und Basalzellkarzinomen gegenüber anderen Therapieverfahren?

Die PDT liefert ein sehr gutes kosmetisches Ergebnis, kann relativ einfach an jeder Lokalisation durchgeführt werden, stellt ein nichtinvasives Verfahren dar, hat eine kurze Therapiedauer und bietet die Möglichkeit der effektiven Behandlung großflächiger Areale.

Nennen Sie Kontraindikationen der topischen PDT.

- Tumordicke > 2–3 mm
- Invasive Plattenepithelkarzinome
- Infiltrative, sklerodermiforme Basalzellkarzinome
- Pigmentierte Tumoren (z. B. pigmentiertes Basalzellkarzinom)

Wie hoch sind die Heilungsraten der PDT bei den in Deutschland zugelassenen Indikationen?

Aktinische Keratosen: Es gibt zahlreiche Studien in der Literatur über die PDT von aktinischen Keratosen und Basalzellkarzinomen. Die PDT ist eine Behandlungsoption bei multiplen aktinischen Keratosen mit einer hohen Heilungsrate. So werden bereits mit einer einmaligen PDT komplette Remissionsraten von 71–91% für Läsionen am Kopf erreicht. Durch eine zweimalige Behandlung werden Remissionsraten von > 95% erreicht. Die PDT ist bei dünnen aktinischen Keratosen effektiver als bei hyperkeratotischen Läsionen. Daher ist eine intensive Keratolyse vor der Behandlung sehr wichtig.

Basalzellkarzinom: Die PDT ist nur bei flachen oder entsprechend vorbehandelten (Planierung) Basalzellkarzinomen indiziert, da die Eindringtiefe des roten Lichtes in die Haut auf 2–3 mm limitiert ist. Bei oberflächlichen Basalzellkarzinomen werden komplette Remissionen in 80–90% erzielt, bei nodulären Basalzellkarzinomen in 50–70%.

Literatur

Fritsch C, Ruzicka Th (eds.). Fluorescence diagnosis and photodynamic therapy of skin diseases. Springer-Verlag, Wien New York, 2003

Morton CA, Brown SB, Collins S, et al. Guidelines for topical photodynamic therapy: report of a workshop of the British Photodermatology Group. Br J Dermatol 2002; 146: 552–567

Fall 32

Sie werden vom diensthabenden Arzt der Intensivstation eines Krankenhauses als Konsiliarius angerufen. Eine 62-jährige Patientin liegt nach einem schweren Autounfall seit acht Wochen im Koma. Nach einem stumpfen Bauchtrauma wurden die Milz und Teile des Dünndarms entfernt. Zudem wurden diverse Frakturen unfallchirurgisch versorgt.

Seit nunmehr drei Wochen zeigen sich im Gesichtsbereich gelblich-schuppende, krustöse Auflagerungen. Es sei bereits vor drei Tagen eine i. v. Therapie mit einem Cephalosporin begonnen worden, die jedoch bislang keine Besserung erbrachte. Ein bakterieller Abstrich sei zuvor entnommen worden, das Ergebnis stehe bislang aus.

Mittlerweile zeige sich die Haut insgesamt „irgendwie" in Mitleidenschaft gezogen: Die Haare seien stumpf, der Ausfall vermehrt, diverse Entzündungen an der Haut träten auf; gerade an den Händen seien diese sehr ausgeprägt und hier hätten auch die durchgeführten antiseptischen Bäder keine Verbesserung erbracht. Außerdem leide die Patientin seit einer Woche unter Durchfall.

Sie können die Patientin aus Zeitgründen erst am übernächsten Tag ansehen. Welche differenzialdiagnostischen Erwägungen treffen Sie zunächst aufgrund der erlangten Informationen?

Impetigo contagiosa: Es bestehen krustöse Hautveränderungen, die typischerweise „honiggelb" sind und einen insgesamt „klebrigen" Charakter besitzen. Zunächst disseminierte Herde können konfluieren. Dass Cephalosporine nicht wirken, kann ein Hinweis auf die Auslösung durch einen penicillinasefesten Staphylococcus-aureus-Stamm sein.

Candida-albicans-Infektion: Auch hier sind Gesichtsbefall und Infektionen im Parungualbereich typisch.

Exazerbation einer Psoriasis vulgaris: Es bestehen typischerweise erythematosquamöse Hautveränderungen an den Prädilektionsstellen. Auch die Nägel können betroffen sein. Nur die Psoriasis pustulosa kann auch zu krustösen Hautveränderungen führen. Entzündliche Veränderungen an den Nägeln könnten auch Hinweis auf eine Akrodermatitis continua suppurativa sein.

Seborrhoische Dermatitis: flächiger Gesichtsbefall mit erythematosquamösen Effloreszenzen, v. a. im zentralen Gesichtsbereich unter Einbeziehung der Brauen; oft „seborrhoische Zonen" am Stamm betroffen; Superinfektionen mit diversen bakteriellen und mykotischen Erregern können vorkommen.

Welche Empfehlungen geben Sie zunächst?

- Umsetzen der antibiotischen Therapie auf ein penicillinasefestes Penicillin, z. B. Flucloxacillin (Stapenor®)
- Inspektion der Schleimhäute: weißliche, wegwischbare Beläge als Hinweis auf eine Infektion mit Candida albicans; Anlegen einer Pilzkultur

– Empfehlung zur Durchführung einer Fremdanamnese: Gab es bereits Veränderungen der Haut im Sinne einer Psoriasis? Familienanamnese?

Am übernächsten Tag visitieren Sie die Patientin auf der Intensivstation. Der klinische Befund ist unverändert. Es sind bereits zusätzliche Laborbefunde eingegangen:
Abstrich von der Gesichtshaut: Bakterien negativ, vereinzelt Candida albicans
Differenzialblutbild: unauffällig
CRP: normal
Transaminasen: normal
Stuhl auf pathogene Keime: negativ

Sie sehen die beschriebenen Veränderungen im Gesicht und entzündliche Veränderungen an den Fingern (Abb. 32.1). Woran denken Sie in der gegebenen Situation?

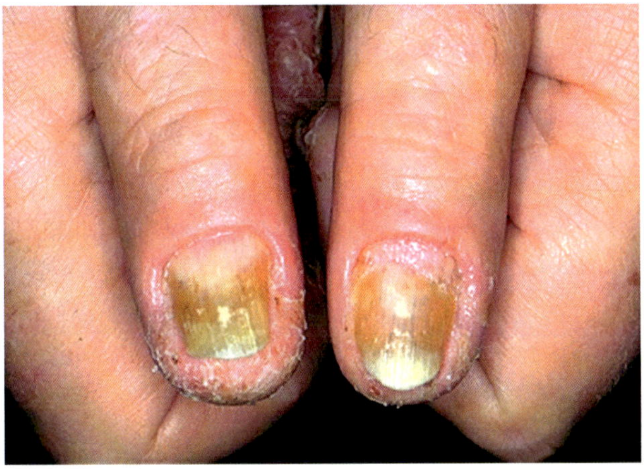

Abb. 32.1

Die Veränderungen erinnern an eine Acrodermatitis enteropathica, ein erworbenes Zinkmangelsyndrom mit zentrofazialer und akraler Dermatitis bei parenteraler Ernährung und Zustand nach Dünndarmresektion.

Als weitere Differenzialdiagnosen müssen in der gegebenen Situationen auch andere Malabsorptionssyndrome und Ernährungsmängel erwogen werden:

- Aminosäuremangel
- Biotinidasemangel
- Essenzieller Fettsäuremangel
- Glukagonom-Syndrom (Erythema necroticans migrans): zentrifugal wachsende zirzinäre Erytheme, v.a. bei postmenopausalen Frauen als Paraneoplasie; Laborveränderungen (Hyperglykämie, BSG ↑, Hyperglukagonämie)

Erklären Sie, wieso derartige Hautveränderungen bei Zinkmangel entstehen.

Zinkmangel führt zu einem gestörten Einbau von Fettsäuren in Eikosanoide. Wie bei essenzieller Fettsäuredefizienz kommt es zu starker Steigerung des Zellumsatzes und ekzematösen Hautveränderungen.

Sie bestimmen den Plasmazinkspiegel: 12 mg/dl (Norm: > 80 mg/dl).

Welche therapeutische Empfehlung geben Sie?

Die Zinksubstitution mit einer Dosierung von 20–40 mg 2–3× tgl. in Abhängigkeit vom klinischen Bild.

Nach welcher Zeit erwarten Sie eine Besserung der Hautveränderungen?

Bei Substitution tritt bereits wenige Tage nach Beginn der Therapie eine Besserung und nach 7–14 Tagen eine vollständige Abheilung ein. Kontrolle der Zinkkonzentration im Serum alle vier Wochen. Abnahme morgens nüchtern (zirkadiane Zinkspiegelschwankungen).

Welche Rolle spielen der Nachweis von Candida albicans und die profusen Durchfälle?

Der Nachweis von Candida albicans zeigt eine typische Superinfektion der ekzematösen Hautveränderungen (Paronychia candidomycetica) bei erworbenem Zinkmangelsyndrom an. Auch die Durchfälle sind sowohl Folge als auch Ursache des sich verstärkenden Zinkmangels.

Erklären Sie, wieso beim hereditären Zinkmangelsyndrom (Acrodermatitis enteropathica) die typischen Hautveränderungen erst Wochen nach dem Abstillen entstehen.

Zur Zinkresorption wird ein niedermolekularer Ligand (Zink-Eisen-Transporterprotein) benötigt. Dieser Ligand ist in der Muttermilch ausreichend vorhanden; in der Kuhmilch kommt er jedoch nur in Spuren vor. Einige Wochen nach dem Abstillen treten bei der autosomal rezessiven Acrodermatitis enteropathica die ersten Hautveränderungen auf.

Nennen Sie Lebensmittel mit hohem und niedrigem Zinkgehalt.

- Hoher Zinkgehalt: z. B. Fisch, rote Fleischsorten, Hülsenfrüchte, Nüsse, Vollkorngetreide
- Niedriger Zinkgehalt: z. B. Früchte, Wein, Bier, Spirituosen (Deshalb besteht auch bei Alkoholikern wegen der „einseitigen Ernährung" oft ein Zinkmangel!), weiße Fleischsorten

Wie häufig ist ein hereditärer Zinkmangel und welche Symptome treten beim Kleinkind auf (klassische Acrodermatitis enteropathica)?

- Häufigkeit des hereditären Zinkmangels: etwa einer auf 500 000 Einwohner
- Allgemeinsymptome: erhöhte Reizbarkeit, Unaufmerksamkeit, Photophobie, Durchfall, Infektanfälligkeit, Wachstumsretardierung, Wundheilungsstörungen
- An der Haut: vesikobullöse Dermatitis an Händen, Füßen und periorifiziell, Verlust des Kopfhaares

Nennen Sie die klinischen „Hallmarks" der folgenden Mangelsituationen.

Vitamin-A-Mangel	schuppende Haut mit verhornten Follikelostien („Phrynoderm"), Nachtblindheit
Vitamin-C-Mangel	„Skorbut"; follikuläre Hyperkeratosen, Zahnfleischbluten, Hämorrhagien (Möller-Barlow-Krankheit)
Eisenmangel	diffuses Effluvium, Mundwinkelrhagaden, Nagelveränderungen, Atrophie der Zungenschleimhaut (Hunter-Glossitis)

Literatur

Perafan-Riveros C, Franca LF, Alves AC, Sanches JA jr. Acrodermatitis enteropathica: case report and review of the literature. Pediatr Dermatol 2002; 19: 426–431

Fall 33

Ein 56-jähriger Bauarbeiter stellt sich mit folgenden Hautveränderungen bei Ihnen vor.

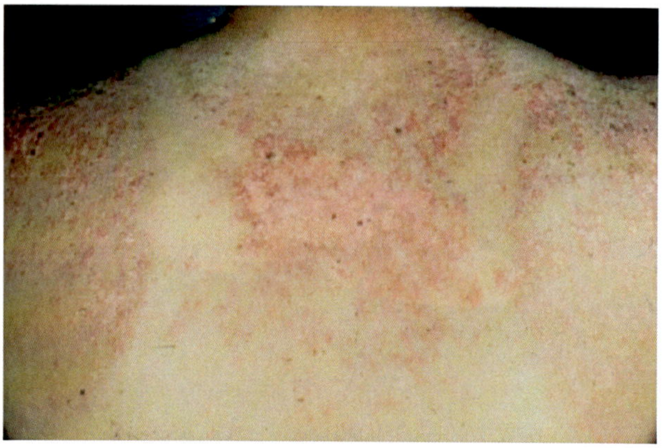

Abb. 33.1

Beschreiben Sie diesen Befund.

In den lichtexponierten Arealen bestehen konfluierende ovaläre Plaques mit zentraler hypopigmentierter Atrophie und randständiger Schuppung.

Stellen Sie eine Verdachtsdiagnose und erläutern Sie diese!

Es handelt sich um eine besondere Variante des Lupus erythematodes, den subakut-kutanen Typ, der eine Stellung zwischen DLE und SLE einnimmt. Typisch sind eine erhöhte Lichtempfindlichkeit sowie der Nachweis von Autoantikörpern gegen Ro- (SS-A-) und La- (SS-B-)Antigene in 70% der Fälle. Die ACR- (früher ARA-)Kriterien sind in > 50% der Fälle erfüllt.

Wie erhärten Sie Ihre Verdachtsdiagnose?

Entnahme einer Biopsie (z. B. 3-mm-Stanze) aus dem entzündlichen Rand

Welches histologische Bild erwarten Sie?

Die Histologie weist ein epidermotropes und follikulotropes Infiltrat auf, das vornehmlich aus kleinen Lymphozyten besteht. Es besteht typischerweise eine vakuolisierende Degeneration der Basalzellschicht mit einzelnen „Cytoidkörperchen“ (das sind dyskeratotische, eosinophile Epithelzellen in Epidermis und oberer Dermis). Im Bereich des Follikels kommen follikuläre Hyperkeratosen vor.

Sie führen bei einem Patienten mit diskoidem Lupus erythematodes eine Photoprovokation durch. Wann lesen Sie diese ab?

Die Hautveränderungen beim diskoiden Lupus erythematodes treten (im Gegensatz zur polymorphen Lichtdermatose) oft erst nach ein bis drei Wochen auf, sodass eine Ablesung auch zu diesen Zeitpunkten erfolgen muss.

Anmerkung
Die Photoprovokation bei einer PLD erfolgt an drei aufeinander folgenden Tagen mit UVB. Die Ablesung erfolgt an den Tagen drei, fünf und sechs sowie nach drei Wochen (Ausschluss eines DLE).

Interpretieren Sie die unten stehende Abbildung. Markiert wurde IgM. Nennen Sie ein Krankheitsbild, bei dem ein derartiger Befund zu erwarten ist.

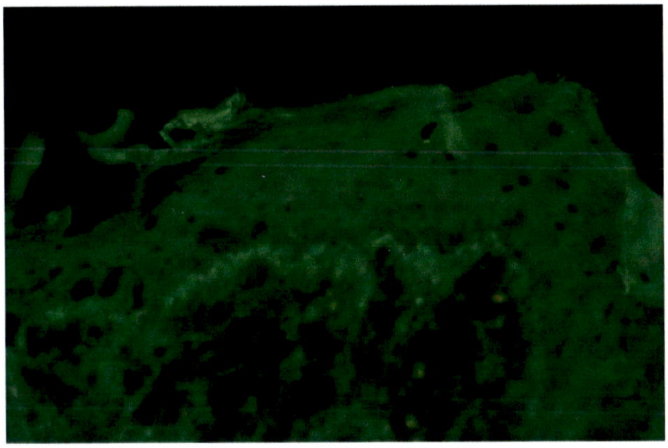

Abb. 33.2

Es handelt sich um eine direkte Immunfluoreszenz. Dabei werden Komplement und Antikörper direkt im Gewebe durch Einsatz fluoreszenzmarkierter Antikörper nachgewiesen. In der Abbildung erkennt man eine bandförmige Ablagerung, wie sie bei diskoidem Lupus erythematodes in belichteten Arealen vorkommt.

Was versteht man unter einem Rowell-Syndrom?

Es handelt sich um einen seltenen Subtyp des subakut-kutanen Lupus erythematodes mit einem klinischen Aspekt, der an ein Erythema multiforme erinnert.

Welches Krankheitsbild weist in der direkten Immunfluoreszenz eine granuläre Ablagerung von IgA auf? Erläutern Sie dieses Krankheitsbild!

Typisch ist dieses Fluoreszenzmuster bei der Dermatitis herpetiformis Duhring.

Dabei handelt es sich um eine Zöliakie-assoziierte und durch Iod provozierbare Hautkrankheit, die durch meist kleine Papulovesikel (selten großblasiger Typ) gekennzeichnet ist und sich charakteristischerweise durch einen brennenden Juckreiz auszeichnet, der nach Gabe von DADPS (Dapson) schlagartig aufhört.

Die folgenden Abbildungen zeigen 20-MHz-Sonogramme der Unterarmstreckseite. Interpretieren Sie diese.

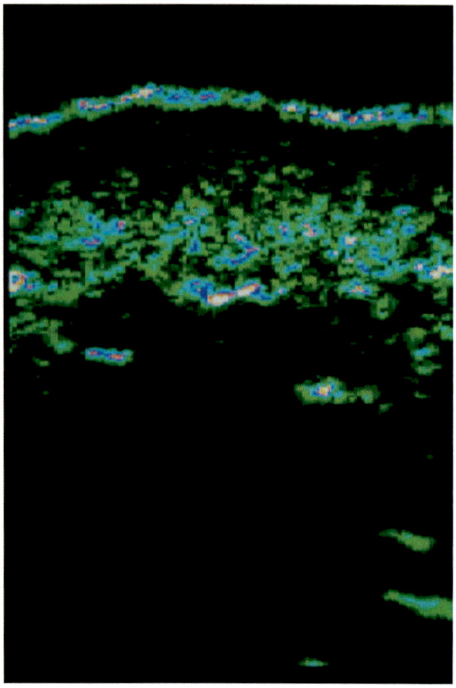

Abb. 33.3 a

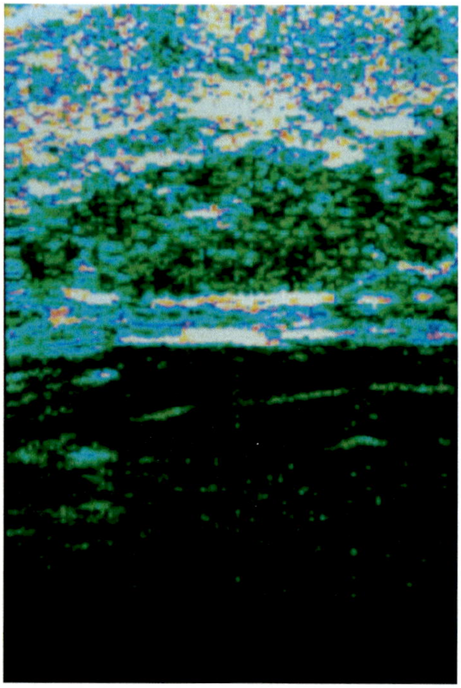

Abb. 33.3 b

a: 20-MHz-Sonogramm, das einen Normalbefund der Unterarmaußenseite zeigt.

- Oben Eintrittsecho: Impedanzphänomen, wenn Schallstrahl auf die Epidermis trifft; entspricht nicht der Epidermis!
- Darunter dunkle Zone, die einer aktinischen Elastose entspricht (so genanntes Echo-lucent-Band), daran anschließend ein normales Reflexmuster der mittleren und tiefen Dermis
- Die unterste dunkle Zone mit einzelnen Reflexen entspricht dem subkutanen Fettgewebe, das mit einzelnen bindegewebigen Septen durchzogen ist.

b: 20-MHz-Sonogramm, das einen fibrotischen Prozess dokumentiert. Das gesamte Bindegewebe ist überaus echoreich und verbreitert. Auch die bindegewebigen Septen im Fettgewebe sind verbreitert. Das Sonogramm könnte z. B. von einem Herd einer zirkumskripten Sklerodermie stammen.

Die Abbildung dokumentiert ein anfallsartiges Leiden einer 42-jährigen Patientin. Worum handelt es sich?

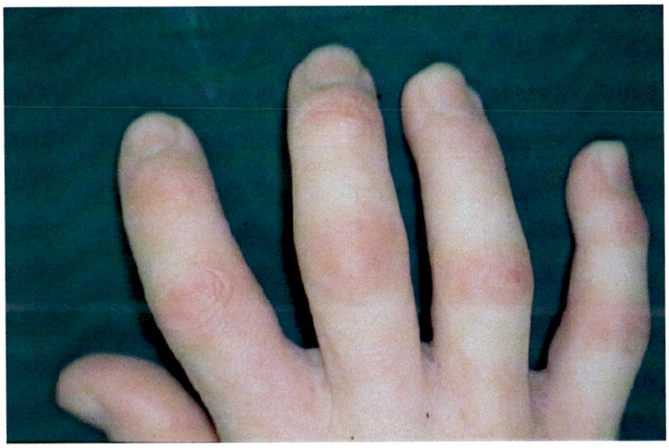

Abb. 33.4

Es handelt sich um ein Raynaud-Phänomen, angiospastische Attacken, die bisweilen von Schmerzen und Parästhesien begleitet sind. Es besteht die Gefahr der Nekrosenbildung! Klassischerweise tritt es in seiner kompletten Ausprägung als Trikolorphänomen auf.

Anmerkung

Kälte- und stressprovozierbare paroxysmale Weißverfärbung einzelner Finger durch Digitalarterienspasmen, daran sich anschließende Stase mit hypoxischer Lividverfärbung und konsekutiver reflektorischer Hyperämie bei erhaltenem Puls. Dieses Phänomen kann einige Minuten bis zu einer Stunde dauern. Absolute Nikotinkarenz! Keine Sympathomimetika-haltigen Nasentropfen!

Nennen Sie fünf Beispiele von Krankheitsgruppen, bei denen es auftreten kann.

Das Raynaud-Phänomen tritt idiopathisch als Raynaud-Syndrom auf. Bei folgenden Krankheitsgruppen kann es als sekundäres Raynaud-Phänomen beobachtet werden:

- Kollagenosen
- Arterielle Verschlusskrankheit
- Hämatologische Erkrankungen (z. B. Kryoglobulinämie, Kälteagglutininkrankheit)
- Schultergürtelkompressionssyndrome (z. B. Skalenus-anterior- und Halsrippensyndrom)
- Vibrationssyndrome (z. B. „Anklopferkrankheit" durch Arbeiten mit Presslufthämmern über längere Zeit, früher häufigere Berufskrankheit; Pianisten)

Beschreiben Sie mögliche Therapien.

Die Therapie zielt auf eine Weitstellung der akralen Gefäße ab; hierzu sind z.B. geeignet:

- Heiße Getränke
- Lokal Nitrate, wie Isosorbiddinitrat-Salbe (Isoket®-Salbe)
- Systemisch Kalziumantagonisten, wie Nifedipin 5–15 mg/d (z. B. Adalat®). Cave: Nitratkopfschmerz!

Anmerkung

Nifedipin flutet schnell an und kann zu Hypotonien mit Reflextachykardien führen. Es ist bei Hypotonikern wenig geeignet. In der Gravidität (wegen teratogener Wirkung im Tierversuch) und Stillzeit ist das Medikament kontraindiziert. Durch Grapefruitsaft kommt es zur Hemmung des Cytochrom-P_{450}-Isoenzyms CYP 3A4 und konsekutiv zum Anstieg der Konzentration des Kalziumantagonisten.

Was erkennen Sie auf dem unten stehenden Xeroradiogramm?

Es sind deutliche Kalkablagerungen in oberflächlichen Gewebeschichten (Dermis, subkutanes Fettgewebe) zu erkennen. Es handelt sich um eine Calcinosis cutis.

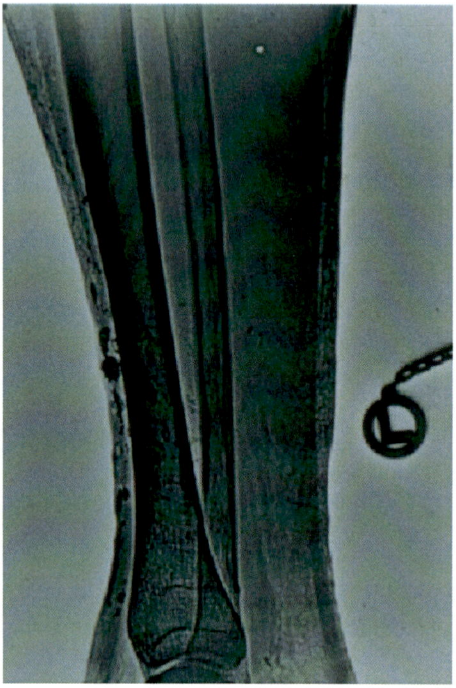

Abb. 33.5

Bei welchen Krankheitsbildern beobachten Sie diese Veränderung?

Als *metastatische* Kalzinose bei:
- Störungen im Kalzium- und Phosphatstoffwechsel (z. B. durch Hyperparathyreoidismus)
- Destruierenden Knochenkrankheiten (z. B. multiples Myelom)
- Sarkoidose

Als *dystrophische* Kalzinose bei:
- Progressiver systemischer Sklerodermie
- CREST-Syndrom

Beschreiben Sie die typischen klinischen Veränderungen der Hände, die sich bei systemischem Lupus erythematodes (SLE), Dermatomyositis (DM) und progressiver systemischer Sklerodermie (PSS) ergeben können!

SLE: Raynaud-Phänomen, diffuse Erytheme der Palmae, Erytheme der Fingerendglieder, Kapillarisierung des Nagelhäutchens (Teleangiektasien), Keratosen, schmerzhafte vaskulitische Ulzera

DM: Raynaud-Phänomen, streifige hyperkeratotische Papeln an den Fingerstreckseiten (Gottron-Streifen), Schmerzen beim Zurückstreifen der Nagelhaut (so genanntes Keining-Zeichen)

PSS: Raynaud-Phänomen, stadienabhängige Veränderungen der Finger: Stadium oedematosum → teigige Schwellung; Stadium sclerosum → zunehmende bindegewebige Schrumpfung; schließlich dermatogene Kontraktur mit möglicher Ausbildung von „Rattenbissnekrosen“ an den Fingerspitzen und Entwicklung so genannter „Madonnenfinger“, punktförmige Einblutungen in das Nagelhäutchen. Abblassen der rosigen Nagelbetten beim Durchstrecken der Finger.

Anmerkung
Das Raynaud-Phänomen kann den Kollagenosen um mehrere Jahre vorausgehen, sodass zunächst die Diagnose eines Raynaud-Syndroms gestellt wird. Deshalb sind solche Patienten über Jahre zu kontrollieren.

Erläutern Sie, wieso eine UVA_1- oder PUVA-Therapie die Haut bei progressiver systemischer Sklerodermie weicher werden lässt.

UVA_1- oder PUVA-Therapien induzieren die Kollagenasebildung durch Fibroblasten. Dadurch verschiebt sich das Verhältnis von Kollagenauf- und -abbau zugunsten des Abbaus, sodass ein „Weicherwerden“ der Haut erreicht werden kann.

Nennen Sie die typischen Autoantikörperkonstellationen bei PSS, SLE, DM.

PSS	ANA (> 90%), v.a. gegen zentromere (v.a. CENP-B), nukleoläre (Fibrillarin u.a.) Proteine und DNA-Topoisomerase I (Scl-70)
SLE	ANA (> 90%), v.a. gegen dsDNA, U1-RNP, glatte Muskulatur (Sm; oft assoziiert mit Nieren- und ZNS-Beteiligung), Ro(SS-A) und La(SS-B) (eher bei günstigem Verlauf ohne ZNS- und Nierenbeteiligung und bei SCLE)
DM	ANA (40–60%), v.a. gegen tRNA-Synthetasen (Jo-1, PL7, PL12), nukleäre Helikase (Mi-2), Signalerkennungspartikel (SRP54), U1-RNP (v.a. bei Mixed Connective Tissue Disease)

Welche Neugeborenen sind besonders gefährdet, einen neonatalen Lupus erythematodes (NLE) zu entwickeln?

An einem NLE erkranken 5% der Kinder von Primipara mit Kollagenosen, die Autoantikörper vom Typ Ro(SS-A) und/oder La(SS-B) (z.B. bei SLE, SCLE, Sjögren-Syndrom) aufweisen. Dieses Risiko steigt mit jeder Gravidität.

Was sind die klinischen Symptome?

V.a. im Gesicht (v.a. periorbital, „Eulenaugen“), auf der Kopfhaut und am Rumpf finden sich bei oder einige Wochen nach der Geburt rundliche oder zirzinäre erythematosquamöse Herde

(Ähnlichkeiten zum SCLE) mit entzündlichem Progressionssaum. Nach dem sechsten Lebensmonat treten parallel zum Abbau der mütterlichen Antikörper in der Regel keine neuen Herde auf.

Ein typisches Problem ist ein AV-Bock unterschiedlichen Grades, der bereits intrauterin vorhanden sein kann und bei einem Viertel der Neugeborenen persistiert. Er kann pränatal sonographisch nachgewiesen werden.

Wie werden die Kinder behandelt?

Bei Nachweis eines AV-Blocks des Föten werden Glukokortikoide gegeben, und nach der Geburt wird ein Herzschrittmacher eingesetzt.

Die Behandlung der Hautveränderungen erfolgt post partum durch einen konsequenten Lichtschutz (Sonnenschutzcreme mit LSF > 25 und entsprechende Textilien).

Eine 67-jährige Patientin mit einem metastasierenden Ovarialkarzinom erkrankt an einer schweren Dermatomyositis. Wie sieht das therapeutische Procedere aus? Begründen Sie Ihre Entscheidung.

Bei dieser Patientin ist eine immunsuppressive Behandlung der Dermatomyositis vorrangig, da ansonsten eine rasche Muskeldestruktion mit Bewegungsunfähigkeit und weiteren Sekundärkomplikationen (z. B. Pneumonie) droht.

Anmerkung

- Das Risiko für ein Ovarialkarzinom ist bei älteren Patientinnen mit DM 10,5fach erhöht, für ein Lungenkarzinom sechsfach.
- Bei Kindern mit DM besteht keine Assoziation zu einem Malignom. Die DM ist infektassoziiert. Typisch für Kinder ist, dass sie nicht ohne Unterstützung der Hände aufstehen können (GOWER-Zeichen).

Beschreiben Sie das typische histologische Merkmal des Lichen sclerosus et atrophicus (späte Läsion)!

Beim Lichen sclerosus et atrophicus liegt ein starkes Ödem eines subepithelialen Bindegewebestreifens vor. Die Kollagenfasern sind hier geschwollen und homogenisiert, die Blut- und Lymphgefäße sind stark dilatiert. Diese Zone wird auch als „öde“ Zone bezeichnet; es sind hier nur wenige Zellkerne erkennbar.

Literatur

Altmeyer P, Dirschka T, Hartwig R. Kollagenosesprechstunde. Reha-Verlag-Bonn 1996

Fall 34

Welche Formen der Akne werden unterschieden? Charakterisieren Sie diese!

- Acne comedonica: nicht entzündliche Form der Akne, die von Komedonen dominiert wird
- Acne papulopustulosa: entzündliche Form der Akne (Papeln und Pusteln)
- Acne conglobata: stark entzündliche Form der Akne mit Ausbildung von konfluierenden Abszessen und Fistelgängen

Daneben werden verschiedene Sonderformen unterschieden, wie:

- Acne inversa: chronisch abszedierende und fistulierende Akneform mit inverser Lokalisation (Axillen, Leisten, Perineum)
- Acne excoriée des jeunes filles: klinische Minimalform der Akne, die durch dauernde (neurotische) Manipulation klinisch verschlimmert wird (maximales „Pickeln“ bei wenigen Pickeln)
- Berufsakne: Verschiedene Berufsstoffe können eine Akne auslösen, z. B. Berufe mit Kontakt zu Ölen, Schmierstoffen, Teeren (Tankreiniger, Straßenbauarbeiter).
- Acne medicamentosa: Verschiedene Medikamente können eine Akne auslösen (z. B. Glukokortikoide, Hydantoine, Halogene, Vitamin B, Ciclosporin, Azathioprin).

Anmerkung

Eine Hormonsubstitution bei postmenopausalen Frauen kann über die Steigerung einer Seborrhö zu Akne führen.

Erläutern Sie die pathogenetischen Abläufe, die bei der Entstehung der Acne vulgaris eine Rolle spielen.

Die Pathogenese der Akne vulgaris wird von vier Faktoren maßgeblich bestimmt. Die frühesten Veränderungen bei der Akne sind die Bildung von (Mikro-)Komedonen und die Seborrhö. In diesem Umfeld vollziehen sich die verstärkte Besiedelung des Follikels mit Propionibakterien und die Auslösung entzündlicher Veränderungen.

Seborrhö: Eine Akne kann ohne Talgfluss nicht entstehen. Aknepatienten bilden durchschnittlich mehr Sebum und die Sebumbildung korreliert positiv mit der Schwere der Akne. Dabei ist die Sebumexkretion der Haarfollikel bei Aknepatienten sehr heterogen; neben Follikeln mit normaler Exkretion kommen Follikel mit deutlich erhöhter Exkretion vor. Möglicherweise besteht an diesen Follikeln eine erhöhte Aktivität der 5α-Reduktase, die das Testosteron in seinen aktiven Metaboliten 5α-Dihydrotestosteron überführt.

Verhornungsstörung des Infundibulumabschnittes des Follikelkanals: Die übermäßige Verhornung des infundibulären Abschnittes des Follikelkanals äußert sich in der Komedonenbildung. Eine wichtige Rolle bei diesem Prozess spielen: die Zusammensetzung des Sebums, Androgene, die lokale Zytokinproduktion und Bakterien.

Bakterien: Unter dem Einfluss der Seborrhö können sich residente Bakterien des Infundibulumabschnittes des Talgdrüsenfollikels vermehren. Die größte Rolle spielen Propionibakterien (P. acnes, P. granulosum). Den Bakterien wird insbesondere die Auslösung entzündlicher Akneformen zugeschrieben.

Anmerkung

Es wurde bislang angenommen, dass Propionibakterien Lipasen bilden, die veresterte Fettsäuren im Infundibulum aufspalten können. Die entstehenden freien Fettsäuren wurden für die Induktion verschiedener proinflammatorischer Zytokine verantwortlich gemacht. Diese Theorie ist jedoch nicht länger haltbar, da z. B. die Injektion freier Fettsäuren in die Haut nur geringe entzündliche Reaktionen auslöst.

P. acnes selbst bildet Koproporphyrinogen III, das die Keratinozyten zur Chemokinexpression stimuliert (IL 8), die bei der Auslösung der Entzündung eine wichtige Rolle spielen.

Entzündungsmediatoren: Das entzündliche Infiltrat bei der Akne wird von Mediatoren induziert, die von Propionibaktieren gebildet werden und durch die Follikelwand diffundieren. Die Mediatoren wirken stark chemoattrahierend auf polymorphkernige Granulozyten. Ferner werden proinflammatorische Zytokine durch duktale Korneozyten (z. B. IL-1α, IL-1β, TNF-α) und Talgdrüsen (IL-1, IL-1β, TNF-α) gebildet.

Wann ist bei Aknepatienten eine endokrinologische Untersuchung indiziert?

Diese ist normalerweise nicht erforderlich. Eine Ausnahme bilden:
- Erwachsene Frauen, bei denen plötzlich eine schwere Akne auftritt
- Akneformen, die nicht auf Standardtherapien ansprechen, insbesondere bei gleichzeitig bestehendem Hirsutismus
- Bei stark unregelmäßigen Menstruationszyklen
- Bei Zeichen des Hyperandrogenismus
- Bei Zeichen der Virilisierung im Säuglings-, Kleinkind- und Kindesalter (Hinweis auf adrenogenitales Syndrom, das je nach Ausmaß der Enzymdefizienz der 21-Hydroxylase sehr variabel ausgeprägt sein kann)

Welche weitergehenden Untersuchungen können wichtig sein?

Bei Frauen mit hormonellen Dysbalancen ist eine Vaginalsonographie der Ovarien zum Ausschluss eines Syndroms der polyzystischen Ovarien (Stein-Leventhal-Syndrom) erforderlich.

Nennen Sie die klinischen Merkmale des Syndroms der polyzystischen Ovarien.

Die Merkmale sind Hirsutismus, Infertilität, irreguläre Menstruation und Akne. Die meisten Patientinnen mit Akne haben keine weiteren Symptome dieses Syndroms.

Machen Sie für die Akneformen A. comedonica, A. papulopustulosa und A. conglobata Therapievorschläge!

Acne comedonica: Lokaltherapie mit Adapalene (Differin®-Creme/Gel) oder Azelainsäure (Skinoren®-Creme/15%-Gel)

Anmerkung

Azelainsäure ist ein Stoffwechselprodukt von Malassezia furfur, das wachstumshemmend auf P. acnes wirkt.

Acne papulopustulosa: Versuch der Lokaltherapie z.B. mit einer fixen Kombination von 5% Benzoylperoxid und 1% Clindamycin (DUAC® Akne-Gel). Bei stärkerer Ausdehnung und Schwere der Läsionen zusätzlich antibiotische Systemtherapie mit Tetracyclin (2 × 500 mg/d). Therapiedauer maximal sechs Monate

Anmerkung

Minocyclin (z. B. Skid®-Tbl.) wird häufig bei der Akne als First-line-Therapie eingesetzt. Es ist gemäß einer neueren Studie jedoch nicht effektiver als Tetracyclin. Unter Berücksichtigung von Nebenwirkungen und Kosten ist demgemäß zunächst ein Tetracyclin einzusetzen. Minocyclin darf bei Dunkelhäutigen wegen der dosisabhängigen phototoxischen Reaktion nicht gegeben werden. Am besten vertragen wird Doxycyclinmonohydrat.

Acne conglobata: frühzeitige Systemtherapie mit Isotretinoin (z. B. Isotret®-Hexal); Beginn mit 0,5 mg/kg KG über vier Wochen, dann bei gutem Ansprechen Dosisreduktion auf 0,05–0,1 mg/kg KG. Lediglich bei unzureichendem Ansprechen nach 4 Wochen Therapiedauer Dosissteigerung auf 1 mg/kg KG.

Ein Patient ruft Sie in Ihrer Sprechstunde an: Nach zweiwöcher Therapie mit Isotretinoin 30 mg/d ist die Akne eher schlechter geworden. Der Patient möchte deshalb zusätzlich das Antibiotikum Skid® einnehmen, das seiner Schwester gut geholfen hat. Was raten Sie ihm?

Es ist nicht ungewöhnlich, dass nach einer zweiwöchigen Therapie mit Isotretinoin eine leichte Verschlechterung auftritt. Es handelt sich dabei um ein typisches initiales Aufflammen, das sich im weiteren Verlauf zurückbildet.

Eine Kombination von Isotretinoin mit Minocyclin ist streng kontraindiziert, da die Hirndrucksteigerung (klinisch: starke Kopfschmerzen) eine typische Komplikation bei Einnahme beider Wirkstoffe darstellt.

Welche Lokaltherapie bevorzugen Sie bei einer Patientin mit Akne und starker atopischer Disposition?

Das Problem bei atopisch disponierten Aknepatienten ist in der erhöhten Irritabilität der Haut zu sehen. Stärker irritative Lokaltherapeutika (z. B. Isotretinoin, Benzoylperoxid) werden oft nicht vertragen oder lösen sogar eine irritative Kontaktdermatitis aus.

Am besten geeignet ist in diesem Fall die Therapie mit Azelainsäure (z. B. Skinoren®-Creme), da das Irritationspotential dieser Substanz vergleichbar gering ist. Auch Adapalene (z. B. Differin®-Creme) kann versucht werden, wenngleich das Irritationspotential erheblich höher ist.

Was antworten Sie einer Mutter, die Sie mit folgenden pathogenetischen Vorstellungen zur Akne konfrontiert?

- Schokolade und Fastfood lösen Akne aus!
  Es gibt in der wissenschaftlichen Literatur keinen Beweis für die Richtigkeit dieser These. Ferner ist keine „Aknediät“ bekannt. Ausnahme: Milch (Hormone!)
- Sonnenbaden und Solarienbesuche verbessern die Akne!
  Durch die entstehende Bräunung werden die entzündlichen Veränderungen der Akne kosmetisch kaschiert, aber nicht gebessert! UV-Strahlen wirken ihrerseits komedogen!
- Aknepatienten müssen sich nur gründlicher waschen!
  Akne ist kein Problem mangelnder Hygiene! Vielmehr ist es so, dass durch dauernde mechanische Irritation (Peeling, abrasive Seifeninhaltsstoffe) eine Akne verschlechtert werden kann. Auch der zu häufige Gebrauch von Seifen und Syndets kann die Akne provozieren („Detergenzienakne“).

– Masturbieren löst Akne aus!
  1895 publizierte der amerikanische Arzt R. V. Pierce einen ganzen Katalog von Krankheiten, die mit der Masturbation assoziiert sein sollten (u. a. Blindheit und Taubheit).

Ein 32-jähriger Bodybuilder hat vor einem Wettkampf einen „tollen Körper", aber plötzlich auch eine „fiese Akne" und bittet um Ihren Rat. Was empfehlen Sie ihm?

Eine Akne, die plötzlich entsteht, ist quasi eine „Berufskrankheit" der Bodybuilder, die anabole Steroide einnehmen. Ohne dieses Doping zu unterlassen, wird sich die Akne nicht hinreichend therapeutisch beeinflussen lassen. Eine weitere Rolle spielen Vitaminpräparate (v. a. Vitamin B), die oft in Nahrungsergänzungsprodukten vorkommen.

Ein Patient leidet unter einer ausgeprägten Hidradenitis suppurativa im Axillarbereich. Welchen Therapievorschlag machen Sie?

Bei der Hidradenitis suppurativa sind medikamentöse Therapien nahezu unwirksam. Erfolgreich hingegen sind die operative Entfernung des gesamten Entzündungsareals und die anschließende Deckung mit Spalthaut. Dies geschieht am besten im Rahmen eines stationären Aufenthaltes. Alternativ ist eine offene Wundbehandlung möglich.

Anmerkung
Die Hidradenitis suppurativa findet sich bevorzugt bei Rauchern. Hören Betroffene mit dem Rauchen auf, bessert sich oft der Befund erheblich!

Was versteht man unter einem SAPHO-Syndrom?

Es handelt sich um ein Akronym, das ein rheumatologisches Syndrom kennzeichnet:
- Synovitis
- Akne
- Pustulose
- Hyperostose
- Osteitis (v. a. als so genanntes „Anterior-Chestwall-Syndrom")

Innerhalb des Syndroms sind verschiedene Symptomverknüpfungen möglich.

Wie erklären Sie sich die Akne bei diesem Neugeborenen?

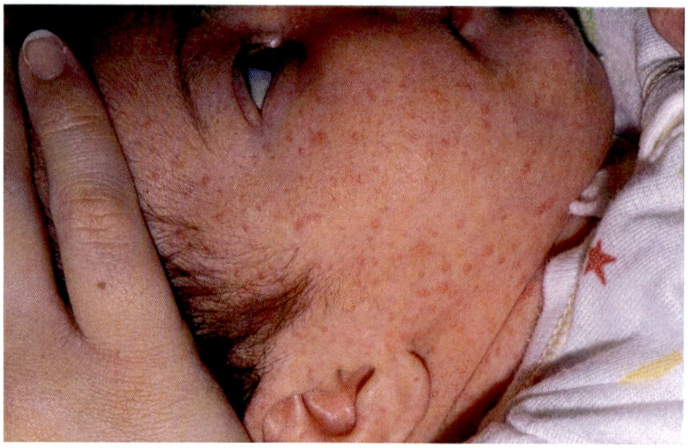

Abb. 34.1

Es handelt sich um eine Acne neonatorum, die innerhalb der Neugeborenenphase (4 Wochen) auftritt. Etwa 20% der Neugeborenen sind betroffen. Der genaue auslösende Mechanismus ist nicht bekannt. Diskutiert werden eine kurzzeitig erhöhte Ausschüttung männlicher Sexualhormone aus den Gonaden und die Wirkung persistierender mütterlicher Androgene.

Anmerkung

Die Acne neonatorum muss von der „neonatal cephalic pustulosis" differenziert werden. Hierbei handelt es sich um papulopustulöse Hautveränderungen im Gesichts- und Kopfhautbereich bei Neugeborenen ohne Komedonen. Ursache ist eine Infektion mit Malassezia furfur.

Literatur

Cordain L, Lindeberg S, Hurtado M et al. Acne vulgaris: a disease of western civilization. Arch Dermatol 2002; 138: 1584–1590

Gollnick H, Cunliffe WJ, Berson D et al. Management of acne. A report from a global alliance to improve outcomes of acne. J Am Acad Dermatol 2003; 49: S1–36

Stern RS. Acne therapy: medication use and sources of care in office-based practice. Arch Dermatol 1996; 132: 776–780

Fall 35

Ihr 79-jähriger Nachbar fragt Sie, als Nachbarn und Arzt, um Rat. Er leide seit einer Woche unter starken Schmerzen im Bereich der linken Schulter. Eine klinische Untersuchung und das MRT der Schulter zeigten jedoch keinen richtungsweisenden Befund, der Orthopäde wisse auch nicht weiter. Es bestehe eine „ausgeprägte radikuläre Symptomatik", habe er gesagt. „Kortisonspritzen" seien fast wirkungslos; der Schmerz werde immer schlimmer.

Woran denken Sie?

Herpes zoster.

Sie schauen sich die Schulterregion Ihres Nachbarn an. Die Haut ist vollkommen unverändert.

Wie verhält es sich nun mit Ihrer Diagnose?

Ein Herpes zoster erfordert nicht zwingend Hautveränderungen. Man spricht dann von einem „Zoster sine herpete".

Wie sichern Sie Ihre Verdachtsdiagnose? Was erwarten Sie?

Serologisch durch ELISA. Anstieg des IgA, oft auch des IgM.

Welche Therapie empfehlen Sie?

Eine antivirale Therapie mit Brivudin (Zostex®-Tbl.) 1 × 1 Tbl./d für sieben Tage. Wegen der Einmalgabe ist diese Therapie gerade für ältere Menschen komfortabler als die Therapie mit Aciclovir, das alle vier Stunden eingenommen werden muss (alle vier Stunden 800 mg p. o.).

Schmerztherapie: Beginn z. B. mit Ibuprofen 2 × 800 mg/d (WHO-Schmerzskala Stufe I), bei unzureichender Wirksamkeit z. B. Tramadol 200–600 mg/d (Einmaldosis) (WHO-Schmerzskala Stufe II), bei unzureichender Wirksamkeit Zusammenarbeit mit Schmerztherapeuten.

Wodurch ist eine postzosterische Neuralgie gekennzeichnet? Wie behandeln Sie eine starke postzosterische Neuralgie, die nicht auf gängige Schmerzpräparate (WHO-Schmerzskala Stufe I und II) anspricht?

Über den Zeitraum bestehender Hautveränderungen hinausgehende segmentale Schmerzen; oft unerträglich, einschießende Schmerzcharakteristik.

Behandlung mit Carbamazepin (z. B. Tegretal®) zunächst 2 × 100–200 mg/d p. o., Steigerung um 200 mg/d alle fünf Tage. Bei Erreichen von > 800 mg/d Verteilung auf vier Einzeldosen. Erhaltungsdosis 800–1600 mg/d (Bestimmung der Serumspiegel). Die Behandlungsdauer richtet sich nach der Schmerzsymptomatik; kann ggf. über Jahre erforderlich sein.

Anmerkung
Die Gabe von Carbamazepin kann zu schweren Exanthemen, Zytopenien, neurologischen und kardialen Nebenwirkungen führen. Besonders zu berücksichtigen ist das so genannte Antikonvulsiva-Hypersensitivitäts-Syndrom (Inzidenz 1 : 1000 bis 1 : 10 000), das infolge Multiorganversagens in 10% der Fälle zum Tod führen kann.

Welches klinische Zeichen weist beim Zoster ophthalmicus auf eine Augenbeteiligung hin?

Bläschen im Bereich zwischen Augeninnenwinkel und Nasenwurzel und/oder der Nasenspitze (Versorgungsbereich der Rr. nasociliares)!

Was verstehen Sie unter dem positiven Argyll-Robertson-Phänomen beim Zoster ophthalmicus?

Lichtstarre Pupille bei erhaltener Konvergenzreaktion und extremer Miosis. Weist auf Befall des Ganglion ciliare hin.

Die Ehefrau eines Patienten, den Sie wegen eines Zoster ophthalmicus behandeln, ruft Sie abends aufgeregt an. Ihr Mann finde den Weg zur Toilette nicht mehr.

Was liegt vermutlich vor? Wie reagieren Sie?

Die Verwirrtheit des Mannes kann Hinweis auf eine enzephale Beteiligung sein (Zostervaskulitis, Meningoenzephalitis, Subarachnoidalblutung). Veranlassung der notfallmäßigen Krankenhauseinweisung; möglichst neurologische Klinik.

Beschreiben Sie die Lokaltherapie des „klassischen" Herpes zoster!

Clioquinol 2% in Lotio Cordes® (alternativ: Anaesthesulf® Lotio) bis zum Austrocknen der Bläschen. Im Krustenstadium kann eine pflegende Creme eingesetzt werden (z. B. Bepanthen®-Creme).

Was versteht man unter einem Ramsay-Hunt-Syndrom? Wie kommt es dazu?

Es handelt sich um die Symptomenkonstellation von
- Herpes-zoster-Effloreszenzen im Bereich der Ohrmuschel und im präaurikulären Bereich
- Gleichseitiger Fazialisparese; fehlendem Augenschluss
- Schweren, neuralgiformen Schmerzen

Ursächlich ist der Befall des Ganglion geniculi im Kanal des N. facialis.

Eine Schwangere hat in der 32. SSW einen Herpes zoster im Segment L4 rechts. Wie beurteilen Sie die Situation? Welche Maßnahmen ergreifen Sie?

Ein Zoster in der Schwangerschaft birgt ein sehr geringes fetales Risiko, da neutralisierende mütterliche Antikörper vorhanden sind, die eine Virämie der Mutter, die Voraussetzung für die diaplazentare Übertragung des Erregers ist, in den meisten Fällen verhindern.

Anmerkung
Bei einem Zoster generalisatus kommt es zwar zur Virämie der Mutter, Auswirkungen auf den Föten scheint es jedoch auch in diesem Fall nicht zu geben.

Exkurs Varizellen in der Schwangerschaft.

Wie häufig ist eine Erstinfektion mit dem VZV in der Schwangerschaft?

Häufigkeit der Varizellen in der Schwangerschaft 1–5/10 000 Schwangerschaften.

Worin besteht die Gefahr bei einer Erstinfektion?

- Eine Infektion der Plazenta kann zur Plazentainsuffizienz führen.
- Gefahr des seltenen fötalen kongenitalen Varizellensyndroms (v. a. bei Infektion der Mutter zwischen der 13. und 20. SSW) mit Missbildungen der Extremitäten, Hautnarben, ZNS-Schäden und Augenmissbildungen
- Gefahr neonataler Varizellen. Eine Erkrankung der Mutter im Zeitraum 5 Tage vor bis 2 Tage nach der Entbindung ist mit einem schweren Verlauf der kindlichen Infektion verbunden. Die Letalität der Neugeborenen beträgt dann bis zu 30 ‰.

Welche Therapie leiten Sie ein?

Postexpositionsprophylaxe Schwangerer mit Varizella-Zoster-Immunglobulin (Varizellon®).
Bei Infektion des Föten in der Peripartalperiode Gabe von Varizella-Zoster-Immunglobulin bei der Geburt und Aciclovir i. v. bei Ausbruch der Krankheit.

Literatur

Johnson RW, Mandal BK. Guidelines for the management of shingles: report of a Working Group of the British Society for the Study of Infection. J Infect 1995; 30: 193–200

Rappersberger K. Infektionen mit Herpes-simplex- und Varizella-Zoster-Viren in der Schwangerschaft. Hautarzt 1999; 50: 706–714

Fall 36

Eine 57-jährige Patientin sucht Ihre Sprechstunde auf, um sich über Therapiemöglichkeiten der Rosazea zu informieren. Sie habe bereits in Behandlung von zwei Hautärzten gestanden, welche die störende Rötung an der Nase mit diversen externen Präparaten zu beeinflussen versuchten. Es waren Metronidazol-, Erythromycin- und Azelainsäure-haltige Cremes über längere Zeit eingesetzt worden; alles ohne jeglichen Effekt. Auch die Einnahme von Tetracyclin über mehrere Wochen habe nichts gebracht.

Sie wolle es nun aber noch einmal bei Ihnen versuchen, fühlte sich aber in den letzten Monaten zu schwach, um Ihre Praxis aufzusuchen. Eine Kurzatmigkeit sei sehr quälend; die habe sie wohl von ihrem Vater „geerbt", der an einer „Blasenlunge" gelitten habe.

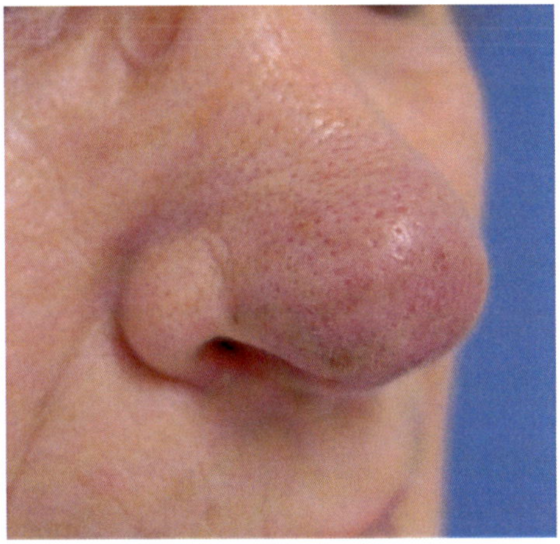

Abb. 36.1

Beschreiben Sie den Befund und nennen Sie mögliche Differenzialdiagnosen!

Es besteht eine scharf begrenzte, livide, symmetrische Infiltration an der Nase.

- Rosazea: Stadienabhängig stellt sich die Rosazea unterschiedlich dar. Entweder herrschen Teleangiektasien vor, oder es treten Papulopusteln auf, oder es liegt eine glandulär-hyperplastische Form (Rhinophym) vor, die jedoch fast nur bei Männern beobachtet wird.
- Lupus pernio: livide Infiltration von Nase und/oder Wangen; knotiger Subtyp der Sarkoidose; die Kurzatmigkeit könnte hier ein Hinweis auf eine pulmonale Beteiligung sein.
- Diskoider Lupus erythematodes (DLE): entzündliche Infiltrationen mit ausgeprägten Follikelkeratosen, Vernarbung, entzündlichem Progressionswall
- Systemischer Lupus erythematodes (SLE): Schmetterlingserythem mit Übergang auf die Wangenpartien; weitere Symptome treten obligat auf

Welche diagnostischen Maßnahmen ergreifen Sie?

Die wichtigste Maßnahme ist zunächst die Gewebebiopsie; weitere diagnostische Schritte orientieren sich am histologischen Befund.

Das histologische Präparat zeigt im Korium multiple epitheloidzellige Granulome mit spärlichem Lymphozytensaum (so genannte nackte Granulome) und einzelnen Riesenzellen vom Langhans- und Fremdkörpertyp – vereinbar mit Sarkoidose.

Welche Diagnose stellen Sie?

Lupus pernio (großknotige Variante der Hautsarkoidose).

Welche Organmanifestationen sind möglich? Geben Sie deren Häufigkeit an.

Organ	Manifestation in Prozent
Lunge	80–100%
Milz	50–80%
Leber	20–80%
Herz	5–25%
Augen	7–33%
ZNS	10–25%

Zitiert nach Bäcker et al. 2005

Welche weitergehenden diagnostischen Maßnahmen leiten Sie ein? Begründen Sie Ihr diagnostisches Vorgehen!

Die Sarkoidose ist eine granulomatöse Systemkrankheit, die in allen Organen auftreten kann. Deshalb sind eine umfangreiche Diagnostik und interdisziplinäre Zusammenarbeit erforderlich.

Anmerkung

- 20–35% der Patienten mit Systemsarkoidose haben Hautveränderungen, jedoch kann eine Hautsarkoidose auch ohne systemische Beteiligung auftreten.
- Die Sarkoidose tritt gehäuft bei dunkelhäutigen Menschen auf (35,5 Fälle/100 000 im Vergleich zu 10,9 Fälle/100 000 bei weißhäutigen Menschen). Bei Auftreten nach dem 40. Lebensjahr verläuft die Krankheit oft chronisch.

Welche Untersuchungen ordnen Sie (ggf. in Zusammenarbeit mit einem Pulmologen) an? Begründen Sie Ihre Entscheidung.

- BSG: oft ↑
- Differenzialblutbild: alle Zellreihen können bei Sarkoidose vermindert sein
- Gammaglobuline: oft ↑
- ACE: oft ↑
- Interleukin-II-Rezeptor: regelmäßig ↑
- Ca^{2+}: ↑ in 30–40%, bei Erhöhung besteht die Gefahr einer Nephrokalzinose
- Kreatinin-Clearance
- Rö-Thorax: Abklärung einer bihilären Adenopathie
- CT-Thorax bei V. a. pulmonale Beteiligung
- Bei V. a. Lungensarkoidose: Lungenfunktionstest, bronchoalveoläre Lavage, ggf. Mediastinoskopie mit Lymphknotenexstirpation
- Ausschlussdiagnostik einer Tbc: 1 × Magensaft, 3 × Sputum auf säurefeste Stäbchen untersuchen
- Röntgen der Hände: Möglichkeit der Ostitis multiplex cystoides Jüngling
- EKG: Möglichkeit einer kardialen Sarkoidose
- Abdomensonographie, bei V. a. Leberbeteiligung: Leberbiopsie
- Lymphknotensonographie
- Augenärztliches Konsil (Iritis möglich!)

Welche Bedeutung kommt einem erhöhten ACE zu?

Das ACE stellt einen wichtigen Aktivitätsparameter der Sarkoidose dar und ist in 60% der Fälle erhöht (und damit in 40% falschnegativ!). Die Spezifität des ACE ist dadurch eingeschränkt, dass eine Erhöhung auch bei anderen granulomatösen und nichtgranulomatösen Krankheiten (z. B. Diabetes mellitus, alkoholtoxische Leberzirrhose) sowie bei Rauchern und Menschen unter 20 Jahren vorkommt.

Ihre Untersuchungen ergeben eine großknotige Sarkoidose der Haut (Lupus pernio) und eine Lungensarkoidose, ansonsten keine Hinweise auf weitere extrakutane Manifestation.

Welche Therapiemöglichkeiten bestehen?

Zur Behandlung der Sarkoidose wird eine insgesamt zurückhaltende Therapieführung empfohlen, die sich wesentlich gegen den Progress der Granulombildung richtet.

Die Lungensarkoidose wird zunächst mit einer mittelhohen Glukokortikoiddosis durch den Pulmologen therapiert, z. B. mit Prednisolon 1 mg/kg KG/d für vier bis sechs Wochen, danach langsam ausschleichende Dosierung unter engmaschiger Kontrolle des pulmonalen Befundes.

Anmerkung

Der Lupus pernio ist gehäuft mit einer schweren systemischen Beteiligung assoziiert. V. a. Lungenbefall, Knochenpseudozysten, Nierenbefall und Tränendrüsenbefall sind bei dieser Variante gehäuft beobachtet worden. Es sind bevorzugt ältere Frauen betroffen.

Die pulmonale Symptomatik bildet sich unter dieser Therapie komplett zurück, jedoch bleibt der Befund an der Nase weitgehend unbeeinflusst.

Welche weiteren Therapieoptionen haben Sie?

- Chloroquin 2 × 250 mg über 14 Tage, dann 1 × 250 mg über mehrere Monate. Erforderliche Kontrollen vor Therapieeinleitung: Blutbild (wegen Gefahr von Zytopenien Kontrolle auch unter Therapie erforderlich), Kreatinin, Harnstoff, Transaminasen, augenärztliches Konsil (wegen Gefahr der Retinopathie muss monatlich eine augenärztliche Kontrolle auch unter Therapie erfolgen). Rauchen einstellen, da Rauchen effektiv den Wirkstoffspiegel senkt!
- Methotrexat 15 mg/Woche (Kontrolle von Blutbild und Transaminasen, Folsäuresubstitution 12–24 Stunden nach Methotrexatgabe)

Ihre Patientin wünscht außer der vom Pulmologen eingeleiteten systemischen Glukokortikoidtherapie keine weitere Systemtherapie. Welche örtlichen Therapiemöglichkeiten bestehen?

- Topische Glukokortikoidtherapie, z. B. mit Prednicarbat (Dermatop®-Creme)
- Glukokortikoidinjektionen, z.B. Triamcinolonacetonid in Mepivacain 1:2; Cave: An der Nase sind diese Injektionen sehr schmerzhaft.
- Therapie mit Tacrolimus (z. B. Protopic®-0,1%-Salbe) im Off-label-use
- Therapie mit Tazaroten (Zorac®-Gel) im Off-label-use
- Photodynamische Therapie
- Kryochirurgie im geschlossenen Kontaktverfahren

Anmerkung
Bei der Sarkoidose ist ein UV-Schutz empfehlenswert, da ein gestörter Vitamin-D-Metabolismus besteht (verzögerter Abbau der aktiven Form des Vitamin D). Die Einnahme von Vitamin-D-Tabletten ist zu meiden, da die Bildung von aktivem Vitamin D erhöht ist (Gefahr der Hyperkalzämie).

Ihre Therapie führt nicht zum Erfolg. Ihre Patientin leidet jedoch sehr unter der „Clownnase". Wie können Sie ihr sonst noch helfen?

Die Camouflage mit speziellen Produkten (z. B. Dermablend®) kann die störende Hautverfärbung kosmetisch abdecken und damit „unsichtbar" machen.

Der Lupus pernio stellt eine Variante der chronischen Sarkoidose dar. Beschreiben Sie das klassische Krankheitsbild einer akuten Sarkoidose.

Die akute Sarkoidose (Löfgren-Syndrom) ist gekennzeichnet durch die Trias: Erythema nodosum, Sprunggelenksarthritis und bihiläre Lymphadenopathie.

Oft bestehen ferner eine Einschränkung des AZ mit Fieber und Abgeschlagenheit. Das Löfgren-Syndrom betrifft v. a. junge Frauen. Binnen einiger Wochen kommt es meist (> 90%) zur vollständigen Restitutio ad integrum, ohne dass eine Einleitung spezifischer Behandlungsmaßnahmen erforderlich wäre.

Welche kutanen Formen der Sarkoidose werden unterschieden?

Am häufigsten kommen vor:
- Kleinknotige, disseminierte Form
- Großknotige Form
- Flächenhaft infiltrierende Form

Die Sarkoidose kann ferner viele Hautkrankheiten nachahmen; sie ist der „Affe unter den Hautkrankheiten". Möglich sind:
- Granulomatöse Hautveränderungen (Glasspateluntersuchung → apfelgeleeartige Farbe)
- Psoriasiforme Hautveränderungen
- Ichthyosiforme Hautveränderungen
- Ekzematöse Hautveränderungen

Beschreiben Sie stichpunktartig die folgenden Sarkoidose-assoziierten Syndrome.

- Heerfordt-Syndrom: eitrig-granulomatöse Form der Sarkoidose mit Konjunktivitis, Iridozyklitis, bilateraler Parotisschwellung, Tränendrüsenbefall, ZNS-Beteiligung
- Mikulicz-Syndrom: Parotis- und Tränendrüsenschwellung
- Parinaud-Syndrom: Konjunktivitis mit papillären Wucherungen, ggf. Tränendrüsenbefall
- Angiolupoid Brocq-Pautrier: Form der chronischen Sarkoidose mit polsterartigen, rot-bräunlichen Infiltraten an Nase und Wange mit Teleangiektasien

Erklären Sie die zugrunde liegende pathogenetisch relevante Störung bei Sarkoidose.

Frühere Auffassungen, dass ein infektiöses Agens ursächlich sei (wie bei Tuberkulose), sind nicht mehr haltbar.

Es besteht ein Gendefekt auf dem Chromosom 6. Durch den Austausch einer einzigen Aminosäure wird das Eiweiß BTNL2 nicht mehr synthetisiert. Dieses Eiweiß spielt bei der Aktivierung von Leukozyten eine Rolle. Bei Austausch einer BTNL2-Kopie steigt das Krankheitsrisiko auf 60%, bei Austausch beider Kopien verdreifacht sich das Risiko, an Sarkoidose zu erkranken.

Literatur

Bäcker H, Landthaler M, Szeimies R-M. Die Therapiestrategien bei kutaner Sarkoidose. J Dtsch Dermatol Ges 2005; 4: 284–297

Oster-Schmidt C. Lokalbehandlung einer Hautsarkoidose mit dem Retinoid Tazarotene. Akt Dermatol 1998; 24: 259–261

Veien NK. Cutaneous sarcoidosis: prognosis and treatment. Clin Dermatol 1986; 4: 75–87

Fall 37

Eine 27-jährige Patientin stellt sich bei Ihnen vor. Sie habe vielfältige Hautprobleme, die man nach und nach doch mal angehen müsse: Zum einen habe sie eine eigenartige „Zellulitis“ am Rücken. Auch die Akne im Gesicht werde immer schlimmer, ganz zu schweigen von den „Warzen“ im Nagelbereich. Sie habe heute aber nur wenig Zeit, da sie sich um ihren epilepsiekranken Bruder kümmern müsse. Außerdem habe sie noch einen Termin bei der Kinderärztin mit ihrer fünf Monate alten Tochter, da diese ungewöhnlich schreckhaft und lebhaft sei.

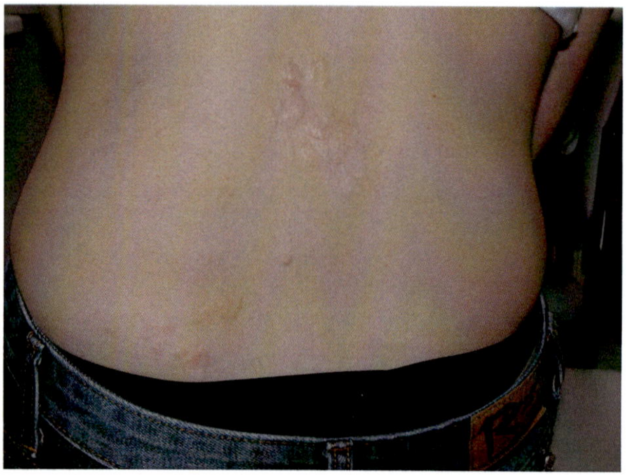

Abb. 37.1

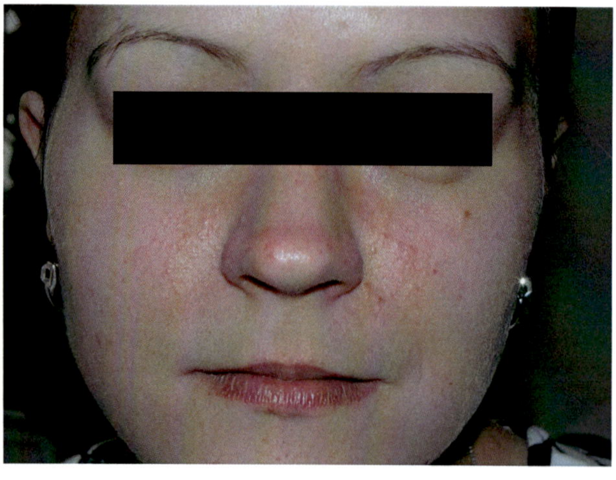

Abb. 37.2

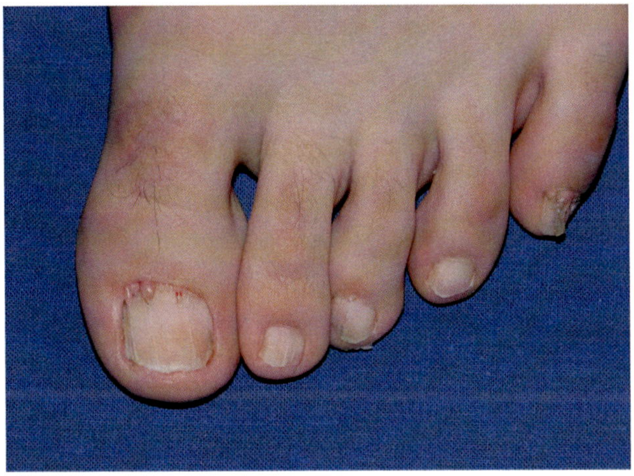

Abb. 37.3

Beschreiben Sie die einzelnen Abbildungen und integrieren Sie diese Hautveränderungen.

- Abb. 37.1: Es handelt sich um einen lumbosakralen Bindegewebsnävus (so genannter „Pflastersteinnävus").

Anmerkung
Der Pflastersteinnävus sieht wie ungegerbtes Leder aus und wird deshalb auch „shagreen patch" oder plaque „peau de chagrin" genannt. Seine Größe variiert zwischen einigen mm und mehreren cm.

- Abb. 37.2: Die Gesichtsveränderungen sind durch Angiofibrome geprägt (früher als „Adenomata sebacea" bezeichnet); eine Beziehung zur Akne oder Rosazea besteht nicht.
- Abb. 37.3: Die Abbildung zeigt periunguale Angiofibrome (so genannte Koenen-Tumoren) an DI und DV des linken Fußes.

Anmerkung
Der Niederländer Koenen (/oe/ lies /u:/) hat die Angiofibrome als Erster fotografiert (1932), beschrieben wurden sie erstmals von dem Deutschen Kothe (1903). Angiofibrome kommen häufiger periungual als subungual und häufiger an den Zehen als an den Fingern vor. Ein einzelnes Angiofibrom kann posttraumatisch entstehen.

Welche Verdachtsdiagnose stellen Sie?

In der Zusammenschau der kutanen Veränderungen kann die Diagnose *tuberöser Sklerose-Komplex* (TSC, Bourneville/Pringle) gestellt werden. Die Epilepsiekrankheit des Bruders passt in diesen Zusammenhang, da die dominant vererbte oder häufiger sporadisch auftretende TSC in 75% der Fälle mit Epilepsie und geistiger Retardierung vergesellschaftet ist.

Die klassische Trias umfasst: **Epi**lepsy, **Lo**w **I**ntelligence und **A**ngiofibromata, woraus sich das Akronym EPILOIA (Synonym für TSC im angloamerikanischen Schrifttum) ableitet.

Anmerkung
- Der TSC ist eine seltene autosomal dominant vererbte, weltweit vorkommende Krankheit mit einer Prävalenz von 1 auf 6000 Neugeborene. Die Rate von Neumutationen liegt zwischen 50 und 75%. In Deutschland sind etwa 10000 Menschen an TSC erkrankt.

- Die voneinander unabhängigen Genorte für die Tumorsuppressorgene 9q34 (TSC1) oder 16p13 (TSC2) können heterozygot mutiert sein; welcher Genort betroffen ist, lässt sich anhand des klinischen Bildes nicht entscheiden.
- Die klinische Symptomatik ist äußerst variabel und reicht von „formes frustes" (z. B. rein ästhetisch störenden Angiofibromen) bis zur lebensbedrohlichen Multisystemkrankheit, selbst innerhalb einer betroffenen Familie, sogar bei eineiigen Zwillingen.

Auf welche möglichen weiteren Haut- und Schleimhautveränderungen müssen Sie achten?

- „Eschenlaubflecken": elliptische, hypopigmentierte Flecken mit einem Durchmesser von 0,1–12 cm, v. a. am Rumpf; bisweilen bestehen auch konfettiartige Hypopigmentierungen, besonders gut sichtbar im Wood-Licht bei hellhäutigen Menschen

Anmerkung

- Bei ≥ drei hypomelanotischen Maculae beim Neugeborenen muss an eine TSC gedacht werden. Bei < 1% aller Neugeborenen kommen einzelne solcher Flecken ohne Hinweis auf TSC vor.
- Die Bezeichnung „Eschenlaubfleck" ist wenig hilfreich, da derartig konfigurierte Maculae eher die Ausnahme bilden.

- Mundschleimhautveränderungen: gingivale Angiofibrome, die nicht mit einer medikamentös bedingten Gingivahyperplasie verwechselt werden dürfen (Phenytoinbehandlung der Epilepsie)

Anmerkung

Bei 90% der Patienten mit TSC liegen ≥ 5 grübchenförmige Zahnschmelzdefekte beim Milch- und Dauergebiss vor, in der Normalbevölkerung hingegen nur bei 9%.

Zu welchen weiteren Untersuchungen raten Sie? Begründen Sie Ihre Auswahl.

- Schädel-MRT und -CT: Es können kortikale Tubera sowie (kalzifizierte) subependymale Knoten (Cave: obstruktiver Hydrocephalus) und Riesenzellastrozytome vorkommen. Oft besteht dann eine Epilepsie oder eine geistige Retardierung. Ein Viertel der Patienten ist jedoch nicht von Epilepsie und Retardierung betroffen.
- Herzechographie: Es können Rhabdomyome vorliegen, die manchmal die Strombahn des Blutes beeinflussen und Herzrhythmusstörungen hervorrufen. Diese Hamartome bilden sich meistens bis zum Erwachsenenalter zurück, sodass eine OP-Indikation in aller Regel nicht gegeben ist.

Anmerkung

Herzrhythmusstörungen des Ungeborenen sind bis zum Beweis des Gegenteils auf TSC verdächtig.

- Augenärztliches Konsil: Es treten Hamartome der Retina auf, die jedoch meist ohne Beeinträchtigung des Visus bleiben.
- Nephrologisches Konsil: Es treten häufig zahlreiche Angiomyolipome und wenige kleine Nierenzysten auf. Erstere können die Organfunktion beeinträchtigen. Das Risiko für die Entstehung eines Nierenzellkarzinoms auf der Grundlage eines Angiomyolipoms ist selten.

Anmerkung

In < 5% kommen multiple renale Zysten vor, die zum einen die Nierenfunktion beeinträchtigen und zum anderen mit der autosomal dominant vererbten polyzystischen Nierenerkrankung verwechselt werden können.

– Pulmologisches Konsil: Selten (< 1%) tritt v.a. bei Frauen eine Lymphangioleiomyomatose der Lunge auf, die den Gasaustausch beeinträchtigt und zu Herzinsuffizienz und Pneumothorax führen kann. Insgesamt sehr schlechte Prognose.

Wie behandeln Sie die Angiofibrome im Gesicht und an den Zehen?

Es besteht die Möglichkeit, die Veränderungen zu kürettieren, tangential abzutragen oder mit einem Ablationslaser (z.B. Erbium-Yag-Laser) zu behandeln. Nach Monaten bis Jahren kommt es zum Rezidiv.

Welche weiteren Empfehlungen geben Sie Ihrer jungen Patientin?

Wichtig ist die interdisziplinäre, regelmäßige Kontrolle der möglichen Organbeteiligungen. Sinnvoll ist ferner eine Vorstellung des Säuglings, da das Risiko für diesen 50% beträgt, ebenfalls an TSC erkrankt zu sein. Die „Schreckhaftigkeit" und „Lebhaftigkeit" des Säuglings könnten Hinweis auf eine Epilepsie sein. Darüber hinaus sind die Eltern und der Bruder auf TSC zu untersuchen.

Die Patientin stellt sich bei Ihnen mit dem Säugling vor. Die Kinderärztin hat den Säugling neurologisch untersuchen lassen. Die Diagnose lautet Blitz-Nick-Salaam-Epilepsie. Sie finden sechs hypomelanotische Flecken.

Welche weiteren nichtinvasiven Untersuchungen halten Sie in diesem Alter für indiziert?

– Funduskopie in Mydriasis: Retinahamartome
– Echokardiographie: kardiale Rhabdomyome
– Sonographie der Nieren: Angiomyolipome und Zysten

Wie ist die typische Abfolge der altersabhängigen kutanen Veränderungen bei TSC?

– 0–2 Jahre: hypomelanotische Maculae
– 2–5 Jahre: Bindegewebsnävus
– 3–10 Jahre: Angiofibrome im Gesicht
– 12–16 Jahre: peri- und subunguale Angiofibrome

Literatur

Roach ES, Gomez MR, Northrup H. Tuberons sclerosis complex consensus conference: revised clinical diagnostic criteria. J Child Neurol 1998; 13: 624–628

Fall 38

Eine 62-jährige Frau wird vom HNO-Arzt wegen einer seit Wochen bestehenden, auf Lokaltherapie nicht ansprechenden Entzündung der Wangen- und hinteren Gaumenschleimhaut zur dermatologischen Abklärung überwiesen, zumal in den letzten Tagen auch das Tragen eines Strohhuts zu Hautablösungen an den Kontaktstellen der Stirn geführt habe. Frage: Arzneienanthem, Candidamykose, sonstige Dermatose?

Kein zeitlicher Zusammenhang mit Arzneieinnahme erinnerlich. Seit zwei Jahren diätetisch und medikamentös gut eingestellter Diabetes mellitus. Kein Hautausschlag seit Einnahme der Antidiabetika. Seit einem Monat sei der gesamte Mund mit Ausnahme der Zunge „wund" und das Schlucken fester Speisen bereite Schmerzen im Rachen. Sie sei deshalb zu vorwiegend breiiger Nahrung übergegangen. Keine erhöhte Lichtempfindlichkeit (auf Nachfrage). Rauchen und vermehrter Alkoholkonsum werden verneint.

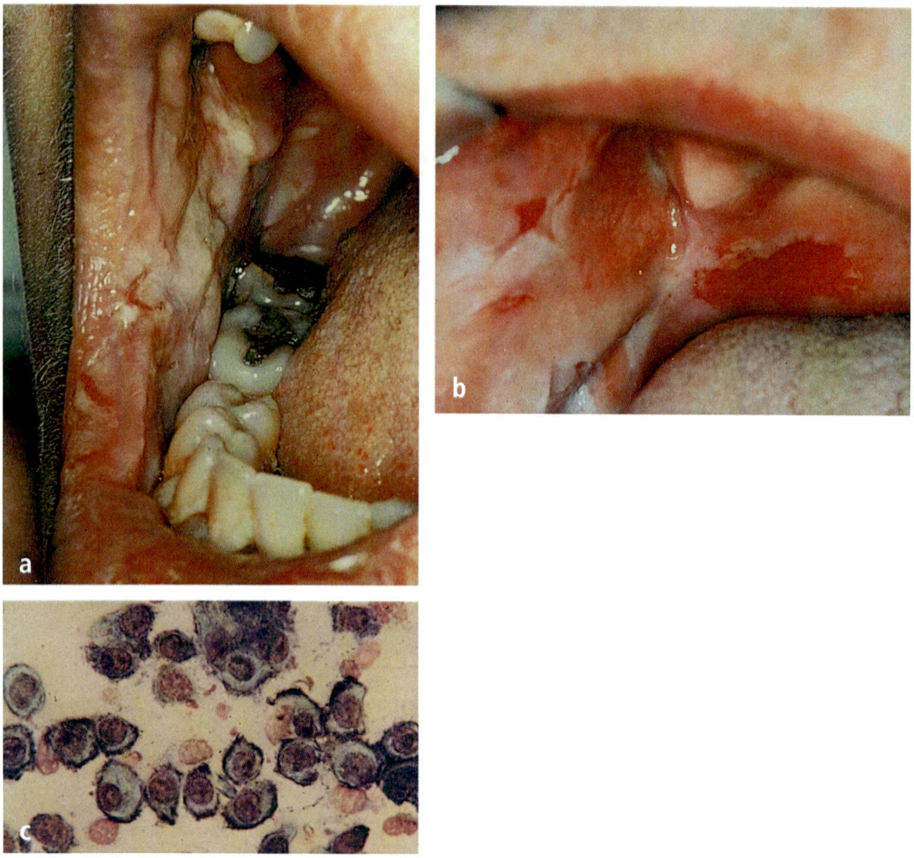

Abb. 58.1 a–c

Beschreiben Sie den Befund.

a: Die gesamte Wangen- und sichtbare Unterlippenschleimhaut ist weißlich trüb. Sie wirkt wie aufgequollen und ist von bogigen oder länglichen, geröteten Einrissen schlitzförmig durchzogen. Gegenüber dem kariösen Molarzahn des Unterkiefers ist die Quellung des Epithels besonders ausgeprägt.

b: An der hinteren Wange und am Gaumen sind einzelne, zackig begrenzte, anscheinend erosive Rötungen sowie eine größere ähnliche Wundfläche zu sehen. Wiederum fallen die grauweißliche, aufgequollene Beschaffenheit des umgebenden Epithels und das Fehlen hämorrhagischer oder pseudomembranöser Auflagerungen auf. Der Zungenrücken ist massiv „belegt", zwischen den abgeflachten Papillen sind feine Einrisse angedeutet.

Welche einfache diagnostische Maßnahme empfiehlt sich bei solchen Befunden?

Mit einer feinen Sonde lässt sich prüfen, ob die Epithelränder der Erosionen abzuheben und schmerzlos zu unterminieren sind. Außerdem sind Abstriche von den Epithelrändern zu entnehmen und nach Giemsa-Färbung zu mikroskopieren (sog. Tzanck-Test).

Beschreiben Sie die zytologischen Charakteristika eines positiven Tzanck-Tests anhand Abb. 38.1 c, und beurteilen Sie die diagnostische Wertigkeit.

Es finden sich abgerundete Epithelzellen mit relativ großen Kernen, perinukleär aufgehelltem Zytoplasma und markanter Anfärbung der Randzonen. Dieser Befund ist in Verbindung mit dem klinischen Erscheinungsbild praktisch beweisend für eine Pemphiguserkrankung, wobei den stark angefärbten Zellrändern die – mittels Immunfluoreszenz zusätzlich nachweisbaren – Antigen-Antikörper-Komplexe entsprechen. Diese sind durch pemphigusspezifische Antikörper im Serum zu verifizieren.

Wie lässt sich ein oraler Pemphigus vulgaris (PV), der häufig noch vor den Hautläsionen beginnt, makroskopisch von anderen erosiven Stomatitiden unterscheiden?

Nicht durch in der Mukosa sehr kurzlebige und daher dem Nachweis meist entgehende Blasen, sondern durch die rasch entstehenden Erosionen, die folgende Charakteristika aufweisen:

- Vorzugslokalisation entlang der oropharyngealen „Schluckstraße" (Tangentialdruck beim Schlucken der Nahrung)
- Breitflächig weißlich verquollenes Mukosaepithel mit schlitzförmigen Einrissen
- Unterminierte Erosionsränder (Sondenprobe positiv), ggf. flottierende marginale Epithelfetzen
- Geringe Blutungsneigung der Erosionen

Diese einprägsamen Merkmale lassen sich als *Pemphigus-Tetrade* bezeichnen und sind auch dann noch diagnostisch richtungweisend, wenn fibrinöse Pseudomembranen (mit nachgewiesenen Pilzhyphen) eine initiale orale Candidose vortäuschen. Da die Epithelläsionen durch immunogene „Akantholyse" der suprabasalen Epithelschicht entstehen und die Subepithelialzone nicht tangieren, fehlt die sonst bei erosiven Stomatitiden häufige hämorrhagische Komponente. Jedoch sind die Erosionen dolent.

Beschreiben Sie differenzialdiagnostisch häufige erosive Stomatitiden bzw. mukokutane Syndrome.

Grundsätzlich ist zwischen nicht vernarbenden und vernarbenden Stomatitiden zu differenzieren. Diagnostisch entscheidend sind immer die Gesamtsymptomatik (ggf. viszerale oder hämatogene Symptome, Kreislaufstörungen etc.) und die genaue Arznei-Anamnese.

Erythema exsudativum multiforme (Typus maior): Akuter Beginn mit allgemeinem Krankheitsgefühl; sehr schmerzhafte diffuse Cheilitis mit hämorrhagischen Krusten; kreisrunde, bogig konfluierende und rasch von exsudativen Fibrinmembranen bedeckte Erosionen in Form einer großflächigen, schmerzhaften Glosso-Stomatitis; vordere Mundhöhle bevorzugt (statt der „Schluckstraße"); Erosionsränder meist fest, nicht unterminiert, ohne flottierende Epithelfetzen; Sondenprobe und Tzanck-Test sind negativ (nur Entzündungszellen im Abstrich von Erosionen). Hypersalivation; Sprechen und Nahrungsaufnahme erschwert (Lippenbewegungen werden möglichst vermieden, Speichel fließt aus den Mundwinkeln). Die regelmäßige Beteiligung der Haut ist akral betont (Handflächen etc.) und zeigt charakteristische „Kokardenläsionen", die auch auf der Zunge initial angedeutet erkennbar sind.

Allergische Arzneienantheme: Diese können je nach Allergietyp sehr verschiedene Entzündungsreaktionen hervorrufen, beispielsweise akute Angioödeme, erosive oder aphthoid-ulzeröse Läsionen, diffuse makulös-erythematöse oder bullös-erosive Enantheme, hämorrhagische Suffusionen oder Schleimhautpurpura, nicht zuletzt Erythema (exsudativum) multiforme (EM, Typus maior mit pluriorifizieller Ausprägung) sowie die großflächig generalisierte Steigerungsform, das Stevens-Johnson-Syndrom. Schwerste Form ist das Lyell-Syndrom (toxische epidermale Nekrolyse, TEN), wobei die an Hautverbrühung erinnernden Epidermisablösungen große Bezirke der Hautoberfläche einbeziehen und die Stomatitis (einschließlich Entzündung anderer Orifizien) die übrigen Befunde des lebensbedrohlichen Zustands ergänzt.

Kontaktallergische Stomatopathien (z. B. gegen Zahnprothesen): Sie sind selten, viel eher ist die Mukositis des Alveolarkamms und vorderen Gaumens durch sekundäre Candidose bei schlechtem Prothesensitz oder systemischen Grundkrankheiten (z. B. Diabetes mellitus) verursacht.

Zytostatikastomatitis: Schmerzhafte Mundrötung, häufig mit scharf begrenzten Erosionen sowie ausgedehnter Gingivitis. Auch die Mundtrockenheit durch bestimmte Psychopharmaka (mit anticholinerger Nebenwirkung) ist durch neurovegetative Sialopenie, nicht durch Allergie bedingt.

Begleit- oder Folgezustände von Malabsorptionssyndromen: Langzeitig antibiotisch behandelte Enterokolitiden, postoperatives „Kurzdarmsyndrom", Zustand nach Gastrektomie, Folsäuredefizit oder Mangel an B-Vitaminen, sekundäres Zinkmangel-Syndrom nach parenteraler Ernährung ohne Zinksubstitution etc. Dabei werden teils „Aphthen" oder flache Ulcera, teils „rote glatte Zunge" mit Glossodynie und diffuser Schleimhautatrophie gefunden (mit zusätzlichem Candidabefall).

Lichen mucosae erosivus („pemphigoides"): Die – im Gegensatz zum planen Lichen mucosae – schmerzhaften Erosionen treten hauptsächlich an der Wangenschleimhaut auf (chronisch irritativer „Köbner-Effekt" durch Zahn- oder Prothesenschäden). Die Erkrankung ist durch die zusätzliche Wickham-Streifung der umgebenden Schleimhaut als chronische Komplikation eines persistenten Lichen mucosae zu diagnostizieren.

Bullöses Pemphigoid: Die Mund- und Lippenschleimhaut ist nur in etwa 10% der Fälle betroffen. Im Gegensatz zum Pemphigus vulgaris (oder seiner als Pemphigus vegetans bezeichneten hyperplastischen Variante) treten neben sekundären Erosionen auch zunächst stabile Blasen auf, meist im Bereich des Vestibulum oris (Schleimhautseite der Lippen) und – weniger deutlich – an der Gingiva. Die Blasendecke ist anfänglich prall gespannt, der Blaseninhalt schimmert gelblich oder hämorrhagisch durch. Nach Entleerung des Exsudats bedecken die weißlich verquollenen Blasenreste die Erosionsflächen, bis sie sich ablösen. Wegen der festeren Blasendecke und der histologischen Schichtlokalisation in der subläsionalen Basalmembranzone sind mitunter auch frische Blasen im hinteren Mundraum zu finden. Die Läsionen sind weniger schmerzhaft als bei Pemphigus.

Anmerkung

Manche Fälle von therapieresistenter „Gingivitis desquamativa" erweisen sich histologisch und immunfluoreszenzmikroskopisch als meist isolierte Sonderform eines BP. Schmerzende Berührungsempfindlichkeit, Blutungsneigung und tiefe Parodontitis, besonders die Resistenz gegenüber konventioneller Parodontaltherapie bestimmen die Symptomatik. Betroffen sind vorwiegend Frauen im Periklimakterium.

Nennen und beschreiben Sie vernarbende Stomatitiden.

Diese sind durch fibrotische Verwachsungen (Synechien) von Kontaktzonen der Mundschleimhaut im Vestibulum oder Oropharynx als Spätfolge tief sitzender Schleimhauterosionen im Mund gekennzeichnet. Häufig sind sie Folgen einer *Radiomukositis* durch Strahlentherapie im Mundbereich (schmerzhafte Erosionen, rasch progrediente Zahnkaries, später Mundtrockenheit, Fibrose, Epithelatrophie, kontrollbedürftige Leukoplakien). Typisch ist eine gravierende Chronizität der posterosiven Narben.

Beim autoimmunogenen „zikatrisierenden Schleimhautpemphigoid“ sind mehrere Varianten mit Beteiligung weiterer Orifizien (Augenbindehaut, Vulva, Urethralöffnung) zu unterscheiden. Primäre Angriffsstruktur dieser Autoimmunopathien sind hauptsächlich die Ankerfibrillen der Lamina subdensa (Kollagentyp VII). Gefürchtet ist die Erblindungsgefahr durch Vernarbung der Kornea.

Welche Therapie ist beim oralen Pemphigus notwendig?

Die Behandlung muss, da es sich um eine progrediente, unbehandelt tödlich verlaufende Autoimmunopathie handelt, immunsuppressiv-systemisch ausgerichtet sein. Im Mittelpunkt steht die Glukokortikoidtherapie, oft kombiniert mit Cyclophosphamid (500–1000 mg alle 2–4 Wochen) als Pulstherapie. Bei diesem Zytostatikum ist präventiver Schutz der Harnblase (z.B. Uromitexan®) notwendig. Jegliche Systemtherapie bedarf der klinischen Behandlung. Die nötige Erhaltungstherapie kann ambulant durchgeführt werden.

Standard ist die – auf komplette Remission zielende – mehrwöchige klinische Kombinationsbehandlung mit hoch dosierten Glukokortikoiden (Prednisonäquivalent 2–4 mg/kg/d) und einem Immunsuppressivum (Azathioprin 1,5–2 mg/kg/d, evtl. Mycophenolatmofetil). Diese Hochdosistherapie ist langsam auf eine – die „Cushing-Grenze“ möglichst unterschreitende – Erhaltungsdosis zu reduzieren. Ciclosporin A ist meist wenig wirksam, Methotrexat wegen häufiger toxischer Stomatitis nicht zu empfehlen. Bei therapierefraktärem PV eignet sich eine Pulstherapie mit Prednison/Cyclophosphamid alle zwei bis vier Wochen. Als klinisch-experimentelle Option kommen hoch dosierte intravenöse Immunglobuline zusammen mit der genannten Kombination in Betracht.

Was ist als orale Lokaltherapie bei Pemphigus vulgaris zu empfehlen?

Wichtig ist die regelmäßige Applikation von schmerzstillenden und entzündungshemmenden Haftgelen (z. B. Dynexan®-Mundgel oder Xylocain®-Gel 2% und Dontisolon® D-Mundheilpaste) vor und nach jeder Mahlzeit. Keine H_2O_2-Spülungen wegen Gefahr neuer Erosionen! Auf ausgewogene, vitaminreiche Kost ist zu achten (Mangelernährung hemmt die Remission des PV und fördert Kachexie). Kontinuierliche Candida-Prophylaxe!

Wie lange ist die Erhaltungstherapie bei PV fortzuführen?

Je nach Schweregrad zwei oder mehrere Jahre (Faustregel). Wegen der Gefahr kumulativer Nebenwirkungen der prolongierten Glukokortikoidtherapie (Diabetes, Hypertonus, Osteoporose oder -nekrose, erhöhte Infektanfälligkeit, Katarakt, Glaukom etc.) sind regelmäßige – auch interdisziplinäre – Kontrollen unumgänglich. Ständige Candida-Prophylaxe sowie Ernährungsberatung sind dringend ratsam.

Wie ist die Prognose bei PV einzuschätzen?

Seit Einführung der Kortikoidtherapie ist die zuvor unvermeidlich letale mukokutane Autoimmunopathie symptomatisch kurabel geworden. Als Preis der lebenserhaltenden Therapie sind jedoch Nebenwirkungen oder Komplikationen (z. B. Bronchopneumonie) oder ungenügende Ernährung (bis zur Kachexie) ein ständiges Risiko, sodass die Letalität insgesamt immer noch bei 5–10% liegt.

Literatur

Hahn K, Kippes W, Amagai M et al. Klinik und Immunpathologie bei 48 Patienten mit Pemphigus. Hautarzt, 2000; 51: 670–677

Laskaris G. Oral pemphigus vulgaris: An immunofluorescent study of 58 cases. Oral Surg Oral Med Oral Path. 1981; 51: 626–631

Hertl M. Autoimmunediseases of the Skin. Springer, Wien New York 2001

Hornstein OP. Erkrankungen des Mundes. Ein interdisziplinäres Handbuch und Atlas. Kap. 18.2 Pemphigus und pemphigoide Erkrankungen. Kohlhammer, Stuttgart 1996

Fall 39

Ein 46-jähriger Mann wird Ihnen wegen eines therapieresistenten „Ekzems“ beider Axillen und inguinal zugewiesen. Die bisherige Therapie bestand in der zweimal täglichen Applikation einer Betamethasonvalerat-haltigen Creme (Betnesol®-V-Creme) über zwei Wochen. Beschwerden werden vom Patienten verneint.

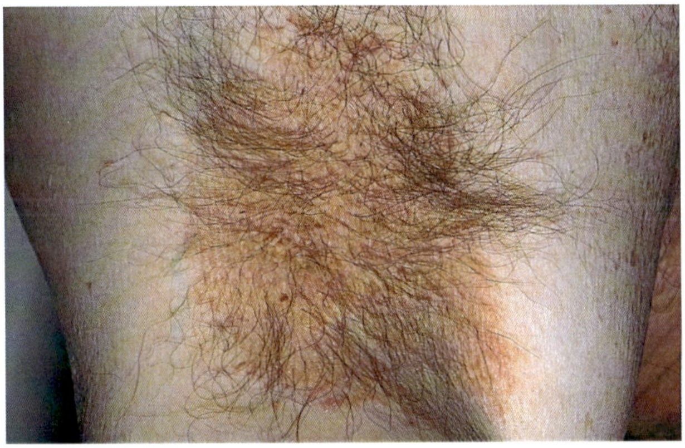

Abb. 39.1 a

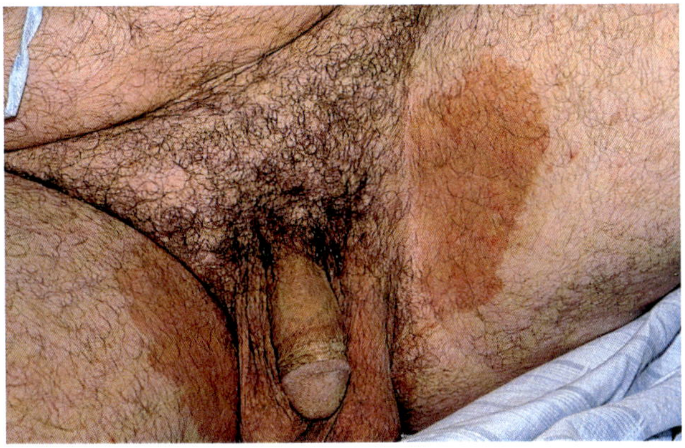

Abb. 39.1 b

Beschreiben Sie den Befund. Welche Verdachtsdiagnose stellen Sie?

Axillär, inguinal und skrotal finden sich scharf begrenzte, flächenhafte Herde bräunlicher Farbe. Es handelt sich am ehesten um ein Erythrasma, das durch pigmentbildende Korynebakterien in Intertrigines mit ihrem feuchtwarmen Mikroklima hervorgerufen wird.

Welche Differenzialdiagnosen sind zu erwägen?

- Pityriasis versicolor: Tesafilmabriss zum Pilznachweis
- Intertriginöse Psoriasis: stärkere Inflammation, zusätzliche Stigmata
- Intertriginöses Ekzem: stärkere Inflammation
- Candida-Intertrigo: Satellitenherde, Pilznachweis

Wie können Sie auf einfache Weise Ihre Verdachtsdiagnose erhärten?

Da die Korynebakterien *(wasserlösliche)* Porphyrine (Coproporphyrin III) produzieren, lässt sich im Wood-Licht (UVA mit einer Wellenlänge von 366 nm) eine typische korallenrote Fluoreszenz in einer *ungewaschenen* Axilla nachweisen.

Welche Therapie leiten Sie ein, über welchen Zeitraum, und wie ist der Erfolg langfristig einzustufen?

Zur Reinigung der Haut sollten möglichst saure Seifen eingesetzt werden. Die Behandlung erfolgt mit einer Azol- (z.B. Vobamyk®) oder Ciclopiroxolamin-haltigen (Batrafen®) Creme, die auch antibakterielle Eigenschaften aufweist. Bei Herden größerer Ausdehnung empfiehlt sich eine Erythromycin-haltige Creme (z.B. hydrophile Erythromycincreme 1%ig NRF 11.77). Therapierefraktären Fällen ist eine systemische Behandlung mit Erythromycin 2 × 500 mg für eine Woche vorbehalten. Intertrigines sind per se warme Feuchträume, sodass ein Rezidiv nicht selten ist, vor allem, wenn das Individuum zu stärkerer Schweißbildung neigt.

Was halten Sie von der Kortikoidvortherapie mit Betnesol®-V-Creme in den befallenen Arealen?

Betamethasonvalerat ist ein Klasse-III-Steroid mit einem nicht geringen atrophogenen Potenzial, sodass eine Anwendung in den Intertrigines kontraindiziert ist.

Sie haben dem Patienten einen Wiedervorstellungstermin zur Kontrolle in zwei Monaten gegeben. Der Patient erscheint zu dem Termin und ist mit Ihrer Behandlung sehr zufrieden.

Er gesteht Ihnen, dass er Probleme mit einem fürchterlichen Afterjucken habe und es ihm peinlich sei, darüber zu reden. Er würde sich mindestens dreimal täglich den After gründlichst reinigen und anschließend die vom Hausarzt verordnete Hämorrhoidensalbe anwenden, die ihm früher immer, jetzt aber nicht mehr geholfen habe.

An welche Diagnose denken Sie?

Es könnte sich ebenfalls um ein Erythrasma handeln.

Mit welcher Schwierigkeit zur Diagnosesicherung müssen Sie rechnen?

Aufgrund der gründlichen Analhygiene und der Wasserlöslichkeit der Porphyrine dürfte die Rotfluoreszenz im Wood-Licht nicht nachweisbar sein. Sie bitten den Patienten, 24 Stunden kein Wasser im Afterbereich anzuwenden und sich am nächsten Tag erneut vorzustellen.

Literatur

Plettenberg A, Meigel W (Hrsg.) Dermatologische Infektiologie. 2. unveränderte Aufl. Stuttgart New York Thieme 2004

Fall 40

Sie werden zu einem Konsil auf eine internistische Abteilung eines Krankenhauses der Grundversorgung gebeten. Ihnen wird eine 55-jährige insulinpflichtige Diabetikerin vorgestellt, die wegen eines Myokardinfarktes behandelt wird. Die Stationsärztin bittet Sie um Stellungnahme zu den Hautveränderungen am rechten Fuß. Aus den Krankenunterlagen geht hervor, dass die Patientin seit ihrem 19. Lebensjahr wegen Schwellungszuständen des Fußes und später des Beines in unregelmäßigen Abständen „Wassertabletten" über einen Zeitraum von etwa 30 Jahren eingenommen hat.

Die Abbildung zeigt Ihnen den Vorfuß einer insgesamt verdickten rechten Extremität.

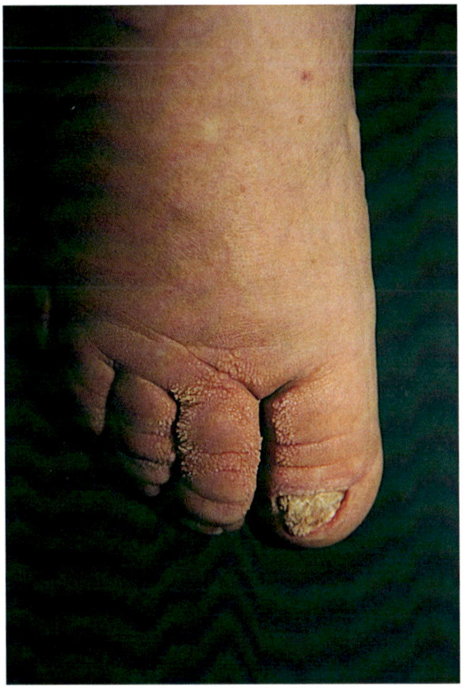

Abb. 40.1 a

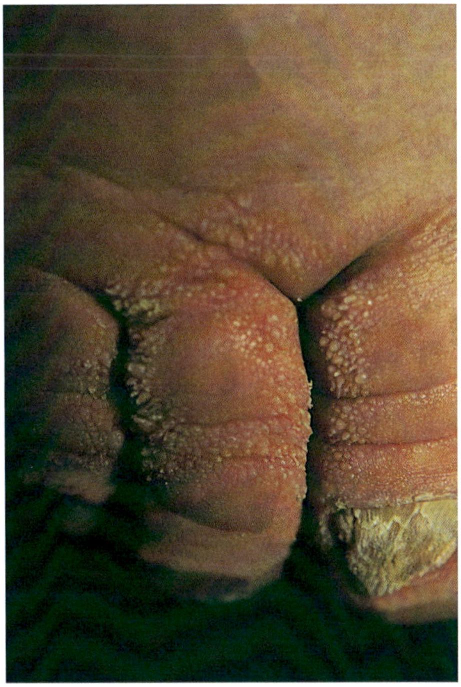

Abb. 40.1 b

Welche Haupt- und welche Nebendiagnose stellen Sie? Erläutern Sie diese.

Es handelt sich um ein chronisches Lymphödem der rechten unteren Extremität mit sekundären Hautveränderungen, der Papillomatosis cutis lymphostatica. Diese kommt im fortgeschrittenen Stadium des lymphostatischen Beinödems vor. Zusätzlich dürfte eine Onychomykose vorliegen. Die Inspektion der Zehenzwischenräume könnte eine zusätzliche Interdigitalmykose zum Vorschein bringen, da die „wurstartigen" Zehen eng aneinander zu liegen kommen.

Wie können Sie klinisch die Hauptdiagnose sichern?

Durch Palpation des Fußrückens lässt sich das Ausmaß des fibrotischen Umbaus des proteinreichen Lymphödems ermessen. In diesem Fall dürfte das Eindrücken einer Delle nur schwer möglich sein, da das Lymphödem über 35 Jahre besteht. Das Stemmer-Zeichen, das eine kutane Fibrose bestätigt, dürfte positiv ausfallen. Hierunter versteht man das Maß der Abhebbarkeit einer Hautfalte vom Zehenrücken. Die natürlichen Hautfalten sind vertieft.

Welche Therapieempfehlungen geben Sie? Begründen Sie Ihre Entscheidung.

Für die Zehenzwischenräume sollte prophylaktisch bzw. therapeutisch ein lokales fungizides Antimykotikum (Terbinafin/Lamisil®-Creme oder Ciclopirox-Olamin/Batrafen®-Puder, der zusätzlich sporozid wirkt) zur Anwendung kommen, da aufgrund des Lymphödems und der diabetischen Stoffwechsellage sowie der daraus resultierenden herabgesetzten Immunitätslage das Risiko für das Auftreten eines Erysipels deutlich erhöht ist. Durch jedes Erysipel wird infolge des Verklebens von Lymphgefäßen der Abfluss der lymphpflichtigen Last verschlechtert. Darüber hinaus besteht die Gefahr bakterieller Persister.

Die pilzbedingte Zerstörung der Nagelplatte bedarf nach kultureller Erregerbestimmung einer lokalen und systemischen antimyzetischen Therapie unter Beachtung von Begleitmedikation und Kontraindikationen (z. B. Alkoholismus, chronischer Leberschaden, schwere Herzinsuffizienz).

Da es sich um ein fortgeschrittenes Stadium eines seit vielen Jahren bestehenden Lymphödems handelt, ist eine Versorgung mit einem maßgefertigten *flach gestrickten* Kompressionsstrumpf zur Vermeidung einer Progression der Krankheit indiziert.

Wie bewerten Sie die mehrjährige Gabe eines Diuretikums?

Die Diuretikagabe stellt keine Behandlungsoption des Lymphödems dar, da das Diuretikum das Gewebewasser ausschwemmt, die interstitielle Proteinkonzentration erhöht und den Prozess der Fibrosierung fördert.

Anmerkung

Lymphödeme können groteske Formen und gigantische Ausmaße annehmen, was zu der unglücklichen Bezeichnung „Elefantiasis" geführt hat. Dieser Ausdruck sollte gegenüber Patienten nie geäußert werden, da er die sowieso stigmatisierten Menschen beleidigt.

Welche sehr seltene Komplikation kann beim chronischen Lymphödem auftreten? Erläutern Sie diese kurz.

In einem chronischen Lymphödem kann sich ein hochmalignes Angiosarkom mit infauster Prognose entwickeln. Am häufigsten entsteht es als Spätkomplikation nach Mastektomie mit axillärer Lymphknotendissektion wegen eines Mammakarzinoms. Klinisch imponieren die multizentrisch sich bildenden Angiosarkome als blaurötliche Knoten, die rasch wachsen und zur Ulzeration neigen. Man spricht auch von einem Stewart-Treves-Syndrom. Neben den Angiosarkomen können in einem chronischen Lymphödem auch andere Tumoren entstehen, z. B. Basalzellkarzinome, Plattenepithelkarzinome oder B-Zell-Lymphome, deren Morphe und Wachstumsverhalten atypisch sind.

Literatur

Weissleder H, Schuchardt C. Erkrankungen des Lymphgefäßsystems. 3. Aufl., Köln, Viavital Verlag GmbH 2000
Marsch WC. Lymphgefäßsystem und Haut. Orthologie, Klinik und Pathologie. Hautarzt 2005; 56: 277–295
Vente C, Ernst K, Hundeiker M. Tumoren auf chronischem Lymphödem. Akt Dermatol 1993; 19: 298–303

Fall 41

Ein 35-jähriger Mann stellt sich am frühen Abend in Ihrer Klinik vor. Er berichtet, dass er vor einigen Stunden plötzlich Schmerzen im rechten Bein verspürt habe und kurze Zeit später ein Spannungsgefühl aufgetreten sei. Jetzt bereite ihm besonders das Auftreten Schmerzen, die er als dumpf und drückend empfinde; ein Punctum maximum könne er nicht angeben.

Auf Befragen, ob etwas Besonderes vor Auftreten der Schmerzen im rechten Bein geschehen sei, berichtet der Patient, dass er während der Rückfahrt mit dem Fahrrad von seiner Arbeitsstelle gestürzt sei und sein Fahrrad humpelnd nach Hause geschoben habe. Zu Hause habe er seine Beine hochgelegt.

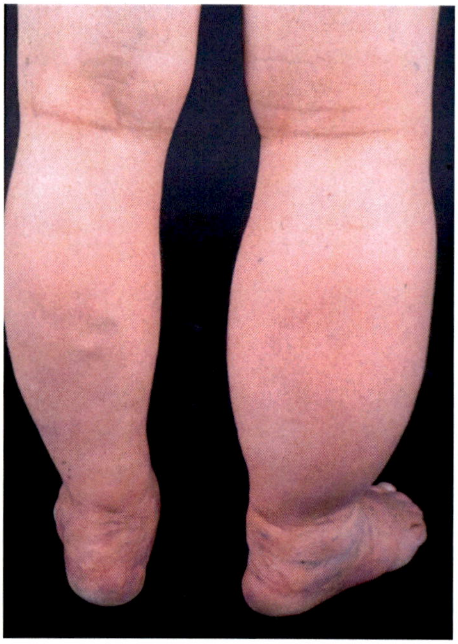

Abb. 41.1

Beschreiben und objektivieren Sie den dargestellten Befund.

Der rechte Unterschenkel ist im Vergleich zum linken Unterschenkel stark geschwollen. Zur Objektivierung werden die Umfänge mittels Maßband bestimmt. Es liegt eine deutliche Umfangsdifferenz vor, wobei diese im Bereich aller Messpunkte (Vorfuß, Knöchelregion, Wade mittig) mindestens 2 cm beträgt.

Nennen Sie mögliche Verdachtsdiagnosen! Beschreiben Sie die jeweiligen typischen klinischen Charakteristika!

Phlebothrombose: Rasch zunehmende Umfangsvermehrung eines Beins. Es bestehen ein prallelastisches, druckdolentes Ödem, Schmerzen, Spannungsgefühl und eine Zyanose des Beins. Evtl. vermehrte Venenzeichnung. Unspezifische klinische Zeichen der tiefen Bein- und Beckenvenenthrombose (TVT) sind:

- Homans-Zeichen: Bei gestrecktem Bein tritt ein Wadenschmerz bei Dorsalflexion des Fußes auf.
- Payr-Zeichen: Fußsohlendruckschmerz
- Ballottement: Der Patient liegt flach, beugt die Knie und hält die Waden entspannt. Besteht eine Phlebothrombose im Bereich der Wade, lässt sich dort in der Tiefe die gespannte Muskelfaszie (beginnendes Kompartment-Syndrom) tasten.
- Bei immobilisierten, insbesondere bettlägerigen Patienten verläuft die TVT oft asymptomatisch.

Muskelzerrung: Tritt einseitig nach Trauma, Sport oder „ungeschickter" Bewegung auf. Im Gegensatz zur Phlebothrombose lässt sich der Schmerz gut lokalisieren. Eventuell ist ein Hämatom sonographisch nachweisbar.

Akutes Erysipel: Es besteht eine Schwellung und Überwärmung sowie ein flammend rotes, scharf begrenztes Erythem. Häufig gehen dem Erysipel Fieber, Schüttelfrost oder Kaltschweißigkeit voraus. Die inguinalen Lymphknoten sind palpabel und druckschmerzhaft.

Baker-Zyste: Es besteht eine einseitige, weiche Schwellung unterhalb der Kniekehle bzw. am proximalen Unterschenkel. Sonographisch lässt sich ein Zusammenhang zwischen der Zyste und dem Kniegelenksspalt nachweisen.

Phlegmasia coerulea dolens: Es handelt sich um eine fulminant verlaufende Thrombose des gesamten Querschnitts einer Extremität mit starken Schmerzen, Ödem, tiefblauer Verfärbung.

Thrombophlebitis: Schmerzhafte, *strangförmig* tastbare Induration im subkutanen Fettgewebe. Die Thrombophlebitis kann nach einem Bagatelltrauma auftreten. Besteht eine jahrzehntelange chronische Veneninsuffizienz, werden häufig weitere Hautveränderungen beobachtet, wie beispielsweise Stauungsdermatitis, Purpura jaune d'ocre, Dermatoliposklerose, sichtbare Varikose oder floride/abgeheilte Ulzera.

Chronisches Erysipel: Der Unterschenkel weist eine diffuse Schwellung und Rötung auf. Zeitweilig ist die Haut überwärmt. Schüttelfrost oder Kaltschweißigkeit. Inguinale Lymphknoten können palpabel sein.

Rechtsherzinsuffizienz: Es besteht ein *beidseitiges,* weiches, eindrückbares Unterschenkelödem, das sich bei Hochlagerung der Beine bessert. Es besteht Nykturie.

Chronisches Lymphödem: Es besteht eine diffuse *teigige* Schwellung des Vorfußes (Stemmer-Zeichen positiv = die Haut an den Zehen lässt sich nicht anheben).

Wie kann man die klinische Wahrscheinlichkeit einer TVT zusätzlich abschätzen?

Durch Bildung eines Risikoscores anhand anamnestischer und klinischer Befunde.

Anamnese und klinische Befunde	Score
Bekanntes (aktives) Malignom	1
Lähmung oder kürzliche Immobilisation des Beins	1
Kürzliche Bettruhe (≥ 3 Tage) oder große Operation (vor ≤ 12 Wochen)	1
Frühere dokumentierte TVT	1
Schmerz oder tastbare Induration entlang der tiefen Venen am symptomatischen Bein	1
Schwellung des gesamten Beins	1
Unterschenkelschwellung > 3 cm gegenüber dem asymptomatischen Bein	1
Eindrückbares Ödem am symptomatischen Bein	1
Sichtbare Kollateralvenen	1
Alternative Diagnose wahrscheinlicher als TVT	–2
SUMME	
Summe ≥ 3: hohe Wahrscheinlichkeit für TVT Summe 1–2: mittlere Wahrscheinlichkeit Summe < 1: geringe Wahrscheinlichkeit für TVT	
Modifiziert nach Wells et al 2003: Evaluation of pretest probability of deep vein thrombosis in clinical management. Lancet 350 (1997): 1227–1235	

Es bestehen eine Schwellung des gesamten Beins, eine Unterschenkelschwellung > 3 cm und ein eindrückbares Ödem, insgesamt ist also die klinische Wahrscheinlichkeit einer TVT groß (= 3 Punkte). Aus diesem Grund wurde auch das Risiko einer Lungenembolie bestimmt:

Anamnese und klinische Befunde	Score
Klinische Zeichen einer tiefen Beinvenenthrombose	3
Alternativdiagnosen nicht wahrscheinlich	3
Herzfrequenz > 100/min	1,5
Kürzliche Bettruhe (> 3 Tage) oder große Operation in den letzten 4 Wochen	1,5
Vorangegangene tiefe Beinvenenthrombose oder Lungenembolie in der Anamnese	1,5
Hämoptyse	1
Malignom	1
SUMME	

Summe ≥ 6: hohe Wahrscheinlichkeit für Lungenembolie
Summe 2–6: mittlere Wahrscheinlichkeit
Summe < 2: geringe Wahrscheinlichkeit

Es fanden sich Zeichen einer tiefen Beinvenenthrombose, und Alternativdiagnosen sind nicht wahrscheinlich. Daher ist das Risiko einer Lungenembolie ebenfalls hoch.

Wie wird eine Phlebothrombose diagnostiziert?

Wenn die klinische Untersuchung und die Einschätzung der *klinischen Wahrscheinlichkeit* den Verdacht auf eine TVT ergeben, sollte ein D-Dimer-Test durchgeführt werden. Die Kompressionssonographie ist heute das wichtigste bildgebende Verfahren zur Bestätigung einer Phlebothrombose. In unklaren Fällen kann die Phlebographie eine Phlebothrombose mit hoher Sicherheit nachweisen oder ausschließen.

Beschreiben Sie das Prinzip des D-Dimer-Tests.

D-Dimere sind Endprodukte der Proteolyse von Fibrin, das durch Faktor VIII quervernetzt wird. Die D-Dimer-Konzentration ist ein Maß für die fibrinolytische Plasminaktivität im Gefäßsystem. Erhöhte D-Dimer-Konzentrationen kennzeichnen eine verstärkte Gerinnungs- und Fibrinolyseaktivität. Bei einem normalen D-Dimer-Wert lassen sich akute tiefe Beinvenenthrombosen und Lungenembolien mit sehr hoher Wahrscheinlichkeit ausschließen. Da es keinen internationalen Standard für D-Dimere gibt, sind die Ergebnisse der Tests nicht direkt miteinander vergleichbar.

Zur Durchführung des Tests wird Zitratblut verwendet. Das Probenmaterial sollte nach maximal vier Stunden im Labor sein. Verschiedene Tests stehen zur Verfügung. Bei Bed-Side-Tests (z. B. SimpliRED®) werden die D-Dimere mittels einer Antigen-Antikörper-Reaktion bei Zimmertemperatur sofort nachgewiesen (vergleichbar mit der Kreuzprobe bei Bluttransfusionen).

Wie werden die Ergebnisse des D-Dimer-Tests beurteilt?

Ein negatives Ergebnis schließt bei entsprechendem klinischen Verdacht eine Lungenembolie bzw. periphere Thrombose mit 97%iger Wahrscheinlichkeit aus.
Eine erhöhte D-Dimer-Konzentration erfordert eine weiterführende Diagnostik (z. B. Kompressionssonographie oder Phlebographie) zum Thrombosenachweis.

Anmerkung
Erhöhte D-Dimer-Spiegel werden auch bei nicht thrombotischen Krankheiten (Tumorkrankheit: Leukämien, Ovarialkarzinom, Lungentumoren; Entzündungsreaktionen: Sepsis, Abstoßungsreaktion nach Transplantation) und in bestimmten klinischen Situationen (Operation, Blutung, Trauma, Schwangerschaft) nachgewiesen!

Beschreiben Sie das Prinzip der Kompressionssonographie. Was erwarten Sie bei einer TVT?

Die Kompressionssonographie (5–13 MHz, B-Scan, hohe Auflösung) hat für den Nachweis oder Ausschluss einer Phlebothrombose einen sehr hohen Stellenwert. Während die Venen sonographisch dargestellt werden, lässt sich durch Kompression/Dekompression beurteilen, ob die Venenlumina frei sind oder aufgrund eines Gerinnsels nicht komplett komprimierbar sind. Wenn der Thrombus älter ist, stellt er sich echoreich dar (bindegewebiger Umbau). Ist der Thrombus frisch, ist er echoarm. Besonders die Thrombose im Oberschenkel oder im Bereich der Wade (= femorale und popliteale Strombahn) lässt sich gut beurteilen.

Mit der Duplex-Sonographie lassen sich teilumflossene Thromben darstellen.

Welche diagnostische Bedeutung hat die Phlebographie?

Die Phlebographie gilt noch immer als Referenzmethode zur Diagnose der TVT. Sie ist an vielen Orten verfügbar und in geübten Händen bei Anwendung standardisierter Techniken wenig belastend. Die Phlebographie kommt bei allen sonographisch unklaren Fällen zur Anwendung. In den letzten Jahren wird die MR-Phlebographie propagiert, da sie *ohne Kontrastmittel* auskommt.

Der D-Dimer-Test ist positiv.

Bei der Palpation ist ein lokaler Schmerz im Bereich der Wade feststellbar.

In der Kompressionssonographie lassen sich nicht komprimierbare, erweiterte Muskelvenen im Bereich der Wadenregion nachweisen. Die tiefen Leitvenen (V. poplitea, V. femoralis, V. iliaca) sind frei.

Welche Diagnose stellen Sie?

Unterschenkelvenenthrombose, die sich auf die Wadenmuskulatur beschränkt.

Wann ist eine Thrombophilie-Diagnostik indiziert?

- Ist der Patient zum Zeitpunkt der Thrombose älter als 60 Jahre, wird man auf ein Thrombophiliescreening verzichten (eine genetisch bedingte Thrombophilie, die erst so spät klinisch manifest wird, ist unwahrscheinlich) und eine Antikoagulation über drei bis sechs Monate einleiten.
- Wenn der Patient zum Zeitpunkt einer erstmals aufgetretenen Thrombose jünger als 60 Jahre ist, sollte ein Basisscreening (APC-Resistenz (heterozygot), Prothrombinmutation) durchgeführt werden.
- Bei Patienten, die beim Erstereignis einer Thrombose jünger sind als 45 Jahre, ebenso bei Rezidivthrombose, positiver Familienanamnese, atypischer Lokalisation der Thrombose oder mehr

als zwei Aborten sollte neben dem Basisscreening ein erweitertes Screening durchgeführt werden (Antithrombin, Protein C, Protein S, Faktor VIII, Lupusantikoagulans, Antikardiolipin-AK).

Da der Patient jünger als 45 Jahre ist, werden ein Basisscreening und ein erweitertes Screening durchgeführt. Es wurde keine Thrombophilie nachgewiesen.

Welche Therapieoptionen wären bei einer Thrombophilie in Betracht gekommen?

- Bei Faktor-V-Mutation (homozygot), Protein-C-Mangel, Protein-S-Mangel oder persistierender Faktor-VIII-Erhöhung: orale Antikoagulation für mindestens 18 Monate; zusätzlich in Risikosituationen Heparinprophylaxe
- Rezidivierende Thrombose oder hereditärer Antithrombinmangel, Antiphospholipidsyndrom oder kombinierte Defekte: lebenslange Antikoagulation

Was ist das Therapieziel bei der tiefen Beinvenenthrombose (TVT)?

Die Therapie der Beinvenenthrombose zielt darauf ab, das Risiko einer Lungenembolie zu minimieren und als Spätfolge ein postthrombotisches Syndrom (Verlegung der tiefen Beinvenen als Residualzustand und Zerstörung der Venenklappen) zu verhindern. Im Einzelfall muss entschieden werden, ob eine invasive Therapie (z. B. Thrombolyse oder Thrombektomie) mit erheblichem Blutungsrisiko (z. B. Hirnblutung) und eine Rezidivprophylaxe (Antikoagulation) erforderlich sind. Besteht keine Kontraindikation (z. B. schwere AVK), sollte eine Kompressionstherapie, die zur Beschleunigung des Blutflusses im tiefen Beinvenensystem führt, auf jeden Fall durchgeführt werden.

Wann ist eine Thrombektomie bzw. Thrombolyse indiziert?

Die Frage der eventuellen Durchführung einer Thrombolyse oder Thrombektomie ist in jedem Fall einer akuten Thrombose zu prüfen. Hauptindikation stellt die Verhinderung des postthrombotischen Syndroms dar, insbesondere bei der V. poplitea, V. femoralis und V. iliaca. Für die thrombusbeseitigende Behandlung sind eher junge Patienten mit umspültem Thrombus geeignet. Eine weitere Indikation ist die akute Bedrohung einer unteren Extremität, z. B. die Phlegmasia coerulea dolens. Kontraindikationen müssen äußerst streng beachtet werden und der Patient muss seine Entscheidung aufgrund einer eingehenden Information bezüglich Nutzen und Risiko fällen. Eine Thrombolyse oder Thrombektomie sollte spezialisierten Zentren mit ausreichender Erfahrung vorbehalten sein.

In unklaren Situationen, insbesondere wenn eine invasive Therapie diskutiert wird und deshalb die Möglichkeit nicht verbaut werden soll, die Heparinwirkung schnell aufzuheben, kann auf unfraktioniertes Heparin (UFH) zurückgegriffen werden. UFH weist eine kurze Halbwertszeit auf und kann durch Protamin antagonisiert werden. Die intravenöse Gabe erfolgt durch einen Bolus von 80 IE/kg KG und eine unmittelbar anschließende Dauertropfinfusion mit 20 IE/kg/h.

Wie lange sollte die Antikoagulation durchgeführt werden?

Besteht keine Thrombophilie, wird eine Antikoagulation für sechs Wochen bis sechs Monate empfohlen. In Risikosituationen (Operation, Flugreise, Immobilität) ist eine Heparinprophylaxe zusätzlich empfehlenswert.

Wie wird die Heparinisierung durchgeführt und was ist zu beachten?

Um die Erhaltungsdosis zu optimieren, wird die aPPT oder Thrombinzeit nach vier Stunden bestimmt. Ziel ist es, den therapeutischen Bereich innerhalb von 24 Stunden zu erreichen. Bei jeder Heparinbehandlung muss wegen der Gefahr der Heparin-induzierten Thrombozytopenie (HIT) die *Thrombozytenzahl vor Therapiebeginn* und in der Initialphase zweimal wöchentlich kontrolliert werden. Unter niedermolekularem Heparin (NMH) sind nur wenige Fälle von HIT beschrieben. Neue Arbeiten lassen jedoch vermuten, dass die HIT unter NH nicht seltener, sondern nur später auftritt. Liegt eine HIT vor, muss ggf. auf Hirudine (Lepirudin, Desirudin) ausgewichen werden.

In Deutschland zugelassene niedermolekulare Heparine zur Behandlung der Phlebothrombose. Die exakte Dosierung entnehmen Sie bitte dem Beipackzettel.

Wirkstoff	Präparat	Dosierungsintervall
Tinzaparin	Innohep®	1 × täglich
Nadroparin	Fraxiparin®	2 × täglich
	Fraxodi®	1 × täglich
	Fraxiforte®	1 × täglich
Enoxaparin	Clexane®	1 bis 2 × täglich
Dalteparin	Fragmin®	1 × täglich
Certoparin	Mono-Embolex®	2 × täglich

Empfehlungen zur Dauer der oralen Antikoagulation

Dauer der Antikoagulation	Klinik
6 Wochen	bei isolierter distaler Phlebothrombose
3–6 Monate	bei proximaler Phlebothrombose, bei sekundärer Phlebothrombose
12 Monate	bei Rezidivthrombose, bei Mehretagen-Thrombose
Lebenslang	bei persistierendem Risiko (Malignom, schwere klinisch manifeste Thrombophilie)

Die *orale Antikoagulation mit Vitamin-K-Antagonisten* (Cumarine, z.B. Phenprocoumon, Warfarin) wird spätestens am Tag nach Diagnosestellung begonnen. Die Wirkung wird durch die Prothrombinzeit beurteilt, welche als „*International Normalized Ratio*" (INR) angegeben wird.

Anmerkung

Umrechnung von Quick-Werten nach INR (Beispiel)	
Quick 100%	INR 1,0
Quick 80–30%	INR 1,5–2,5
Quick 30–25%	INR 2,5–3,0
Quick 25–15%	INR 3,0–4,5

Der anzustrebende therapeutische INR-Bereich liegt zwischen 2,0 und 3,0. Das Heparin kann erst abgesetzt werden, wenn zwei aufeinander folgende INR-Werte im therapeutischen Bereich liegen.

Anmerkung
- In Studien konnte nachgewiesen werden, dass eine länger andauernde Behandlung mit niedermolekularen Heparinen (NMH) keine vermehrte Regression der Thrombose zur Folge hat!
- Besteht eine Kontraindikation für Vitamin-K-Antagonisten (z.B. Schwangerschaft), können NMH weitergegeben werden.
- Nach Studienlage muss nach Absetzen der Antikoagulation mit einer gewissen Anzahl von Rezidivthrombosen gerechnet werden, unabhängig von der Dauer der Antikoagulation.
- Diuretika sind nicht indiziert!
- Acetylsalicylsäure ist zur Behandlung und Nachbehandlung der akuten TVT nicht geeignet!

Im vorliegenden Fall wurde aufgrund der auf Muskelvenen örtlich begrenzten Phlebothrombose eine Antikoagulation über sechs Wochen durchgeführt.

Wie wird die Antikoagulation durchgeführt? Wie reagieren Sie auf Komplikationen (Blutungen)?

Zuerst wird der Patient hoch dosiert heparinisiert. Vor der Heparinisierung werden aPTT und TZ bestimmt.

Soll die Therapie intravenös erfolgen, wird ein initialer Bolus von 5000 IE unfraktioniertes Heparin gegeben. Anschließend erfolgt eine Dauerinfusion von 15–20 IE/kg/h über den Perfusor. Nach vier Stunden erfolgt eine Kontrolle von aPTT und TZ (Ziel: aPTT = 1,5- bis 2,5fache, TZ = 2- bis 4fache Verlängerung des Ausgangswertes).

Soll die Therapie subkutan erfolgen, werden zweimal täglich (12500 IE–)17500 IE unfraktioniertes Heparin gespritzt. Die Dosisanpassung erfolgt anhand der aPTT (erste Bestimmung sechs Stunden nach s.c. Injektion).

Vorgehen bei überschießender aPTT-Verlängerung: Heparin absetzen, aPTT und TZ kontrollieren (fehlerhafte Blutentnahme?), Therapiepause 60 Min., danach Dosisreduktion.

Vorgehen bei Blutungen: lokale Blutstillung, ggf. Antidot Protamin langsam i.v. über 10 Min. (1 mg Protamin antagonisiert 100 IE unfraktioniertes Heparin). Cave: Verlängerung der aPTT bei Überdosierung mit Protamin möglich!

Weil die orale Antikoagulation initial einen prokoagulatorischen Effekt hat, muss zuerst eine therapeutische Heparinisierung durchgeführt werden! Gabe ab 2. Tag abends.

Orale Antikoagulation mit Cumarinderivaten. (*) In Abhängigkeit vom INR-Wert

Generikum	Präparat (Beispiel)	Halbwertszeit	Tag 1	Tag 2	Erhaltungsdosis
Phenprocoumon	Marcumar®	5 Tage	15 mg (5 Tabl.)	6–12 mg (4 Tabl.)	3–6 mg*
Coumadin	Warfarin®	40 h	15 mg	15 mg	5–10 mg*

Eine schwere Komplikation der oralen Antikoagulation ist die Cumarin-Nekrose, die mit einer Häufigkeit von 0,05% auftritt, vor allem bei Frauen höheren Alters, bei Protein-C-Mangel, Adipositas, Östrogenmangel und Infekten.

Der Patient erhielt eine Kompressionstherapie mit Kurzzugbinden nach Pütter und wurde mobilisiert. Nach drei Wochen erhielt der Patient einen Kompressionsstrumpf nach Maß, Klasse 2 a–d, den er noch drei Monate tragen soll.

Soll der Patient nach einer Phlebothrombose mobilisiert werden?

Ja! Bei mobilen Patienten ruft die venöse Stauung Schmerzen beim Auftreten und Gehen hervor. Das Ödem kann durch Hochlagern gemindert werden. Allerdings hat sich in klinischen randomisierten Studien die Erfahrung bestätigt, dass die Kompressionsbehandlung in Verbindung mit verordnetem, bewusstem Gehen zur Schmerz- und Ödemreduktion der Hochlagerung deutlich überlegen ist. Patienten, die primär durch einen Kompressionsverband (Abb. 41.2) versorgt werden, können wenige Tage nach Entstauung auf einen Kompressionsstrumpf wechseln.

Literatur

Deutsche Gesellschaft für Phlebologie: Leitlinie zur Diagnostik und Therapie der tiefen Bein- und Beckenvenenthrombose. Phlebologie 2003; 6: 157–164

Fedullo PF, Tapson VF. Clinical practice: The evaluation of suspected pulmonary embolism. N Engl J Med 2003; 349: 1247–1256

Leitlinien (www.awmf-online.de) unter dem Stichwort „Phlebothrombose“ und „Lungenembolie“

Wells PS et al.: Evaluation of pretest probability of deep vein thrombosis in clinical management. Lancet 1997; 350: 1227–1235

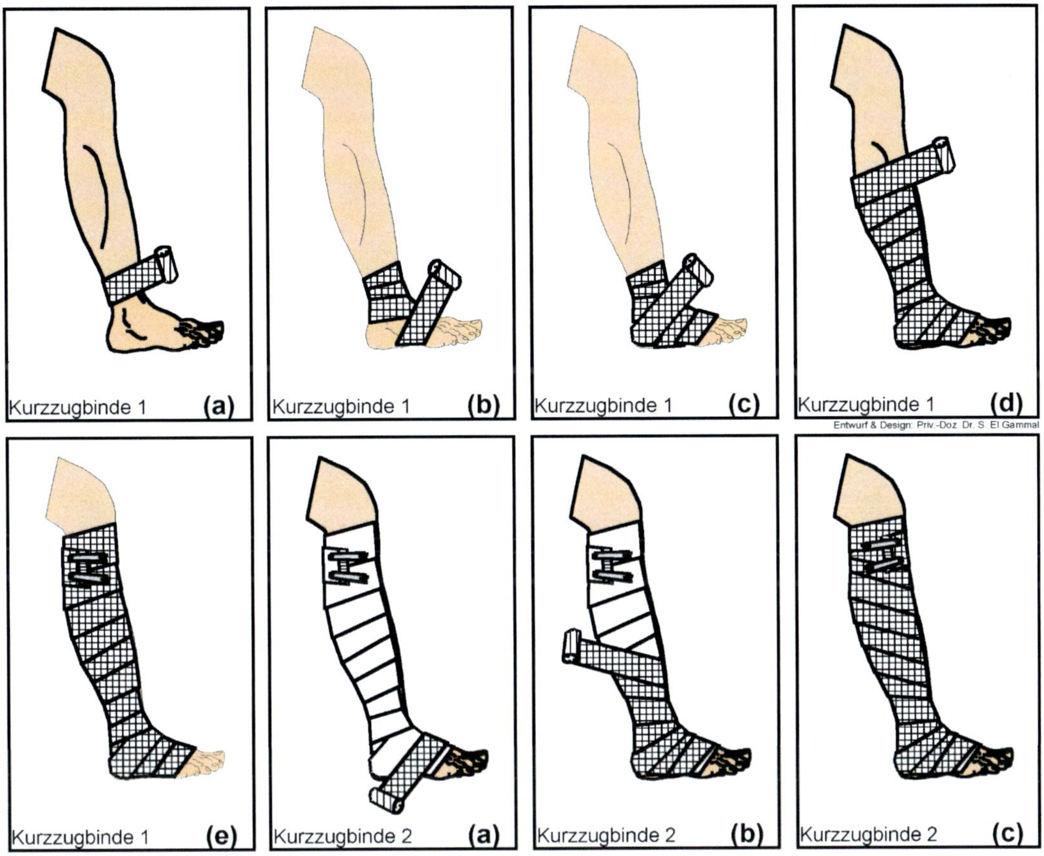

Abb. 41.2 Kompressionstherapie mit zwei Kurzzugbinden (nach Pütter). Durch das gegenläufige Anlegen der beiden Kurzzugbinden erhält der Verband seine Stabilität.

Fall 42

Sie werden zu einem Konsil in die chirurgische Abteilung eines Krankenhauses der Grundversorgung gebeten. Vorgestellt wird Ihnen ein 46-jähriger Mann, der zur Revision einer Leistenhernie stationär aufgenommen worden war. Die Frage des chirurgischen Kollegen lautet:

Kann in gleicher OP-Sitzung die Nagelextraktion der pilzbefallenen Zehennägel erfolgen, wie es der Patient wünscht, da er über Jahre erfolglos eine antimyzetische Creme auf die Nägel aufgetragen hat?

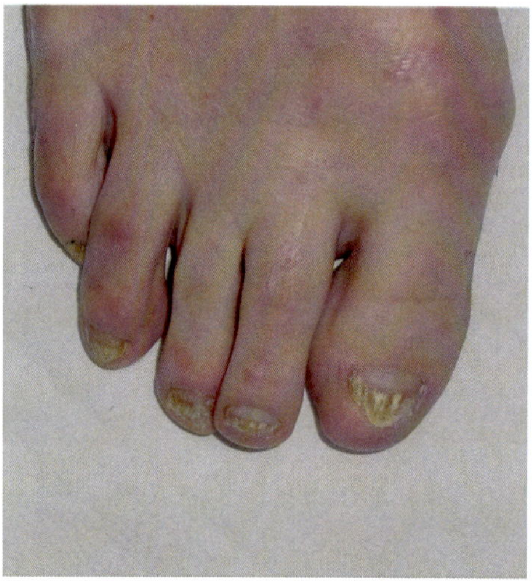

Abb. 42.1

Was raten Sie dem Patienten?

Der Patient wird darüber informiert, dass es heutzutage nicht mehr üblich ist, Nägel zu entfernen, da es effiziente Möglichkeiten gibt, eine Nagelmykose schmerzfrei zu heilen. Die Nagelextraktion kann durchaus zu Verletzungen der Nagelmatrix und zu einer irreversiblen Nagelwachstumsstörung führen.

Welche Stellungnahme geben Sie auf dem Konsiliarschein ab?

Eine Nagelextraktion ist obsolet. Bitte um Vorstellung in der Praxis nach dem stationären Aufenthalt.

Der Patient kommt wenige Wochen später in Ihre Praxis.

Welche Aufgabe übertragen Sie der Arzthelferin?

Zunächst sollten durch eine Arzthelferin ein mykologisches Nativpräparat sowie eine mykologische Kultur angelegt werden.

Zur Reduzierung der „Pilzmasse" sollten alle mykotisch veränderten Nägel durch eine Fußpflegerin abgefräst werden. Anschließend sollte zur Versiegelung der Nagelreste ein antimyzetischer Nagellack aufgetragen werden, z. B. Ciclopirox (Nagel-Batrafen®), Amorolfin (Loceryl®-Nagellack), im Sinne einer Basistherapie. Hierzu zählt darüber hinaus die Pilzdekontamination von allen Schuhen und Strümpfen z. B. mit dem rezeptpflichtigen Batrafen®-Puder, der neben seiner fungiziden auch eine sporozide Wirkung aufweist. Es sollten möglichst Baumwollstrümpfe getragen werden, die bei 60 °C waschbar sind.

Der Patient erhält einen Wiedervorstellungstermin in vier Wochen mit der gleichzeitigen Bitte, die aktuellen Blutwerte (Blutbild, Transaminasen, Kreatinin) vom Hausarzt mitzubringen. Bis zu diesem Zeitpunkt ist der Pilzerreger auf Speziesniveau bestimmt.

Wie wird ein mykologisches Präparat korrekt angefertigt? Erläutern Sie kurz die notwendigen Schritte.

Auf einen Objektträger werden 1–2 Tropfen 20%ige KOH-Lösung gegeben, darin gibt man etwas von dem gefrästen Nagelmaterial. Darüber wird ein Deckgläschen gelegt. Zur Förderung der Freisetzung der Pilzelemente wird das Präparat vorsichtig erwärmt, nicht gekocht.

Welchen mikroskopischen Befund erwarten Sie?

Unter dem Mikroskop sind allenfalls Pilzhyphen erkennbar, die eine Speziesbestimmung nicht erlauben.

Nehmen Sie eine Beschreibung des Erregers vor und benennen Sie ihn.

- Makroskopisch: komplett weiße, pudrige Oberfläche der Kolonie mit Luftmyzel (Abb. 42.2a)
- Mikroskopisch: zahlreiche Spiralhyphen, zigarrenförmige, gekammerte Makrokonidien, zahlreiche Mikrokonidien (Abb. 42.2b)

Es handelt sich um Trichophyton (mentagrophytes var.) interdigitale.

Welche antimyzetische Systemtherapie schlagen Sie vor unter der Annahme, dass die vom Hausarzt mitgegebenen biochemischen Blutparameter im Normbereich liegen? Begründen Sie Ihre Entscheidung.

Da der Erreger gegenüber systemischen Azolantimykotika (z. B. Itraconazol) eine eingeschränkte Empfindlichkeit aufweist, kommt in diesem Fall in erster Linie Terbinafin (z. B. Amiada®) als Therapeutikum infrage.

Über welche seltene, aber zum Therapieabbruch führende Nebenwirkung des Präparates informieren Sie den Patienten?

Es handelt sich um die reversible Geschmacksstörung und den reversiblen Geschmacksverlust, die über Wochen und Monate andauern können.

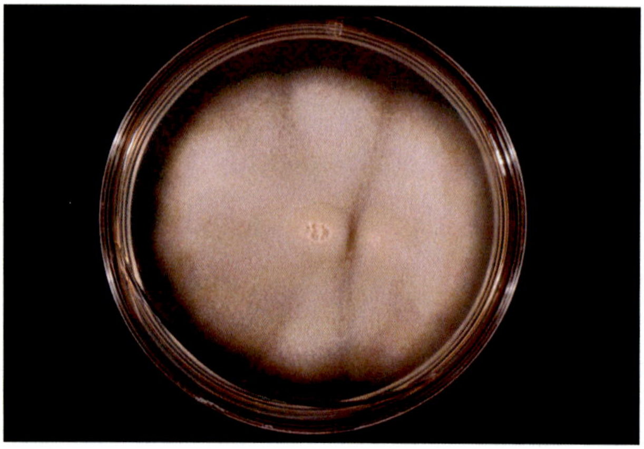

Abb. 42.2 a

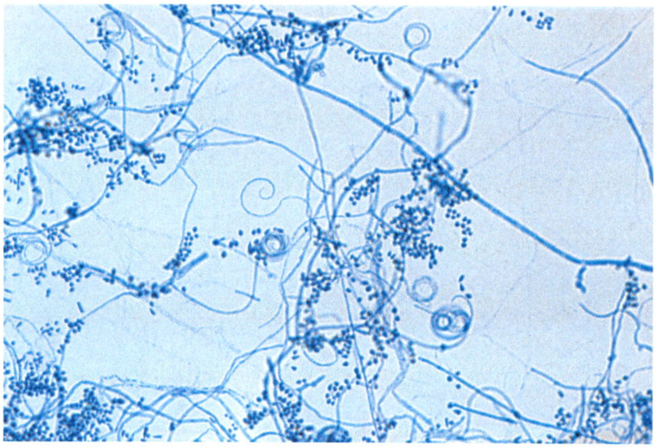

Abb. 42.2 b

Anmerkung

Eine wenig bekannte Infektionsquelle für die Akquirierung einer Pilzkrankheit sind Schuhläden. Der Grund liegt darin, dass die Kunden die vom Geschäft angebotenen Füßlinge nicht immer benutzen.

Literatur

Tietz H-J, Sterry W. Antimykotika von A–Z, 4. Aufl. Stuttgart, New York Thieme (im Druck)

Voß H, Hort W, Wagner R, Mayser P. „The fungal jungle". Medizinische Mykologie im Internet. Hautarzt 2005; 56: 71–74

Fall 43

Eine 60-jährige Frau stellt sich mit einer lividen Infiltration am rechten Unterarm vor, die in den letzten Wochen stark zugenommen habe und manchmal blute. Auf Befragen erzählt sie, dass sie vor 20 Jahren Brustkrebs gehabt habe und damals die rechte Brust und alle Lymphknoten in der rechten Achselhöhle entfernt worden seien. Seitdem seien rechter Ober- und Unterarm sowie der Handrücken stark geschwollen. Früher habe sie am rechten Arm regelmäßig einen Kompressionsärmel nach Maß getragen. In letzter Zeit habe sie jedoch den Kompressionsärmel nicht mehr anziehen können, weil der rötliche Tumor dabei verletzt worden sei und geblutet habe.

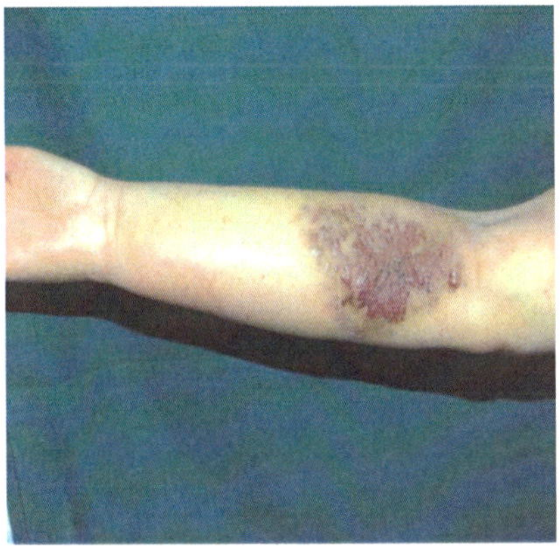

Abb. 43.1 (Quelle: Dr. E. Földi, Földi-Klinik, Hinterzarten)

Beschreiben Sie den in Abbildung 43.1 dargestellten Befund!

Im Bereich des rechten Unterarmes besteht eine unscharf begrenzte livide Infiltration. Die Hautoberfläche erscheint unverändert. Der Unterarm weist eine profuse Schwellung auf.

Beide Arme fühlen sich gleich warm an. Zur Objektivierung der Schwellung am rechten Arm werden an verschiedenen Lokalisationen die Umfänge beider Arme gemessen.

Diskutieren Sie mögliche Verdachtsdiagnosen! Beschreiben Sie die jeweiligen typischen klinischen histologischen Charakteristika!

Mögliche Differenzialdiagnosen sind:

- Stewart-Treves-Syndrom: (Lymph-)Angiosarkom in jahrzehntelang bestehendem chronischen Lymphödem. Die Tumoren weisen eine Tendenz zu Ulzerationen auf. Die Histologie zeigt einen Tumor mit schlitzförmigen Gefäßproliferationen.
- Hämangiosarkom des Älteren: Diese Diagnose kommt aufgrund der Lokalisation nicht infrage. Das Hämangiosarkom entsteht am Kopf und beginnt meistens als rötlich livide Macula, die an

Sugillationen erinnert. Erst später treten exophytisch wachsende angiomatöse Anteile hinzu. Die Prognose ist sehr schlecht.

- AIDS-assoziiertes Kaposi-Sarkom: bläulich livide subkutane Noduli bis dunkelblaue exophytische Gefäßproliferationen
- Granuloma pyogenicum (Granuloma teleangiectaticum): exophytischer, rasch wachsender, rötlicher Tumor. Meistens geht dem Tumor ein Bagatelltrauma voraus. Die Histologie zeigt ein kapilläres Angiom.
- Thrombosiertes Angiom: wenig erhabener, livider bis dunkelblauer Nodus. Wenig Beschwerden
- Iktus: Schwellung und Rötung mit zentraler Einstichstelle, die durch Glasspateldruck gut sichtbar wird. Im Gegensatz zum Stewart-Treves-Syndrom ist diese Schwellung schmerzhaft. Eventuell sind Lymphknoten axillär palpabel und druckschmerzhaft.
- Lymphangioma circumscriptum cysticum: froschlaichartig aggregierte Zysten mit wasserklarem Inhalt. Vereinzelt können auch hämorrhagische Zysten vorhanden sein. Es handelt sich um eine kongenitale Fehlbildung.

Anmerkung

Angiosarkome, die an einer Extremität mit chronischem Lymphödem auftreten, werden als Stewart-Treves-Syndrom bezeichnet. Das Lymphangiosarkom wurde erstmalig 1948 von Stewart und Treves als Postmastektomie-Lymphangiosarkom beschrieben. In der Weltliteratur sind ungefähr 400 Fälle nach Brustamputation beschrieben worden. Vereinzelt wurden auch Fälle beschrieben, die keinen Zusammenhang mit Brustkrebs erkennen lassen. Ob (Lymph-)Angiosarkome auch beim chronischen (Lipo-)Lymphödem oder der Elephantiasis der Beine auftreten können, ist umstritten.

Histologisch geht der Tumor von den Endothelzellen der Gefäße aus. Ob die Angiosarkome ihren Ausgang von Endothelzellen der Blut- (Hämangiosarkome) oder der Lymphgefäße (Lymphangiosarkome) nehmen, wird kontrovers diskutiert. In der direkten Immunfluoreszenz sind die Tumorareale UEA1, Vimentin und HLA-DR positiv.

Wie wird das Angiosarkom behandelt?

Die Therapie der Wahl besteht in der Exzision weit im Gesunden. Eine adjuvante Strahlentherapie wird empfohlen. Der Tumor weist aufgrund der frühen Metastasierung eine schlechte Prognose auf. Die Fünf-Jahres-Überlebensrate liegt unter 10%.

Literatur

Billings SD et al. Cutaneous angiosarcoma following breast-conserving surgery and radiation: an analysis of 27 cases. Am J Surg Pathol. 2004; 28: 781–788

Durr HR et al. Stewart-Treves syndrome as a rare complication of a hereditary lymphedema. Vasa 2004; 33: 42–45

Fall 44

Eine 72-jährige Patientin stellt sich bei Ihnen mit einer seit vier Wochen bestehenden Rötung im Bereich der linken Schulter vor. Vor sieben Wochen sei eine Operation am linken Schultergelenk durchgeführt worden. Dabei sei eine Verkalkung der Rotatorenmanschette entfernt worden. Sie könne den Arm mittlerweile wieder ganz gut bewegen, jedoch habe die Operationswunde zwei Wochen nach dem Eingriff angefangen zu nässen. Sie werden vom niedergelassenen Unfallchirurgen um eine Stellungnahme gebeten.

Die Patientin ist mittlerweile ganz verzweifelt. Sie sei noch sehr abgeschlagen; außerdem sei ihr abends immer sehr kalt.

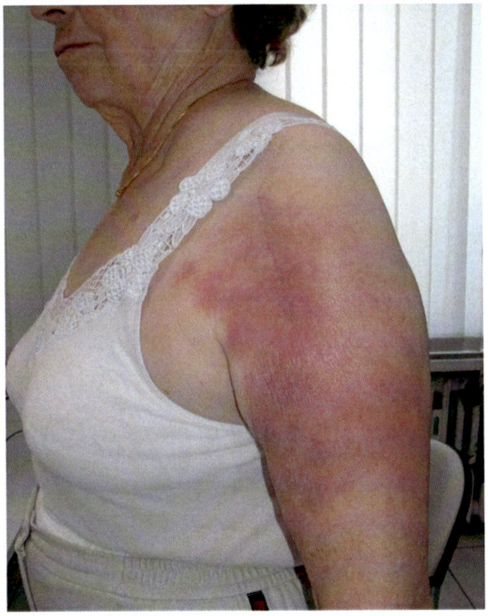

Abb. 44.1

Beschreiben Sie den Hautbefund!

Im Bereich der linken Schulter und des linken Oberarms besteht eine flächige Rötung, die distal eine scharfe und proximal eine angedeutet flammenförmige seitliche Begrenzung aufweist. Die Epidermis ist nicht beteiligt.

Nennen Sie Beispiele von Krankheitsbildern, bei denen eine flächige Rötung der Haut ohne epidermale Beteiligung vorkommt! Beschreiben Sie typische Merkmale dieser Krankheiten. Welche diagnostischen Maßnahmen ergreifen Sie?

- Erysipel/Phlegmone: Temperaturkontrolle, Blutbild, CRP, ASL-Titer
- Erythema infectiosum: girlandenförmig konfluierende Erytheme, „slapped check“

- Erysipeloid: Berufsanamnese (Kontakt mit Fleisch, Fisch), Hautveränderungen an den Kontaktstellen (Hände)
- Arzneimittelexanthem: Medikamentenanamnese
- Systemischer Lupus erythematodes: Erythema perstans, symmetrischer Befall, Differenzialblutbild, CRP, Auto-Antikörper, umfangreiche Diagnostik verschiedener Organsysteme
- Dermatomyositis: heliotropes Erythem, „weinerlicher" Gesichtsausdruck, typisch: schwacher Händedruck, Probleme beim Kämmen und Treppensteigen; CK, CRP; tiefe Muskelbiopsie
- Erythema e calore: Wärmeerythem, z.B. nach physikalischer Therapie mit Rotlicht/Wärmflasche; netzartige Rötung an Expositionsstellen; Anamnese
- Erythema (chronicum) migrans: zentrifugal wachsendes Erythem mit rötlichem Progressionssaum; Anamnese eines Zeckenstiches, Borrelienserologie
- Erythema nodosum: schmerzhafte Knoten, meist symmetrisch an den Unterschenkeln, Suche nach entzündlichem Fokus

Sie erhalten folgende Befunde:
- Leukozyten: 12 340/mm^3, Segmentkernige > 75%
- CRP: erhöht
- ASL- und ADB-Titer: deutlich erhöht

Was ist Ihre Diagnose?

(Chronisches) Erysipel

Welche Erreger kommen als Auslöser in Betracht?

Häufigste Auslöser sind β-hämolysierende Streptokokken der Gruppe A (auch Gruppe B, C, D und G kommen vor). Ferner Staphylococcus aureus und gramnegative aerobe sowie anaerobe Erreger

Welche Therapie leiten Sie ein?

- Allgemeine Maßnahmen: Ruhigstellen der betroffenen Extremität, feuchte Umschläge, z. B. mit Kaliumpermanganatlösung (hellrosa); Suche nach Eintrittspforten, z. B. kleinen Wunden. Diese müssen antiseptisch behandelt werden, z. B. mit Octenisept®-Wunddesinfektion
- Systemtherapie: Penicillin ist das Mittel der Wahl! Dosis: 3 × 1,2 Mio. IE/d (z. B. Isocillin® Filmtabletten) über zehn Tage

Ihre Patientin spricht auf diese Therapie nur wenig an: nach viertägiger Therapie nur geringe Verkleinerung des betroffenen Areals, weiterhin intensive Rötung, weiterhin abendlicher Temperaturanstieg mit „Kältegefühl".

Interpretieren Sie die Situation. Welche Maßnahmen leiten Sie ein?

Es ist hier offenbar zu einer unzureichenden Verbesserung des Befundes gekommen. Dies ist ein Hinweis, dass Penicillin zwar wirkt, jedoch keine ausreichende örtliche Hemmkonzentration erreicht hat. Maßnahmen: stationäre Aufnahme, hoch dosierte i. v. Penicillingabe von 1–3 × 5–10 Mio. IE/d über zehn Tage.

Eine Patientin mit unkompliziertem Erysipel gibt an, eine Penicillinallergie zu haben. Welches Ausweichantibiotikum geben Sie? Welche Dosierung wählen Sie?

Mittel der Wahl bei Penicillinallergie ist Erythromycin. Dosis: 4 × 500 mg/d über zehn Tage.

Ein Patient stellt sich zum vierten Mal mit einem Erysipel des linken Unterschenkels bei Ihnen vor. Worauf müssen Sie achten? Welche Maßnahmen sind in diesem Fall besonders wichtig?

Bei rezidivierenden Erysipelen im Bereich der Unterschenkel liegen oft mykosebedingt mazerierte Zehenzwischenräume vor, die Eintrittspforten für bakterielle Erreger bieten. Wichtige Sanierungsmaßnahmen:

- Gutes Trocknen/Trockenföhnen der Zehenzwischenräume
- Einlegen von Gazestreifen oder Wattepads (nicht Watte!) in die Zehenzwischenräume
- Anwendung lokaler antimykotischer Substanzen (z. B. Ciclopirox-Olamin, z. B. Batrafen®-Puder); Sanierung der Schuhe nicht vergessen, auch hier kann Batrafen®-Puder für drei Tage eingesetzt werden
- Systemische antimykotische Therapie, z. B. mit Terbinafin 1 × 250 mg/d über vier bis sechs Wochen (Lamisil®-Tbl.)

Ferner bedenken, dass nicht vollständig eliminierte Streptokokken (Persister) im Gewebe auch zum Ausgangspunkt von Rezidiven werden können. Hier wird folgende Therapie empfohlen:

- Anwendung eines Verzögerungspenicillins, z. B. Tardocillin® 1200, einmal im Monat 1,2 Mega IE i. m. über drei bis sechs Monate
- Wiederholte i. v. Penicillintherapien, z. B. alle drei Monate über zehn Tage, Behandlungszeitraum ein Jahr
- Nach erfolgreicher Therapie entstauende Therapie mit Kurzzugbinden nach Pütter; danach Einsatz eines Kompressionsstrumpfes Klasse III nach Maß (Cave: AVK)

Beschreiben Sie Ursachen, Symptome, Diagnose und Therapie einer nekrotisierenden Fasziitis. Worin liegt die besondere Brisanz dieses Krankheitsbildes?

Nach zumeist banalen Verletzungen kommt es zu einer fulminanten phlegmonösen Entzündung der oberflächlichen und tiefen Faszien mit Übergang auf die Muskulatur (Kompartmentsyndrom). Erreger sind meist Streptokokken und gramnegative Keime.

Es kommt zu einer diffusen Rötung und Schmerzhaftigkeit, hohem Fieber und schnellem Befundfortschritt. Betroffen sind meist die Beine. Wichtigste Untersuchung bei Verdacht: MRT der betroffenen Region; außerdem Differenzialblutbild, Blutkulturen, CK (Zeichen des Muskelzerfalls)

Die Therapie besteht in der möglichst schnellen chirurgischen Intervention mit breiter Eröffnung, offener Wundbehandlung und hoch dosierter parenteraler Antibiotikagabe (z. B. Kombination von Penicillin und Gentamicin).

Wichtig ist, dass sehr schnell gehandelt wird, da binnen weniger Stunden die Muskulatur der betroffenen Region zerfallen kann und alle dadurch bedingten Komplikationen auslöst (Sepsis, Verbrauchskoagulopathie, Crush-Niere).

Anmerkung

- MRT erforderlich! Nur durch diese Untersuchung lässt sich aufgrund der subfaszialen Gasbildung das Ausmaß der Myonekrose erkennen.

- Intraoperativer bakterieller Abstrich mit Antibiogramm! Anschließend gezielte antibiotische Therapie!
- Durch Exotoxine (z. B. Streptococcal Pyrogenic Exotoxin, SPE) Letalität von 20–50%

Eine 42-jährige Fleischereifachverkäuferin stellt sich mit einer Rötung am rechten Daumen vor.

Woran denken Sie sofort?

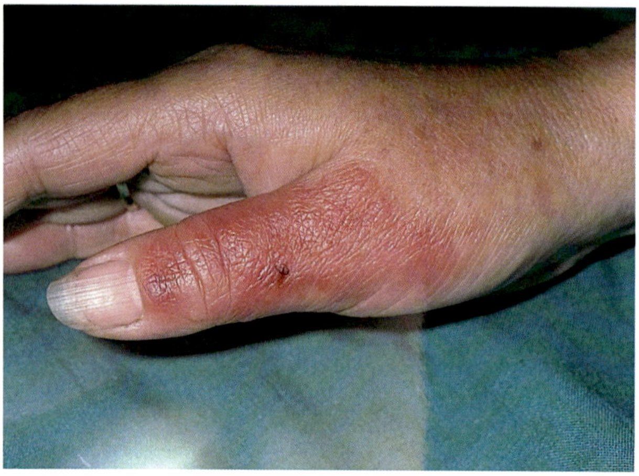

Abb. 44.2

Beruf und klinisches Bild lassen sofort auf ein Erysipeloid („Schweinerotlauf") schließen. Die Krankheit wird durch Erysipelotrix rhusiopathiae übertragen, ein grampositives Bakterium, das durch Kontakt mit Schweinefleisch, Wild, (Salzwasser-)Fisch und Geflügel übertragen wird.

Wie behandeln Sie?

Therapie mit Penicillin 1,2 Mega IE/d p. o. über zehn Tage. Ruhigstellung der betroffenen Extremität. Bei Penicillinunverträglichkeit Erythromycin 4 × 500 mg/d über zehn Tage.

Anmerkung
Risikogruppen (z. B. Tierärzte und Schlachter) sollten geimpft werden!

Ihnen wird ein sieben Monate alter Säugling vorgestellt. Im Perianalbereich besteht seit 14 Tagen eine flammende Rötung. Beim Stuhlgang schreie das Kind nun immer und die Stelle habe auch schon verschiedentlich geblutet.

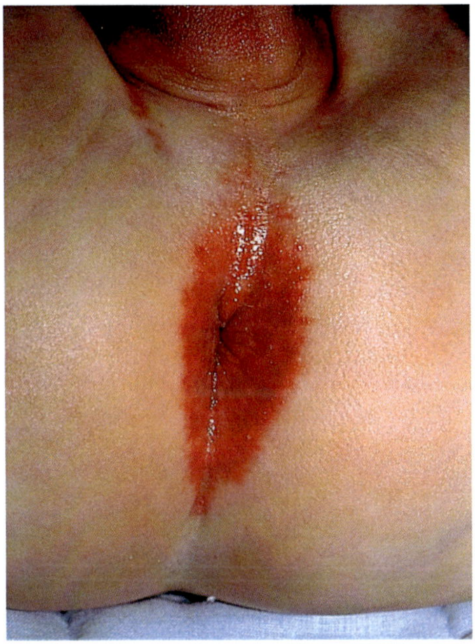

Abb. 44.3

Welche Differenzialdiagnosen erwägen Sie? Welche Diagnose ist am wahrscheinlichsten?

Mögliche Differenzialdiagnosen sind:

- Kontaktallergisches Ekzem, z. B. auf Inhaltsstoffe von Reinigungstüchern, Babycremes (dagegen spricht in diesem Fall die fehlende Streureaktion)
- Candidiasis (dagegen spricht, dass keine Satellitenherde vorkommen)
- Perianale Streptokokkendermatitis (wahrscheinlichste Diagnose, starker Pruritus, oft Blutauflagerungen auf dem Stuhl)
- Perianales atopisches Ekzem
- Perianale Psoriasis
- Oxyureninfektion (Tesafilmabriss und mikroskopische Kontrolle auf Wurmeier, Stuhluntersuchungen bleiben oft fehlerhaft negativ)

Wie therapieren Sie?

Systemtherapie z. B. mit Penicillin 100 000 IE/kg/d in zwei bis drei Einzeldosen. Lokal antiseptische Therapie, z. B. mit Octenisept®-Wunddesinfektion.

Literatur

Allard P, Stücker M, Kobyletzki G von et al. Zyklische intravenöse Antibiose als effizientes Therapiekonzept des chronisch-rezidivierenden Erysipels. Hautarzt 1999; 50: 34–38

Chartier C, Grosshans E. Erysipelas. Int J Dermatol 1990; 29: 459–467

Marks VJ, Maksimak M. Perianal streptococcal cellulites. J Am Acad Dermatol 1988; 18: 587–588

Fall 45

Eine 38-jährige Patientin stellt sich bei Ihnen aufgrund von seit etwa sechs Wochen bestehenden und kontinuierlich sich vergrößernden Hautveränderungen am Körperstamm vor. Sie berichtet, dass der Hausarzt Clotrimazol-Creme verordnet habe, die sie zwei Wochen lang morgens und abends angewendet habe, ohne dass dies einen Einfluss auf die Rötungen gehabt habe.

Bei der Untersuchung des übrigen Integuments fallen eine Aufquellung und Weißfärbung der Hornschicht sowie eine leichte Schuppung der Zehenzwischenräume 3–4 sowie 4–5 links auf, ansonsten findet sich kein pathologischer Hautbefund.

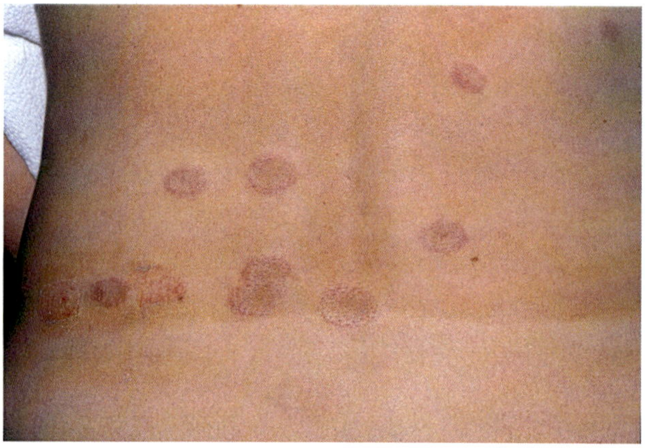

Abb. 45.1

Beschreiben Sie den Hautbefund.

Im Bereich der Lumbalregion bestehen mehrere z.T. konfluierende, scheibenförmige, hellrote, urtikarielle, deutlich randbetonte und relativ scharf begrenzte Erytheme mit glatter Oberfläche.

Welche Fragen grenzen die Diagnose ein?

Sind die Hautveränderungen ortsständig und ständig vorhanden?

Ja, die Rötung sei zwar nicht immer gleich intensiv, die Stellen seien aber immer vorhanden und wanderten nicht.

Jucken die Hautveränderungen?

Gelegentlich trete leichter Juckreiz auf, überwiegend aber jucken die Hautveränderungen nicht und machen auch sonst keine Symptome.

Haben Sie Kontakt mit Felltieren, v.a. Katzen, Meerschweinchen, Hunden?

Die Patientin besitzt eine Katze, die seit vielen Jahren mit ihr in der Wohnung lebt.

Sind bei Ihnen innere Krankheiten bekannt, z. B. eine Zuckerkrankheit?

Innere Krankheiten sind nicht bekannt, auch keine Zuckerkrankheit.

Leiden Sie unter Gelenkbeschwerden, Fieber, Muskelschmerzen?

Nein.

Nehmen Sie Medikamente ein?

Außer der „Pille“ nehme sie keine Medikamente ein.

Welche Differenzialdiagnosen passen zu dem geschilderten Befund? Durch welche diagnostischen Maßnahmen können diese bestätigt bzw. ausgeschlossen werden?

- Erythema anulare centrifugum Darier: Histologie
- Urtikaria mit anulären Herden: Anamnese, Verlaufsbeobachtung
- Anbehandelte Tinea corporis: Nativpräparat, mykologische Kultur, evtl. Histologie
- Systemischer oder subakut kutaner Lupus erythematodes: Histologie, ANA, Anti-dsDNA-AK, Anti-SSA, Anti-SSB, BSG, CRP, BB
- Granuloma anulare: Histologie
- Anuläre Form einer Hautsarkoidose: Histologie, Röntgen Thorax

Für welche der genannten Differenzialdiagnosen sind rasch wandernde Effloreszenzen typisch?

Für die Urtikaria

Welche beiden Formen des Erythema anulare centrifugum Darier kennen Sie? Welches histologische Bild erwarten Sie jeweils?

Es werden eine oberflächliche und eine tiefe Form unterschieden:

- Die oberflächliche Variante ist klinisch und histologisch durch eine epidermale Beteiligung gekennzeichnet (meist colleretteartige Schuppung im Randbereich, selten kleine Vesikel). Die Histologie ist wenig spezifisch; die Infiltrate finden sich überwiegend im Stratum papillare und oberen Korium, daneben können auch epidermale Veränderungen (Spongiose, Epidermishyperplasie) vorhanden sein.
- Bei der sog. tiefen Form ist die Epidermis unverändert. Im mittleren und tiefen Korium finden sich sehr dichte, perivaskuläre, die Gefäße manschettenförmig umgebende Infiltrate (sog. perivascular sleeving), die überwiegend aus Lymphozyten bestehen, aber auch einzelne Histiozyten und Eosinophile enthalten können.

Welche Form liegt im aktuellen Fall vor?

Der geschilderte Fall entspricht der tiefen Verlaufsform. Klinisch typisch: Der Randwall fühlt sich wie ein „nasser Wollfaden“ an.

Worum handelt es sich bei dieser Krankheit?

Die genaue Ätiopathogenese des Erythema anulare centrifugum Darier ist unbekannt. Es besteht aber eine häufige Assoziation mit chronischen Infekten, Medikamenteneinnahmen, seltener malignen Tumoren oder Lymphomen.

An welchen Körperstellen tritt das Erythema anulare centrifugum Darier bevorzugt auf?

Im Bereich der proximalen Extremitäten und glutäal

Welche weiterführenden diagnostischen Maßnahmen veranlassen Sie?

- Laborwerte: Blutbild, Differenzialblutbild, BSG, CRP, ASL, Leberwerte, Kreatinin
- Urinuntersuchung (Teststreifen auf Glukose, Erythrozyten, Protein, Nitrit, Leukozyten)
- Stuhluntersuchung auf Hefen, Wurmeier, Wurmglieder und Lamblien
- Orientierende Tumorsuche: Hämoccult®, CEA, Abdomensonographie, Röntgen-Thorax
- HNO-ärztliche Untersuchung und Zahnpanorama-Röntgenaufnahme (Orthopantogramm) zum Ausschluss eines Fokus in diesem Bereich

Wie kann das Erythema anulare centrifugum Darier behandelt werden?

Wichtig ist die Therapie eventueller Grundkrankheiten, z. B. die Sanierung einer häufig bestehenden Darmcandidose oder Tinea. Symptomatisch können lokale Glukokortikoide eingesetzt werden, z. B. Prednicarbat-Creme 2 × täglich (z. B. Dermatop®-Creme); häufig ist der Erfolg jedoch unbefriedigend. Eine Wirkungsverstärkung kann man durch Therapie unter Folienokklusion (am besten über Nacht) erreichen.

Anmerkung

Kein längerer Einsatz (> 1 Woche) potenter Steroide (Klasse 3 und 4) im Achselhöhlenbereich bzw. unterhalb der Axilla!

Wie schätzen Sie die Prognose des Erythema anulare centrifugum Darier ein?

Meist ist der Verlauf chronisch und gepaart mit Therapieresistenz. Die mittlere Verlaufsdauer der Erkrankung beträgt zwei bis drei Jahre.

Literatur

Mahmood JM. Erythema anulare centrifugum: a review of 24 cases with some reference to its association with underlying disease. Clin Exp Dermatol 1983; 8: 383–387

Fall 46

Eine 18-jährige Patientin stellt sich erstmals in der Sprechstunde vor. Seit Geburt bestünden rote Hautveränderungen im Bereich des rechten Unter- und Oberschenkels. In den letzten Jahren habe sie zusätzlich Venenerweiterung bemerkt. Das rechte Bein sei etwa 2 cm länger. Daher müsse sie ihre Hose immer ändern lassen.

Subjektive Beschwerden bestünden nicht. Das Gehen sei nicht beeinträchtigt, ebenso wenig die Gebrauchsfähigkeit des rechten Beines. Die Patientin störe in erster Linie das kosmetische Bild. Die Verfärbung habe seit der Kindheit etwas an Intensität zugenommen.

Bei der klinischen Untersuchung der Beine zeigt sich der dargestellte Befund.

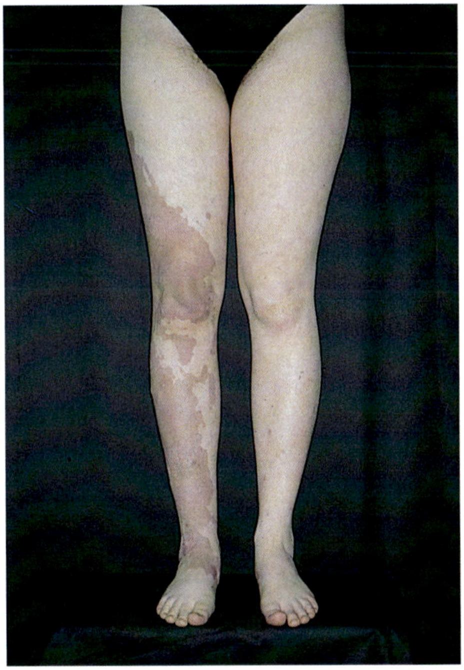

Abb. 46.1

Beschreiben Sie den in der Abbildung dargestellten Befund.

Im Bereich des rechten Unter- und Oberschenkels besteht eine flächige, scharf begrenzte, homogene livid rötliche Verfärbung der Haut. Die Lateralseite ist stärker betroffen. Über dem rechten Knie verläuft von medial/distal nach lateral/proximal eine deutlich erweiterte subkutane Vene. Die Ferse des linken Fußes berührt nicht den Boden.

Welche Verdachtsdiagnose stellen Sie? Erläutern Sie diese.

Klippel-Trenaunay-Syndrom. Das von Klippel und Trenaunay im Jahr 1900 erstmals beschriebene Syndrom ist gekennzeichnet durch einen angeborenen Naevus teleangiectaticus lateralis im Bereich der Extremitäten, dysplastische Veränderungen im Bereich des oberflächlichen und/oder tiefen Venensystems sowie durch ein vermehrtes Längenwachstum, ggf. auch eine Umfangsvermehrung der betroffenen Extremität. Häufiger sind die Beine betroffen. Zusätzlich sind arteriovenöse Kurzschlüsse möglich. Bei den Venenveränderungen handelt es sich um Phlebektasien und nicht um Varizen!

Welche Differenzialdiagnosen sind zu berücksichtigen? Erläutern Sie diese.

F. P. Weber-Syndrom: Bei dem von F. P. Weber im Jahr 1907 erstmals beschriebenen Syndrom dominieren angeborene arteriovenöse Kurzschlussmalformationen, die zu einem deutlich vermehrten Längenwachstum der betroffenen Extremität führen. Zusätzlich finden sich dilatierte venöse Gefäße und ein mehr oder weniger ausgeprägter Naevus teleangiectaticus laterialis.

Bockenheimer-Syndrom: Die von Bockenheimer beschriebene genuine diffuse Phlebektasie ist durch angeborene dysplastisch erweiterte venöse Gefäße im Extremitätenbereich gekennzeichnet. Ein Naevus teleangiectaticus lateralis fehlt meist. Bevorzugt sind die subkutanen Venen der oberen Extremitäten.

Isolierter Naevus teleangiectaticus lateralis: Der angeborene Naevus teleangiectaticus lateralis kann in isolierter Form ohne zusätzliche dysplastische Veränderungen im Venen- und Arteriensystem und ohne Wachstumsveränderungen auftreten.

Anmerkung

Bei einer Umfangsvermehrung ist noch an das Proteus- und Maffucci-Syndrom zu denken.

Klippel-Trenaunay-Syndrom und F. P. Weber-Syndrom wurden Anfang des 20. Jahrhunderts nach rein klinischen Kriterien definiert. Aus heutiger Sicht sind diese Syndrombezeichnungen überholt. Gefäßmalformationen sollten besser nach der Hamburger Klassifikation von 1988 klassifiziert werden, die klinisches Bild und Pathophysiologie verbindet. Hierbei unterscheidet man vorwiegend venöse und vorwiegend arterielle Malformationen mit arteriovenösen Fehlbildungen, wobei die Veränderungen trunkulär und extratrunkulär, lokalisiert und diffus auftreten können.

Beim Klippel-Trenaunay-Syndrom handelt es sich um eine vorwiegend venöse Malformation mit trunkulärer und diffuser extratrunkulärer sowie ossärer Beteiligung im Sinne eines vermehrten Längenwachstums. Alle Kombinationen mit anderen angiodysplastischen Syndromen sind möglich.

Welche Diagnostik sollte zur weiteren Abklärung des Krankheitsbildes eingeleitet werden?

Im Vordergrund steht die **klinische Diagnostik.** Beim Klippel-Trenaunay-Syndrom handelt es sich um ein angeborenes Krankheitsbild, bei dem seit Geburt ein Naevus teleangiectaticus lateralis besteht. Die sichtbaren venösen Ektasien sowie die Beinlängenveränderungen werden oft erst später klinisch manifest. Zur Abgrenzung gegenüber anderen Angiodysplasien und besonders zur Beurteilung des tiefen Venensystems und der Behandlungsmöglichkeiten ist eine weitere apparative Diagnostik unerlässlich.

Duplexsonographie: Im Vordergrund der apparativen Diagnostik steht die farbkodierte Duplexsonographie, mit der oberflächliches und tiefes Venensystem dargestellt werden können. Beurteilt werden können klappeninsuffiziente Venenabschnitte und pathologische Verbindungen zwischen oberflächlichem und tiefem Venensystem sowie die Frage, ob die tiefen Venen in ihrer Funktionalität normal oder pathologisch und in ihrer Weite normal, hypoplastisch oder aplastisch angelegt sind. Bei größeren arteriovenösen Malformationen können ein typisches dopplersonographisches Signal über der zuführenden Arterie mit hohem diastolischem Fluss sowie ein arterialisiertes Signal über den abführenden Venen nachgewiesen werden.

Phlebographie: Da es bei der komplexen Malformation auf die exakte Darstellung der anatomischen Verhältnisse ankommt, ist häufig zusätzlich zur Duplexsonographie eine Phlebographie sinnvoll. Mit der Kontrastmitteldarstellung des Venensystems gelingt eine gute Übersicht und Dokumentation der Zusammenhänge zwischen oberflächlichen und tiefen venösen Malformationen.

Angiographie: Bei Verdacht auf eine arteriovenöse Malformation ist eine angiographische Darstellung des Arteriensystems zur genauen Identifizierung und Klassifizierung der arteriovenösen Verbindungen erforderlich.

Venöse Funktionsdiagnostik: Bei ausgeprägteren Formen des Klippel-Trenaunay-Syndroms und daraus resultierender venöser Funktionsstörung kann die nicht invasive venöse Funktionsdiagnostik mit Photoplethysmographie und Venenverschlussplethysmographie den Schweregrad der venösen Funktionsstörung quantifizieren. Gleiches gilt auch für die Phlebodynamometrie, der blutigen Venendruckmessung im Fußbereich.

Welche Komplikationen und deren klinische Korrelate können im weiteren Verlauf auftreten?

- Beim Klippel-Trenaunay-Syndrom kann es in erster Linie zur Ausprägung einer chronischen venösen Insuffizienz kommen. Die klinischen Zeichen reichen von der Ödemneigung über Hautveränderungen im Unterschenkelbereich wie Pigmentierung, Ödem, Dermatoliposklerose und Atrophie blanche bis hin zum Ulcus cruris.
- Bei ausgeprägteren Längendifferenzen der Beine kann es sekundär zu orthopädischen Problemen im Wirbelsäulenbereich (Skoliose) und im Bereich der großen Beingelenke kommen.
- Bei ausgeprägten arteriovenösen Kurzschlüssen kann es zu einer vermehrten Volumenbelastung des rechten Vorhofes mit nachfolgender Rechtsherzinsuffizienz kommen.

Welche Behandlungsmöglichkeiten bestehen?

Kompressionstherapie: Zur Basisbehandlung des Klippel-Trenaunay-Syndroms gehört die Kompressionstherapie mit medizinischen Kompressionsstrümpfen in der Regel der Kompressionsklasse II. Hiermit gelingt es weitgehend, die venöse Funktionsstörung und die Zeichen der chronischen venösen Insuffizienz zu kompensieren.

Operative Verfahren: Bei intaktem tiefen Venensystem, aber auch bei Hypoplasie der tiefen Venen sollte eine Ausschaltung oberflächlicher, subkutan gelegener dysplastischer Venen erwogen werden. Dies beinhaltet beispielsweise auch die Resektion der persistierenden Marginalvene sowie die Unterbindung insuffizienter Vv. perforantes. Bei Aplasie des tiefen Venensystems sind solche Maßnahmen meist kontraindiziert. Bei größeren arteriovenösen Malformationen muss die chirurgische Unterbindung erwogen werden. Auch eine Embolisation der Kurzschlussverbindungen kommt in Frage.

(Schaum-)Sklerosierung: Zur Ausschaltung subkutan gelegener malformierter Venenabschnitte bei intaktem tiefen Venensystem kommt auch die Sklerosierungstherapie, heute meist mit aufgeschäumten Verödungsmitteln durchgeführt, in Betracht.

Lasertherapie: Zur Behandlung des Naevus teleangiectaticus lateralis kann die transkutane Lasertherapie eingesetzt werden (Nd-Yag- oder FLPPD-Laser).

Längenausgleich: Bei Längendifferenzen der Beine bis 1,5 cm sollte frühzeitig nach orthopädischer Kontrolle ein Schuhausgleich erwogen werden, um orthopädischen Komplikationen vorzubeugen. Größere Längendifferenzen können ein operatives Vorgehen erfordern.

Wie ist die Prognose des Krankheitsbildes einzuschätzen?

Sieht man von der Entwicklung einer chronischen venösen Insuffizienz ab, ist die Prognose des Klippel-Trenaunay-Syndroms gut. Zwar persistieren die Veränderungen lebenslang, spontane Remissionen sind nicht bekannt, aber die daraus resultierenden Funktionsstörungen lassen sich mit konsequenten therapeutischen Maßnahmen in der Regel ausreichend kompensieren. Dadurch kann die Entwicklung einer schweren chronischen venösen Insuffizienz mit Ulcus-curis-Bildung vermieden werden. Wichtig sind darüber hinaus das Erkennen und die Behandlung von gleichzeitig bestehenden größeren arteriovenösen Malformationen sowie der frühzeitige Längenausgleich bei größeren Beinlängendifferenzen.

Literatur

Belov S, Loose DA, Müller E. Angeborene Gefäßfehler (Periodica Angiologia Bd. X). Einhorn-Presse, Hamburg, 1985

Loose DA. Die chirurgische Behandlung angeborener Gefäßfehler (arteriell, venös, lymphatisch, arteriovenös und kombiniert). vasomed 2001; 13: 96–105

Weber J. Diagnostik und interventionelle Therapie von Gefäßmalformationen. vasomed 2001; 13: 52–63

Fall 47

Ein 65-jähriger Rentner wird vom Zahnarzt wegen einer diffusen Stomatitis mit Zungenbrennen überwiesen. Die Fragestellung lautet: Welches Antibiotikum kann prophylaktisch bei der Sanierung der mandibularen Restzähne unbedenklich angewandt werden, nachdem vor mehreren Monaten bei der Behandlung einer schweren Bronchopneumonie mit Antibiotika ein im Krankenhaus ursächlich ungeklärtes Arzneiexanthem aufgetreten war?

Seit etwa zehn Jahren sei ein Diabetes mellitus bekannt, der seit zwei Jahren insulinpflichtig sei. Seit einem halben Jahr treten häufig an der Vorhaut juckende und nässende „Wundstellen" auf, die sich unter ärztlich verordnetem Eincremen und feuchten Umschlägen rasch besserten, aber wiederkehrten. Nach der dreiwöchigen Krankenhausbehandlung habe er wochenlang unter Durchfällen mit Afterjucken gelitten. Vor sechs Wochen sei er wegen einer akuten Gallenblasenentzündung operiert worden. Zuvor habe er über zwei Wochen verschiedene Antibiotika infundiert bekommen. Das erste sei wegen eines stark juckenden quaddelartigen Ausschlags am ganzen Körper abgesetzt und durch ein anderes ersetzt worden. Nach seiner Entlassung Weiterverordnung der zuletzt gegebenen Tabletten durch den Hausarzt bis vor einer Woche. Abgesehen von wechselnden Durchfällen habe er sie vertragen. Seit längerem fühle er aber Mundtrockenheit und pappigen Geschmack. Die Zunge würde seit zwei Wochen zunehmend „brennen". Wasserlassen ungestört, aber vermehrtes Durstgefühl. Die Zahnprothese werde seit der Operation weggelassen.

Beschreiben Sie die Mundschleimhautveränderungen.

An fast der gesamten, vermehrt geröteten Mundschleimhaut sind weiße, unregelmäßig begrenzte Stippchen und Plaques zu sehen, die sich stellenweise ablösen (Unterlippe) und offenbar pseudomembranöse Auflagerungen sind. Besonders befallen sind der vordere Gaumen und der zahnlose Alveolarkamm des Oberkiefers sowie der Bereich hinter dem Mundwinkel. Die Restzähne des Unterkiefers zeigen ebenfalls Beläge am Zahnhals und kariöse Veränderungen. Der Zungenrücken ist teils weißlich belegt mit erkennbaren Papillen, teils vermehrt gerötet mit Einebnung der Papillen. Insgesamt erscheint die Mukosa zwischen den Plaques dünn und glatt, an der Unterlippe trocken.

Welche klinische Diagnose kommt in erster Linie in Betracht? Begründen Sie Ihre Verdachtsdiagnose.

Eine akute Candidose, wofür einerseits die diffuse Stomatitis mit multiplen pseudomembranösen weißen Belägen, andererseits die schmerzhafte Glossitis mit konfluierender Papillenatrophie spricht. Eindeutige Erosionen fehlen. Zugleich weist die Abflachung der Zungenpapillen zwischen Arealen mit weißlich verquollenen Papillen auf eine akute atrophische Candidose hin. Auch das Zungenbrennen und die mehrwöchige Antibiotikaanamnese passen dazu. Es handelt sich somit um zwei symptomatisch verschiedene Formen einer akuten oralen Candidamykose.

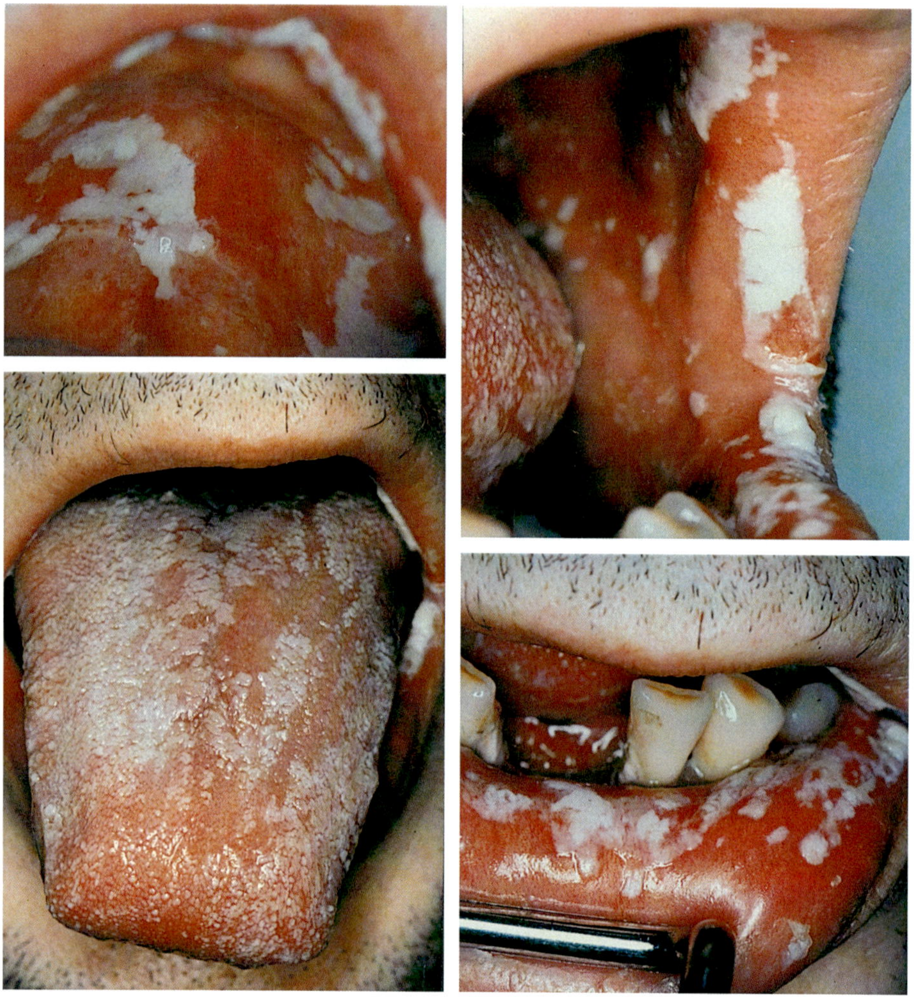

Abb. 47.1a–d

Wie ist die klinische Diagnose zu sichern? Beschreiben Sie Ihr Vorgehen.

Durch Ablösen und Ausstreichen von Pseudomembranen auf einen Objektträger zum mikroskopischen nativen Pilznachweis mit abgeblendetem Mikroskopkondensor. Oder durch geeignete Färbung: ein Tropfen gesättigte alkoholische Methylenblaulösung auf den Abstrich, drei Sekunden Färbezeit, Deckgläschen auflegen und mikroskopieren. Hinreichend beweiskräftig ist der Nachweis einzelner oder aggregierter runder Pilzsporen und Pseudomyzel zwischen nekrotischen Epithelzellen, Fibrin, Bakterien und Granulozyten (entzündungsbedingter Detritus).

Von einer akuten atrophischen Candidaglossitis gelingt der mikroskopische Pilznachweis seltener.

Nennen und beschreiben Sie die verschiedenen klinischen Formen von oraler Candidose und ihre häufigsten Entstehungsbedingungen.

Akute, sog. pseudomembranöse Candidose („Mundsoor") mit abstreifbaren weißen Stippchen und Plaques, unter denen eine glänzend rote, verdünnte Mukosa sichtbar wird. Keine echten Erosionen, aber mitunter geringe Punktblutungen. Diese bei Neugeborenen und älteren Menschen häufige Form ist kaum schmerzhaft. Bei Neugeborenen erfolgt die Übertragung meist aus der infizierten mütterlichen Scheide oder – bei Flaschennahrung – durch gewohnheitsmäßiges Ablecken des Schnullers durch die Mutter (bei > 40% der Erw. Candida im Mund nachweisbar).

Akute atrophische Candidose: Hierbei sind die Zungen- und die übrige Mundschleimhaut schmerzhaft gerötet sowie die Zungenpapillen atrophisch. Dazwischen finden sich Areale mit weißlich verquollenen Papillen („Beläge"). Anamnestisch gehen oft eine längere orale Antibiotikatherapie oder Malabsorptionssyndrome des Dünndarms mit Vitamin-B-Mangel voraus.

Chronische atrophische Candidose: Häufig sind ältere Patienten mit palatinaler oder mandibularer Totalprothese betroffen. Die Auflagefläche der Schleimhaut ist entzündlich gerötet, leicht ödematös oder atrophisch glatt. Die Ränder sind scharf begrenzt und reichen nur gering über die Kontaktfläche der Prothese hinaus. Weißliche Auflagerungen sind selten. Meist gelingt der mikroskopische Pilznachweis aus Abstrichen der Mukosa oder Prothese. Charakteristisch sind auch punktuelle Einziehungen der paramedianen Gaumenschleimhaut (entzündlich markierte Drüsenostien). Meist besteht eine simultane Entzündung und Anfeuchtung der Mundwinkel („Chéilite perlèche").

Cheilitis interlabialis: Hierbei sind die Mundwinkel (Lippenkommissuren) über das Lippenrot hinaus entzündlich gerötet, durchfeuchtet und mazeriert, oft mit horizontalen Fissuren. Diese fokale Candidose ist eine häufige Begleiterscheinung vieler oraler Candida-Infektionen, kann aber auch (scheinbar isoliert) bei vermehrtem Speichelfluss, schlecht passenden Zahnprothesen sowie beim Plummer-Vinson-Syndrom vorkommen: Trias von roter, atrophischer Zunge, ausgeprägten Mundwinkelrhagaden kontrastierend zur anämischen Hautblässe, schmerzenden Schluckstörungen („sideropenische Dysphagie"). Letztere sind durch pharyngeale Spasmen und laryngoskopisch nachweisbare Schleimhautfalten im Glottisbereich bedingt. Wegen relativ häufig daraus entstehender Hypopharynxkarzinome ist das Syndrom als fakultative Präkanzerose einzustufen.

Diffuse Candida-Cheilitis: Sie geht mit ausgeprägter Rötung, mäßiger Schwellung, Verkrustung, Ektropie des Lippenrots und ggf. Rhagaden einher, stets unter Beteiligung der Mundwinkel. Die Oberlippe ist seltener und geringer befallen. Im kutanen Lippenbereich oft Pusteln.

Chronische hyperplastische Candidose („Candida-Leukoplakie"): Von dieser mit nicht abwischbaren, weißlichen Mukosaverdickungen einhergehenden, daher als Leukoplakie imponierenden Candidose sind meist chronische Raucher/innen ab dem vierten Lebensjahrzehnt betroffen. Typischerweise sind die plurifokal im Mund auftretenden Leukoplakien etwas bräunlich getönt (Rauchermerkmal). Die Patienten kommen wegen örtlichen Rauigkeitsgefühls oder gering juckender oder schmerzender Dysästhesien zur (zahn-)ärztlichen Konsultation.

Welchen Stellenwert nimmt ein Candidabefall bei Leukoplakien ein?

Die durch chronisches Rauchen ausgelösten Leukoplakien – gleichsam ein „Locus minoris resistentiae" – werden erst *sekundär* von Candida-Spezies (meist C. albicans) invadiert. Der Pilznachweis gelingt am besten histologisch durch eine Biopsie, mit der zugleich auch die „Dignität" der Leukoplakie – noch benigne oder „präkanzerös" – eruiert werden kann. Mit dem Dysplasiegrad nehmen auch Menge und intraepitheliale Invasionstiefe der PAS-angefärbten Pseudomyzelien zu.

In welchen Fällen können orale Candidosen ulzerieren?

Bei schwerer Immuninsuffizienz (fortgeschrittene HIV-Infektion, medikamentöse Immunsuppression bei Leukämien, Agranulozytose etc.)

Wie sieht das klinische, wie das histologische Bild aus?

Typisch sind tuberös aufgeworfene, schmerzhafte, derbe, ulzerierende Infiltrate der Zunge und im Oropharynx. Die tief ausgestanzten, fibrinopurulent belegten Ulzera entstehen inmitten „tuberkuloider" Granulome, in denen Candidahyphen histologisch nachweisbar sind.

Was gilt es zu beachten?

Die Gefahr einer kanalikulären Ausbreitung in den Ösophagus und Respirationstrakt ist erheblich. Die regionalen Lymphknoten sind bei schwerer Immuninsuffizienz nur mäßig vergrößert.

Nennen Sie prädisponierende Faktoren für orale Candidosen.

- Grundkrankheiten endokriner, hämatogener, gastrointestinaler und maligner Art, wie Diabetes mellitus, therapeutischer oder endogener Hyperkortizismus, Addison-Krankheit, Hypothyreose, Anämien, Malabsorptionssyndrome, chronische Infektionskrankheiten, Malignome, Leukämien
- Andere Einflüsse auf den Gesamtorganismus, wie die Einnahme von Antibiotika, oralen Kontrazeptiva oder Psychopharmaka mit anticholinerger Nebenwirkung, Zytostatika, kohlenhydratreiche Ernährung
- Lokale Faktoren: Xerostomie, Zahndefekte, schlechte Mundhygiene, auch frühe Besiedelung primär erosiver Stomatitiden

Was ist differenzialdiagnostisch zu beachten?

Durch die sekundäre Candidabesiedlung erosiver Stomatopathien, z. B. erosiver Lichen mucosae, Pemphigus, bullöses Pemphigoid der Mundhöhle, Erythema (exsudativum) multiforme (arzneimittelbedingt oder rezidivierend postherpetisch), sonstige Arznei-Enantheme, kann die Grundkrankheit verschleiert werden.

Welche Therapie ist bei oralen Candidosen indiziert?

- Lokale Antimyzetika: besonders Polyene wie Nystatin in Tropfen- oder Dragéeform, viermal täglich ein Dragée, möglichst lange im Mund halten, dann herunterschlucken
- Systematische Suche nach der Grundkrankheit oder sonstigen Dispositionsfaktoren. Die Zahnbürste oder Prothese ist nach üblicher Reinigung präventiv mit Nystatingel oder -lösung zu bestreichen. Prothesen können kurz gekocht werden.

Anmerkung

Bei jeder antibakteriellen Systemtherapie empfiehlt sich die vorbeugende Begleitbehandlung mit einem Candida-wirksamen Antimyzetikum (Polyene oder Azole). Außerdem ist bei jeder oralen Candidose auf die Beteiligung der Perianal- und (Peri-)Genitalregion zu achten.

Literatur

Hornstein OP. Erkrankungen des Mundes. Ein interdisziplinäres Handbuch und Atlas. Kohlhammer, Stuttgart–Berlin–Köln, 1996

Fall 48

Ihrem Praxisassistenten stellt sich in Ihrer Abwesenheit eine unverheiratete 58-jährige Frau mit starkem Pruritus vor. Dem Überweisungsschein vom Hausarzt sind folgende Angaben zu entnehmen: therapieresistentes Ekzem, bisher Dermatop®-Creme sine effectu. Im Krankenblatt stehen als Notizen: „tierischer" Juckreiz, seit einigen Wochen Aushilfe in einem Heißmangelbetrieb, zunehmende Verschlechterung, ekzemähnliche Veränderungen auf Brust und Rücken, unregelmäßige Anwendung des Glukokortikoids, da „Kortisonangst", PE Rücken, da unbehandelt.

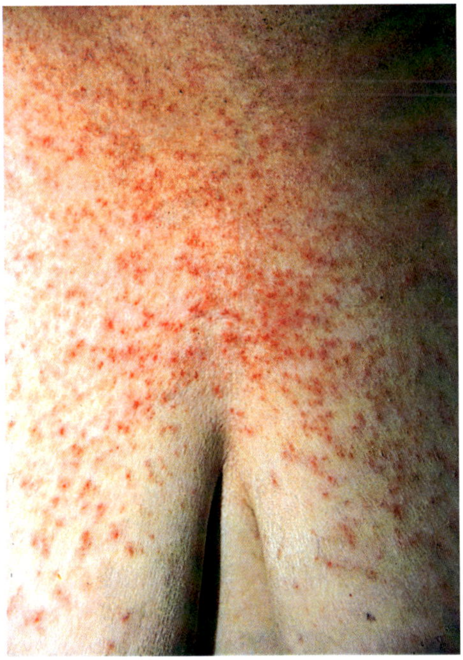

Abb. 48.1

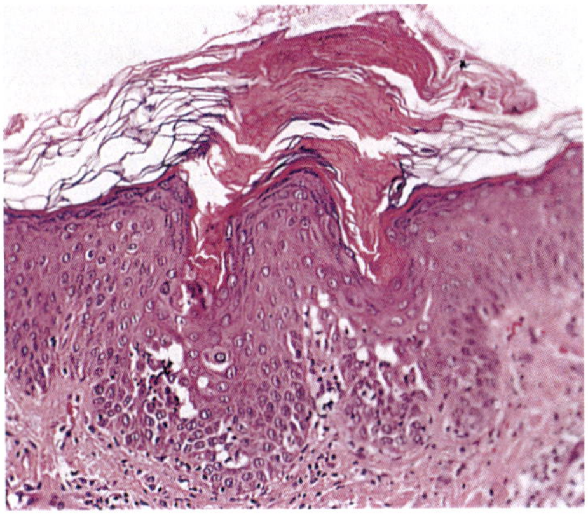

Abb. 48.2

Beschreiben Sie die Hautveränderungen im Dekolletébereich und stichwortartig den histologischen Befund.

In der vorderen Schweißrinne unter Einbeziehung der Mammae finden sich multiple, z. T. zerkratzte, z. T. konfluierende, rötlich-braune, raue Papeln.

Histologisch finden sich *suprabasale akantholytische Spaltbildung,* Akanthose, Orthohyperkeratose, fokale Dyskeratose mit sog. „corps ronds" (dyskeratotische Keratinozyten mit einem dunklen Nukleus, umgeben von einem hellen Hof im Stratum spinosum) und „grains" (parakeratotische, kleine, ovale, eosinophile Zellen im Stratum granulosum). „Corps ronds" und „grains" werden als verschiedene Stadien desselben Prozesses angesehen.

Welche anderen Krankheitsbilder zeichnen sich durch eine suprabasale Akantholyse aus?

Die Grover-Krankheit (transiente akantholytische Dermatose) und die Hailey-Hailey-Krankheit (Pemphigus familiaris benignus chronicus)

In der Zusammenschau von Anamnese, Klinik und Histologie können Sie die Diagnose stellen. Wie lautet diese? Erläutern Sie kurz Vererbungsmodus und Pathogenese!

Es handelt sich um die seltene (geschätzte Prävalenzraten liegen bei 1 : 30 000 bis 1 : 100 000), weltweit vorkommende Dyskeratosis follicularis Darier, die manchmal stark juckt. Die Erstmanifestation schwankt über einen weiten Zeitraum mit einem Häufigkeitsgipfel peripubertär. Die Darier-Krankheit wird autosomal dominant mit kompletter Penetranz bei variabler Expressivität vererbt. Sporadische Fälle sind häufig. Lokalisierte Formen existieren als Rarität.

Anmerkung

Das mutierte Gen ATP2A2 liegt auf dem langen Arm des Chromosoms 12 (12q23-q24.1) und codiert für ein ATP-abhängiges Protein des sarkoendoplasmatischen Retikulums (SERCA2), das die Kalziumhomöostase aufrechterhält, indem es den aktiven (energieabhängigen) Transport von Ca-Ionen vom Zytosol ins Retikulum regelt.

Nachdem das histologische Resultat vorliegt, wird die Patientin erneut einbestellt und Ihnen vorgestellt. Welche Fragen stellen Sie ihr?

- Wann sind die Hautveränderungen erstmalig aufgetreten? Wie wurden diese behandelt?
- Wie vertragen Sie Sonne oder Hitze?
- Welche(s) Medikament(e) nehmen bzw. nahmen Sie ein?
- Gibt es Familienmitglieder, die die gleichen Hautveränderungen aufweisen?

Die Patientin berichtet Ihnen, dass diese Hautveränderungen vor zwei bis drei Monaten plötzlich aufgetreten seien. Sonne könne sie wegen einer schon lange bestehenden „Sonnenallergie" überhaupt nicht gut vertragen. Bis ungefähr vor einem halben Jahr habe sie wegen ihrer Hitzewallungen und Schweißausbrüche Presomen® (konjugierte Östrogene) eingenommen. Der Hausarzt habe ihr den Auslassversuch empfohlen, und bis jetzt träten die Beschwerden ganz selten auf. Ihre Eltern seien schon lange verstorben, und sie könne sich an solche Hautveränderungen nicht erinnern. Sie sei Einzelkind.

Anmerkung

Die orale Gabe östrogenhaltiger Präparate, wie Presomen® oder Climopax®, zur Behandlung klimakterischer Beschwerden kann in einigen Fällen bei Frauen zu einer Verbesserung des Krankheitsbildes führen. Darüber hinaus ist bekannt, dass es menstruationssynchron zu einer Aggravation kommen und die Einnahme von Kontrazeptiva zu einer Verbesserung führen kann.

Wo und nach welchen weiteren Merkmalen der Darier-Krankheit suchen Sie?

Bei dieser Krankheit kommt es neben den Hautveränderungen im Bereich der Intertrigines und häufiger der sog. seborrhoischen Areale (Capillitium, Nasolabialfalte, vordere und hintere Schweißfurche) zu Nagel- (z.B. typisch die V-Form der Lunula, Nägel auffallend rillenförmig, Leukonychia und Erythronychia longitudinalis, freier Nagelrand sägezahnartig gezackt, subunguale Hyperkeratosen) und Schleimhautveränderungen (kleine, oft leukoplakische Papeln palatinal, bukkal, vaginal, anal). Palmar und plantar lassen sich nahezu konstant „minute pits" (punktförmige Grübchen), die für dieses Krankheitsbild *pathognomonisch* sind, nachweisen. Assoziiert mit der Darier-Krankheit ist die an plane Warzen erinnernde Akrokeratosis verruciformis Hopf an Hand- und Fingerrücken (gleiche genetische Grundlage).

Bei der Darier-Krankheit kommt es in einem gewissen Prozentsatz zu psychischen Störungen, z. B. zu manischen Depressionen. Welches Medikament darf nicht verordnet werden?

Oral gegebene lithiumhaltige Präparate (z.B. Lithiumkarbonat, Hypnorex® retard) führen zu einer Exazerbation.

Anmerkung

Es ist unbekannt, ob Lithiumsukzinat, der Wirkstoff in Efadermin-Salbe, die zur Behandlung eines seborrhoischen Ekzems eingesetzt wird, auch zu einer Aggravation der Darier-Krankheit unter der Annahme des Vorliegens eines solchen Ekzems führt.

Zu welchen häufigeren Komplikationen kann es im Rahmen der Darier-Krankheit kommen?

Es kann zu *Superinfektionen* (mykotische, bakterielle, virale) kommen. Die Darier-Krankheit weist eine hohe Affinität zum Herpes-simplex-Virus auf (Kaposi's Varicelliform Eruption, eine seltene, aber ernste Komplikation, die mit Fieber und Krankheitsgefühl einhergeht und virustatisch intern therapiert werden muss). Bei den Sekundärinfektionen handelt es sich nicht um eine generelle Abwehrschwäche, sondern um ein lokales Phänomen. Neben der deutlichen *Geruchsbelästigung* (fötider Charakter) kommt es zu einer Aggravation der Darier-Krankheit.

Wie beurteilen Sie das Epitheton „follicularis" in der Krankheitsbezeichnung der Darier-Krankheit?

Es ist richtig, dass die Hautveränderungen follikulär gebunden vorkommen, aber nicht ausschließlich. Sie finden sich auch an Schweiß-, Speichel- und Schleimdrüsen gebunden.

Die Patientin hat neben den Hautveränderungen auf Brust und Rücken palmoplantare „pits" und palatinal weißliche Papeln. Es liegt eine Spätmanifestation der Darier-Krankheit vor.

Worüber müssen Sie die Patientin bezüglich des Krankheitsbildes aufklären und welche Therapie leiten Sie ein?

Es liegt eine Spätmanifestation der Darier-Krankheit vor. Es handelt es sich um eine chronische, nicht heilbare Erkrankung, die mit wechselnder Intensität abläuft und zu Remissionen neigt. Eine genetische Beratung ist in diesem Fall nicht erforderlich, da die Patientin kinderlos ist.

Anmerkung
Formulierungen wie „Damit müssen Sie leben" sind zu unterlassen, da der Patient Ihre Hilfe sucht.

Glukokortikoide (z.B. Prednicarbat, Dermatop®) sind wenig effektiv. Wegen des starken Pruritus kann ein Antihistaminikum der 1. Generation mit sedierender Wirkung, z.B. Hydroxyzin (Atarax®), eingesetzt werden, zusätzlich zu Beginn ein desinfizierendes Produkt, z.B. Octenisept® Wunddesinfektion, da möglicherweise eine beginnende Superinfektion durch das Kratzen vorliegt.

Die sich anschließende Behandlung der Keratose ist nicht unproblematisch, da die hierfür möglichen Präparate selbst ein Irritationspotenzial bergen. Zu nennen sind (im Off-label-use!) z.B. Isotretinoin (Isotrex® 0,05%-Creme) oder Adapalen (Differin®-Creme) oder auch ein harnstoffhaltiges Pflegeprodukt. Hier gilt der Leitsatz „Weniger ist mehr".

Neben der Durchführung der Therapie sollte die Patientin angehalten werden, ihren Aushilfejob (starkes Schwitzen als Triggerfaktor) aufzugeben.

Eine wirksame Lokaltherapie der Mundschleimhautveränderungen existiert nicht.

Nach vier Wochen bestellen Sie die Patientin erneut ein. Die Hautveränderungen haben sich nicht wesentlich zurückgebildet. Der Pruritus hat an Intensität deutlich abgenommen. Den Aushilfejob hat sie aufgegeben.

Wie sieht Ihre weitere Vorgehensweise aus?

Möglich wäre die Gabe von Acitretin (Neotigason®) in einer Dosis von 0,3–0,5 mg/kg/d. In 90% der Fälle ist darunter eine Besserung zu erwarten. Eine zu hohe Dosierung von Acitretin kann zu einer Verschlechterung des Krankheitsbildes führen.

Was müssen Sie in diesem Fall beachten?

Vor einer solchen Therapie muss der Patientin Blut abgenommen werden, um folgende Parameter zu bestimmen: Kreatinin, Triglyzeride, LDH, GOT, GPT, GGT, Bilirubin, AP und Blutbild. Diese Werte sind einmal monatlich zu kontrollieren. Auf eine Wechselwirkung mit anderen Medikamenten muss in diesem Fall nicht geachtet werden. Abzuklären ist, ob die Patientin Blut spendet oder Kontaktlinsen trägt.

Die Therapie mit Neotigason® kann aufgrund des Nebenwirkungsspektrums, z.B. Osteoporose, Xerophthalmie, Störung des Dunkelsehens, nicht als Dauertherapie angesehen werden. Durch die chemische Verwandtschaft mit Etretinat (Roaccutan®) kann es u.U. auch zu Skeletthyperostosen und Verkalkungen der Disci intervertebrales kommen.

Abschließend kommen wir auf die Differenzialdiagnosen zu sprechen. Welche sind zu beachten? Erläutern Sie diese kurz!

Wie aus der Präferenz für bestimmte Lokalisationen hervorgeht, ist an folgende Differenzialdiagnosen zu denken:

- Seborrhoische Areale: schweres seborrhoisches Ekzem, das keine hyperkeratotischen Papeln aufweist (Abgrenzungskriterium). Werden solche bei der Darier-Krankheit vorsichtig abgekratzt, entsteht eine oft hochrote, nässende, grübchenförmige Vertiefung.
- Intertrigines: Hailey-Hailey-Krankheit (Pemphigus familiaris benignus chronicus). Hierbei handelt es sich wie bei der Darier-Krankheit um eine autosomal dominant vererbte, in Schüben verlaufende Krankheit, die im jungen Erwachsenenalter (30.–40. Lebensjahr) auftritt. Mit zunehmendem Alter ist das Krankheitsbild weniger stark ausgeprägt. Lange Intervalle ohne Krankheitssymptome sind häufig.

Anmerkung

Das mutierte Gen liegt auf dem Chromosomenabschnitt 3q21-q24 und codiert für eine Kalzium-transportierende ATPase vom Typ 2C (ATP2C1). Zusätzlich ist die ATP-Konzentration in den Keratinozyten erniedrigt. Durch die gestörte Funktion der Kalziumpumpe kommt es zu intraepidermaler Blasenbildung (Verlust der epidermalen Integrität). Klinisch bestehen somit keine Ähnlichkeiten zur Darier-Krankheit, dafür deutliche histologische.

Die transiente akantholytische Dermatose (Grover-Krankheit) ist in ihrer Ätiologie ungeklärt. Es könnte sich um einen Sammelbegriff für verschiedene Dermatosen mit histologischer Nähe zur Darier-Krankheit handeln.

Welche Therapie setzen Sie ein, wenn die Externa- und Internagabe bei einer Hailey-Hailey-Krankheit zu keinem befriedigenden Ergebnis führt?

Herde einer Hailey-Hailey-Krankheit können exzidiert und mit Spalthaut gedeckt werden. Auf diese Weise lässt sich eine Heilung erzielen. Alternativ kann eine Abtragung mit einem CO_2-Laser erfolgen.

Literatur

Wagner G, Diaz C, Weyers W. Lokalisierter Morbus Darier. Akt Dermatol 2005; 31: 17–20

Zeglaoui F, Zaraa I, Fazaa F et al. Dyskeratosis follicularis disease: case reports and review of the literature. JEADV 2005; 19: 114–117

Fall 49

Bei Ihnen stellt sich in der Praxis nach den Ostertagen notfallmäßig eine 23-jährige Frau vor. An der Unterlippe finden sich umschriebene krustöse Auflagerungen und erstmalig an der Handinnenfläche sowie an anderen Körperstellen zahlreiche leicht juckende bzw. brennende Hautveränderungen, die ganz plötzlich aufgetreten sind. Das Allgemeinbefinden der Frau ist nicht beeinträchtigt.

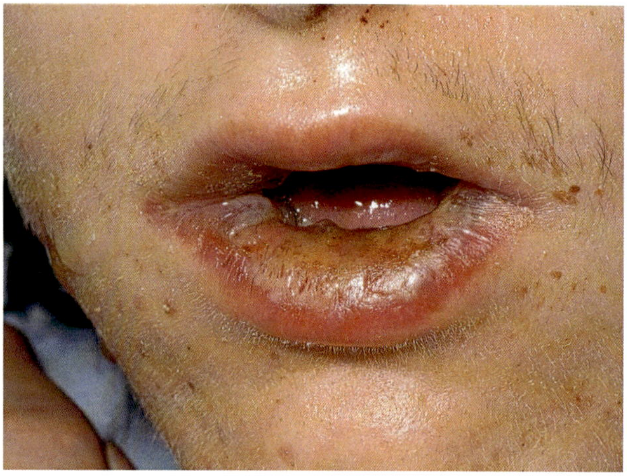

Abb. 49.1

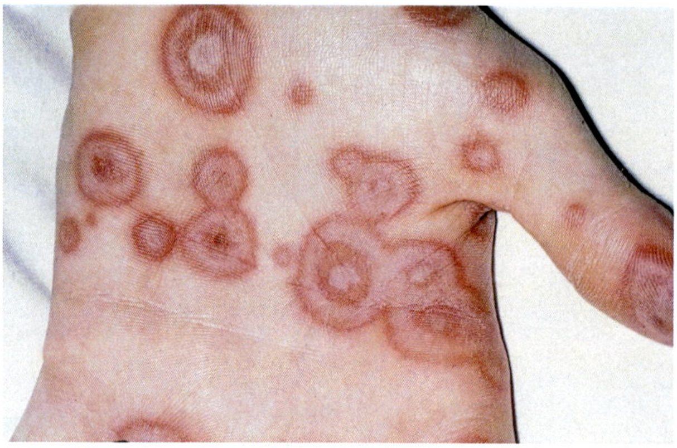

Abb. 49.2

Welche Verdachtsdiagnose stellen Sie aufgrund der Angaben und der abgebildeten Effloreszenzen? Begründen Sie Ihre Antwort.

Es handelt sich um das mit saisonaler Häufung (Frühjahr) auftretende Erythema exsudativum multiforme (EM). Dieses tritt bei jungen Erwachsenen eruptiv und symmetrisch auf und zeigt klinisch eine Schießscheibenform mit bizonalem, seltener eine Kokardenform mit trizonalem Aufbau in den französischen Nationalfarben (innen blau, intermediär weiß, außen rotviolett).

Anmerkung
Die Bezeichnung Erythema exsudativum multiforme hat von Hebra eingeführt. Im angloamerikanischen Sprachgebrauch ist die Bezeichnung Erythema multiforme gebräuchlich, im französischen die des érythème polymorphe, zurückgehend auf von Hebras Schwiegersohn Kaposi.

Welche Prädilektionsstellen existieren für dieses Krankheitsbild?

Am häufigsten treten die Läsionen an den Streckseiten der Unterarme, an den Handrücken und den seitlichen Gesichtspartien, seltener prätibial und auf den Fußrücken in Erscheinung. Daneben gibt es den Typus inversus mit Befall der Beugen, der Palmae und Plantae sowie des Genitalbereiches.

Welche entscheidende Frage haben Sie an die Patientin, um Ihre Verdachtsdiagnose zu erhärten?

Wann sind die Veränderungen an der Unterlippe entstanden und wie sahen sie anfangs aus?

Die Patientin berichtet Ihnen, dass sie vor knapp einer Woche einen Lippenherpes bekommen und diesen wie üblich mit Zovirax®-Lippencreme behandelt habe.

Welche Frage haben Sie noch an die Patienten, um Ihre später zu treffende Therapieentscheidung zu untermauern?

Wie oft im Jahr haben Sie einen Lippenherpes?

Die Patientin berichtet Ihnen von drei oder vier Episoden im Jahr.

Wie lautet demnach die exakte Diagnose?

Postherpetisches oder Herpes-simplex-assoziiertes Erythema (exsudativum) multiforme

Was können Sie zur Ätiopathogenese des EM und dessen Verlauf sagen?

Nach heutigem Wissen handelt es sich beim EM um ein parainfektiöses Geschehen. In aller Regel geht eine Herpes-simplex-Virusinfektion voraus (HSV Typ 1 > Typ 2), extrem selten ein Ecthyma contagiosum (Orf) oder eine Histoplasmose. Pathogenetisch liegt eine zelluläre zytotoxische Immunreaktion gegen Keratinozyten vor, die an ihrer Zelloberfläche HSV-codierte Antigene exprimiert haben. Im histologischen Material, das aus dem Randbereich einer typischen Läsion oder aus einer frischen Initialläsion (Papel) stammt, lässt sich mittels PCR HSV-DNA nachweisen.

Anmerkung
Die HSV-DNA ist bis einige Monate nach Abheilung der Läsionen noch detektierbar. Neuere Untersuchungen deuten darauf hin, dass Patienten mit postherpetischem EM in den Langerhans-Zellen einen genetischen Defekt aufweisen, sodass das Virus nicht eliminiert werden kann.

Nach ein bis drei Wochen kommt es zur spontanen und narbenfreien Abheilung des EM, oft mit einer postinflammatorischen Hyperpigmentierung. Rezidive des EM sind nicht selten und für das postherpetische am häufigsten beschrieben. Bei Immunkompetenten treten jährlich ein oder zwei Episoden auf, bei Menschen unter Immunsuppression fünf oder sechs bis hin zu einem Persistieren des Krankheitsbildes.

Anmerkung

Diskrete orale Erosionen lassen sich in > 50% der Fälle nachweisen. Ihre Zahl ist niedrig und die Symptome milde ausgeprägt, sodass keine Therapie erforderlich ist.

Wie stellt sich das zytotoxische Geschehen im histologischen Präparat dar?

Epidermal zeigen sich eosinophile Einzelzellnekrosen, wobei es sich um nekrotische Keratinozyten handelt, die von einem Lymphozytensaum umgeben sind. Der Histologe spricht auch von sog. Satellitenzellnekrosen.

Welches andere u.a. postherpetisch auftretende Krankheitsbild mit ähnlicher Morphe kommt differenzialdiagnostisch infrage? Charakterisieren Sie dieses!

Es handelt sich um das Stevens-Johnson-Syndrom, das mit uncharakteristischen, grippeartigen Allgemeinsymptomen (ausgeprägtes Krankheitsgefühl) beginnt und sich anschließend durch das parallele und abrupte Auftreten von EM-artigen Veränderungen an Haut und Mundschleimhäuten (stets vorhandenes, schmerzhaftes Enanthem) auszeichnet. Wenn eine konjunktivale Beteiligung vorliegt, besteht die Gefahr eines Symblepharon (ophthalmologisches Konsil zwingend). Darüber hinaus liegt eine generalisierte Lymphadenopathie vor.

Welche anderen Auslöser kommen für diese Erkrankung infrage und wie sieht die Therapie aus?

Eine Reihe von Medikamenten kommt als Auslöser in Betracht. Häufig sind es NSAID (z.B. ASS, Diclofenac) und Antibiotika (z.B. Tetrazykline, Penicilline). In der Regel ist eine stationäre Behandlung, z.T. mit intensivmedizinischer Betreuung, angezeigt. Die i.v. Gabe von Prednisolon in hohen Dosen bei gleichzeitiger prophylaktischer Antibiotikagabe erfolgt in Abhängigkeit vom Ausmaß des Krankheitsbildes. Wegen der Mundschleimhautläsionen (Spülungen mit milden Lösungen) kann eine parenterale Ernährung erforderlich werden.

Auf den ersten Blick können EM-Herde Ähnlichkeiten mit Urticae aufweisen. Wie können Sie die beiden Krankheitsbilder rein klinisch am Verlauf unterscheiden?

Die Urtica weist im Zentrum keine epidermale Schädigung auf, ist flüchtig, besteht für mehrere Stunden (< 24 h). Täglich treten neue Urticae auf. Eine Schwellung von Händen und Füßen ist assoziiert.

Beim EM weist die Einzelläsion im Zentrum als Schädigung eine Blase/Kruste auf. Die Läsionen sind ortsständig und bleiben für eine Woche bestehen. Sie treten innerhalb der ersten 72 h auf und zeigen eine symmetrische Verteilung. Ödeme an Händen und Füßen fehlen.

Welche anderen Krankheitsbilder können sog. Target-like Lesions ausbilden und müssen differenzialdiagnostisch in Erwägung gezogen werden? Nennen Sie fünf Beispiele!

Hier sind u.a. eine seltene Variante des subakuten kutanen Lupus erythematodes (Rowell-Syndrom), das fixe Arzneimittelexanthem, die Mycosis fungoides, das Erythema anulare centrifugum, das Granuloma anulare (die Lues II, die Dermatitis herpetiformis Duhring, verschiedene Vaskulitiden) zu nennen. Hilfreich bei der Abgrenzung dieser Krankheitsbilder ist neben Histologie und laborchemischen Untersuchungen die Anzahl der Läsionen, die beim EM von Individuum zu Individuum beträchtlich schwankt, aber gewöhnlich > 100 liegt.

Welchen Stellenwert messen Sie im vorliegenden Fall eines postherpetischen EM einer histologischen Untersuchung bei?

Das postherpetische EM ist in der Regel eine klinische und *keine* histologische Diagnose.

Welche externe bzw. interne Behandlung schlagen Sie für diesen Fall vor?

Das postherpetische EM ist selbstlimitierend. Zur schnelleren Abheilung können lokal Glukokortikoide mit hohem TIX (Therapeutischer Index Glukokortikoide, Quotientenbildung aus erwünschten zu unerwünschten Wirkungen), z. B. 2,0, zum Einsatz kommen: Prednicarbat-(Dermatop®-)Creme, Mometasonfuroat-(Ecural®-)Fettcreme, Methylprednisolon-(Advantan®-)Creme und Hydrocortisonbutyrat-(Alfason®/Laticort®-)Creme. Hiermit dürften die von der Patientin beschriebenen brennenden und juckenden Sensationen ausreichend mitbehandelt sein. Im negativen Fall ist die zusätzliche Gabe eines modernen, nicht sedierenden Antihistaminikums für wenige Tage möglich, z. B. Levocetirizin (Xusal®).

Die interne Gabe eines Glukokortikoides im Sinne einer Stoßtherapie wird durchaus empfohlen, z. B. Methylprednisolon 60–80 mg/d (z. B. Urbason®) für drei bis fünf Tage, ist allerdings kritisch zu sehen, da es theoretisch zu einer Reaktivierung der Herpes-Virusinfektion mit begleitendem EM-Rezidiv kommen kann.

Eine virustatische Prophylaxe ist aufgrund des erstmaligen Auftretens eines postherpetischen EM sowie der wenigen Herpes-simplex-labialis-Episoden nicht indiziert.

Wie sieht Ihre Therapie aus, um schwere und häufige postherpetische EM-Rezidive zu verhindern?

Hier kann eine niedrig dosierte Aciclovir-Langzeittherapie mit 10 mg/kg/d für drei bis zwölf Monate eingeleitet werden.

Anmerkung

Eine interne Aciclovirgabe während oder sofort nach Auftreten einer Herpes-simplex-Virusinfektion kann das Auftreten eines EM nicht verhindern, da bei solchen Patienten die Elimination des HSV gestört ist.

Literatur

Gross G. Herpes-simplex-Virusinfektionen. Hautarzt 2004; 55: 818–830

Luger T et al. Topische Dermatotherapie mit Glukokortikoiden – Therapeutischer Index. J Dtsch Dermatol Ges 2004; 7: 629–634

Nasemann Th. Über das postherpetische Erythema exsudativum multiforme. Hautarzt 1964; 15: 346–352

Ono F et al. CD34+ cells in the peripheral blood transport herpes simplex virus DNA fragments to the skin of patients with erythema multiforme (HAEM). J Invest Dermatol 2005; 124: 1215–1224

Fall 50

In Ihrer Praxis stellt sich eine 37-jährige Frau mit ihrer zwölfjährigen Tochter vor. Beide haben am Fuß eine juckende Veränderung.

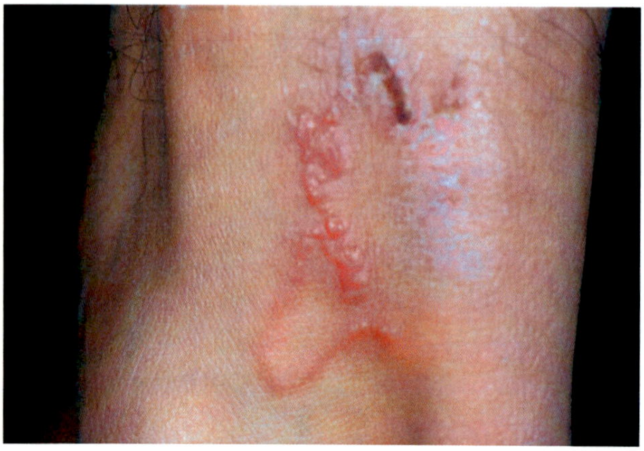

Abb. 50.1

Beschreiben Sie den Befund.

Zwischen Außenknöchel und Achillessehne findet sich eine unregelmäßig gewundene Linie mit erythematösen, teils erodierten (Sero-)Papeln.

Um was handelt es sich?

Aufgrund des klinischen Befundes handelt es sich um das polyätiologische Krankheitsbild einer Larva migrans cutanea (LMC), da der Hautveränderung verschiedene Würmer als Verursacher zugrunde liegen.

Anmerkung
Als Synonyma sind zu nennen u. a. Creeping Eruption Crocker, Hautmaulwurf, Plumber's Itch, Sandworm Disease.

Welche entscheidende(n) Frage(n) stellen Sie, um Ihren klinischen Verdacht zu erhärten?

Die Frage lautet: „Wo haben Sie Ihren Urlaub verbracht?"

Die Patientin erklärt Ihnen, dass sie mit ihrer Tochter von einem zweiwöchigen Badeurlaub in der Karibik vor drei Wochen zurückgekehrt sei.

Welche Erreger kommen als Ursache für die LMC hauptsächlich infrage?

Es handelt sich um Nematoden (Fadenwürmer). Der häufigste Erreger ist der Hakenwurm Ancylostoma braziliense (Wirt: Hunde, Katzen), der auf Karibikinseln akquiriert werden kann.

Anmerkung

In Europa sind es Larven von Uncinaria stenocephala (Wirt: Hunde), in Australien solche von Ancylostoma caninum (Wirt: Hunde). Biologisch gesehen handelt es sich nicht um echte Larven, da sie bereits wie im Adultstadium aussehen, also keine Metamorphose durchmachen.

Beschreiben Sie den Infestationsweg und den natürlichen Verlauf einer LMC.

Der Mensch ist ein so genannter Fehl- oder Zufallswirt („dead end host"), in dem sich die Larven nicht bis zum Adulttier entwickeln können.

Die Infestation erfolgt an *schattigen* Stellen von Stränden, die mit Hunde- und/oder Katzenkot verunreinigt sind (eine Kontaktzeit von 5–10 Min. reicht aus!). Aus den Eiern entstehen im Kot infektionstüchtige Larven (sog. L3-Stadium). Diese werden von der Wärmeabstrahlung der Haut angezogen und dringen durch intakte (auch entlang der Haarfollikel!) oder verletzte Haut in den Menschen ein. Selbst dünne Badeanzüge stellen kein Hindernis dar. Häufigste Eintrittsstellen stellen (Barfußgehen!) Plantae und Fußrücken dar (bei Kindern auch Gesäß und Hände).

Nach dem enzymvermittelten Eindringen streifen die Larven ihre äußere Hülle (Cuticula) ab. Nach kurzer Inkubationszeit bildet sich eine juckende Papel, in der die Larven unterschiedlich lange verharren, bis sie anfangen, sich durch die oberen und mittleren epidermalen Schichten zu wühlen. Jede Larve baut ihren eigenen Tunnel (Breite etwa 3 mm). Täglich wird dieser um einige mm bis zu 2 cm verlängert. Das ungerichtete Wühlen ist damit zu erklären, dass den Larven das entsprechende Enzym fehlt (Kollagenase), um die menschliche Basalmembran zu durchbrechen und Anschluss an das Venen- und Lymphgefäßsystem zu erlangen („trial and error"-Prinzip). Diese Migration in der Haut kann einige Wochen (zwei bis acht, Rekordhalter schaffen es bis zu einem Jahr) dauern. Dann stirbt die Larve ab. Die LMC ist also selbstlimitierend.

Die Rötung und Schwellung des mit seröser Flüssigkeit gefüllten Ganges ist als Fremdkörper- und allergische Reaktion zu verstehen.

Anmerkung

Von Ancylostoma caninum ist bekannt, dass er gelegentlich die Basalmembran „überschreiten" kann, sodass es zu systemischen Reaktionen kommen kann. Außer den bisher genannten beiden tierpathogenen Hakenwürmern gibt es auch humanpathogene, die ihren Entwicklungszyklus im Menschen komplett durchmachen. Als Beispiele seien erwähnt Ancylostoma duodenale (Darmschmarotzer) und sein „kleinerer Bruder" Necator americanus (sog. Todeswurm, der durch den Sklavenhandel aus Afrika nach Amerika eingeführt wurde).

Beim Bau des mehrere Kilometer langen Gotthard-Tunnels haben die Arbeiter stark unter dem auch Grubenwurm genannten Ancylostoma duodenale gelitten („Miners Anemia"; Proteinverlust und Oberbauchbeschwerden). Beiden Wurmlarven ist gemein, dass sie Blutsauger sind und vor einem Saugakt eine blutgerinnungshemmende Substanz einspritzen, wodurch es nach dem Saugvorgang zu Nachblutungen kommt. Man hat errechnet, dass bei einem nicht selten vorkommenden Befall mit 500–1000 Larven ein Blutverlust von 200–400 ml pro Tag zu verzeichnen ist.

Wo befindet sich die Larve? Warum ist diese Kenntnis wichtig?

Die 5–6 mm lange Larve befindet sich 1–2 cm vor dem sichtbaren Gangende, was bei der Lokaltherapie berücksichtigt werden muss. Therapieversager können auch auf eine falsche Anwendung des Externums durch den Patienten zurückzuführen sein, wenn er nicht exakt über das Therapieverfahren informiert wurde.

Anmerkung
Der Nachweis der Wurmlarve mit einem Auflichtmikroskop ist möglich.

Welche Differenzialdiagnosen sind bei typischem klinischem Bild einer LMC zu beachten?

Im Prinzip keine, allenfalls eine Myiasis linearis (Maden von Fliegen, z.B. Gasterophilus, Hypoderma) und eine Strongyloidose (Larva currens) durch den humanpathogenen Zwergfadenwurm Strongyloides stercoralis (schnellere Wanderungsgeschwindigkeit).

Was versteht man unter einem Löffler-Syndrom und wie lässt es sich diagnostizieren?

Bei diesem Syndrom handelt es sich um eine flüchtige, fleckförmige, eosinophile Pneumonitis, die in der Röntgenaufnahme des Thorax diagnostiziert werden kann. Tage später treten eine Bluteosinophilie und eine mäßig erhöhte Körpertemperatur auf. Das Syndrom findet sich bei Befall mit humanpathogenen Wurmlarven, bei denen neben einer LMC auch eine Larva migrans visceralis auftritt. In seltenen Fällen findet es sich auch bei tierpathogenen Wurmlarven, also bei der LMC.

Wie therapieren Sie in unserem Fall Mutter und Tochter?

Da es sich um einen wenig ausgeprägten Befall handelt, ist eine topische Therapie die erste Priorität. Man verwendet eine 10%ige Tiabendazol-Zubereitung für eine Woche.

Anmerkung
Als Rezepturen kommen infrage z.B. lipophiles Tiabendazol-Gel 10% (NRF 11.130) oder Tiabendazoli 2,0 Aquae dest. 10,0 DMSO ad 100,0.

Die galenisch günstigere Rezeptur ist die, die DMSO als Penetrationsbeschleuniger und Tiabendazol in gelöster Form enthält. Häufig führt der Wirkstoff Tiabendazol zu einer unerwünschten Hautirritation.

Wie instruieren Sie die Mutter über die Externum-Anwendung? Was verordnen Sie gegen den Pruritus?

Das Externum sollte dreimal täglich aufgetragen werden. *Tipp:* Kennzeichnen des Areals mit einem wasserfesten Stift (wie bei der Epikutantestung). Gegen den Pruritus kann eine kortisonhaltige Creme (z.B. Dermatop®-Creme) verordnet werden. Diese sollte vor der Tiabendazol-Applikation auf die juckenden Gangstrukturen aufgetragen werden.

Anmerkung
Die lokale Therapie mit Tiabendazol-Zubereitungen ist in etwa 90% erfolgreich. Das Verschwinden des Pruritus nach zwei- bis dreitägiger Anwendung spricht für eine erfolgreiche Therapie, eine Verlängerung des Ganges ist nicht mehr nachweisbar.

Wie sieht die Therapie bei ausgedehntem Befall oder fehlgeschlagener Lokaltherapie aus?

Es kommen zwei intern zu verabreichende Medikamente infrage, Albendazol (Eskazole®) und Ivermectin (Stromectol®, Mectizan®).

Anmerkung

Albendazol: 400 mg als tägliche Einmaldosis für drei Tage oder 200 mg in zwei täglichen Einzeldosen über fünf Tage mit einer fetthaltigen Mahlzeit. Körpergewicht < 60 kg und Kinder > 6 Jahre: 15 mg/kg/d in zwei Einzeldosen. Frauen im gebärfähigen Alter sollten kurz vor, während und einen Monat nach der Therapie eine wirksame Verhütung (nicht nur die „Pille"!) durchführen. Die Einnahmedauer wird in der Literatur nicht einheitlich angegeben. Erfolgsrate 45–100%.

Ivermectin: in Deutschland nicht zugelassen. Erwachsene 12 mg als Einzeldosis, für Kinder ab 15 kg wird eine Dosierung von 150 µg/kg als Einzeldosis empfohlen. Erfolgsrate 80–100%. Das Präparat wird eine Stunde vor dem Frühstück mit Wasser eingenommen. Gutes Sicherheitsprofil mit geringer Toxizität (ein Asthma bronchiale kann sich verschlimmern). Bei Immunsupprimierten können mehrere Zyklen erforderlich werden. Über die internationale Apotheke aus Frankreich zu beziehen.

Tiabendazol (Mintezol®): in Deutschland nicht zugelassen. Erwachsene 2 × 25 mg/kg/d über zwei bis fünf Tage. Aufgrund der Nebenwirkungen kommt es weniger zum Einsatz.

Warum therapieren Sie überhaupt, wenn es sich bei der LMC um einen spontan ausheilenden Prozess handelt?

Gründe: Die nicht absehbare Dauer dieses Selbstheilungsprozesses, der intensive Juckreiz, die Gefahr der Superinfektion als Folge des Kratzens, die nicht zu vernachlässigende kosmetische Beeinträchtigung und das Auftreten einer sog. Hakenwurmfollikulitis (stets eine histologische Diagnose!). Letztere bedarf *immer* einer systemischen Therapie, da der Wirkstoff Tiabendazol aus der Grundlage nicht bis zum Haarfollikel vordringt.

Was halten Sie von der früher angewendeten (kostengünstigen) Kryotherapie?

Diese ist wenig Erfolg versprechend, da die Larven Temperaturen von –20 °C über 5 Min. problemlos überstehen. Gedacht werden muss auch an eine Hypopigmentierung als Folge einer solchen Therapie (Melanozyten sind sehr kälteempfindlich!).

Wie lauten Ihre Empfehlungen für einen Urlaub in den (Sub-)Tropen?

Da salzhaltiges Wasser für die Eier sowie die Larven der Nematoden tödlich ist, ist das Sitzen am Strand nahe am Meerwasser mit entsprechenden Sonnenschutzmaßnahmen (Sonnenschirm) ungefährlich. Alternativ sind Liegen (kein direkter Sandkontakt) empfehlenswert. Barfußgehen im Sand bedeutet ein erhöhtes Risiko für eine Infestation mit Wurmlarven. Dünne Badekleidung stellt kein Hindernis für die Wurmlarven dar.

Literatur

www.tropendermatologie.net

Fall 51

In Ihrer Sprechstunde stellt sich ein 61-jähriger Mann vor, der sich auf Drängen seiner Ehefrau wegen mehrerer kleiner Erosionen an beiden Handrücken und an den Ohren in hautärztliche Behandlung begibt. Die Veränderungen träten seit mehreren Monaten periodisch auf und heilten nach einigen Tagen bis wenigen Wochen wieder ab. Der Patient ist Frührenter, verbringt viel Zeit im eigenen Garten und erachtet daher die Hautveränderungen als Folge banaler Verletzungen während der Gartenarbeit. Die bisher angewendete Wund- und Heilsalbe habe jedoch nur mäßig geholfen. Der Patient gibt an, ansonsten gesund zu sein, die Einnahme von Medikamenten wird negiert. Sein Alkoholkonsum sei „normal", wenngleich bei konkreter Nachfrage etwa eine Flasche Wein pro Tag angegeben wird.

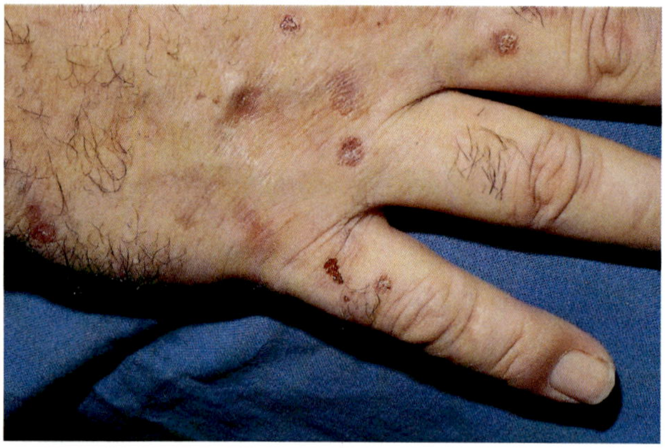

Abb. 51.1

Beschreiben Sie den Hautbefund.

Es fallen Erosionen, Krusten und flache Narben am rechten Handrücken auf. Weitere klinische Informationen (nicht abgebildet): Gleiche Veränderungen finden sich an den Ohren und der Stirn. An der Brust und am Nacken kommen fleckige, teils sklerodermiform anmutende Hypo- und Hyperpigmentierungen zur Darstellung. Daneben weist der Patient einen ausgeprägten UV-Schaden der Haut im Sinne einer Favre-Racouchot-Krankheit auf.

Welche Diagnosen kommen aufgrund des klinischen Bildes, der Zusatzinformationen und der anamnestischen Angaben in Betracht?

- Blasenbildende Dermatose
- Lupus erythematodes
- Porphyria cutanea tarda
- Chronisches phototoxisches/-allergisches Kontaktekzem
- Bullöses (Arzneimittel-)Exanthem

Welche Untersuchungen helfen Ihnen bei der Klärung der Diagnose weiter?

- Umfassende Medikamentenanamnese, insbesondere unregelmäßig eingenommene Präparate, wie Analgetika, Schlafmittel, Vitamintabletten oder -Injektionen, „Kräuterkapseln"
- Histologie, direkte und indirekte Immunfluoreszenz sowie serologische Bestimmung von ANA und ENA zur Abgrenzung einer Kollagenose oder einer blasenbildenden Dermatose
- Gesamtporphyrine in Serum und Urin
- Eisen, Ferritin, Transferrin, Desferoxamintest, Leberbiopsie zur Abgrenzung einer Hämochromatose

Um die Diagnostik zu begrenzen, beschränken Sie sich zunächst auf die Bestimmung des Blutbildes, der Leber- und Nierenwerte, des Eisens, der Gesamtporphyrine im Urin sowie der ANA. Ferner entnehmen Sie je eine Biopsie aus befallener Haut zur Routinehistologie und aus unbefallener, nicht belichteter Haut zur direkten Immunfluoreszenz.

Sie erhalten folgende pathologischen Ergebnisse:

MCV 108 fl, GOT 355 U/l, GPT 512 U/l, GGT 939 U/l, Eisen 310 mg/dl, Gesamtporphyrine im Urin deutlich erhöht. Die weiteren laborchemischen Befunde sind unauffällig bzw. negativ.

Histologisch zeigt sich eine subepidermale Blasenbildung, wobei der Blasenboden vereinzelt einen zottenartigen Aufbau zeigt. Im Korium finden sich ein schütteres lymphozytäres Infiltrat und eine starke aktinische Schädigung.

In der Immunfluoreszenz finden sich C3, IgG und IgM an der Basalmembran.

Welche Diagnose stellen Sie aufgrund der Befunde?

Die erhobenen Befunde sprechen für eine Porphyrie, und zwar die häufigste und im vorliegenden Fall wahrscheinlichste Form: eine Porphyria cutanea tarda.

Welche klinischen Befunde erwarten Sie?

- Hypertrichose im Sinne einer vermehrten Lanugobehaarung im Gesicht (besonders an den Schläfen, Augenbrauen, Wangen) und Repigmentierung bereits ergrauter Haare
- Diffuse, fleckige Hypo- und Hyperpigmentierungen an Gesicht, Hals, Brust und Schultern. Die diffuse Hyperpigmentierung des Gesichtes wird auch als Melanodermie-Porphyrie Brugsch bezeichnet.
- Eine leicht verletzbare Haut. Häufig entstehen seröse und hämorrhagische Blasen an den Handrücken und am Kapillitium (Nikolskij-Phänomen II positiv). Sekundär kommt es zur Ausbildung von Erosionen, Krusten und im weiteren Verlauf typischerweise von Milien an den betroffenen Abschnitten.
- Deutliche aktinische Schädigung mit Voralterung der Haut und Zeichen einer Favre-Racouchot-Krankheit
- Diffuse livide Rötung der Handrücken und Orbitalregion
- Sklerodermiforme Hautveränderungen an den chronisch UV-exponierten Hautabschnitten (sog. Porphyria sclerodermiformis) unter dem Bild Morphea-artiger Läsionen. Selten imponiert auch eine vernarbende Alopezie.

Durch welche Porphyrin-Konstellation in Serum, Urin und Stuhl ist die PCT gekennzeichnet?

- Bei Tageslicht bierbraune/Coca-Cola-farbene Verfärbung des Urins, im Wood-Licht rote Fluoreszenz; Tipp: Effekt lässt sich durch die Zugabe von Talkum verstärken
- Urin: Gesamtporphyrine deutlich erhöht (bis 50fach), es dominieren Uroporphyrinogen I und III sowie Koproporphyrinogen I und III
- Serum: Uroporphyrinogen I und Eisen deutlich erhöht
- Stuhl: Isokoproporphyrin deutlich, Koproporphyrin und Protoporphyrin leicht erhöht
- In aller Regel ist bereits die Untersuchung des Urins zur Sicherung der Diagnose ausreichend. Zur Abgrenzung der akquirierten von der hereditären PCT ist zusätzlich eine Bestimmung der Uroporphyrinogen-Decarboxylase in Erythrozyten erforderlich.
- Bei Patienten mit dialysepflichtiger terminaler Niereninsuffizienz ohne Restharn ist man mangels Urin ebenfalls auf die Untersuchung von Stuhl und Serum angewiesen.

Was können Sie zur Ätiopathogenese der PCT sagen?

- Es besteht ein Defekt der Uroporphyrinogen-Decarboxylase, wodurch es sekundär zur Zunahme der Aktivität der ALA-Synthase kommt (einerseits induziert die Eisenüberladung die ALA-Synthase, andererseits hat die geringere Synthese von Häm-Molekülen ein fehlendes negatives Feedback auf die ALA-Synthase zur Folge). Dies führt zur Kumulation der entsprechenden Vorstufen.
- Es wird zwischen einer hereditären (20%) und einer akquirierten (80%) Form des Enzymdefekts unterschieden. Bei der akquirierten Form ist der Enzymdefekt ausschließlich auf die Leber beschränkt, während bei der hereditären Form sowohl die Leber als auch alle extrahepatischen Gewebe betroffen sind. Daher manifestiert sich die akquirierte Form der PCT erst bei zusätzlichen Provokationsfaktoren:
  - Chronischer Alkoholkonsum mit sekundärer Leberschädigung
  - Östrogene (Frauen: östrogenhaltige Kontrazeptiva, auch bei Hormonsubstitution und Gravidität; Männer: Therapie des Prostatakarzinoms mit Östrogenen)
  - Eisenpräparate führen über eine Leberzellschädigung zu einer kritischen Enzymaktivitätsminderung der Uroporphyrinogen-Decarboxylase.
  - Chronische Lebererkrankungen (Hepatitis B und C)
  - Medikamente mit stark hepatotoxischer Wirkung (z.B. Analgetika, MTX, Chloroquin, orale Antidiabetika)
- Die starke aktinische Schädigung der Haut ist zurückzuführen auf die photosensibilisierende Wirkung der Porphyrine.

Anmerkung

Porphyrine haben ein spezifisches Absorptionsverhalten im sichtbaren und ultravioletten Bereich. Typisch ist dabei die Absorption bei 400 nm, die Soret-Bande (bezeichnet nach ihrem Entdecker). In der Haut werden die Porphyrine durch UVA der Wellenlänge 400 nm in einen angeregten Zustand übergeführt. Dies führt sowohl zur Zellzerstörung als auch zur Aktivierung von Kollagenasen mit Ausbildung der typischen Hautveränderungen. Entgegen den Erwartungen wurden keine akuten phototoxischen Reaktionen beobachtet.

Welche Therapien zur Behandlung der PCT sind einsetzbar?

- Konsequenter Lichtschutz
- Beseitigung der auslösenden Faktoren: Meidung von Alkohol, Absetzen von Östrogenen, Behandlung einer Lebererkrankung
- Aderlass (Senkung der Eisenlast): 500 ml alle zwei Wochen über zwei Monate, dann einmal pro Monat (nach Ippen). Achtung: bei Hb-Abfall < 10 mg/dl kein weiterer Aderlass mehr
- Chloroquin: 250 mg/Woche in zwei Einzeldosen über 6–18 Monate. Höhere Dosierungen sollten vermieden werden, da es aufgrund der Hepatotoxizität zu einer Provokation der PCT kommen kann.

Anmerkung

Therapieversager sind bei homozygoten-HFE-Gen-Mutationen zu erwarten, in solchen Fällen ausschließliche Durchführung von Aderlässen.

- Desferoxamin: 1,5 g s.c. (fünf Tage/Woche). Prinzip: Bindung von Eisen und Ausscheidung mit dem Harn, dadurch Reduktion der Eisendepots. Wirksamkeit vergleichbar der Aderlass-Behandlung, aber erheblich teurer. Einsatz nur bei Kontraindikationen für Aderlass oder Chloroquin
- Erythropoetin: 40–50 IE/kg dreimal pro Woche. Prinzip: Anregung der Erythropoese, dadurch Senkung der Eisenlast. Einsatz bei Patienten mit Anämie (Aderlässe kontraindiziert)
- Ernährungshinweis: Alkoholabstinenz! Günstig ist ferner cholesterinarme, proteinreiche und kohlenhydrathaltige Kost.

Beschreiben Sie kurz, welche weiteren Porphyrien Sie kennen!

Erythropoetische Porphyrien: Erythropoetische Porphyrie (EP, sog. Günther-Porphyrie), erythropoetische Protoporphyrie (EPP), erythropoetische Koproporphyrie (EK). Manifestation meist in früher Kindheit, gekennzeichnet durch teils starke UV-Empfindlichkeit, die brennende Sensationen (EPP) bis schwere Mutilationen (EP) hervorrufen kann.

Hepatische Porphyrien: Porphyria cutanea tarda, akut intermittierende Porphyrie (AIP), Porphyria variegata (PV), hereditäre Koproporphyrie (HK), hepatoerythropoetische Porphyrie (HP)

- Die AIP zeigt keine Hautveränderungen, sondern ausschließlich akut auftretende neurologische und gastrointestinale Symptome.
- Die PV ist gekennzeichnet durch PCT-artige Hautveränderungen und eine der akut intermittierenden Porphyrie vergleichbare neurologische und gastrointestinale Symptomatik.
- Bei der HP kommt es zu Hautveränderungen, die jenen der PCT ähneln. Zusätzlich treten Mutilationen auf.

Literatur

Köstler E, Wollina U. Die kutanen Porphyrien. Akt Dermatol 2005; 31: 138–143

Sarkany RP. The management of porphyria cutanea tarda. Clin Exp Dermatol 2001; 26: 225–232

Fall 52

In der Hautambulanz stellt sich ein Student der Humanmedizin vor, der seine Semesterferien in seiner Heimat Saudi-Arabien verbracht hat. Er berichtet Ihnen, dass sich nach seiner Rückkehr vor einem Monat am rechten Oberarm eine erythematöse, nicht druckdolente, langsam größer werdende Plaque gebildet habe, die leicht jucke. Da er sie für einen Insektenstich gehalten habe, habe er eine antibiotikahaltige Creme angewandt, jedoch ohne einen positiven Effekt. Im Gegenteil, die Hautläsion habe sich weiter vergrößert. Ihm sei es suspekt vorgekommen, dass sich Erosionen, Krusten und in der Umgebung neue Plaques gebildet haben.

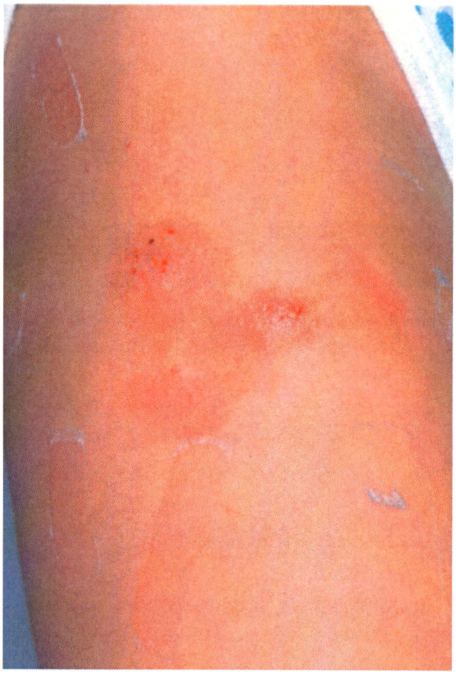

Abb. 52.1

Welche Verdachtsdiagnose(n) stellen Sie? Begründen Sie Ihre Antwort!

Folgende Diagnosen kommen infrage: eine Mykose, eine Leishmaniasis und eine Tuberculosis cutis luposa. In allen Fällen kommt es zur langsamen Ausdehnung des Krankheitsprozesses, und die Behandlung mit einem Antibiotikum ist ineffektiv.

Anmerkung

Mehr als 90% der Fälle von kutaner Leishmaniasis kommen in Afghanistan, Iran, Saudi-Arabien, Syrien, Brasilien und Peru vor. Weltweit gibt es pro Jahr ca. 1,5 Mio. Neuerkrankungen. In vielen Gebieten Saudi-Arabiens ist Leishmania maior endemisch vertreten.

Mittels Stanzbiopsie vom Ulkusrand und PAS-Färbung wurde eine tiefe Trichophytie ausgeschlossen. Worauf muss der Histologe bei den angegebenen Differenzialdiagnosen achten?

Die Diagnose erfolgt durch den Nachweis von intrahistiozytär gelegenen sog. Leishman-Donovan-Körperchen (2–3 µm groß) in einem HE-gefärbten histologischen Präparat.

Anmerkung
Der sog. Leishmanin-Test, auch intradermale Montenegro-Reaktion genannt, ist eine allergische Reaktion vom verzögerten Typ auf Leishmanienantigene, wenn das Stadium der Krustenbildung bei der kutanen Leishmaniasis vorliegt. Nach Injektion von 0,1 ml am volaren Unterarm kommt es bei Positivität nach 48–72 h zur Bildung einer Papel > 5 mm. Dieser Test ist wissenschaftlichen/epidemiologischen Fragestellungen vorbehalten (Aufdeckung subklinischer Fälle).

Mit welcher Methode kann man klinisch einfach eine kutane Leishmaniasis von einer Tuberculosis cutis luposa abgrenzen?

Das Sondeneinbruchphänomen ist bei der kutanen Leishmaniasis negativ.

Anmerkung
Auf Glasspateldruck zeigt sich bei der kutanen Leishmaniasis wie bei der Tuberculosis cutis luposa eine bräunliche Eigenfarbe.

Welche Leishmaniaseformen werden klinisch unterschieden und welches sind ihre Erreger? Beschränken Sie sich auf die Erreger, die in der „Alten Welt" vorkommen!

Als klinische Bilder werden unterschieden:
- Kutane Leishmaniasis: L. tropica, maior und aethiopica
- Viszerale Leishmaniasis: L. tropica und infantum

Anmerkung
Die Inkubationszeit variiert stark und liegt zwischen drei Wochen und drei Monaten (oder sogar länger).

Wie kommt es zur Infektion beim Menschen?

Der Mensch wird von einer mit Leishmanien infizierten (weiblichen) Mücke gestochen. Die Mücken der Gattung Phlebotomus werden anhand ihrer Größe (ca. 2 mm) und Farbe (gelblich) auch als „sandflies" bezeichnet.

Beim Stechen gelangen mit dem Speichel sog. Promastigoten (begeißeltes Leishmanienstadium, 10–15 µm lang) in den Wirtsorganismus. In diesem werden sie von Zellen des Monozyten-Makrophagen-Systems phagozytiert. Durch den Temperaturwechsel auf einen homöothermen Organismus wird die Geißel „abgestoßen" und es entsteht die sog. Amastigote, welche sich durch Zweiteilung vermehrt.

Bei erneutem Stich einer Mücke werden die Amastigoten mit dem Blutsaugen aufgenommen und bilden wieder die promastigote Form aus. Im vorderen Abschnitt des Darmtraktes findet deren Vermehrung statt. Die Promastigoten wandern aktiv (Geißel) zum Stechrüssel (Proboscis) der weiblichen Phlebotomen.

Wie verläuft die kutane Leishmaniasis unbehandelt?

Bei guter Abwehrlage des Organismus kommt es zu einer Aktivierung des T_{H1}-Schenkels des Immunsystems mit der Produktion von Interferon γ und weiteren Zytokinen. Nach etwa einem Jahr (6–24 Monate) kommt es unter Narbenbildung zur Spontanheilung. Im Gesicht können solche Narben entstellend wirken und damit den Menschen stigmatisieren.

Wie therapieren Sie in diesem Fall? Warum therapieren Sie überhaupt?

Aufgrund des nicht sehr ausgedehnten Befalls dürfte eine Lokaltherapie ausreichend sein. Eine kostengünstige und effektive Methode ist die Kontaktkryotherapie (10 s) mit flüssigem Stickstoff mit einer Erfolgsrate von 90%. Der Nachteil liegt in der Narbenbildung. Besser ist die Lokaltherapie mit einer Salbe, die das Aminoglykosid Paromomycinsulfat enthält, das auch gegen Protozoen wirksam ist. Diese Salbe wird drei Wochen lang zweimal täglich aufgetragen (unter Okklusivbedingungen). Erfolgsrate etwa 75%. Als Nebenwirkungen können auftreten: Erythem, lokaler Pruritus, Brennen, lokale Schmerzen.

Bei frühzeitiger Therapie kann die (in bestimmten Lokalisationen entstellende) Narbenbildung minimiert oder sogar verhindert werden.

Anmerkung

Paromomycinsulfat 15%, Benzethoniumchlorid 12% oder Urea pura 10% in Vaselinum album bei trockenen Läsionen, Paromomycinsulfat 15% in Ungt. Cordes bei feuchten Läsionen.

Es sind auch Erfolge mit einer Infrarotherapie beschrieben: Überwärmung der Hautläsion bei 55 °C über 5 Min. Ggf. Wiederholung nach drei Wochen. Kleinere Herde können auch exzidiert werden, bei nicht geringer Rezidivrate. Die periläsionale Injektion mit einem fünfwertigen Antimonpräparat ist sehr schmerzhaft. Es liegen Berichte einer erfolgreichen Behandlung durch PDT mit 10%iger ALA sowie lokaler Applikation von Amphotericin B vor.

Was machen Sie bei erfolgloser Lokaltherapie oder ausgedehnten Fällen einer kutanen Leishmaniasis?

In solchen Fällen kommen systemisch fünfwertige Antimonpräparate zum Einsatz. Die Therapie sollte wegen der Nebenwirkungen in Zusammenarbeit mit einem tropenmedizinisch ausgebildeten Kollegen erfolgen. Als wichtigste Nebenwirkung ist die Kardiotoxizität anzuführen, durch die es zu Herzrhythmusstörungen kommen kann, die nach Absetzen des Präparates reversibel sind. EKG-Kontrollen sind zwingend.

Anmerkung

Zur Systemtherapie werden Natriumstibogluconat (Pentostam®) und N-Methylglucamine (Glucantime®) eingesetzt. Für diese Präparate liegen langjährige Erfahrungen vor. Die Dosis für beide Substanzen beträgt 20 mg/kg/d als i. m. oder i. v. Injektion über vier Wochen.

Welche vorbeugenden Maßnahmen sind Ihnen bekannt?

Die Brutstätten von Phlebotomen sind Abfallhaufen, von denen sie sich als schlechte, aber geräuschlose Flieger (geringe Flughöhe!) nur in einem Umkreis von 20–50 m entfernen. Sie werden bei Einsetzen der Dämmerung aktiv (from dusk to dawn) und suchen ihre Opfer, wobei der Mensch für die meisten Leishmanien als Zufallswirt fungiert (Ausnahme: L. tropica und donovani).

Daher Bekämpfung von Reservoirtieren (streunende Hunde und Nagetiere). Die Fenster der Häuser sollte rechtzeitig geschlossen werden, da die Phlebotomen durch Licht angelockt werden. Schlafen unter Moskitonetzen (die Maschenweite muss unter 1 mm liegen!). Impfungen gibt es bisher nicht.

Tipp bei Reisen in Endemiegebiete: Buchen Sie immer Zimmer ab 2. Stock aufwärts.

Literatur

Uthman MAE, Satir AA, Tabbara KS. Clinical and histopathological features of zoonotic cutaneous leishmaniasis in Saudi Arabia. JEADV 2005; 19: 431–436

www.cdfound.to.it/HTML/leis_cr.htm

Fall 53

Ein 45-jähriger Verwaltungsangestellter wird vom HNO-Arzt wegen zunächst folgenlos rezidivierender, neuerdings persistenter Schwellung der Unterlippe überwiesen. Die Fokussuche an Zähnen, Tonsillen und Nasennebenhöhlen sowie Intrakutantestungen (wegen Verdachts auf allergisch bedingtes Quincke-Ödem) waren unauffällig.

Anamnestisch treten seit mehr als fünf Jahren mehrmals jährlich schubweise („akut über Nacht") Schwellungen der Unterlippe auf, zunächst nach zwei bis drei Wochen langsam abklingend, seit einem halben Jahr aber andauernd. Unterschiedliche Zeitabstände (Monate) zwischen den Schüben. Die bisher aufgesuchten Ärzte hätten eine „Allergie" vermutet, die dagegen verabreichten Tabletten (Loratadin) hätten aber nichts genutzt.

Auf Zusatzfragen: nie ähnliche Schwellungen im übrigen Gesicht oder an anderen Körperregionen. Vor etwa zehn Jahren plötzliche Gesichtslähmung rechts, ohne „Ausschlag" oder Fieber, nach drei Wochen unter nervenärztlicher Behandlung wieder zurückgegangen. Zeitgleich mit der ersten Lippenschwellung erneute Gesichtslähmung, etwas länger als die Lippenveränderung dauernd. Seither nicht mehr vorgekommen. Vor den Lippenschwellungen kurz dauernde Kopfschmerzen („wie Migräne").

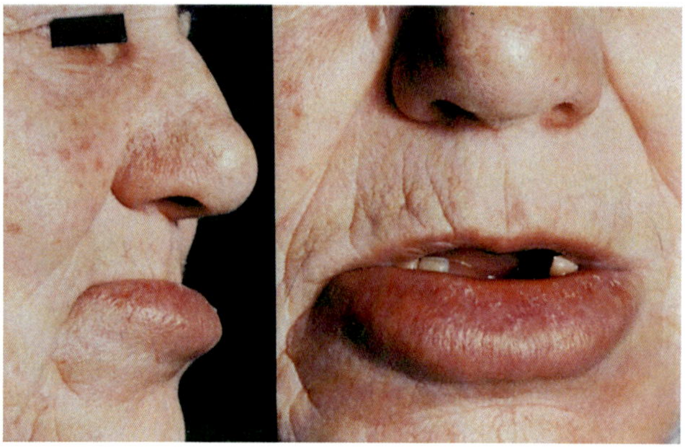

Abb. 53.1

Beschreiben Sie den Befund.

Die gesamte Unterlippe ist diffus verdickt und ausgeprägt nach außen gewölbt (ektropioniert). Auch die Schleimhautseite ist geschwollen und vermehrt fleckig gerötet. Die rechte Lippenseite ist etwas stärker verdickt. Der kutane Lippenbereich ist hier ebenfalls gerötet und ödematös. Das Lippenrot ist unscharf begrenzt. Die Oberlippe ist unbeteiligt, rechts ist eine radiäre Fältelung der Haut sichtbar.

Welche Differenzialdiagnosen sind bei nicht tumorösen Makrocheilien zu bedenken und wie lassen sie sich klinisch voneinander abgrenzen?

Akute Insektenstichreaktion: Anamnestisch ausschließen.

Rezidivierendes Erysipel (Streptokokkeninfektion): hochfieberhafter Beginn (meist mit Schüttelfrost und schwerem Krankheitsgefühl). Benachbarte Gesichtsregion meist mitgeschwollen (Wange, Augenlider). Oft „Eintrittspforten" der Infektion auffindbar (Rhagaden an Lippen, Mundwinkel, Naseneingang). Bei chronisch persistenter Schwellung („Rüssellippe") auch sub- oder afebrile Schübe möglich. Palpatorisch mäßige Induration der Makrocheilie.

Rezidivierende Angioödeme: Beim Typ-I-allergischen, häufig medikamentös verursachten Angioödem besteht praktisch immer eine juckende Begleiturtikaria der Haut, die beim (seltenen) hereditären Angioödem fehlt. Charakteristisch für beide Formen ist die variable Lokalisation der dermalen und pluriorifiziellen Ödeme (Mundöffnung, Lidregion, Genitale etc.). Häufig Zungen- und Rachenschwellung (Notfall!). Keine Rezidive in loco, kein Dauerödem!

Folge pyogener Lippeninfektionen (Staphylococcus aureus u. a.): Lippenfurunkel (Perifolliculitis abscedens, meist Oberlippe): gerötetes, schmerzhaftes Infiltrat mit zentral abszedierendem Follikel. Wegen Gefahr einer Phlebitis angularis (ggf. mit Orbitalphlegmone) intensive Palpation der Oberlippe vermeiden!

Sog. gramnegative (Peri-)Follikulitis: Komplikation bei verschiedenen Akneformen oder Rosacea, meist nach lang dauernder Antibiotikatherapie. Abszesse möglich (Mischinfektion mit Proteus spec.).

Tiefe Cheilitis glandularis suppurativa („apostematosa"): sehr schmerzhaft (Lippe wird steif gehalten), Abszesse, Fisteln. Rezidivierender Verlauf, im chronischen Stadium granuläre Infiltration tastbar („Schrotbeutel"). Auf Immuninsuffizienz achten (HIV-Status prüfen)!

Postherpetische Makrocheilitis: Nicht der rekurrierende Verlauf der durch gruppierte Bläschen und Exsudatkrusten leicht erkennbaren HHV-Infektion allein, sondern die bakteriellen Begleitinfektionen (mit obliterierender Lymphangiopathie und fibröser Induration der Lippenschwellung) bestimmen die Pathogenese.

Melkersson-Rosenthal-Syndrom (MRS, mit „Cheilitis granulomatosa" Miescher): Hierzu passen gut der Inspektionsbefund, der rezidivierende afebrile Verlauf (meist mit prämonitorischem Kopfschmerz), die Rezidivneigung „in loco" und vorangegangene Gesichtslähmung(en).

Gibt es weitere Hinweise auf die letztere Diagnose?

Der Palpationsbefund der Lippe (nicht induriert, sondern prall-elastisch und schmerzlos). Die einseitige Fältelung der Oberlippe kann durch Kontraktur des zirkulären Lippenmuskels bedingt sein (Folgezustand nach Fazialisparese). Intentionsbewegung (Pfeifen) verstärkt die Faltenbildung unter unwillkürlicher Einengung der gleichseitigen Lidspalte (synkinetisches Residuum nach Gesichtslähmung). Am Zungenrücken oft Sulcus medianus mit symmetrischen Furchen oder Falten bis zum Zungenrand (Lingua plicata verschiedener Grade).

Kommt beim MRS auch eine primär persistierende Makrocheilie vor?

Ja, in etwa einem Viertel der Fälle. Die Schwellungsintensität kann dabei schubweise variieren.

Ist ein MRS auch ohne typische Symptomtrias zu diagnostizieren?

Ja, weil die Verdachtsdiagnose oft „longitudinal" (frühere Gesichtslähmungen) und durch rezidivierende „Randsymptome" zu erhärten ist. Durch Letztere lassen sich auch oligo- oder „monosymptomatische" Formen des MRS diagnostizieren, denen später Fazialisparese(n) und zusätzliche lokale Gesichtsödeme folgen können.

Von welchen „Randsymptomen" ist das MRS sehr häufig begleitet?

„Migränoide" Kopfschmerzen (meist vor Ödemschüben); einseitige Hyper- oder Hypästhesie einer Gesichtsregion (in variabler Intensität); kurze „paroxysmale" Episoden funktioneller, meist einseitiger Sekretionsstörungen (Tränenträufeln, Rhinorrhoe, aurikulotemporales Schwitzen); Blepharospasmen; mehrtägige einseitige Hyperakusis (durch Lähmung des M. stapedius wegen partieller Fazialisschädigung). Diese – auch zwischen den Schwellungsschüben vorkommenden – neurogenen Funktionsstörungen werden meist erst durch gezielte Befragung eruiert.

Beschreiben Sie den histologischen Biopsiebefund.

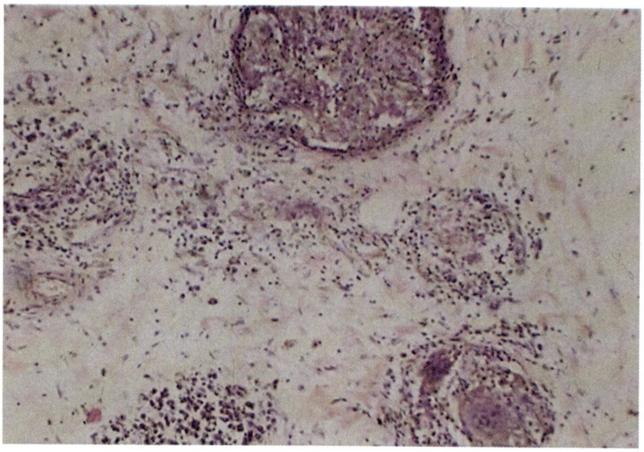

Abb. 53.2

Das submuköse Bindegewebe ist ödematös aufgelockert und zeigt einzeln verstreute kleine, „tuberkuloide" (epitheloidzellige) Granulome mit spärlicher lymphomonozytärer Infiltration der Ränder, ferner perivasal. Oben ein fast alymphozytäres („sarkoides") Granulom. Fibrosen fehlen. Die kleinen Blutgefäße (Venolen) sind etwas dilatiert, sonst unauffällig.

Was bedeutet das histologische Fehlen „tuberkuloider" Minigranulome für die Diagnose eines MRS?

Nichts, da der Nachweis dieser Granulome vom Zeitpunkt der Biopsie abhängt. Sie entstehen erst nach mehrtägiger Schwellung, sind daher nur fakultativ-temporär nachweisbar und eine Folge- oder Begleitreaktion, nicht die primäre Ursache der Ödeme. Diese beruhen auf einer neuro-vasomotorischen Funktionsstörung der lokalen Mikrozirkulation (zentralnervös ausgelöst) mit Strömungsverlangsamung.

Wie erklärt man sich die Entstehung der Minigranulome?

Als deren wahrscheinlichste Ursache kommen intermittierende hämatogene Antigenstreuungen (z. B. blande Bakteriämie aus latenten „Foci", ggf. als „Tuberkulid" bei molekularbiologischem Nachweis eines M.-tuberculosis-Komplexes in den Granulomen) in Betracht. Die heterogenen Antigenkomplexe „stranden" im Bereich der örtlich verlangsamten Mikrozirkulation und werden unter temporärer Granulombildung eliminiert.

Warum wird das MRS nur selten frühzeitig diagnostiziert?

Die Schwellungsschübe sind schmerzlos und afebril. Sie werden meist als „allergisch" fehlgedeutet. Positive intrakutane Testreaktionen sind aber selten und meist ohne anamnestische Relevanz. Die Patienten berichten nur selten spontan von früheren Gesichtslähmungen, gezieltes Nachfragen unterbleibt häufig. Die „Randsymptome" werden ebenfalls nur selten beachtet. Die stabile Faltenzunge ist nur fakultativ vorhanden (zwei Drittel aller Fälle, verschieden ausgeprägt, vier- bis fünfmal häufiger als normal). Sie hat Indikatorbedeutung für das Syndrom.

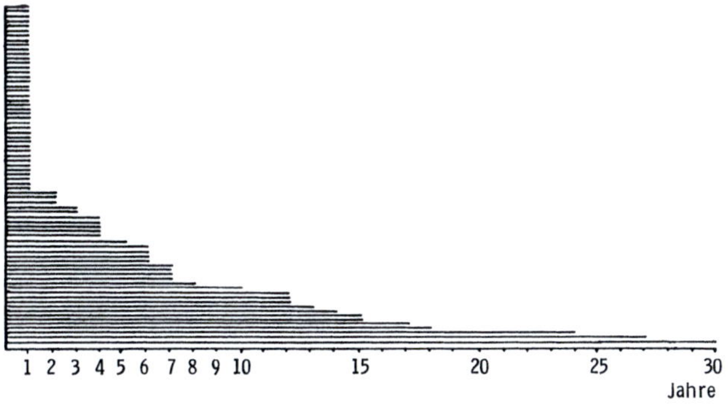

Abb. 53.3 Zeitdiagramm der Intervalle zwischen Syndrombeginn und Diagnosestellung (n = 73 Patienten). Bei 12 Pat. verstrichen > 12 Jahre.

Nennen Sie weitere orale Manifestationen des MRS und erläutern Sie diese.

- Einseitiger oder beidseitiger Befall der Wangenschleimhaut (mit Bucca lobata, „Pareiitis granulomatosa"). Zusätzliche Bissverletzungen werden oft als Ursache der Schwellung fehlgedeutet.
- Rezidivierende und hyperplastische „Gingivitis granulomatosa" (ohne Zahnwurzelgranulome)
- „Glossitis granulomatosa" (Schuermann) mit zunehmend ausgeprägter, persistierender Makroglossie. Die Zunge ist voluminös und derb verdickt. Ihre Oberfläche zeigt tiefe, breite Furchen in asymmetrischer Verteilung (Unterschied zur angeborenen symmetrischen Lingua plicata!). Die Patienten klagen über Brennen und Schweregefühl der Zunge. Schlucken und Sprechen sind erschwert. Auf Leukoplakien am Zungenrücken und -rand ist zu achten (maligne Entartung möglich).
- „Uranitis granulomatosa" mit plaqueförmiger Vorwölbung des Gaumens (klinisch ähnlich dem Torus palatinus, aber ohne Hyperostose des Gaumendachs)

Welche ähnlichen Lippen- oder Mundschwellungen bei bestimmten Grundkrankheiten sind Ihnen bekannt?

- Bei zentralnervösen Zirkulationsstörungen verschiedener Genese (entzündlich, vaskulär) im Hirnstammbereich
- Bei Crohn-Krankheit (Ileo-Colitis granulomatosa). Hierbei können rezidivierende und ggf. persistierende labiale und bukkale Schleimhautschwellungen (histologisch mit tuberkuloider Entzündungsreaktion) vorkommen. Gleichzeitig bestehen aphthoide und fissurale Ulzera, besonders am Grund der bukko-alveolaren Schleimhaut (für MRS nicht typisch).
- Bei chronischer (ggf. persistierender) Typ-I-allergischer Kontakturtikaria im oberen oder gesamten Gesichtsbereich. Abgrenzung vom MRS (selten als ähnliche „Prosopitis granulomatosa" auftretend) durch Anamnese, Hautbiopsie (keine tuberkuloide Entzündung) und positive intrakutane Testungen möglich.

Welche therapeutischen Optionen kommen bei MRS infrage?

- In erster Linie Glukokortikoide, möglichst schon zu Beginn des Ödemschubs (Prednisolon-Äquivalent 30–40 mg/d oral, schrittweise ausschleichend). Alternativ Kortikosteroid als Kristallsuspension (intralabial 10 mg/Woche). Keine Injektionen in Schwellungen augennaher Regionen!
- Clofazimin ist oft erfolgreich (zurzeit bundesamtlich nicht zugelassen)
- Medikamentöse Alternativen (nichtsteroidale Antiphlogistika, DADPS versuchsweise) unsicher, Antihistaminika erfolglos
- Günstige Ergebnisse durch sog. Laser-Akupunktur bei rezidivierenden Lippenschwellungen (Erlanger Erfahrungen: Gallium-Al-Arsenid-Laser plus Helium-Neon-Laser 1 ×/d, nach Abschwellung 1 ×/Woche oder Monat)
- Bei persistenter Makrocheilie operative Reduktion (von der Schleimhautseite)

Anmerkung

Das MRS ist, wenn die nervalen Randsymptome beachtet werden, relativ häufig. Die Erkennung auch „monosymptomatischer" Fälle kann als Paradigma für gute oralmedizinisch-neurologisch-dermatologische Kooperation gelten.

Literatur

Nagel F, Fölster-Holst R. Cheilitis granulomatosa. Melkersson-Rosenthal-Syndrom. Hautarzt 2006; 57: 121–126

Cocuroccia B, Gubinelli E, Annessi G et al. Persistent unilateral orbital and eyelid oedema as a manifestation of Melkersson-Rosenthal syndrome. JEADV 2005; 19: 107–111

Sunderkötter CH, Lan Ma H. Clofazimin. Hautarzt 2005; 56: 478–479

Hornstein OP. Melkersson-Rosenthal syndrome – A challenge for dermatologists to participate in the field of Oral Medicine. J Dermatol (Kyoto); 24: 281–296

Hornstein OP, Stosiek N, Schönberger A, Meisel-Stosiek M. Klassifikation und klinische Variationsbreite des Melkersson-Rosenthal Syndroms. Z. Hautkr. 1987; 62: 1453–1466

Fall 54

Ein 27 Jahre alter Mann stellt sich bei Ihnen aufgrund eines seit mehreren Wochen bestehenden Ausschlags vor, der kaum jucke und auch sonst keine Beschwerden verursache. Die Hautveränderungen seien kurz nach einem fieberhaften grippalen Infekt akut aufgetreten und hätten anfangs genässt und Krusten gebildet, weshalb der Hausarzt zunächst Windpocken vermutet habe, obwohl der Patient sich erinnere, diese bereits im Kleinkindalter durchgemacht zu haben. Mittlerweile seien zwar keine Bläschen und Krusten mehr vorhanden, aber es träten fast täglich neue Stellen mit Rötung und Schuppung auf.

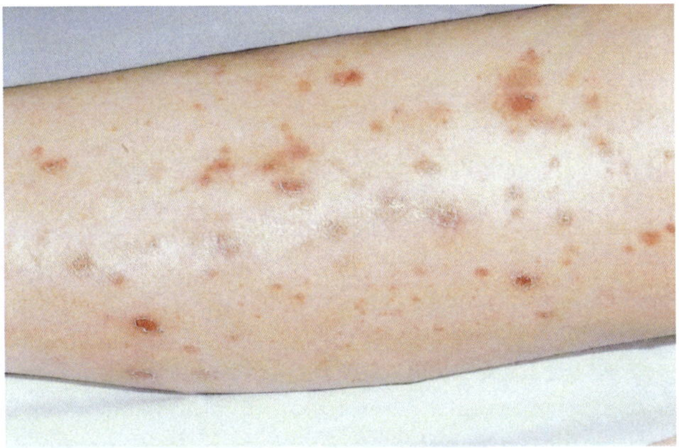

Abb. 54.1 a

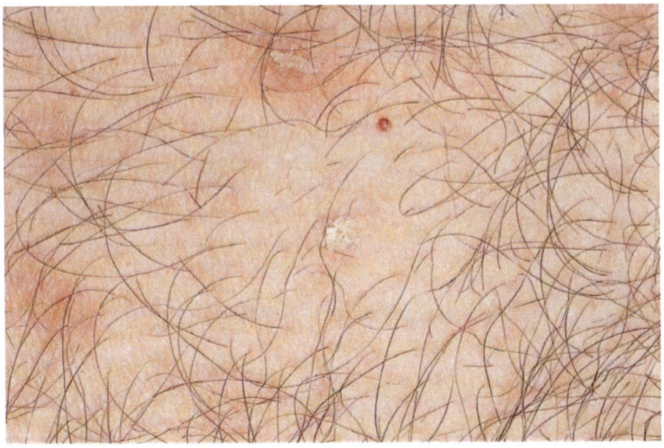

Abb. 54.1 b

Beschreiben Sie den Hautbefund.

Im Bereich des Unterschenkels finden sich disseminierte, livide bis braunrote, flache oder kalottenförmige, wenige mm große Papeln, teils mit glatter Oberfläche, teils mit Schuppen bedeckt. Zahlreiche Effloreszenzen sind bereits abgeheilt, aber noch an einem lividen Resterythem zu erkennen, wie auf der Detailaufnahme des ventralen Stammes zu sehen ist.

Ähnliche Hautveränderungen zeigt der Patient auch am übrigen Stamm und an den Extremitäten. Im Bereich von Gesicht und Kapillitium, Mundschleimhaut, Palmae und Plantae findet sich kein pathologischer Hautbefund.

Diskutieren Sie mögliche Differenzialdiagnosen!

Pityriasis lichenoides chronica: Typisch sind Art und Verteilung der Effloreszenzen, die Polymorphie mit Effloreszenzen in unterschiedlichen Entwicklungsstadien, das jugendliche Alter des Patienten, die Infektassoziation, der fehlende Pruritus sowie das vorangegangene Stadium mit Bläschen und Krusten, das gut zu einer Pityriasis lichenoides et varioliformis acuta (PLEVA, Mucha-Habermann-Krankheit) passt. Diese geht der Pityriasis lichenoides chronica häufig voraus.

Psoriasis guttata: Dazu passen die disseminierte Verteilung der Effloreszenzen, der fehlende Pruritus sowie das Auftreten nach einem Infekt. Dagegen spricht, dass die Prädilektionsstellen (Kapillitium, Knie, Ellbogen, Unterschenkel) nicht befallen sind und der Pat. ein vorangegangenes nässendes Stadium schildert. Psoriasis-Effloreszenzen sind außerdem plan, d.h., die gesamte Läsion ist gleichmäßig infiltriert, während die Effloreszenzen bei der Pityriasis lichenoides eher kalottenförmig sind. Zur weiteren Klärung trägt die Familienanamnese bei (Psoriasis bei Angehörigen?) sowie – ganz entscheidend – die klinische Prüfung, ob die sog. *Psoriasis-Phänomene* auslösbar sind (Kerzenfleckphänomen, Phänomen des letzten Häutchens, Auspitz-Zeichen).

Papulosquamöses Syphilid bei Lues II: Dazu passen sehr gut die Morphe und die symmetrische Verteilung der Effloreszenzen sowie die Symptomarmut. Das Exanthem bei der Syphilis ist jedoch anders als beim vorliegenden Fall monomorph, d.h., alle Effloreszenzen befinden sich im selben Entwicklungsstadium. Gegen ein papulosquamöses Syphilid sprechen außerdem, dass Palmae, Plantae und Gesicht nicht befallen sind. An diese *seltene, aber wichtige Differenzialdiagnose* sollte man dennoch immer denken!

Exanthematischer Lichen ruber planus: Disseminierte, 3–6 mm große Papeln in den geschilderten Arealen können auch bei einem Lichen ruber auftreten. Gegen diese Diagnose sprechen jedoch der fehlende Pruritus, die Morphe der Effloreszenzen (plane, livide Papeln mit milchglasartiger Oberfläche beim Lichen ruber), das vorangegangene nässende Stadium sowie der fehlende Befall von Prädilektionsstellen (ventrale Handgelenke und Unterarme).

Makulopapulöses Virus- oder Arzneiexanthem: Dagegen sprechen der fehlende Pruritus, die Polymorphie der Eruption, der chronische Verlauf.

Wie sieht eine Pityriasis lichenoides chronica histologisch aus?

Im oberen Korium finden sich perivaskulär überwiegend lymphozytäre, aber auch einzelne Histiozyten enthaltende *Infiltrate mit deutlichem Epidermotropismus.* Die Kapillaren sind erweitert. Die Epidermis zeigt häufig eine Akanthose und Spongiose sowie eine kompakte Parahyperkeratose. Merke: Günstig sind mehrere Biopsien aus Effloreszenzen in verschiedenen Entwicklungsstadien.

Während früher der infektallergische Charakter der Pityriasis lichenoides betont wurde, wird in den vergangenen Jahren zunehmend postuliert, dass sowohl die Pityriasis lichenoides chronica als auch ihre akute Verlaufsform (Pityriasis lichenoides et varioliformis acuta) den lymphoproliferativen Erkrankungen zuzurechnen sind. Worauf beruht diese Einschätzung?

Zahlreiche Untersuchungen des lymphozytären Infiltrats bei der Pityriasis lichenoides mittels PCR-Analyse bezüglich eines T-cell-receptor gamma chain rearrangement haben gezeigt, dass in einem gewissen Prozentsatz der Fälle ein T-Zell-Klon im Infiltrat nachweisbar ist.

In einzelnen Fällen wurde ein Übergang einer Pityriasis lichenoides in ein malignes Lymphom (Mycosis fungoides, lymphomatoide Papulose) beschrieben.

Welche Laboruntersuchungen veranlassen Sie beim Verdacht auf eine Pityriasis lichenoides?

Kleines Blutbild, Differenzialblutbild, TPPA, VDRL, BSG, CRP, ASL, Leberwerte (GOT, GPT, γGT, LDH, AP)

Wie kann die Pityriasis lichenoides chronica behandelt werden?

- UVB-Therapie, alternativ PUVA-Badtherapie oder orale PUVA-Therapie (Cave: keine PUVA-Therapie bei Kindern < 12 Jahre!), als Monotherapie oder kombiniert mit
- glukokortikoidhaltigen Externa, z.B. Prednicarbat-Creme (z. B. Dermatop®)

Bei Therapieresistenz sind außerdem möglich:

- Versuch einer antibiotischen Therapie, z. B. mit Doxycyclin 100–200 mg/d oder Erythromycin 3 × 500 mg/d über 10–14 Tage
- Orale Glukokortikoide in mittlerer Dosierung, z. B. 25–50 mg/d Prednisolon beim Erwachsenen, rasch ausschleichend

Therapieversuche mit Methotrexat, Ciclosporin A oder Acitretin sollten schweren, chronischen, therapieresistenten Fällen vorbehalten bleiben.

Literatur

Fölster-Holst R. Papulöse und erythrosquamöse Dermatosen. In: Traupe H, Hamm H: Pädiatrische Dermatologie. 2006, Springer, Heidelberg: 403–418

Fall 55

Eine 26-jährige Patientin wird wegen einer netzartigen Hautzeichnung an den Beinen vorstellig. Diese habe sich vor über einem Jahr während der Schwangerschaft gebildet. Sie litt damals unter hohem Blutdruck, geschwollenen Beinen, und ihr Gynäkologe hatte im Harn Eiweiß festgestellt. In der 40. Schwangerschaftswoche musste notfallmäßig eine Sektio durchgeführt werden. Das Neugeborene war dystroph mit einem Geburtsgewicht an der 10. Perzentile. Noch im Wochenbett erlitt die Patientin einen Schlaganfall mit rechtsseitiger Hemiparese und beidseitigen peripheren Pulmonalembolien. Sie steht seitdem unter oraler Antikoagulation und seit kurzen nimmt sie auch ein Antiepileptikum wegen einer symptomatischen Epilepsie ein.

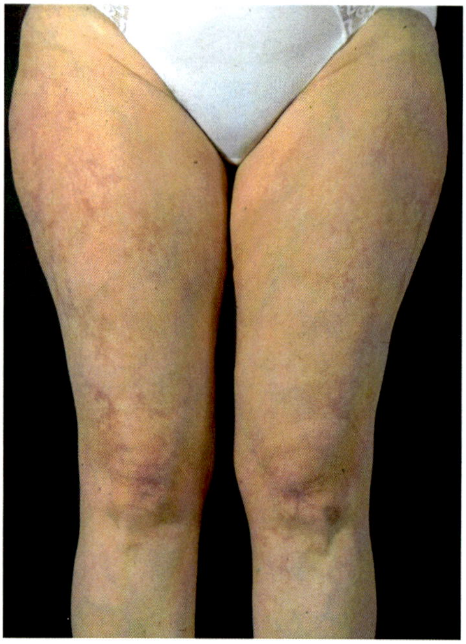

Abb. 55.1 a

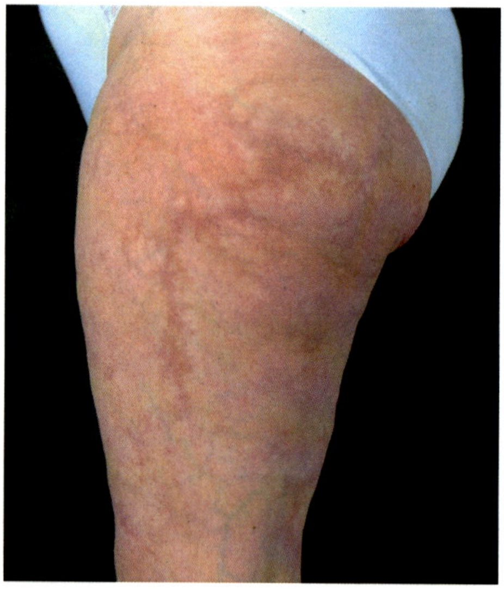

Abb. 55.1 b

Welche Verdachtsdiagnose stellen Sie? Begründen Sie diese.

Dieses rankenartige, „durchbrochene" Netzmuster entspricht einer Livedo racemosa. Es ist eine pathologische Hautzeichnung bei fokaler Unterbrechung der Durchblutung (im Gegensatz zur Livedo reticularis z. B. bei kältebedingter Cutis marmorata). Infolge der Strömungsverlangsamung in den von der Dermis-Subkutis-Grenze vertikal aufsteigenden Arteriolen kommt es zu einer Sauerstoffverarmung in dem kreisförmigen Hautareal, das die betroffene Arteriole versorgt. Dies manifestiert sich als livides Netzmuster.

Wie sichern Sie die Diagnose?

Mit einer Exzisionsbiopsie. Diese muss aus dem Zentrum der Livedozeichnung (mit scheinbar unauffälliger Haut) entnommen werden.

Welche Differenzialdiagnosen kommen in Betracht?

- Arteriitis: z. B. Polyarteritis nodosa, SLE, Dermatomyositis, Thrombangiitis obliterans, septische Vaskulitis
- Koagulopathie: z. B. Antiphospholipidsyndrom, Protein-C- oder -S-Mangel, Antithrombin-III-Mangel, disseminierte intravasale Gerinnung
- Embolie: z. B. Cholesterin, metastatische Kalzinose/Kalziphylaxie, Embolia cutis medicamentosa
- Sneddon-Syndrom
- Livedo-Vaskulitis
- Viskositätserhöhung: z. B. Polyzythämie/Polyglobulie, Leukämie, Thrombozytose, Kryoglobulinämie
- ZNS-Erkrankungen (Vasomotorenzentrum im Hirnstamm): z. B. Schlaganfall, Enzephalitis, multiple Sklerose
- Medikamente: z. B. Amantadin, Epinephrin, Kortikosteroide, Interferone

Welche Biopsiebefunde erwarten Sie bei den genannten Differenzialdiagnosen?

- Panarteritis nodosa: leukozytoklastische Vaskulitis mittelgroßer Arterien
- Sneddon-Syndrom: lymphozytäre Endothelitis, subintimale Myofibroblastenproliferation und schließlich fibrosklerotische Gefäßobliteration
- Cholesterinembolie: Arteriole/Arterie mit (fixierungsbedingten) kristallförmigen Hohlräumen
- Livedo-Vaskulitis: Okklusion von dermalen Venen und Arterien durch Fibrinthromben mit mildem lymphozytären Entzündungsinfiltrat
- Antiphospholipidsyndrom: ausgedehnte Gefäßthrombosen, zum Teil mit Nekrosen

Bei der Patientin werden folgende Laborbefunde erhoben:

BSG: 22/32. Leukozyten 2,1 G/l, Hämoglobin 118 g/l, Thrombozyten 240 G/l. Leber- und Nierenwerte im Normbereich.

Autoantikörper: ANA 1:80 homogen, nativ-DNA negativ, ANA-Subsets negativ, Anticardiolipin(aCL)-IgG-Antikörper positiv mit 84 GPL Units, aCL-IgM-Antikörper negativ, Anti-β_2-Glykoprotein-I-Antikörper positiv, Lupusantikoagulans negativ (unter oraler Antikoagulation meist nicht nachweisbar). Komplement normwertig.

Wie lautet die Diagnose?

Primäres Antiphospholipidsyndrom mit arterieller und venöser Thrombose sowie gestationaler Manifestation (Präeklampsie, intrauterine Wachstumsretardierung). Symptomatische Epilepsie mit fokal eingeleiteten Grand-Mal-Anfällen, ätiologisch sekundär zum zerebralen Insult.

Was ist das Antiphospholipidsyndrom?

Es handelt sich um eine Autoimmunerkrankung, bei der Autoantikörper venöse und arterielle Thrombosen und – was das Besondere bei dieser Gerinnungsstörung ist – auch gestationale Komplikationen (rezidivierende Aborte, Totgeburten, intrauterine Wachstumsretardierung, Prä-/Eklampsie) verursachen können. Eine seltene Sonderform ist das „katastrophale Antiphospholipidsyndrom“, bei dem es in einem „thrombotischen Sturm“ zu Blutgerinnseln disseminiert in kleinen Gefäßen kommt; die Letalität liegt bei 50%.

Nennen Sie die Diagnosekriterien des Antiphospholipidsyndroms (sog. Sapporo-Kriterien).

Ein sog. *definitives* Antiphospholipidsyndrom kann bei Vorliegen von mindestens einem klinischen und mindestens einem Laborkriterium gestellt werden.

Klinische Kriterien

- Eine oder mehrere arterielle oder venöse Thrombosen
- Schwangerschaftsmorbidität:
  - Einer oder mehrere Aborte nach der 10. SSW bei fehlenden Chromosomen- oder hormonellen Aberrationen, fetalen Fehlbildungen u. ä.
  - Drei oder mehrere Aborte vor der 10. SSW bei fehlenden Chromosomen- oder hormonellen Aberrationen, fetalen Fehlbildungen u. ä.
  - Frühgeburt eines morphologisch unauffälligen Feten in/vor der 34. SSW aufgrund schwerer Präeklampsie/Eklampsie oder Plazentainsuffizienz

Laborkriterien

- Anticardiolipin-IgG- und/oder -IgM-Antikörper in mittlerem bis hohem Titer mindestens zweimal im Abstand von ≥ 6 Wochen gemessen

  Anmerkung
  - Was unter einem „mittleren" Titer zu verstehen ist, wird in den Sapporo-Kriterien nicht angegeben. Sie werden meist bei 20–80 GPL units (für aCL-IgG) bzw. 20–50 MPL units (für aCL-IgM) angenommen.
  - Die zahlreichen Untertypen von Phospholipid-Autoantikörpern (z. B. Anti-Phosphatidylinositol-Antikörper, Anti-Phosphatidylserin-Antikörper) sind zwar mit dem Antiphospholipidsyndrom assoziiert, aber nicht Teil der diagnostischen Kriterien.
- Lupusantikoagulans mindestens zweimal im Abstand von ≥ 6 Wochen gemessen

Was sind Antikardiolipin-Antikörper und Lupusantikoagulans und wie werden sie nachgewiesen?

Diese Autoantikörper sind gegen ubiquitär in Zellmembranen vorkommende anionische Phospholipide gerichtet. In vitro verursachen sie oft eine „verzögerte“ Gerinnung (z. B. spontane Verlängerung der aPTT); in vivo kommt es aber im Gegensatz dazu zu einer „beschleunigten“ Gerinnung = Thrombose („Lupus*anti*koagulans“ ist also eigentlich eine Fehlbezeichnung). Diese Antikörper kann man direkt z. B. mit ELISA (→ Antikardiolipin-/Antiphospholipidantikörper; Serumröhrchen, sehr transportstabil), aber auch durch ihren Effekt auf die Gerinnung (→ Lupusantikoagulans; Gerinnungsröhrchen = Monovette mit Zitratzusatz, Cave: transportempfindlich!) nachweisen.

Anti-β_2-Glykoprotein-I-Antikörper, die ebenfalls mittels ELISA nachgewiesen werden können, sind gegen ein Phospholipid-assoziiertes Kofaktorprotein gerichtet.

Anmerkung
Kardiolipine sind Hauptbestandteile mancher Syphilistests, und das erklärt das Vorkommen von falschreaktiven VDRL- und Rapid-Plasma-Reagin(RPR)-Tests bei Patienten mit Antiphospholipidsyndrom.

Warum müssen immer sowohl Antikardiolipin-Antikörper als auch das Lupusantikoagulans bestimmt werden?

Weil bei etwa jedem achten Patienten mit Antiphospholipidsyndrom nur ein positives Lupusantikoagulans, aber keine Antikardiolipin-Antikörper nachweisbar sind.

Welche Hauterscheinungen können beim Antiphospholipidsyndrom vorkommen?

„Thrombotische Mikroangiopathie"	„Große Gefäße"
Livedo racemosa	tiefe Venen- und arterielle Thrombosen
Nagelfalzteleangiektasien	Thrombophlebitis
Splitterblutungen	Ulcus cruris
pseudovaskulitische Läsionen	Raynaud-Phänomen
Livedovaskulitis	ischämische Nekrosen, Fingergangrän
(nekrotisierende Vaskulitis)	Pyoderma-gangränosum-artige Läsionen
(primäre Anetodermie)	(Papulosis maligna Degos)

Eine besondere *Warnfunktion* kommt der Livedo racemosa zu: sie ist das häufigste Hautzeichen des Antiphospholipidsyndroms (bei jedem 4. Patienten).

Wie behandelt man das Antiphospholipidsyndrom?

- Bei Thrombose (zur Prävention weiterer Thrombosen): langfristige bis lebenslange orale Antikoagulation INR 2,5–3,0 oder höher (bei Rezidivthrombose, arterieller Thrombose)
- Management von gestationalen Komplikationen (ohne Anamnese von Thrombosen): niedrig dosiert Acetylsalicylsäure, Heparin
- Bei katastrophalem Antiphospholipidsyndrom: Antikoagulation, Glukokortikoide, Plasmapherese, IVIG
- Primärprophylaxe bei Patienten mit aCL, aber ohne Anamnese von Thrombosen: Elimination von Risikofaktoren (z. B. Pille und Hormonersatztherapie: v. a. Östrogenanteil; Nikotin, Adipositas, Immobilität), niedrig dosiert Acetylsalicylsäure, Hydroxychloroquin; Heparin in Situationen mit hohem Thromboserisiko

Im Verlauf der folgenden beiden Jahre entwickelte die Patientin eine symmetrische Polyarthritis der kleinen Fingergelenke, Abgeschlagenheit, ein Schmetterlingserythem sowie Photosensitivität.

Die ANA stiegen auf 1:5120 (homogen) an, die n-DNA-Antikörper waren mit 1:320 positiv, die weiteren ANA-Subsets negativ.

Welche Diagnose stellen Sie nun und welche Therapie leiten Sie ein?

Die Diagnose wird auf SLE mit *sekundärem* Antiphospholipidsyndrom korrigiert und – nachdem kein Hinweis auf weitere Organbeteiligung besteht – die Therapie um Hydroxychloroquin 2 × 200 mg/d (Quensyl®, Plaquenyl®) erweitert.

Kommt das Antiphospholipidsyndrom immer im Rahmen eines SLE vor?

Nein. Ursprünglich wurde das Antiphospholipidsyndrom zwar bei Patienten mit SLE beschrieben. Es kommt aber auch bei anderen Kollagenosen, Vaskulitiden, sehr selten auch in Assoziation mit Medikamenten (Chlorpromazin, Phenytoin, Hydralazin u.a.) und Infekten (Tuberkulose, HIV, HCV u.a.) vor. Bei etwa 50% der Patienten liegt ein „primäres" Antiphospholipidsyndrom ohne Assoziation mit einer Kollagenose o.ä. vor. Die Entwicklung eines SLE bei einer Patientin mit primärem Antiphospholipidsyndrom, wie in unserem Fall, ist allerdings außerordentlich selten.

Literatur

Best IM et al. The antiphospholipid syndrome in a teenage with miscarriages, thromboses, and diabetes mellitus. Am Surg. 2000; 66: 748–750

Fall 56

Eine 56-jährige Nichtraucherin wird vom Hausarzt wegen unklarer, an „Soor" erinnernder, aber nicht abwischbarer Veränderungen der Gaumenschleimhaut überwiesen. Außer seit längerer Zeit bestehender Mundtrockenheit und häufiger Rachenentzündung unauffällige Anamnese. Zunächst keine Therapie. Abstriche: kein Pilznachweis (a).

Ein halbes Jahr später tritt eine ausgedehnte, therapieresistente Peridontitis auf, als deren Hauptursache ein schwerer Diabetes mellitus festgestellt wird. Es erfolgt eine zahnprothetische Versorgung des Oberkiefers nach zahnärztlicher Extraktion der nicht sanierungsfähigen Zähne (b).

Ein weiteres halbes Jahr später wird dieselbe Patientin, nun vom Zahnarzt, wegen schmerzhafter Erosionen an der Wangenschleimhaut und Gingiva überwiesen. Die Sanierung mehrerer kariöser Molarzähne des Unterkiefers habe keine Besserung gebracht. Frage: möglicher Pemphigus (c, d)?

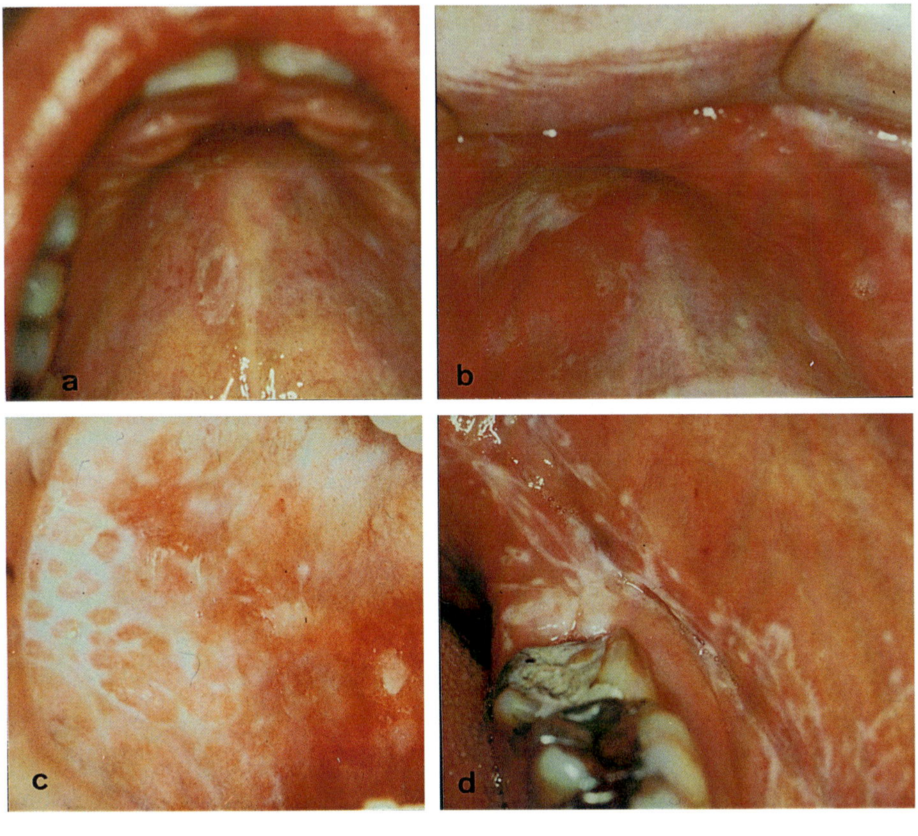

Abb. 56.1 a erster Befund, b: nach 6 Monaten, c und d: 1 Jahr später

Beschreiben Sie die ersten Befunde.

a: Der harte Gaumen zeigt (außerhalb der Mittellinie) eine hufeisenförmige, diffuse Rötung mit ödematösen Rugae palatinae hinter den Frontzähnen. Am harten Gaumen zusätzlich feine, grauweiße, netz- und ringförmige Epithelzeichnung erkennbar.
b: Befund 6 Monate später: tiefrotes Erythem und Ödem des zahnlosen Alveolarkamms und fast der gesamten Gaumenmukosa. Die Entzündung reicht weit über die Kontaktregion einer OK-Prothese nach hinten (Argument gegen Kontaktallergie auf Prothesenmaterial). Im Bereich der Gaumenentzündung ist weißliche Streifenzeichnung nur angedeutet zu erkennen.
Zusatzinformation: In Gaumenabstrichen spärlicher Nachweis von C. albicans.

Wie stellt sich der Befund an der Mundschleimhaut ein Jahr später dar?

c, d: An der Schleimhaut der Wange, in Höhe der Molarzähne, besteht eine netzförmige, teilweise anuläre Weißfärbung, die auf die Retromolargegend des Unterkiefers übergreift und hier plaqueförmig konfluiert. Im Bereich der Veränderungen ist die Mukosa mäßig diffus gerötet. An der hinteren Wangenmukosa fibrinbedeckte Erosion mit intensiv gerötetem Rand. **Zusatzinformation:** Auch die Zungenoberfläche und wiederum die Gaumenschleimhaut sind vermehrt gerötet. Das Epithel weist ein fokales, grauweißes Netzmuster auf, Erosionen fehlen. Nachweis von C. albicans.

Wie lautet Ihre Diagnose, wie die klinische Begründung?

Lichen planus mucosae mit sekundärem Lichen erosivus. Charakteristisch für den planen Lichen ist die netz- und ringförmige sog. Wickham-Streifung, die das Bild einer „Spinnweb-Leukoplakie" auf gering geröteter Mukosa erzeugt. Häufig bildet sich dieser subjektiv symptomlose Lichen-Typ innerhalb von zwei Jahren spontan zurück, bei etwa 15% entsteht aber eine persistierende Atrophie der Mukosa, die – typischerweise an der dental irritablen Wangenmukosa – zu schmerzhaften und persistierenden Erosionen führt.

Nennen Sie häufige Differenzialdiagnosen!

Im mittleren und höheren Lebensalter, überwiegend bei Männern, sind orale Leukoplakien als mögliche Präkanzerose am häufigsten. Da sie durch exogene Noxen (chronisches Rauchen, schlechte Mundhygiene, Alkoholabusus) hervorgerufen werden, werden sie ursächlich als *noxigene Leukoplakien* eingestuft. Lichenoide Arzneienantheme, eine weitere Möglichkeit, sind durch das mitvorhandene Exanthem der Haut und die Arzneianamnese zu erkennen.

Was ist unter „Leukoplakie" zu verstehen?

Nach der WHO-Definition „weißer, nicht abwischbarer, keiner definierten Grundkrankheit zuzuordnender Schleimhautbezirk". Ob es sich dabei um eine benigne, prä- oder frühkanzeröse Leukoplakie handelt, muss histologisch geklärt werden. Makroskopisch lassen sich dementsprechend drei Leukoplakietypen unterscheiden:
- Leukoplakia simplex: plane homogene Leukoplakie, histologisch fast immer benigne
- Leukoplakia verrucosa: stärker verdicktes und unregelmäßig gefurchtes Epithel, palpatorisch gering infiltriert; histologisch „präkanzerös", meist Dysplasiegrad 1–2
- Leukoplakia erosiva: gesprenkeltes Aussehen durch eingestreute rote Bezirke, stärker infiltriert, ggf. schmerzhaft, Dysplasiegrad 3

In dieser Reihenfolge nimmt der Dysplasiegrad bei Leukoplakien zu, sodass beim „gesprenkelten“ Typ das Mukosaepithel meist in ganzer Breite atypische Zellveränderungen aufweist („Carcinoma in situ“).

Wie lässt sich der erosive Lichen mucosae von ähnlichen Stomatitiden abgrenzen?

Durch die in den leukoplakischen Randbezirken erkennbare grau-weißliche Streifenzeichnung. Außerdem sind bei drei Vierteln aller Fälle auch die typischen Lichen-ruber-Papeln an der Haut nachweisbar. Da es sich somit um die Manifestation einer mukokutanen Krankheit (gr. nosos) handelt, ist diese Leukoplakieform als *nosogen* einzustufen.

Ist der Lichen mucosae erosivus als nosogene Leukoplakie eine Präkanzerose?

Ja, im Sinne einer fakultativen Präkanzerose. Ob ein Karzinom entsteht, hängt von der Dauer der erosiven Erkrankung, von zusätzlichen Noxen (besonders Rauchen), auch von resistenzmindernden Einflüssen (Diabetes, Hypercholesterinämie und Hepatopathien als häufige Begleitkrankheiten) ab. Erstere kommen bei Lichen mucosae signifikant gehäuft vor.

Nennen Sie Differenzialdiagnosen zum Lichen mucosae erosivus.

In erster Linie die primär orale Manifestation eines Pemphigus vulgaris (daher auch die klinische Bezeichnung Lichen mucosae pemphigoides). Schwere Mukosaläsionen finden sich beim Pemphigus paraneoplasticus, wobei meist Lymphome vom Hodgkin- oder Non-Hodgkin-Typ aufzudecken sind. Bei erosiven Arzneienanthemen ist die Anamnese richtungweisend. Ein sehr schweres, pluriorifizielles Krankheitsbild ist die akute „Graft-versus-host-disease“, eine häufige und frühe Komplikation nach Transplantation homologer Knochenmarkzellen (zur Therapie maligner Hämoblastosen).

Welche Therapie ist beim planen, welche beim erosiven Lichen mucosae indiziert?

Beim **primär planen Lichen mucosae** ist meist keine Behandlung erforderlich, zumal Beschwerden fehlen und die selten länger als zwei Jahre dauernden Schleimhautveränderungen meist spontan heilen. Sind jedoch Karies oder andere irritative Veränderungen an den kontaktierenden Unter- oder Oberkieferzähnen nachweisbar, ist eine restaurative Zahnbehandlung ratsam, da nach Art eines isomorphen Reizes („Köbner-Effekt“) die Mukosaherde ständig irritiert und somit perpetuiert werden. Da jedoch beim Lichen mucosae häufig eine latente Candidabesiedlung der Mundschleimhaut (sowie der seltener von Lichen planus sive erosivus betroffenen Vaginalschleimhaut) besteht, ist eine mykologische Untersuchung von Schleimhautabstrichen zu empfehlen. Grundsätzlich sollte jeder Lichen-Patient auch internistisch untersucht werden, da bei systematischen Studien eine statistisch signifikante Häufung von – manifestem oder latentem – Diabetes, oft auch Hypercholesterinämie und Hepatopathie eruiert worden ist.

Beim atrophisierenden und vor allem **erosiven Lichen mucosae** genügt es nicht, schmerzstillende Stomatika (z.B. Lidocain®-Mundgel) zu verordnen, vielmehr ist eine intensive Lokaltherapie mit topischen Glukokortikoiden (z.B. Dontisolon®-Mundheilpaste, Volon®-Haftsalbe) erforderlich. Sie ist täglich mehrmals – möglichst unter Abdeckung mit Watterolle – anzuwenden, verbunden mit oraler Candidaprophylaxe. Neuerdings werden auch Erfolge mit Tacrolimus-Suspension (0,03% in wässriger Lösung viermal täglich über mehrere Monate) berichtet: lokale

Applikation mit einem Mull-umwickelten, möglichst lang auf die Erosionen zu pressenden Spatel oder Watteträger.

In der Regel bedarf es zusätzlich der systemischen Therapie mit Glukokortikoiden allein oder kombiniert mit Acitretin (25–50 mg/d). Die Vorsichtsmaßnahmen (Kontrolle der Leberenzyme und Blutfette, Konzeptionsschutz bei Frauen bis zwei Jahre nach Absetzen des Retinoids) sind zu beachten. Ausreichende Ernährung und ggf. Substitution mit Multivitaminpräparaten und Zink sind ebenfalls erforderlich. Von Rauchen ist dringend abzuraten. Mitbehandlung einer nachgewiesenen sekundären oralen Candidose.

Wie ist die Prognose des chronisch erosiven Lichen mucosae einzuschätzen?

Wie schon betont, ist der atrophisierende und erodierende Lichen mucosae mit zunehmender Dauer eine potenzielle Präkanzerose. Daher sind regelmäßige halbjährliche Kontrolluntersuchungen – ggf. mit bioptisch-histologischer Kontrolle – sehr zu empfehlen. Eine entstehende Ulzeration ist immer karzinomverdächtig (Inzidenz > 1%).

Anmerkung

Bei einer Prävalenz von 0,2–0,4% in unserer Bevölkerung gehört der Lichen planus zu den häufigen entzündlichen Dermatosen. Schleimhautbeteiligung (oral, weniger genital) kommt in über 50% der Fälle vor. Ätiopathogenetisch wird eine immungenetische Prädisposition diskutiert, die zur „Antigenpersistenz" verschiedener Auslösefaktoren (Medikamente, Virusinfekte) und zytotoxischer Schädigung der epithelialen Basalzellen führt.

Literatur

Cribier B, Frances C, Chosidow O. Treatment of lichen planus. An evidence-based medicine analysis of efficacy. Arch Dermatol 1998; 134: 1521–1530

Hornstein P et al. Klinische Feldstudie zur Häufigkeit und topographischen Verteilung des Lichen ruber einschließlich der Frage ätiologischer Einflussfaktoren. Z Hautkr 1980; 55: 1562–1568

Hornstein OP, Stühler C, Schirner E, Simon M. Lichen ruber und Diabetes mellitus – pathogenetische Beziehungen? Hautarzt 1984; 35: 287–291

Hornstein OP. Lichen (ruber) planus. In Hornstein OP. Erkrankungen des Mundes. Ein interdisziplinäres Handbuch und Atlas, Kap 18.1: S. 324–329. Kohlhammer, Stuttgart 1996

Setterfield JF, Black MM, Challacombe SJ. The management of oral lichen planus. Clin Exp Dermatol 2000; 25: 176–182

Simon M. Lichen ruber planus aus immunologischer Sicht. Zbl Hautkr. 1985; 150: 699–708

Simon M. Lichen Planus, Lichenoid Eruptions and Cutaneous Graft-Versus-Host-Reaction. In Hertl M (ed) Autoimmundiseases of the Skin, S. 303–318. Springer, Wien New York 2001

Fall 57

Bei Ihnen stellt sich in der Praxis eine 32-jährige Patientin vor, die wegen einer Akne von ihrem Hausarzt über Monate das Antibiotikum Skinocyclin® (Minocyclin) verordnet bekommen hatte. Sie berichtet, dass unter der Antibiotikagabe plötzlich Eiterbläschen im Gesicht aufgetreten seien. Zusätzlich nehme sie – vom Gynäkologen rezeptiert – Diane® 35 (Cyproteronacetat + Ethinylestradiol) ein. Sie bedaure, dass sie nicht mehr Blut spenden könne, da sie eine sehr seltene Blutgruppe habe.

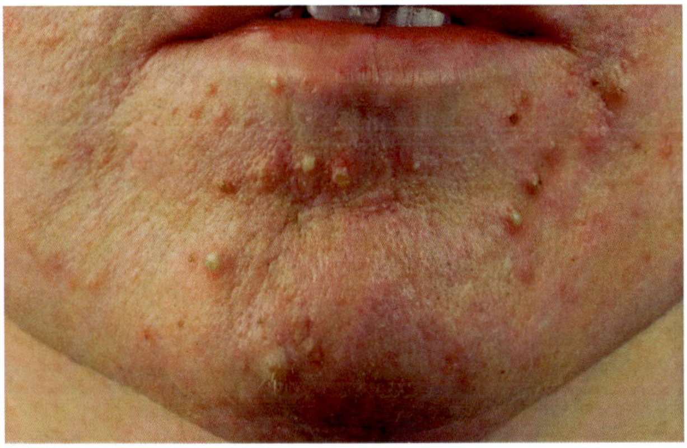

Abb. 57.1

Beschreiben Sie die in der Abbildung dargestellten Hautveränderungen.

Perioral finden sich einzeln stehende Papulopusteln.

Welche Verdachtsdiagnose stellen Sie?

Aufgrund der monatelangen Einnahme von Skinocyclin® kann es sich um eine gramnegative Follikulitis als typische Komplikation handeln.

Welches diagnostische Vorgehen schlagen Sie vor? Welchen Befund erwarten Sie?

Es sollte zur Sicherung der Diagnose ein Abstrich aus einer Pustel erfolgen, um eine mikrobiologische Erregerbestimmung *ohne* Antibiogramm zu veranlassen. Zu erwarten wären gramnegative Keime, wie Pseudomonas, E. coli, Proteus mirabilis.

Welche Therapie halten Sie für angezeigt? Begründen Sie Ihre Entscheidung.

Als Erstmaßnahme sollte die Antibiotikagabe ausgesetzt werden. Zur Reinigung des Gesichtes sind milde Syndets empfehlenswert. Die Applikation von Salben oder Cremes sollte unterbleiben. Lokal kann Benzoylperoxid zum Einsatz kommen.

Es gibt grundsätzlich zwei Therapieansätze: Die systemische Gabe eines Antibiotikums gemäß Antibiogramm. Hiervon sollte Abstand genommen werden, da es zu einer Aggravation des Krankheitsbildes kommen kann. Käme es zu einer Verbesserung, wären ein langsamer Eintritt einer Wirkung zu erwarten sowie ein schnelles Rezidiv nach Absetzen des Antibiotikums. Die Möglichkeit des Auftretens einer Vaginalmykose ist ebenfalls ins Kalkül zu ziehen. Deshalb ist die systemische Gabe von Isotretinoin (z. B. Aknenormin®) als Therapie vorzuziehen. Die Gabe von Isotretinoin ist bei Frauen im gebärfähigen Alter aufgrund der hohen Teratogenität dieses Medikamentes an bestimmte Auflagen gebunden.

Welche Auflagen sind bei der Gabe von Isotretinoin an Frauen im gebärfähigen Alter zu berücksichtigen? Was sagen Sie der Patientin bezüglich des Blutspendens?

- Vor Einnahme von Isotretinoin muss eine Gravidität mindestens einen Monat vor, während und mindestens einen Monat nach Behandlungsende durch einen unter ärztlicher Aufsicht stattfindenden Schwangerschaftstest (mit einer minimalen Sensitivität von 25 mIU/ml, z. B. Cleartest®) ausgeschlossen werden.
- Es ist wichtig, dass zur Schwangerschaftsvermeidung mindestens eine, besser zwei effektive Kontrazeptionsmethoden zur Anwendung kommen, um ein Höchstmaß an Sicherheit zu erreichen.
- Es müssen Kontraindikationen beachtet werden, wie Leberinsuffizienz, stark erhöhte Blutfettwerte sowie eine Hypervitaminose A.
- Es muss eine Blutuntersuchung zur Bestimmung von Transaminasen, Triglyzeriden und Cholesterin inklusive Blutbild durchgeführt und monatlich wiederholt werden.
- Die Patientin muss in die Bedingungen für eine solche Therapie schriftlich einwilligen.
- Sollte trotz aller Vorsichtsmaßnahmen eine Gravidität eintreten, besteht hierfür Meldepflicht. Die Meldung erfolgt an den pharmazeutischen Hersteller, der diese an das BfArM weiterleitet.
- Blutspenden ist aufgrund der stark teratogenen Substanz Isotretinoin während und einen Monat nach Therapieende untersagt.

Was haben Sie als Verordner des Medikamentes zu beachten und worüber müssen Sie die Patientin informieren?

Das Rezept hat eine Gültigkeit von sieben Tagen ab Ausstellungsdatum. Danach ist der Apotheker gehalten, es nicht mehr einzulösen. Die verordnete Menge darf die Gesamtdosis für einen Monat nicht überschreiten. Diese errechnet sich folgendermaßen: 0,5–1 mg/kg/d.

Literatur

Boni R, Nehrhoff B. Treatment of gram-negative folliculitis in patients with acne. Am J Clin Dermatol. 2003; 4: 273–276

Fall 58

Eine 55-jährige Patientin, die sich sei mehreren Wochen schlapp fühlt und seit drei Tagen unter hohem Fieber (39,5 °C) leidet, stellt sich mit schmerzhaften Hautveränderungen am oberen Rumpf und an den Extremitätenstreckseiten vor. Seit nunmehr acht Wochen bestehe ein hartnäckiger Husten, Medikamenteneinnahme wird verneint. Vorerkrankungen sind nicht bekannt.

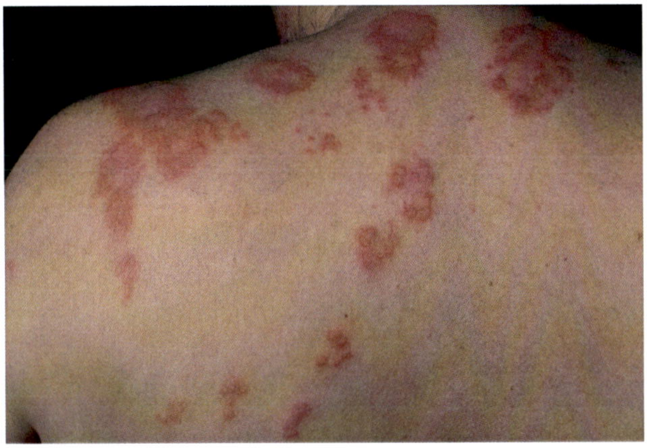

Abb. 58.1

Beschreiben Sie die Hautveränderungen.

Im Bereich des Rückens (li > re) befinden sich kissenartige, hellrote Plaques von bis zu 3 cm Durchmesser, die sich aus konfluierenden Papeln zusammensetzen. Insbesondere im Randbereich imponieren sie makroskopisch als Bläschen.

Anmerkung
Es handelt sich um so genannte „Pseudovesikel", da keine echte Vesikulation vorliegt („illusion of vesiculation").

Welche Differenzialdiagnosen kommen in Betracht?

- Sweet-Syndrom (randständige Pseudovesikel)
- Erythema multiforme (Kokarden)
- Herpes-simplex-Infektion (echte Vesikel, herdförmige Anordnung)

Welche diagnostischen Maßnahmen ergreifen Sie?

Blutentnahme für ein Blutbild, Entnahme einer Hautbiopsie.

Das BB zeigt eine Leukozytose von 13000/µl mit Linksverschiebung.

Beschreiben Sie bitte die histologischen Charakteristika.

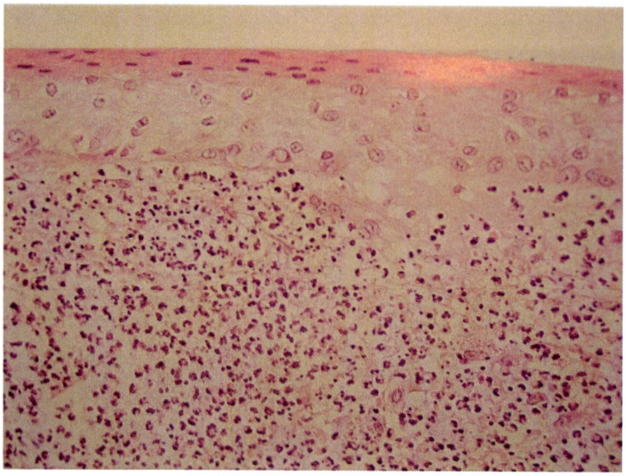

Abb. 58.2

Es besteht ein deutliches Ödem der oberen Dermis mit einem diffusen Infiltrat aus neutrophilen Granulozyten, überwiegend perivaskulär.

Wie lautet Ihre Diagnose?

Sweet-Syndrom (akute febrile neutrophile Dermatose)

Worum handelt es sich bei diesem Krankheitsbild?

Das Sweet-Syndrom ist eine akute febrile neutrophile Dermatose, die durch die Konstellation von Leukozytose, Fieber und typischen Hautveränderungen im Gesicht, an Hals, Dekolleté und Schulter gekennzeichnet ist.

Welche Ursachen sind Ihnen bekannt?

- Entzündliche Darmerkrankung, wie Colitis ulcerosa, Crohn-Krankheit
- Infektionen, wie Tonsillitis, Infektionen der oberen Luftwege und des Intestinums
- Paraneoplastisch, z. B. myeloproliferative Erkrankungen (wie chronisch-myeloische Leukämie) bei 20–25% der Patienten!
- Arzneimittel, wie Antibiotika und Antihypertensiva
- Idiopathisch

Nennen Sie bitte das typische Manifestationsalter und die Geschlechterverteilung.

Frauen sind häufiger betroffen als Männer, Manifestationsalter ist das 3.–5. Lebensjahrzehnt.

Welche Organe können beim Sweet-Syndrom zusätzlich betroffen sein?

Die Infiltrate können ebenfalls in den Gelenken, Augen, in Niere, Leber und Lunge vorkommen.

Wie gestaltet sich die Therapie der Patientin?

Zunächst müssen die Ursachen des Infektes abgeklärt und diese in Zusammenarbeit mit dem Hausarzt behandelt werden. Die Therapie der Grundkrankheit hat absolute Priorität vor derjenigen des Sweet-Syndroms. So ist es selbstverständlich, eine zugrunde liegende Bronchopneumonie (wie bei der hier vorgestellten Patientin) zunächst ausreichend zu behandeln, bevor die systemische Glukokortikoidtherapie eingeleitet wird. Diese sollte bis zum Ansprechen hoch dosiert erfolgen, z.B. mit Prednisolon 60–80 mg/d p.o., nach drei bis fünf Tagen langsame Reduktion über vier bis sechs Wochen.

Welche Medikamente können alternativ zur Behandlung des Sweet-Syndroms eingesetzt werden?

- Dapson 1,5 mg/kg/d zunächst für zwei Wochen, nach Abheilung langsame Reduktion (nach Ausschluss eines Glukose-6-Phosphat-Dehydrogenasemangels)
- Colchicin 1 mg/d
- Ciclosporin A 3–5 mg/kg/d
- Thalidomid 200 mg/d in hartnäckigen Fällen (No-Label-Medikament)

Was sagen Sie der Patientin zur Prognose? Wie sollte die weitere Betreuung aussehen?

Das Sweet-Syndrom kann Wochen bis Monaten bestehen (episodisch oder chronisch rezidivierend), bevor es abheilt. Da die Hautveränderungen den assoziierten Erkrankungen um Monate vorausgehen können, sind Kontrolluntersuchungen unerlässlich (in Zusammenarbeit mit dem Hausarzt).

Literatur

Ayirookuzhi SJ, Ramshesh P, Mills P. Imatinib-induced sweet syndrome in a patient with chronic myeloid leukemia. Arch Dermatol 2005; 141: 368–370

Browning CE et al. Thalidomide in the treatment of recalcitrant Sweet's syndrome associated with myelodysplasia. J Am Acad Dermatol 2005; 53: 135–138

Foster EN et al. Crohn's disease associated with Sweet's syndrome and Sjögren's syndrome treated with infliximab. Clin Dev Immunol 2005; 12: 145–149

Fall 59

Eine 57-jährige Patientin stellt sich in Ihrer Sprechstunde vor. Im Bereich des Stammes hätten sich eigenartige „rote Flecken“ entwickelt, die manchmal auch etwas juckten. Vor allem nach dem Duschen seien die Flecken deutlich roter. Sie dürfe dann nicht anfangen, sich an den Stellen zu kratzen, da dann das Jucken schlimmer werde. Quaddeln habe sie nie gesehen. Eine Freundin habe ihr bereits eine Kortisoncreme gegeben, die aber nichts gebracht habe.

Sie betrachten die Läsionen am Stamm auch auflichtmikroskopisch und sehen erweiterte Gefäße.

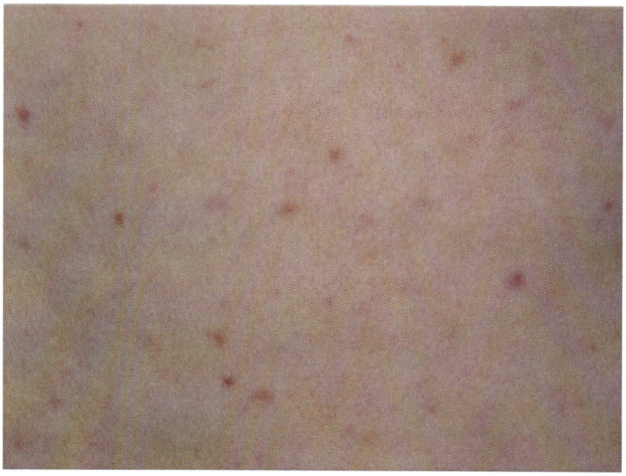

Abb. 59.1

Nennen und beschreiben Sie einige Krankheitsbilder, bei denen Teleangiektasien ein Leitsymptom sind!

- Purpura hereditaria haemorrhagica (Osler-Rendu-Krankheit): angeborene Gefäßkrankheit mit Teleangiektasien und arteriovenösen Aneurysmen an Haut (Lippen), Schleimhaut, inneren Organen (z.B. Darm, Lunge). Ausbreitung mit zunehmendem Lebensalter. Es treten rezidivierende Blutungen auf, in 5% letal endend.
- Teleangiectasia macularis eruptiva perstans: teleangiektatische Makeln am Stamm
- Purpura anularis teleangiectoides: Variante der Purpura chronica progressiva mit sich ausdehnenden teleangiektatischen Flecken, v.a. an den Beinen.

Ihre Patientin ist wegen des Hautbefundes überaus besorgt und bittet um eine vollständige Abklärung. Sie führen deshalb eine Gewebebiopsie durch. Der histopathologische Befund ergibt: „Regulär aufgebautes Deckepithel, erweiterte dermale Gefäße vor allem des oberen dermalen Plexus und schütteres Rundzellinfiltrat".

Diagnose: perivaskuläre superfizielle Dermatitis mit erweiterten dermalen Gefäßen.

Welche Verdachtsdiagnose haben Sie? Welche Zusatzuntersuchungen benötigen Sie?

Sie sind mit diesem Befund nicht zufrieden, da er den Sachverhalt nur beschreibt, aber keine klare nosologische Zuordnung gestattet. Sie haben den klinischen Verdacht auf eine Teleangiectasia macularis perstans, eine Form der kutanen Mastozytose des Erwachsenenalters. Die Mastzellen sind in der Routinehistologie schlecht oder gar nicht von anderen Infiltratzellen zu unterscheiden. Deshalb müssen Spezialfärbungen eingesetzt werden: für die Mastzellen eine Giemsa-Färbung oder Chloroacetatesterase-Färbung.

Anmerkung

Das c-kit-Genprodukt CD 117 kann auf Mastzellen immunhistologisch nachgewiesen werden. Es ist ferner auch bei verschiedenen Tumoren nachweisbar.

Nennen Sie die histologischen Färbetechniken für folgende Fragestellungen:

- Hyphen und Sporen → PAS
- Amyloid → Kongorot
- Mucopolysaccharide, z. B. bei Mucinose → Alcianblau
- Nagelhämatom vs. subunguales Melanom → Berliner Blau: färbt Hämosiderin (z. B. bei Nagelhämatom)

Ihr Pathologe ruft Sie an: Über 90% der Infiltratzellen sind durch die Giemsa-Färbung als Mastzellen erkennbar. Sie stellen die Diagnose: Teleangiectasia macularis eruptiva perstans.

Welche weiteren Symptome können vorkommen?

Bei der adulten Form der Mastozytose können Mastzellinfiltrationen anderer Organe vorkommen (Knochenmark, Darm, Lunge). In Abhängigkeit von der Infiltratgröße können klinische Symptome wie Kopfschmerzen, Durchfall, Flushing, Kurzatmigkeit, Hypotension auftreten.

Welche weitere Diagnostik ist erforderlich?

Neben der Hautbiopsie sollte ein Differenzialblutbild durchgeführt werden, da Mastozytosen im Erwachsenenalter ggf. mit myeloproliferativen Erkrankungen oder einem Myelodysplasiesyndrom vergesellschaftet sein können. Dies sollte auch im Verlauf einmal jährlich wiederholt werden, um den möglichen Beginn derartiger Krankheiten zu erkennen. Eine Knochenmarkbiopsie ist bei fehlenden weiteren Symptomen routinemäßig nicht erforderlich, da eine Knochenmarkinfiltration keine prognostische Bedeutung besitzt.

Die Bestimmung der Tryptase ermöglicht einen Rückschluss auf Mastzellinfiltrationen in anderen Organen. Bei Erhöhung der Tryptase ist eine Ultraschalluntersuchung der Oberbauchorgane und eine Gastro- und Koloskopie zu veranlassen. Zudem sind eine Knochendichtemessung und bei lokalisierten Knochenschmerzen eine Knochenszintigraphie sinnvoll.

Wie beurteilen Sie die Prognose?

Eine wirksame Therapie existiert nicht. Der Übergang in einen malignen Prozess (z. B. Myelodysplasiesyndrom, Mastzellleukämie) ist sehr selten, dennoch sind regelmäßig Differenzialblutbilder durchzuführen, und die Patientin ist auf mögliche klinische Symptome einer systemischen Mastozytose hinzuweisen.

Charakterisieren Sie kurz die folgenden Krankheitsbilder.

Mastozytom: Rötlich-gelber bis rötlich-brauner Knoten oder Plaque (Durchmesser 3–4 cm) im frühen Kindesalter. Meist solitär, ggf. aber Übergang in Urticaria pigmentosa. Meist vollständige Regression in den ersten Lebensjahren.

Urticaria pigmentosa: Symmetrisch auftretende, rötlich-bräunliche Maculae und Papeln, bisweilen auch Plaques, die überall auftreten können außer im Gesicht, am Kapillitium, an Palmae und Plantae. Am häufigsten ist der Stamm betroffen. Auf Reibung können an diesen Stellen Urticae auftreten (positives Darier-Zeichen). Die Urticaria pigmentosa im Kindesalter tritt meist im ersten Lebensjahr auf. Mehr als 50% der Fälle verlieren sich in der Pubertät. Bei der adulten Form heilen hingegen nur 10% aus.

Wie beraten Sie einen Patienten mit Urticaria pigmentosa?

Die Urticaria pigmentosa ist nicht heilbar, besitzt jedoch eine exzellente Prognose. Bestehen keine weiteren Symptome, ist das Risiko eines Übergangs in eine hämatologische Systemerkrankung äußerst gering. Es gibt aber hierzu bislang keine verlässlichen Marker. Auch eine Knochenmarkinfiltration stellt keinen Risikofaktor für eine hämatologische Systemerkrankung dar.

Wichtig ist, die Patienten über mögliche Mechanismen aufzuklären, die zur Mastzelldegranulation führen können: physikalische Trigger (z. B. Reibung, Kälte, Wärme), Alkohol, nichtsteroidale Antiphlogistika, Insektenstiche, Röntgenkontrastmittel, Plasmaexpander, Opiate.

Ferner sollten die Patienten immer die erforderlichen Notfallmedikamente (flüssiges Glukokortikoid, flüssiges Antihistaminikum und Adrenalin-Fertigspritze) mit sich führen und hinsichtlich des Einsatzes geschult werden.

Antihistaminika können die klinische Symptomatik reduzieren, wirken jedoch nicht in allen Fällen. Die Einnahme Cromoglycinsäure-haltiger Präparate (z. B. Colimune®) kann bei Durchfall und Abdominalschmerzen hilfreich sein.

Welche Therapie empfehlen Sie bei einer 15-jährigen Patientin mit Urticaria pigmentosa, die nach erstmaligem Wespenstich einen anaphylaktischen Schock erlitten hat?

Therapie der Wahl ist in diesem Fall eine lebenslange spezifische Immuntherapie mit Wespengift (z. B. ALK-Depot® Wespe).

Literatur

Hartman K, Henz BM. Mastocytosis: recent advances in defining this disease. Br J Dermatol 2001; 144: 682–695

Fall 60

Ihnen wird konsiliarisch von einer gynäkologischen Abteilung eines Krankenhauses ein gesundes Neugeborenes vorgestellt, das etwa 14 Stunden nach der vaginalen Entbindung Hautveränderungen am gesamten Integument mit Aussparung der Palmoplantarregion entwickelt hat.

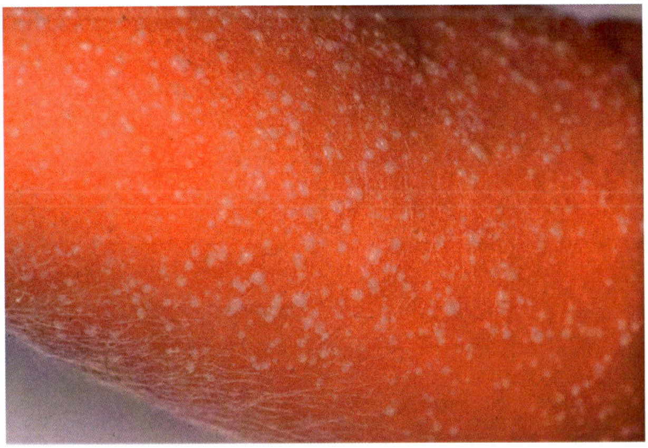

Abb. 60.1 Linkes Bein

Beschreiben Sie die Hautveränderungen.

Im Bereich des linken Beines sind dicht bei dicht stehende Pusteln auf gerötetem Grund sichtbar.

Welche Fragen stellen Sie dem betreuenden Kinderarzt zur Eingrenzung der Differenzialdiagnosen?

- Ist das Kind in seinem Allgemeinbefinden beeinträchtigt (Fieber, Trinkverhalten, Motorik etc.)?
- Gibt es Auffälligkeiten im Routinelabor (Blutbild, BSG, CRP)?
- Bieten Abstriche aus den Pusteln einen Anhalt für bakterielle, virale oder mykotische Infektionen?

Dem Kind geht es gut. Die Entzündungsparameter liegen im Normbereich. Im Blut fällt eine leichte Eosinophilie auf. Der Pustelinhalt ist steril. Die Zytologie ergibt den Nachweis von eosinophilen Granulozyten.

Welche Diagnose stellen Sie?

Erythema (toxicum) neonatorum (ETN)

Anmerkung

Das Epitheton „toxicum" ist historisch bedingt, aber falsch, da es sich um keine toxische Reaktion handelt.

Welche Differenzialdiagnosen sind zu erwägen? Geben Sie deren Charakteristika an!

- Transiente neonatale pustulöse Melanose: wichtigste Differenzialdiagnose, die ebenso als typische transiente, harmlose exanthematische Erkrankung des Neugeborenen anzusehen ist. Im Gegensatz zum ETN besteht sie bereits bei Geburt, zeigt sich auch palmoplantar und bietet histologisch ein steriles, neutrophiles Infiltrat, das nicht follikulär gebunden ist.
- Miliaria rubra/crystallina (vor allem Gesicht, Kopf, Hals)
- Incontinentia pigmenti (in den Blaschko-Linien)
- Infantile Akropustulose: manifestiert sich meist erst nach der Neugeborenenphase und betrifft vor allem Hände und Füße
- Wichtig ist die frühzeitige Abgrenzung infektiöser Differenzialdiagnosen wie Impetigo neonatorum, generalisierte Herpes-simplex-Virus-Infektion, Varizellen und Candida-Infektion. Bei diesen ist jedoch das Allgemeinbefinden stark beeinträchtigt, zudem lassen sich die Erreger in den Hautläsionen nachweisen.

Welche Diagnostik veranlassen Sie?

Die Diagnose wird klinisch gestellt. Bei einem unklaren Bild kann die Zytologie die Verdachtsdiagnose erhärten. Eine histologische Untersuchung ist nicht erforderlich.

Was ist unter dem Erythema neonatorum zu verstehen? Beschreiben Sie die wichtigsten Merkmale!

Das Erythema neonatorum ist als physiologische, selbstlimitierende Erkrankung aufzufassen, die bei mehr als 50% der reifen Neugeborenen (M > F) innerhalb der ersten 12 bis 48 Stunden nach der Geburt auftritt. Das Allgemeinbefinden ist nicht beeinträchtigt. Nach ein bis zwei Wochen klingen die Hautveränderungen spontan ab.

Anmerkung

Frühgeborene weisen ebenso wie Neugeborene nach Sectio caesarea deutlich seltener ein ETN auf. Das ETN ist im Sommer häufiger.

Was wissen Sie über Ätiologie und Pathogenese der Erkrankung?

Die Ätiologie ist unklar.

Die intraepidermalen, follikulär gebundenen Pusteln und Vesikulopusteln sind steril und enthalten zahlreiche eosinophile, vereinzelt auch neutrophile Granulozyten. Einige Befunde, wie der Nachweis antimikrobieller Peptide, lassen einen mikrobiellen Stimulus als Ursache vermuten, der jedoch bis heute nicht identifiziert wurde. Etwa 20% der Kinder weisen eine leichte Bluteosinophilie auf.

Was ist klinisch charakteristisch?

In disseminierter Verteilung zeigen sich je nach Stadium bis zu kleinlinsengroße Papeln, Vesikel oder Pusteln, die typischerweise die Palmoplantarregion frei lassen. Das Allgemeinbefinden ist nicht beeinträchtigt.

Welche Therapiemaßnahmen empfehlen Sie?

Eine Therapie ist nicht erforderlich, da die Erkrankung innerhalb von zwei Wochen spontan abheilt.

Literatur

Fölster-Holst R, Höger P. Pustulöse Hauterkrankungen des Neugeborenen. J Dtsch Dermatol Ges 2004; 7: 569–579

Ott H, Höger PH. Besonderheiten der Haut des Neugeborenen und jungen Säuglings. Hautarzt 2005; 56: 905–914

Fall 61

Ein 43-jähriger allein stehender Hamburger Hafenarbeiter stellt sich an einem Mittwochabend in der Ambulanz der dortigen Universitätshautklinik vor. Der diensthabende Assistent schaut sich den Mann an und erhebt die Anamnese. Da er eine solche Hautläsion noch nie gesehen hat, ruft er Sie als Oberarzt hinzu. Sie erfahren, dass der Arbeiter beim Löschen einer Schiffsladung (Tierprodukte) aus Afrika geholfen und sich kurze Zeit später die Hautveränderung auf dem linken Handrücken entwickelt habe. Er sei gekommen, weil diese Läsion plötzlich schwarz geworden sei. Das habe ihm Angst gemacht, obwohl er keine Schmerzen verspüre. Im Übrigen fühle er sich wohl.

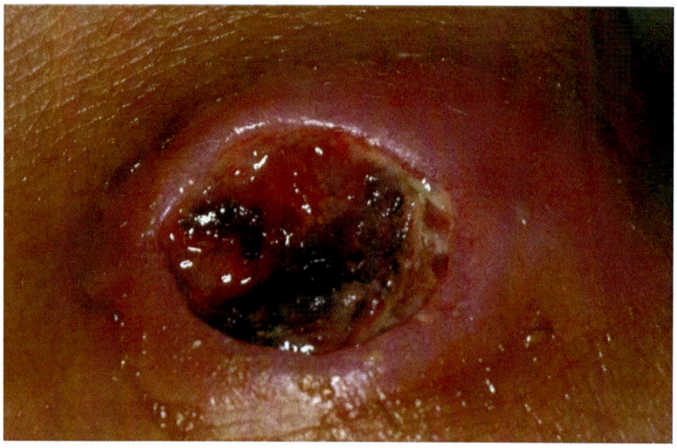

Abb. 61.1 Linker Handrücken (Quelle: Diepgen TL, Yihune G et al.: Dermatology Online Atlas, www.dermis.net.an)

Beschreiben Sie den Hautbefund.

Auf dem linken Handrücken findet sich eine kraterförmige Läsion: außen glatter erythematöser Randwall, zentral ein wie ausgestanzt wirkendes Ulkus mit rötlich-gelblich-schwärzlichem Grund.

Welches Krankheitsbild liegt Ihrer Meinung nach vor? Welche Maßnahmen sind zu ergreifen? Begründen Sie Ihre Entscheidungen!

Aufgrund der Schmerzlosigkeit der Läsion und ihrer Morphe könnte eine Pustula maligna (Anthrax, Hautmilzbrand) vorliegen. Der Patient muss wegen der sehr großen Gefährlichkeit und der schlechten Prognose der Krankheit bei extrakutaner Beteiligung sofort stationär aufgenommen und in einem Einzelzimmer isoliert werden. Eine Quarantäne ist allerdings nicht erforderlich, weil eine Mensch-zu-Mensch-Übertragung als äußerst unwahrscheinlich gilt.

Welche administrativen Maßnahmen sind erforderlich?

Anthrax ist ein seltenes Krankheitsbild, das nach dem Infektionsschutzgesetz (IfSG) § 6 namentlich dem zuständigen Gesundheitsamt unverzüglich telefonisch und schriftlich auf einem entsprechenden Formblatt im Verdachts-, Erkrankungs- und Todesfall zu melden ist. Damit ist gewährleistet, dass die Personen aus dem Umfeld des Patienten und die Infektionsquelle ermittelt werden können. Diese müssen sich umgehend einer ärztlichen Untersuchung unterziehen und gegebenenfalls stationär aufgenommen werden. Auf jeden Fall erhalten sie prophylaktisch das Antibiotikum Ciprofloxacin als Einmalgabe.

Wo entnimmt man Material für die mikrobiologische Untersuchung? Wo erfolgt die mikrobiologische Diagnostik?

Die Materialgewinnung erfolgt aus randständig sich findenden Bläschen mit seröser Flüssigkeit, in der sich der Erreger befindet. Die Läsion selbst ist sporenfrei.

Die mikrobiologische Untersuchung des Erregers sollte wegen des hohen Infektionsrisikos von einem Labor der Sicherheitsstufe 3 (BSL 3, z.B. im Friedrich-Löffler-Institut in Jena) nach vorheriger telefonischer Rücksprache vorgenommen werden.

Wenn sich der Milzbranderreger nachweisen lässt, ist auch der Laborarzt nach § 7 IfSG zu einer namentlichen Meldung des Patienten ans Gesundheitsamt verpflichtet.

Welche Therapie schlagen Sie vor?

Da es sich wegen der fehlenden systemischen Symptome (Fieber, Kopfschmerzen, Tachykardien) offenbar um eine *lokalisierte kutane* Form von Anthrax handelt, erhält der Patient für eine Woche Ciprofloxacin 2 × 500 mg/d p.o., noch bevor das mikrobiologische Resultat vorliegt.

Bei erwiesener Penicillinempfindlichkeit kann auf Penicillin® V 4 × 500000 IE/d umgestellt werden, da Ciprofloxacin schwerere Nebenwirkungen aufweist als Penicillin V, z.B. Leberzellnekrosen, Pankreatitis, Knochenmarkdepression und Panzytopenie sowie Suizidgedanken und -versuche (häufig unterschätzt oder nicht bekannt).

Anmerkung

Die bisherige Auffassung, wonach Bacillus anthracis keine Betalaktamase bildet, ist nicht korrekt. Es konnte nachgewiesen werden, dass das Bakterium eine Penicillinase und eine Cephalosporinase bilden kann, woraus sich zwangsläufig ergibt, dass Penicillin nicht mehr als Therapie der 1. Wahl anzusehen ist.

Wie sieht die äußere Therapie eines Hautmilzbrandherdes aus?

Dieser sollte nur trocken verbunden werden.

Wie schätzen Sie die chirurgische Entfernung als Therapieoption ein?

Wegen der Gefahr der Generalisierung des Erregers gilt ein chirurgisches „noli me tangere“.

Anmerkung

Im Verbandsmaterial bilden sich Sporen (Mangelsituation für den Erreger).

Wie sehen der Spontanverlauf und wie der Verlauf eines lokalisierten Hautmilzbrandes unter Therapie aus?

80–90% der Fälle heilen spontan unter Narbenbildung ab, in 10–20% kommt es zu septischen Komplikationen mit letalem Ausgang. Deshalb ist eine frühzeitige antibiotische Therapie zwingend indiziert. Hierunter liegt die Sterblichkeit < 1%.

Wie behandeln Sie einen lokalisierten Hautmilzbrand mit systemischer Beteiligung?

Die Therapie ist ähnlich wie im geschilderten Fall. Allerdings wird der *parenteralen* Gabe der Antibiotika der Vorzug gegeben und die Therapiedauer auf 60 Tage ausgedehnt.

Anmerkung
Basierend auf den Erfahrungen der Amerikaner mit der Therapie von Anthraxfällen beginnt man mit Ciprofloxacin 2 × 500 mg/d, stellt bei penicillinsensiblem Erreger auf Penicillin G 4 Millionen IE alle 4 h um, alternativ oder bei Penicillinallergie auf Doxycyclin 2 × 100–200 mg/d langsam i. v. (z. B. DoxyHexal® SF). Eine Umstellung auf orale Antibiotikagabe wird vom klinischen Verlauf abhängig gemacht.

Welche Charakteristika des Milzbranderregers kennen Sie? Wie lang ist die Inkubationszeit?

Bacillus anthracis ist ein zoophiler Erreger, der pflanzenfressende Säuger (Schweine, Rinder, Pferde, Schafe, Ziegen) befällt. Es handelt sich um ein grampositives, sporenbildendes, quaderförmiges, bekapseltes, unbewegliches Stäbchen. Zu seiner Virulenz tragen die plasmidcodierte Bildung einer Kapsel sowie von Anthratoxin bei, einem Exotoxin aus drei Proteinanteilen (Protective Antigen, Lethal Factor und Edema Factor). Diese Proteine machen die polymorphkernigen Leukozyten „kampfunfähig" (Phagozytosehemmung), wodurch es zur massiven Bakterienvermehrung kommen kann und das befallene Gewebe auffallend reaktionsarm aussieht.

Die Sporen kommen ubiquitär vor, sind äußerst resistent gegenüber verschiedenen Umweltfaktoren (Hitze, Kälte, Strahlen) und können Jahrzehnte schadlos im Erdreich überstehen. Sie können intakte Haut nicht penetrieren.

Die Inkubationszeit beträgt etwa eine Woche. Es sind auch längere Zeiträume (Wochen) bekannt, woraus sich die lange Behandlungsdauer mit Antibiotika erklärt.

Welchen stadienhaften Verlauf nimmt der lokalisierte Hautmilzbrand?

Zunächst entsteht eine hellrote Macula, die an einen Insektenstich erinnert. Diese wandelt sich papulös, später vesikulös oder pustulös um. Schließlich kommt es zur zentralen Ulzeration mit Bildung einer typischerweise schmerzlosen zentralen Nekrose, die von einem nicht eindrückbaren, gelatinös wirkenden Randwall umgeben ist. Die begleitende Lymphadenitis ist leicht dolent, eine Lymphangitis tritt gewöhnlich nicht auf.

Anmerkung
Das griechische Wort „Anthrax" bedeutet Kohle. Die Namensgebung geht darauf zurück, dass sich im Endstadium des Hautmilzbrands zentral eine Nekrose bildet bzw. sich bei Tieren mit systemischem Befall die Milz im Finalstadium schwarz färbt.

An welche wichtigen Differenzialdiagnosen denken Sie?

- Staphylokokkenbedingter Furunkel: wichtigste Differenzialdiagnose, ist im Gegensatz zur Pustula maligna sehr schmerzhaft (starke Inflammation) und „reift" (Fluktuation)
- Ecthyma contagiosum (Orf): Parapoxvirusinfektion von Schafen, die bei bestimmten Berufen (Schäfer, Schlachthausarbeiter) vorkommt
- Melkerknoten: Paravacciniavirusinfektion von Rindern, die bei bestimmten Berufen (Landwirte, Schlachthausarbeiter) auftreten kann
- Nekrotischer Herpes simplex: schmerzhaft

– Tularämie vom ulzeroglandulären Typ: bakterielle Infektion mit Francisella tularensis zahlreicher wild lebender Kleinsäuger, z. B. Hasen (Hasenpest), gefährdet sind Jäger
– Katzenkratzkrankheit: bakterielle Infektion mit Bartonella henselae

Welche beiden anderen Formen des Milzbrandes existieren? Erläutern Sie diese kurz!

Neben dem Hautmilzbrand, der etwa 95% der Anthraxfälle ausmacht, gibt es den Lungen- und den Darmmilzbrand. In allen drei Fällen kann es zur tödlich verlaufenden Milzbrandsepsis kommen.
– Der Lungenmilzbrand beginnt mit untypischen, grippeähnlichen Symptomen, die rasch in eine schwere, hochfiebrige Pneumonie mit deutlicher Dyspnoe übergehen.
– Der Darmmilzbrand führt zu einer schweren Enteritis (akutes Abdomen) mit ausgeprägten Diarrhöen.

Die Prognose quoad vitam ist für beide Formen trotz Antibiotikagabe äußerst schlecht, da die Anthraxtoxine persistieren.

Gibt es einen Impfstoff gegen Anthrax?

In Deutschland existiert kein Impfstoff.

Anmerkung
In den USA wurde kürzlich eine Vakzine (Recombinant Protective Antigen, rPA) entwickelt, die zurzeit in klinischen Studien untersucht wird und zur Bildung von schützenden Antikörpern gegen Anthrax führt.

Vor kurzem gelang auch der Nachweis, dass körpereigene Defensine das letale Toxin von Bacillus anthracis, das aus dem Lethal Factor und dem Protective Antigen besteht, neutralisieren und so dessen todbringende Wirkung verhindern können.

Welchen sinnvollen Einsatz von Sporen einer speziellen Bacillusspezies in der Medizin kennen Sie?

Sporen von B. stearothermophilus werden zur Überprüfung der Funktionstüchtigkeit von Autoklaven eingesetzt.

Anmerkung
Bioterroristische Anschläge sind ins öffentliche Interesse gerückt, zuletzt am 15. 3. 2005. Die Washington Post meldete, dass in der Postverteilungsstelle des US-Verteidigungsministeriums Sporen von Bacillus anthracis in Briefen entdeckt worden waren. Dies hat die Autoren bewogen, dieses wenig bekannte Krankheitsbild in dieses Buch aufzunehmen.

Der jüngste dem Robert-Koch-Institut gemeldete Hautmilzbrand stammt aus dem Jahr 1994. Weitere Informationen sind unter www.rki.de oder anthrax-euronet.office@mpiib-berlin.mpg.de zu erhalten.

Fall 62

Ein 15-jähriges Mädchen kommt mit ihrem Vater in die Sprechstunde. Sie leidet seit Jahren an kleinen, spontan auftretenden, unschönen Veränderungen an der Haut. Diese sähen wie kleine, schlitzartige Narben aus. Sie berichtet von Sportverletzungen an Ellenbogen und Fingergelenken, die selbst bei minimaler Belastung aufträten. Kleine Verletzungen heilten verzögert ab.

Vor Ihnen steht ein großes, schlankes Mädchen in auffallend schlechter Körperhaltung (krummer Rücken). Bei der Untersuchung fallen Ihnen schlitzförmige atrophische Areale an der Haut der Schulter, aber auch an Armen und Beinen auf. Die Blinddarmnarbe ist breit, schlaff atrophisch.

Außerdem finden sich kleine, weiche Knötchen an Kniekehlen und Ellenbogen. An den Schultern, links mehr als rechts, imponieren linear angeordnete Petechien, auch an der Rückseite der Oberschenkel finden Sie kleine Punktblutungen. Am Oberschenkel sehen Sie auch mehrere 5–7 cm große Hämatome unterschiedlichen Alters. Auffällig ist die Skoliose bei dem Mädchen, ebenso die stark überstreckbaren Ellenbogen und Finger (Abb. 62.1). Die Haut ist dehnbar und lässt sich am Handrücken leicht 2 cm abheben.

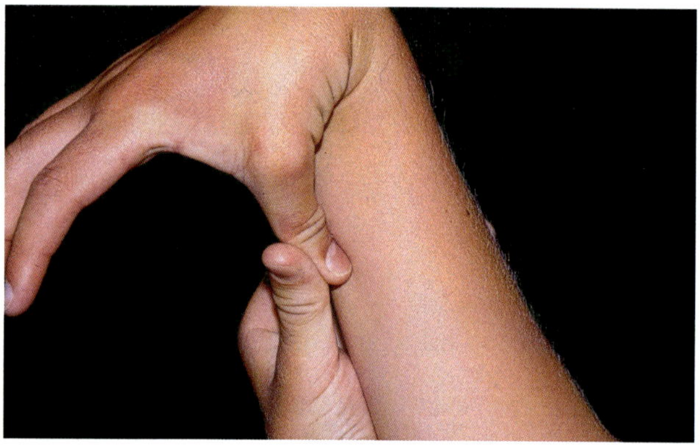

Abb. 62.1

An welche Erkrankungen denken Sie? Erläutern Sie deren Charakteristika.

Marfan-Syndrom: autosomal dominant vererbte, generalisierte Bindegewebserkrankung durch Degeneration der elastischen Fasern mit Beteiligung von Auge, Skelett, kardiovaskulärem System und Haut. *Klinik:* nicht familiärer, dysproportionierter, asthenischer Hochwuchs, Arachnodaktylie, Madonnenfinger, Thoraxdeformität (Pectus excavatum oder carinum), Überstreckbarkeit der Gelenke, Linsenektopie (evtl. mit Irisschlottern), Aortenaneurysma (A. ascendens), Mitralklappeninsuffizienz, rezidivierender Pneumothorax, gehäuft Striae (ohne Übergewicht)

v.-Willebrand-Jürgens-Krankheit: häufigste autosomal dominant vererbte hämorrhagische Diathese mit verlängerter Blutungszeit und fehlendem von-Willebrand-Faktor. Hämorrhagien treten besonders im Frühjahr und Herbst auf. *Klinik:* Haut- und Schleimhautblutungen, Petechien, Ekchymosen, Hyper- und Polymenorrhö, selten Gelenkblutungen

Noonan-Syndrom: Synonym XX- oder XY-Turner-Phänotypus. In einem Drittel der Fälle liegt ein autosomal dominanter Erbgang vor. Komplexes, familiäres Fehlbildungssyndrom. *Klinik:* gleicht Ullrich-Turner-Syndrom, wobei jedoch Chromosomenaberrationen nicht nachweisbar und beide Geschlechter betroffen sind.

Anmerkungen

Unterschiede zu Ullrich-Turner sind: nicht obligater Minderwuchs, häufiger auftretende und ausgeprägtere angeborene Herzfehler, häufig leichte geistige Behinderung, bei Jungen Maldescensus testis oder Hodenaplasie, bei Mädchen regelrechte, z. T. verspätete Menarche

Cutis laxa: inhomogenes Krankheitsbild mit zu weiter, schlaffer, in Falten hängender Haut. Histologie: Fehlen oder granuläre Degeneration der elastischen Fasern. Kollagenfasern sind unverändert. Man unterscheidet zwei Formen:

- Erworbene Form: durch Medikamente (v. a. Penicillin), Fokalinfektion, Hypophysenstörung, Plasmozytom, EEM, Urticaria pigmentosa, Dermatitis herpetiformis Duhring; auch bei schneller Gewichtsreduktion
- Kongenitale Form: autosomal-dominanter, autosomal-rezessiver und X-chromosomal-rezessiver Erbgang

Ehlers-Danlos-Syndrom: genetisch fixierte Bindegewebserkrankung mit Überdehnbarkeit der Haut und Überstreckbarkeit der Gelenke. Je nach klinischer Ausprägung, genetischer und biochemischer Störung werden Typen mit autosomal dominantem, rezessivem oder X-chromosomalem Erbmodus unterschieden. Die Klinik weist je nach Typ eine unterschiedliche Symptomenkonstellation und -schwere auf: Hyperelastizität und erhöhe Vulnerabilität sowie Wundheilungsstörungen der Haut, Überstreckbarkeit der Gelenke mit Luxationsneigung, Augenanomalien, Disposition zu vasogener Hämorrhagie, Aneurysma dissecans und Arterienrupturen. Verstärkte Nachblutungen bei operativen Eingriffen, erhöhte Frühgeburtenrate.

Anmerkung

Die ursprüngliche Einteilung des EDS wurde zugunsten einer neuen Einteilung verlassen, die sechs klinisch und genetisch gut abgrenzbare Haupttypen umfasst. Man unterscheidet nach abnehmender Häufigkeit:

- Klassischer Typ (früher EDS I + II und II + III): Kollagen-V-Defekt, autosomal dominant, Tenascin X, autosomal rezessiv
- Hypermobiler Typ (EDS III): fraglich autosomal dominant
- Vaskulärer Typ (EDS IV): Kollagen-III-Defekt, autosomal dominant
- Kyphoskoliotischer Typ (EDS VI A): Lysylhydroxylasemangel, autosomal rezessiv
- Arthrochalastischer Typ (EDS VII A + B): Kollagen-I-Defekt, autosomal dominant
- Dermatosparaktischer Typ (EDS VII C): Prokollagen-I-N-terminale Peptidase, autosomal rezessiv

Wie grenzen Sie Ihre Verdachtsdiagnose ein?

Durch die Erhebung einer umfassenden Familienanamnese, insbesondere von Alter und Todesursache naher Verwandter und ob bei diesen Hautveränderungen bestanden. Bei der Fremdanamnese muss nach der motorischen Entwicklung der Patientin gefragt werden.

Sowohl die Mutter als auch die Großmutter mütterlicherseits sind früh gestorben, die Großmutter im Alter von 42 Jahren, die Mutter mit 36 Jahren. Die Patientin kann sich nicht an die Hautveränderungen oder andere Merkmale oder Krankheiten der Mutter erinnern.

Der Vater gibt an, dass das Kind erst verspätet Sitzen und Gehen lernte.

Was erwarten Sie histologisch bei Entnahme einer kleinen Messerbiopsie am Ellenbogen?

Neben einer insgesamt dünnen Dermis ein scheinbar vermehrtes Auftreten von elastischen Fasern aufgrund einer Verminderung der kollagenen Fasern. Deutlich erhöhte Anzahl der Kapillaren

Welche Diagnosen kommen jetzt noch infrage?

Cutis laxa, Ehlers-Danlos-Syndrom

Anhand welches histologischen Kriteriums können Sie Cutis laxa und Ehlers-Danlos-Syndrom eindeutig unterscheiden?

Bei der Cutis laxa sind die elastischen, beim Ehlers-Danlos-Syndrom die kollagenen Fasern vermindert.

Die molekularbiologische Untersuchung ergibt folgendes Resultat: Mutationen im COL5A1- und COL5A2-Gen.

Welche Diagnose stellen Sie in dem hier vorliegenden Fall?

Es handelt sich um das Ehlers-Danlos-Syndrom (vom klassischen Typ). Tipp: Das Zungenbändchen fehlt!

Wie sieht die Prognose aus?

Die Prognose quoad vitam ist in Abhängigkeit vom Typ eingeschränkt. Spontane Gefäß- oder intestinale Rupturen können einen letalen Ausgang nehmen. Schwangere laufen Gefahr, eine Uterusruptur in graviditate zu bekommen.

Welche Therapie bieten Sie dem jungen Mädchen an?

Es ist keine kausale Therapie bekannt.

Was empfehlen Sie ihr?

- Schutz vor Traumata: Vermeidung eng anliegender, scheuernder Kleidung, gut gepolstertes Schuhwerk, risikoarme Sportarten
- Bei Verletzungen sorgsame Blutstillung
- Notfallausweis mit dem Hinweis auf eine erhöhte Blutungsneigung bei Ehlers-Danlos-Syndrom mitführen
- Regelmäßige Betreuung durch Orthopäden (gelenkstabilisierende Maßnahmen wegen Subluxationen und Luxationen)

Literatur

Kosho T, Takahashi J, Ohashi H, Nishimura G, Kato H, Fukushima Y. Ehlers-Danlos syndrome type VIB with characteristic facies, decreased curvatures of the spinal column, and joint contractures in two unrelated girls. Am J Med Genet A 2005; 138: 282–7

Uitto J. The Ehlers-Danlos syndrome – phenotypic spectrum and molecular genetics. Eur J Dermatol 2005; 15: 311–2

Yeowell HN, Walker LC, Neumann LM. An Ehlers-Danlos syndrome type VIA patient with cystic malformations of the meninges. Eur J Dermatol 2005; 15: 353–8

Fall 63

Eine 23-jährige Frau stellt ihren vier Monate alten Säugling vor, der seit drei Wochen zunehmend starke Schuppenbildung auf dem Kopf entwickele. Zudem sei seine Haut sehr trocken. Sie käme mit dem „Einschmieren" der Haut gar nicht mehr hinterher.

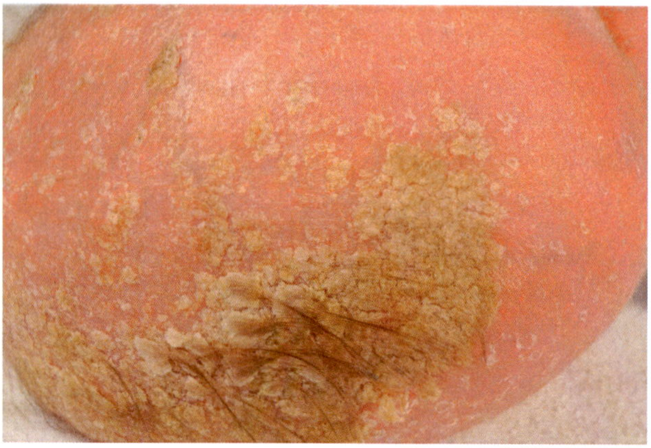

Abb. 63.1

Beschreiben Sie die Hautveränderungen auf dem Kapillitium.

Massive Schuppenkrusten auf einem Erythem

Welche morphologische Diagnose stellen Sie?

Es handelt sich um Milchschorf.

Was ist darunter zu verstehen?

Der Begriff Milchschorf beschreibt Hautveränderungen auf dem Capillitium und den Wangen, die Ähnlichkeiten mit angebrannter Milch (Crusta lactea) aufweisen.

Welche diagnostische Bedeutung ist dem Milchschorf beizumessen?

Milchschorf beim Säugling tritt am häufigsten isoliert unabhängig von Grunderkrankungen auf. Er ist jedoch auch ein Symptom zweier häufiger Ekzemerkrankungen im Säuglingsalter: seborrhoisches und atopisches Ekzem.

Durch welche Fragen/Untersuchungen lässt sich in diesem Fall das Symptom Milchschorf einem Krankheitsbild zuordnen?

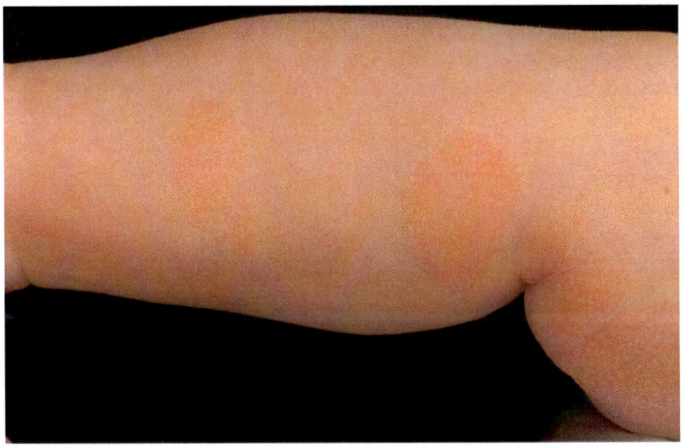

Abb. 63.2

Der Säugling bietet im Bereich des Stammes und der Extremitäten weitere Hautveränderungen. Beschreiben Sie diese (Abb. 63.2).

Diskrete blassrote, diskret schuppende, trockene Ekzemherde in nummulärer Anordnung.

Gibt es innerhalb der Familie Hinweise auf Erkrankungen aus dem atopischen Formenkreis?

Bei der Mutter besteht der Verdacht auf Heuschnupfen. Als Kind habe sie unter Beugeekzemen gelitten.

Welche Diagnose stellen Sie bei dem Säugling?

Es liegt die nummuläre Form des atopischen Ekzems (AE) vor.

Nennen Sie bitte die Hauptdiagnosekriterien für das AE nach Hanifin und Rajka.

Typische Morphe und Verteilung, chronisch rezidivierender Verlauf, Juckreiz, positive Eigen- und/oder Familienanamnese für atopische Erkrankungen

Geben Sie Zahlen zum kindlichen Atopierisiko in Abhängigkeit von der atopischen Familienanamnese an.

Leiden beide Elternteile unter der gleichen atopischen Erkrankung, ist das Risiko mit 60–80% für das Kind hoch, diese Erkrankung auch zu entwickeln. Ist lediglich ein Elternteil oder ein Geschwister betroffen, so reduziert sich das Risiko auf die Hälfte.

Wie wird die Atopie-Disposition vererbt, welche Genregionen sind relevant?

Die atopischen Erkrankungen werden polygen vererbt, u. a. wird folgenden Regionen Bedeutung beigemessen:

- 5q31-33: Gene für diverse Zytokine (z. B. IL-4, IL-5, IL-13) und SPINK5 (Gendefekt bei Comèl-Netherton-Syndrom)
- 11q13: Gen für die β-Kette des hochaffinen IgE-Rezeptors
- 3q21: Gene für T-Zell-kostimulierende Signale (CD80, CD86)

Welche diagnostisch wichtigen Fragen den Säugling betreffend stellen Sie der Mutter zusätzlich?

Stillen Sie Ihr Kind? Hatte oder hat das Kind Hautveränderungen während der Stillphase entwickelt?

Das Kind hat unter ausschließlichem Stillen die Hautveränderungen entwickelt.

Wird in der Wohnung regelmäßig geraucht?

Jeder hält sich an das Rauchverbot.

Ist Ihnen eine Verschlechterung der Hautveränderungen Ihres Kindes aufgefallen, wenn Sie bestimmte Lebensmittel gegessen haben?

Es bestehe kein Zusammenhang zwischen den Hautveränderungen des Kindes und seines Nahrungsmittelgenusses.

Werden Haustiere in der Wohnung gehalten?

In der Wohnung wird ein Meerschweinchen gehalten.

Womit waschen Sie Ihr Kind?

Zum Reinigen der Babyhaut benutze sie lediglich klares Wasser.

Aus welchen Materialien besteht die Babykleidung?

Die Babykleidung bestehe ausschließlich aus reiner Baumwolle.

Was raten Sie der Familie aufgrund dieser Angaben?

Das Meerschweinchen, das sowohl zur Sensibilisierung als auch zu einer mechanischen Hautreizung führen kann, wegzugeben. Daneben kann es Träger einer Mykose sein.

Welche weiteren Provokationsfaktoren des atopischen Ekzems kennen Sie?

- Unspezifische Irritanzien: Wolle, Seife und Reinigungsmittel, Tabakrauch, Staub, Tierhaare, Nahrungs- und Genussmittel (Gewürze, Alkohol, Zitrusfrüchte)
- Infektionserreger: S. aureus, Malassezia furfur
- Inhalative Allergene: Hausstaubmilben, Pollen
- Nahrungsmittelallergene:
  - Säuglinge: v.a. Milch, Ei, Soja, Weizen, Haselnuss, Erdnuss, Fisch
  - Ältere Kinder und Erwachsene: pollenassoziierte Nahrungsmittelallergene

Die Mutter möchte mit dem Stillen aufhören und fragt Sie nach einer speziellen Neurodermitisdiät. Was antworten Sie ihr?

Eine spezielle Neurodermitisdiät gibt es nicht. Zwar lassen sich bei 50% der Säuglinge mit persistierender Neurodermitis spezielle IgE-AK gegen Nahrungsmittel im Serum feststellen (besonders bei sehr hohen Gesamt-IgE-Spiegeln, die deshalb auch mit zu bestimmen sind). Diese sind jedoch nur bei einer Minderheit relevant und bedürfen somit notwendigerweise der Provokation (am besten doppelblind plazebokontrolliert):

Nach einer einwöchigen Karenz wird das angeschuldigte Nahrungsmittel verabreicht. Bei ausbleibender Sofortreaktion erfolgt die Provokation an drei aufeinander folgenden Tagen. Um die Reaktionen besser beurteilen zu können und um eventuellen anaphylaktischen Reaktionen zügig und adäquat begegnen zu können, werden Provokationstestungen unter Notfallbereitschaft und stationären Bedingungen durchgeführt.

Wie ist zu verfahren, wenn sich durch die Provokation eine Allergie gegen Milcheiweiß nachweisen lässt?

In Kooperation mit dem Kinderarzt und einer Ernährungsberaterin wird eine Milcheiweiß-freie Diät zusammengestellt. Da es sich im frühen Kindesalter meist um eine transiente Allergie handelt, ist die Provokation nach einem Jahr zu wiederholen.

Wie sieht Ihre dermatologische Behandlung des Säuglings aus?

- Milchschorf: zweimal täglich Olivenöl, zusätzlich vorsichtige mechanische Entfernung der Schuppenkrusten
- Übriges Integument: regelmäßige Pflegemaßnahmen, z.B. mit Unguentum leniens, Unguentum Cordes, lipophile Cremegrundlage NRF 11.104 oder Physiogel A.I. Creme

Wie ist der Einsatz von Salicylsäure und Harnstoff als Lokaltherapeutikum im frühen Kindesalter zu werten?

- Salicylsäure ≥ 5%: Risiko der Intoxikation (metabolische Azidose, Krämpfe, Tod)
- Harnstoff ≥ 3%: „Stinging effect“

Welcher Moisturizer ist dem Harnstoff in diesem Alter vorzuziehen?

Glyzerol (3–10%) oder Milchsäure (5%)

Benennen und charakterisieren Sie die hier gezeigten klassischen Formen des AE im Säuglingsalter.

- Abb. 63.3: klassisches atopisches Ekzem mit stark exsudativer Note zumeist im Bereich des Gesichts und des Capillitiums
- Abb. 63.4: nummuläres Ekzem, hier die exsudative Form
- Abb. 63.5: follikulär gebundenes Ekzem

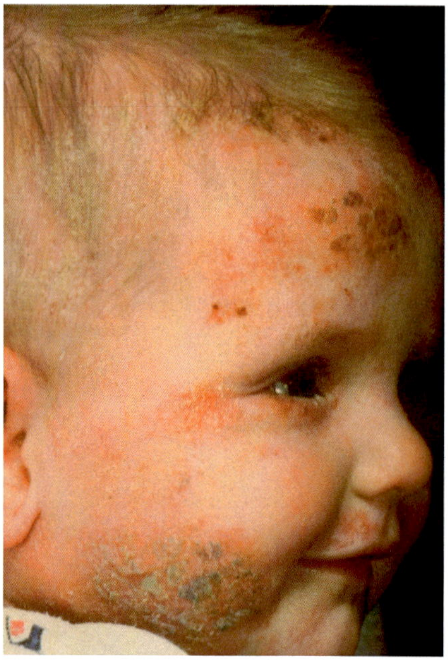

Abb. 63.3

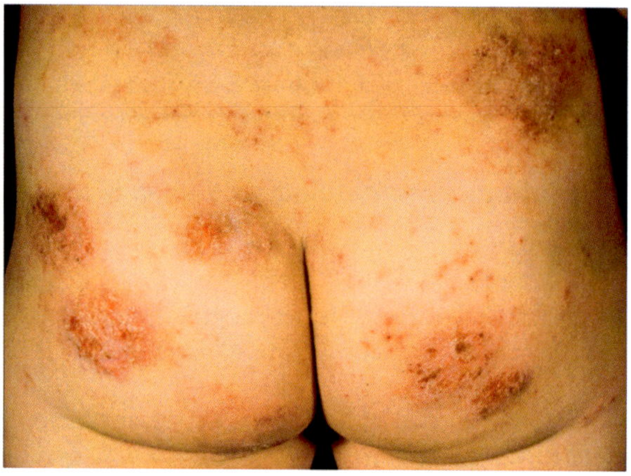

Abb. 63.4

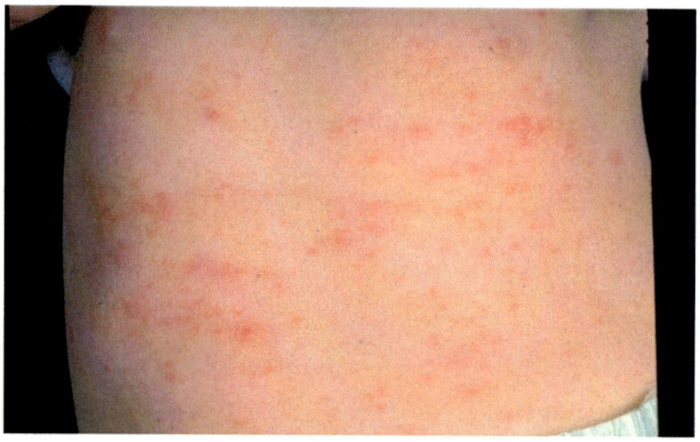

Abb. 63.5

Welche typischen Manifestationsformen zeigen sich im Kleinkindes- und Schulalter sowie im Jugend- und Erwachsenenalter?

Im Kleinkindesalter kristallisieren sich die typischen Extremitätenbeugeekzeme heraus. Erytheme, Infiltrationen, Papeln und Kratzeffekte prägen das Bild. Bei längerem Bestehen tritt das trockene, vergröberte Hautrelief der Lichenifikation (Abb. 63.6) auf, das auch für die spätere Kindheits- und Erwachsenenphase typisch ist. Zu den Besonderheiten dieser Phase zählen zudem die Prurigoform, die mit schweren Formen des AE und hohen IgE-Spiegeln assoziiert ist, und das dyshidrosiforme Hand- und Fußekzem.

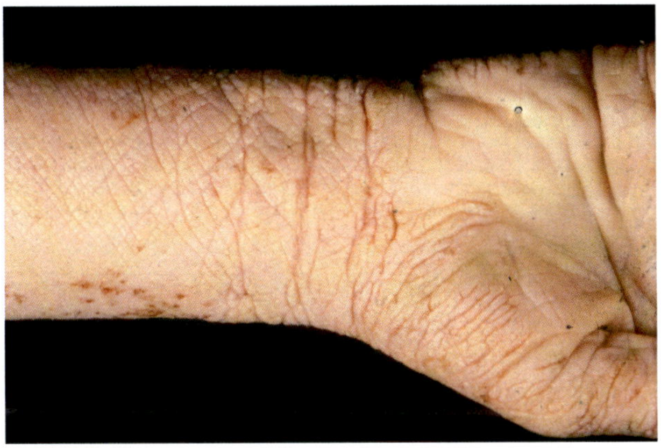

Abb. 63.6

Nennen Sie Stigmata der Atopie.

Doppelte Unterlidfalte (Dennie-Morgan-Falte), Rarifizierung der lateralen Augenbrauen (Hertoghe-Zeichen), vertiefte und vermehrte Hand- und Fußlinienzeichnung (Ichthyosishand und -fuß), Keratosis pilaris

Nennen Sie die wichtigsten Differenzialdiagnosen (DD) und ihre Charakteristika für die unterschiedlichen Altersstufen des atopischen Ekzems!

In **jedem Alter** ist differenzialdiagnostisch an die Skabies (Anamnese) zu denken. Im frühen Kindesalter gilt das seborrhoische Ekzem als DD, das sich durch folgende Kriterien vom atopischen Ekzem unterscheidet:

- Früher Beginn (in den ersten drei Wochen)
- Abheilung meist bereits nach wenigen Wochen
- Beugenbetonung
- Geringer oder kein Juckreiz
- Prädilektionsstelle: u.a. Windelbereich (beim AE ausgespart)
- Psoriasiforme Plaques mit gelblicher Schuppung
- Familienanamnese: ohne Hinweis auf Atopie
- Normales Gesamt-IgE im Serum, kein Nachweis spezifischer IgE-AK
- Fehlen der typischen Atopie-Stigmata (allerdings werden einige erst im weiteren Verlauf manifest)

Eine seltene Differenzialdiagnose ist unabhängig vom Alter die Langerhanszell-Histiozytose:

- Intertriginös: exsudative Erosionen, perianal: exsudative Papeln
- Stamm: kleinlinsengroße, hautfarbene bis rötliche Papeln, von schmutzig brauner Schuppenkruste bedeckt

Seltene DD im frühen Kindesalter:

- Comèl-Netherton-Syndrom: manifest bei Geburt, Trias von ichthyosiformen Hautveränderungen, Trichorrhexis invaginata und Atopie
- Omenn-Syndrom: manifest bei Geburt, Charakteristika: Lymphadenopathie, Erythrodermie, Immundefekt

Kleinkindes- und Schulalter: andere entzündliche/infektiöse Dermatosen mit epidermaler Beteiligung, wie Kontaktekzem, ekzematisierte Psoriasis, Tinea corporis, Ichthyosis vulgaris

Jugend- und Erwachsenenalter: bei Vorliegen einer Dyshidrose sind Kontaktekzem, Tinea und dyshidrosiformes bullöses Pemphigoid abzugrenzen, bei der Erythrodermie ein Lymphom, bei der Prurigo Leber- und Nierenerkrankungen sowie Parasitosen.

Nennen Sie Komplikationen beim AE.

Die wichtigsten Komplikationen sind das impetiginisierte Ekzem (*S. aureus*) und das Eczema herpeticatum (*Herpes simplex*), die selten auch lebensbedrohliche Erkrankungen wie Osteomyelitis und Endokarditis bzw. Enzephalitis nach sich ziehen können. Weitere Komplikationen sind die Erythrodermie (lebensbedrohlich besonders im frühen Kindesalter) und die Katarakt (10% der Jugendlichen/jüngeren Erwachsenen).

Welche weiteren nicht lebensbedrohlichen Infektionen kommen häufig beim AE vor?

Mollusca contagiosa, Verrucae vulgares, „Head and neck dermatitis" (*Malassezia furfur*)

Was ist bei der Vorbehandlung von Mollusken mit EMLA®-Creme (Lidocain/Prilocain) zu beachten?

Die großflächige Applikation kann zur systemischen Resorption und damit zur Methämoglobinämie (v. a. im frühen Kindesalter von Bedeutung) führen.

Wie sieht das allgemeine Behandlungskonzept des AE aus?

BASIS	Emollientia, Meiden von Provokationsfaktoren, Aufklärung, Schulung
SCHUB	Topische Glukokortikoide (GS) Kl. I/II, III bei schweren Formen der Erwachsenen oder/und* Topische Calcineurin-Inhibitoren (Indikationen: Gesicht, Hals, Intertrigines, atrophische Haut, Einsparung topischer GS)
mit Infektion	Topische Antiseptika, orale Antibiotika, antivirale Therapie
mit starkem Juckreiz	Antihistaminika (sedierende, zur Nacht)
ADJUVANT	UV-Licht (bei Kindern ab 12 J.) Psychologische Interventionen (z. B. Entspannungsübungen)
THERAPIEREFRAKTÄRE FORMEN	Ciclosporin A Psychotherapie

* im Anschluss an topische Glukokortikoide, um Rebound zu verhindern

Welches therapeutische Verfahren bietet sich bei nässenden Läsionen an? Wie erfolgt die Durchführung?

Fett-feucht-Verbände. Nach dem Auftragen des Externums – der Akuität und Schwere des Ekzems angepasst (wirkstofffreies Externum/Glukokortikoid) – wird ein feuchter Schlafanzug angezogen oder werden entsprechende Verbände (z.B. Coverflex der Firma Hartmann oder Tubifast der Firma Schumacher) angelegt. Darüber trockener Schlafanzug/Verband, belassen über Nacht. Bei Anwendung am Tag wird nach erneutem Auftragen des Externums der untere Verband nach etwa drei Stunden (je nach Tagesablauf) erneut angefeuchtet.

Welche topischen Glukokortikoide sind im frühen Kindesalter zu bevorzugen?

Glukokortikoide der Klasse I nach Niedner (z.B. Hydrokortison 1%).

Was verstehen Sie unter dem therapeutischen Index (TIX) eines topischen Glukokortikoids? Geben Sie Beispiele für häufig verordnete topische Glukokortikoide.

Unter dem TIX ist das Verhältnis von objektiv erfassten erwünschten zu unerwünschten Wirkungen eines Glukokortikoids zu verstehen, Beispiele:

Betamethasonvalerat, TIX 1,2: marginales Überwiegen der erwünschten gegenüber den unerwünschten Wirkungen. Kurz- und Langzeittherapie für leichte bis mittelstark ausgeprägte Ekzeme, nicht für Säuglinge, nicht für das Gesicht

Hydrokortison, TIX 1,0: erwünschte und unerwünschte Wirkungen halten sich die Waage. Kurz- und Langzeittherapie für leichte Ekzeme, geeignet für das frühe Kindesalter, im Gesicht strenge Indikationsstellung

Mometasonfuroat, Methylprednisolonaceponat, Prednicarbat, Hydrocortisonbutyrat, jeweils TIX 2,0: deutliches Überwiegen der erwünschten gegenüber den unerwünschten Wirkungen. Kurz- und Langzeittherapie für mittelstarke Ekzeme, strenge Indikationsstellung für das frühe Kindesalter und die Anwendung an empfindlichen Bereichen wie Gesicht, Intertrigines

Wie ist der Einsatz von systemischen Glukokortikoiden bei Patienten mit AE zu beurteilen?

Die systemische Behandlung mit Glukokortikoiden ist normalerweise nicht erforderlich. In therapierefraktären Fällen, in denen auch andere Immunsuppressiva wie Ciclosporin A erfolglos waren, kann ausnahmsweise eine systemische Glukokortikoidtherapie erfolgen (Stoßtherapie über 2–4 Tage oder eine bis vierwöchige Behandlung einschließlich einer schrittweisen Dosisreduktion).

Wann setzen Sie Calcineurin-Inhibitoren ein? Welche Vorteile bieten sie gegenüber topischen Glukokortikoiden? Was ist bei ihrer Anwendung zu beachten?

Die topischen Calcineurin-Inhibitoren Pimecrolimus und Tacrolimus haben sich in der Behandlung des AE als effektiv und sicher erwiesen. Sie sind ab dem zweiten Lebensjahr für die Behandlung des leichten und mittelschweren (Pimecrolimus) bzw. mittelschweren und schweren AE (Tacrolimus) zugelassen. Hauptindikationen sind aufgrund der fehlenden atrophogenen Wirkung die für die Anwendung topischer Glukokortikoide problematischen Hautareale wie Gesicht (v.a. periokulär), Hals und Intertrigines, weiterhin die bereits atrophische Haut. Der Einsatz zu Beginn eines Schubes oder im Anschluss an die Glukokortikoidtherapie hilft zudem, Glukokortikoide einzusparen. Außerdem wurde bisher im Vergleich zu den Glukokortikoiden weder eine Tachyphylaxie noch ein Rebound-Phänomen beobachtet.

Bis auf leicht brennende Sensationen am Applikationsort zu Beginn der Behandlung sind keine akuten Nebenwirkungen bekannt. Floride Hautinfektionen wie z. B. Herpes simplex, Follikulitiden oder ausgeprägte Impetiginisierungen mit S. aureus stellen Kontraindikationen dar.

Der immunmodulierende Effekt der Calcineurin-Inhibitoren erfordert die Anwendung eines Externums mit hohem UV-Schutz (≥ 20), das 30 Minuten später appliziert wird. Darüber hinaus ist grundsätzlich darauf hinzuweisen, dass Langzeitergebnisse noch nicht vorliegen, so dass der Einsatz der Immunmodulatoren nicht regelmäßig, sozusagen als Pflegeersatz, zu erfolgen hat, sondern vielmehr als effektive antiinflammatorische Behandlung bei Bedarf (über zunächst zwei Wochen, ggf. nach Befund auch für bis zu acht Wochen).

Beeinflussen die topischen Immunmodulatoren den Impferfolg?

Nein. Auch unter kontinuierlicher Behandlung mit Calcineurin-Inhibitoren ließen sich vier Wochen nach unterschiedlichen Impfungen protektive Antikörper im Serum der Kinder feststellen.

Welche Antiinfektiosa können auch im Säuglingsalter eingesetzt werden? Welche sind zu meiden?

Kaliumpermanganatlösungskonzentrat 1% (NRF 11.82) wird zum Einsatz antiseptischer Bäder und Umschläge 1 : 1000 verdünnt (zartrosa gefärbte Lösung!). Chlorhexidingluconat 0,5–1%, 1–2% Triclosan, Octenidin, Methylrosanilin 0,1–0,5% (intertriginös, Schleimhaut 0,1%) können kurzzeitig eingesetzt werden.

Die Verordnung von Clioquinol und Povidon-Iod sollte aufgrund von Nebenwirkungen (Neurotoxizität bzw. Hypothyreose und Kontaktallergien) unterbleiben.

Mit welchem Risiko ist die häufige Verordnung von Fusidinsäure und Mupirocin, die sich beim impetiginisierten AE als effektiv erwiesen haben, verbunden?

Resistenzentwicklung von S. aureus gegenüber diesen topischen Antibiotika

Welche Art der Phototherapie hat sich beim AE bewährt?

Die Wahl der Behandlung ist von der Schwere des Krankheitsbildes abhängig. Während für therapierefraktäre Formen die hoch dosierte UVA-1-Therapie empfohlen wird, sind bei mittelschweren Formen oder adjuvant 311 nm UVB (ggf. in Verbindung mit Solebädern), Bade-PUVA oder die Kombination von UVA und UVB zur Behandlung des AE geeignet.

Der positive Einfluss des UV-Lichtes im Rahmen einer Klimatherapie (See- und Hochgebirgsklima) ist auch nicht zu unterschätzen.

Nochmals zum vorgestellten Fall. Da bei den Eltern der Wunsch nach weiteren Kindern besteht, werden Sie abschließend von der Mutter nach Möglichkeiten der Primärprävention befragt. Was empfehlen Sie ihr?

- Schaffung einer allergenarmen Umgebung, möglichst Karenz von Hausstaubmilben, pelztragenden Haustieren, Schimmelpilzen

- Schaffung einer schadstoffarmen Umgebung bereits während der Schwangerschaft (kein Tabakrauch in Wohnung und Auto)
- Stillen über vier Monate
- Einführung der Beikost (schrittweise) nicht vor dem sechsten Lebensmonat
- Meiden von Hühnerei im ersten Lebensjahr

Abschließend hat die Mutter noch eine Frage hinsichtlich der geeigneten Behandlung ihrer vom Dermatologen nachgewiesenen allergischen Rhinitis mit Sensibilisierung gegen Birke, Hasel und Erle. Welche Therapieempfehlung geben Sie ihr?

Neben der symptomatischen Therapie (Kombination eines nasalen Glukokortikoides, wie Mometasonfuroat, und eines nicht sedierenden H_1-Antihistaminikums, wie Levocetirizin oder Desloratidin) empfehlen Sie die spezifische Immuntherapie, die als einzige kausale Behandlung anzusehen ist und sowohl der Ausweitung des Allergenspektrums als auch der Entwicklung eines Asthma bronchiale (Etagenwechsel) entgegenwirkt.

Zusätzlich wird von der Mutter angegeben, einige Nahrungsmittel wie Nüsse, Äpfel und Kirschen nicht zu vertragen. Welche Verdachtsdiagnose stellen Sie?

Pollenassoziierte Nahrungsmittelallergie (Synonym: orales Allergiesyndrom)

Nennen Sie typische Beispiele einer pollenassoziierten Nahrungsmittelallergie. Wie ist diese zu erklären?

Als klassisches Beispiel gilt die Birkenpollen-assoziierte Nahrungsmittelallergie, bei der die Patienten nach Genuss von Kern- und Steinobst einen Juckreiz im Bereich von Lippen und Zunge und/oder ein pelziges Gefühl in der Mundhöhle und am Gaumen entwickeln. Besondere Vorsicht ist bei Genuss von Sellerie und Gewürzen geboten, die zu einer Anaphylaxie führen können (Birke-Beifuß-Sellerie-Gewürz-Syndrom). Die Ursache ist eine Kreuzreagibilität zwischen inhalativen und nutritiven Allergenen.

Die Mutter hat Bedenken hinsichtlich der spezifischen Immuntherapie. Sie habe gehört, dass dadurch eine abgeheilte Neurodermitis wieder aufflackern könne. Was sagen Sie ihr?

Die These der Verschlechterung des AE durch eine spezifische Immuntherapie lässt sich aufgrund der heutigen Datenlage nicht mehr aufrechterhalten. Es gibt sogar erste Studienergebnisse, nach denen auch das AE bei einer Subgruppe der Patienten eine deutliche Besserung durch die spezifische Immuntherapie erfährt.

Literatur

Ellis C, Luger T on behalf of the ICCAD II Faculty: Abeck D, Allen R, Graheam Brown RAC et al. International Consensus Conference on Atopic Dermatitis II (ICCAD II): clinical update and current treatment strategies. Br J Dermatol 2003; 148: 3–10

Niebel G, Kallweit C, Lange I, Fölster-Holst R. Direkte versus videovermittelte Elternschulung bei atopischem Ekzem (AE) im Kindesalter als Ergänzung fachärztlicher Behandlung – Eine kontrollierte Pilotstudie. Hautarzt 2000; 6: 401–410

Werfel T, Fuchs T et al. Vorgehen bei vermuteter Nahrungsmittelallergie bei atopischer Dermatitis. Positionspapier der Arbeitsgruppe Nahrungsmittelallergie der Deutschen Gesellschaft für Allergologie und klinische Immunologie (DGAI). Allergologie 2003; 26: 33–41

Fölster-Holst R, Christophers E. Antipruriginöse Therapie beim atopischen Ekzem. Hautarzt 2001; 52: 853–861

Fall 64

Eine 27-jährige türkische Patientin in der 34. Schwangerschaftswoche wird Ihnen notfallmäßig von ihrer Gynäkologin vorgestellt. Seit zwei Tagen bestünden die dargestellten Hautveränderungen, die mit extremem Juckreiz einhergingen. „Der ganze Bauch ist betroffen, nur der Nabelbereich ist frei", sagt die Patientin, als sie ihr Sprechzimmer betritt.

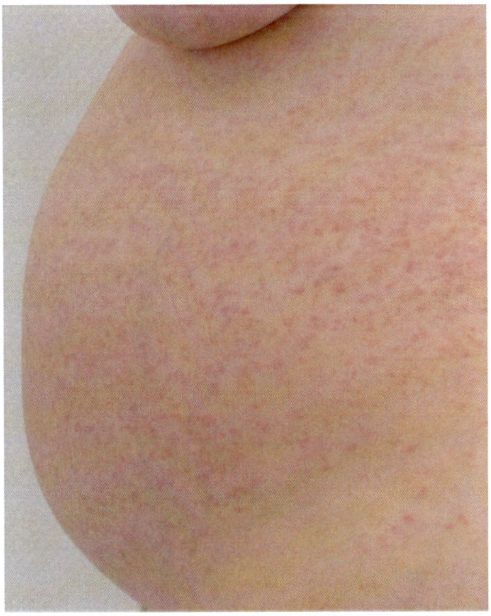

Abb. 64.1

Beschreiben Sie das klinische Bild.

Es bestehen im Bereich des Stammes disseminierte polymorphe Effloreszenzen (kleine Papeln, urtikarielle Läsionen, kleine Erytheminseln).

Nennen Sie die Diagnose und begründen Sie Ihre Entscheidung!

Es handelt sich um eine so genannte PUPPP (Pruritic Urticarial Papules and Plaques of Pregnancy, Synonym: polymorphes Exanthem der Schwangerschaft, Häufigkeit 1 : 160), die typischerweise im dritten Trimenon auftritt, von starkem Juckreiz begleitet ist und sich als polymorphes Exanthem mit variablen Effloreszenzen präsentiert. Typisch ist, dass die Nabelregion *nicht* betroffen ist und die Effloreszenzen die Striae distensae bevorzugen.

Anmerkung

Gesicht, Palmae und Plantae sind nie befallen.

Beurteilen Sie dieses Krankheitsbild hinsichtlich seiner Dignität!

Es handelt sich um eine für Mutter und Kind harmlose, aber durch intensiven Juckreiz für die Patientinnen sehr unangenehme Krankheit, die nach der Entbindung rasch abheilt. Im Allgemeinen sind Primiparae von der PUPPP betroffen. Rezidive bei einer erneuten Gravidität sind die absolute Ausnahme.

Nennen und beschreiben Sie drei weitere Dermatosen in der Schwangerschaft und beurteilen Sie auch deren Dignität!

Herpes gestationis (Syn.: Pemphigoid gestationis): Variante des bullösen Pemphigoids in der Schwangerschaft mit Nachweis von zirkulierenden Anti-Basalmembran-Antikörpern vom Typ IgG_1 (Herpes-gestationis-Faktor). In der direkten Immunfluoreszenz lineare Ablagerung von C_3 an der Basalmembranzone. Typisch im dritten Trimenon. Klinisch treten pralle Blasen auf, die meistens zuerst in der Nabelregion sichtbar werden (wichtige Unterscheidung zur PUPPP). Auch 10% der Neugeborenen sind von gleichartigen Hautveränderungen betroffen. Viele Neugeborene sind Small-for-date-Babys; erhöhtes Totgeburtrisiko.

Anmerkung
Tritt ein Herpes gestationis außerhalb der Schwangerschaft auf, muss an eine Blasenmole oder ein Chorionkarzinom gedacht werden!

Papulöse Dermatose in der Schwangerschaft: Seltene (1 : 2500) Schwangerschaftsdermatose unklarer Genese, die während der gesamten Schwangerschaft vorkommen kann. Es treten schubweise disseminierte kleine Seropapeln am gesamten Integument auf, die exkoriiert werden und dann unter Hinterlassung kleiner Narben abheilen. Heilt nach Entbindung spontan ab.

Autoimmun-Progesteron-Dermatose: Sehr seltene, nicht juckende, akneiforme Dermatose im 1. Trimenon, gelegentlich mir arthritischen Beschwerden assoziiert. Schwangerschaften enden mit Spontanabort oder Totgeburt. Als Kontrazeptivum dürfen Frauen mit dieser Erkrankung keine progesteronhaltigen Kontrazeptiva verordnet bekommen (Rezidivgefahr!).

Anmerkung
Weitere Schwangerschaftsdermatosen: Impetigo herpetiformis, pruritische Follikulitis in der Schwangerschaft, Prurigo gestationis, Pruritus gestationis, Erythema nodosum in der Schwangerschaft

Welche Therapie schlagen Sie der Patientin mit der PUPPP vor?

Die wichtigste Maßnahme ist, die Mutter vom Juckreiz zu befreien: Lokaltherapie mit juckreizstillenden Zusätzen, z. B. Polidocanol 5% in Lotio alba (NRF 11.66), hydrophile Polidocanol-Creme 5% (NRF 11.118) oder Glukokortikosteroide der Klassen I oder II nach Niedner, z. B. Hydrocortisonacetat 1,0%

Wie beurteilen Sie den Einsatz von systemischen Antihistaminika und Glukokortikosteroiden in der Schwangerschaft (und in diesem Fall)?

- Antihistaminika: Es besteht weder in Tierversuchen noch in klinischen Studien ein erhöhtes embryotoxisches Risiko; dies gilt vor allem für ältere Substanzen (z. B. Dimetinden, Clemastin).
- Glukokortikoide: Auch im 1. Trimenon können systemische Glukokortikoide (als „schwache Teratogene“ diskutiert!) gegeben werden; lediglich bei familiärer Neigung zu Gesichtsspaltenbildungen könnte das bestehende (multifaktorielle) Risiko erhöht sein.

Somit spricht bei ausgeprägtem Juckreiz im Rahmen einer PUPPP nichts gegen die Gabe dieser Substanzklassen.

Zusatzfrage: Eine Patientin in der 39. SSW erkrankt an einem Erysipel und gibt eine Penicillinunverträglichkeit an. Wie behandeln Sie?

Die Patientin kann mit Erythromycin 3 × 500 mg/d (z. B. Eryhexal®) behandelt werden, da Erythromycin in der Schwangerschaft nicht kontraindiziert ist. Anders sieht es jedoch in der Stillzeit aus! Erythromycin geht in die Muttermilch über und kann beim gestillten Neugeborenen eine Sensibilisierung, Durchfälle oder eine Sprosspilzbesiedelung auslösen. Deshalb muss, falls die Therapie über den Geburtstermin hinaus fortgesetzt werden muss, auf ein anderes Makrolid-Antibiotikum wie Roxithromycin umgestellt werden, da dieses kaum (0,05%) in die Muttermilch übergeht.

Literatur

Fölster-Holst R, Achenbach A. Hauterkrankungen in bestimmten Lebensphasen. In: Altmeyer P, Dirschka T, Hartwig R (Hrsg.), Klinikleitfaden Dermatologie, 2. Auflage 2003, Urban & Fischer, München S. 113–140

Schaefer C, Weber-Schöndorfer C. Medikamentöse Therapie in der Schwangerschaft. Dtsch Ärztebl 2005; 102: A2480–2489

Vaughan Jones SA, Hern S, Nelson-Piercy C et al. A prospective study of 200 women with dermatoses of pregnancy correlating clinical findings with hormonal and immunopathological profiles. Br J Dermatol 1999; 141:71–81

Fall 65

Frau K. berichtet Ihnen, dass sie bereits seit einigen Wochen unter juckenden und brennenden Lidern leide. Diese seien zudem rau. Seit gestern sei noch eine Schwellung hinzugekommen, sodass sie nicht mehr richtig „aus den Augen schauen" könne.

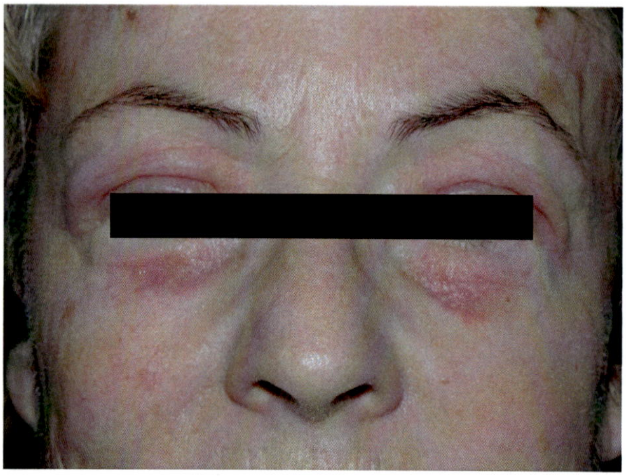

Abb. 65.1

Beschreiben Sie den dargestellten Befund.

Es bestehen eine ödematöse Schwellung der Ober- und Unterlider mit Lidspaltenverengung rechts sowie eine scharf begrenzte Rötung entsprechend einer akuten Dermatitis.

Diskutieren Sie mögliche Differenzialdiagnosen und deren Abgrenzung.

- Psoriasis: Man müsste nach weiteren psoriatischen Stigmata an Prädilektionsstellen (retroaurikulär, Ellenbogen, Knie, Os-sacrum-Bereich, Kapillitium) suchen.
- Seborrhoische Dermatitis: wird oft als „kleine Schwester der Psoriasis" interpretiert; auch hier wäre die Suche nach psoriatischen Stigmata angezeigt
- Atopisches Lidekzem: Bestehen weitere Krankheiten aus dem atopischen Formenkreis (Pollinosis, allergisches Asthma bronchiale) oder eine atopische Dermatitis an anderen Lokalisationen?
- Kumulativ-(sub-)toxisches Ekzem: Bestehen wiederholt irritative Einwirkungen an den Augenlidern (z. B. dauerndes Reiben oder Manipulieren)?
- Typ-IV-Sensibilisierung auf einen Kontaktstoff, z. B. in einem kosmetischen Externum

Anmerkung

Etwa 25 % der Lidekzeme haben eine kontaktallergische Ursache! Auch Kontaktallergene, die primär in Kontakt mit den Händen gelangen, können Lidekzeme auslösen, da der Mensch sich unbewusst bis zu 100 × täglich die Augen reibt und damit potenzielle Kontaktallergene übertragen kann.

– Typ-I-Allergie: z. B. so genannte airborne contact dermatitis
– Seltener: bakterieller Infekt (z. B. S. aureus bei Atopikern), Tinea

Sie haben Ihre Patientin eingehend untersucht: Es besteht weder ein Anhalt für eine Psoriasis noch für eine seborrhoische oder atopische Dermatitis an anderen Lokalisationen. Es liegen keine weiteren Krankheiten des atopischen Formenkreises vor. Ein dauerndes Reiben wird negiert.

Welche diagnostischen Schritte leiten Sie ein?

Suche nach relevanten Typ-IV-Sensibilisierungen:
– Ausführliche Anamnese: (Augen-)Kosmetik, dekorative Kosmetik, Reinigungssubstanzen, Augentropfen, Haarspray
– Epikutantest: Standardblock, Augenexterna/Kosmetika; mitgebrachte Kosmetika, die im Gesichtsbereich eingesetzt werden

Suche nach relevanten Typ-I-Sensibilisierungen:
– Ausführliche Anamnese: Pflanzen im Haus (z.B. Primula, Ficus benjamina), Tiere (Katze, Hund), Suche nach Hausstaubmilbensensibilisierungen)
– Prick-Test

Erklären Sie, wie die Zimmerpflanze Ficus benjamina (Birkenfeige) ein Lidekzem auslösen kann!

Ficus benjamina sezerniert über die Blätter eine milchige Flüssigkeit, die von Staubpartikeln aufgenommen wird und damit „auf dem Luftweg" transportiert werden kann. Somit wird das Allergen zu einem potenten Aeroallergen, das z. B. eine „airborne contact dermatitis" auslösen kann. Diese etabliert sich besonders im Bereich der Augenlider, da die dünne Haut an dieser Lokalisation für das Allergen besonders permeabel ist.

Anmerkung
Auch Latexproteine können z.B. durch Verwendung gepuderter Latexhandschuhe ein Lidekzem auslösen! Zudem besteht eine Kreuzallergie mit der Milch von Ficus benjamina.

Sie erhalten folgende Befunde:
Keine Reaktion auf die getesteten Typ-I-Allergene
Epikutantest: bei Ablesung nach 48 Stunden 2fach positive Reaktion auf (Chlor-)Methylisothiazolon; bei Ablesung nach 72 Stunden 3fach positive Reaktion (Crescendo-Reaktion) sowie 1fach positive Reaktion auf eine mitgebrachte Augencreme; ansonsten keine positiven Reaktionen bei der Ablesung nach 48 und 72 Stunden

Interpretieren Sie diese Befunde.

(Chlor-)Methylisothiazolon (auch Kathon® CG, Euxyl® K 100) ist eines der meistgebrauchten Konservierungsmittel, das unter anderem in Hautcremes und Körperlotionen, Shampoos und Haarpflegemitteln, Seifen sowie Sonnenschutzpräparaten vorkommt.

Da alle Kosmetika eine INCI-Deklaration aufweisen (International Nomenclature of Cosmetic Ingredients), kann direkt überprüft werden, ob Methylisothiazolinone (INCI-Bezeichnung) in der Augencreme vorkommt. Ferner müsste der Patientin empfohlen werden, alle benutzten kosmetischen Produkte bezüglich dieses Inhaltsstoffes zu überprüfen und beim Kauf zukünftig darauf zu achten, dass dieses Konservierungsmittel nicht vorkommt.

Wie behandeln Sie dieses Lidekzem?

- Wichtigste Maßnahme: konsequentes Meiden des Kontaktallergens
- Auflegen kalter Schwarzteekompressen, 2–3 ×/d über 10 Minuten
- Lokaltherapie mit augenverträglicher Glukokortikoidzubereitung (z. B. Ficortril®-Augensalbe) über wenige Tage

In welchem Zusammenhang können die folgenden Kontaktallergene vorkommen?

Mercapto-Mix: Wird als Vulkanisationsbeschleuniger in der gummiverarbeitenden Industrie eingesetzt und kommt in diversen Gummiartikeln (z. B. Gummiteilen von Schuhen und Stiefeln), aber auch in Neopren-Klebern und Schmierstoffen vor.

4-Phenylendiamin: Kommt in Haarfärbemitteln vor (Kontaktekzeme nach Friseurbesuch). Bei geringerem Sensibilisierungsgrad Kopfhaut oft erscheinungsfrei, aber Lidekzeme.

Anmerkung

4-Phenylendiamin ist aus der Standardreihe entfernt worden, da es häufig testbedingt zu einer Sensibilisierung kam. Dieser Stoff kann auch in temporären Tattoos vorkommen (Urlaubsmitbringsel!), die mit schwarzem Henna angefertigt wurden. Er ist in fast allen EU-Staaten ausschließlich in Haarfärbemitteln zugelassen.

Kolophonium: Kommt u. a. in Klebstoffen (Pflaster), Papier, Kosmetika (Lidschatten, Maskara), aber auch in Kaugummi vor und kann Aphthen, Mundbrennen und sogar Angioödeme auslösen.
Ammoniumpersulfat: Kommt in Haarbleichmitteln sowie in Zahnprothesenreinigern vor und kann zu einer „therapieresistenten" Cheilitis führen.

Anmerkung

Farbige Nagellacke können nickelhaltige Metallkügelchen enthalten, die bei Nickelsulfatallergie zu einem periungualen Kontaktekzem führen können.

Zusatzfrage: Wie behandeln Sie ein atopisches Lidekzem, das vor allem im Winter auftritt? Nennen Sie mehrere Behandlungskonzepte.

- Dauerhafte pflegende Lokaltherapie (z. B. mit Bepanthen®-Augen- und Nasensalbe oder Physiogel A. I. Creme)
- Austrocknende Lokaltherapie im akuten Zustand (z. B. gerbstoffhaltige Externa wie Tannolact®-Creme)
- Klimawechsel, z. B. Reizklima (Nordsee, Hochgebirge)

Anmerkung

Bei chronischen Lidekzemen können auch Calcineurin-Inhibitoren eingesetzt werden, z. B. Tacrolimus (Protopic® 0,03 % Salbe). Diese sind zwar für den Einsatz in Augennähe (bisher) nicht zugelassen, haben jedoch im Gegensatz zu topischen Glukokortikoiden kein atrophogenes Potenzial. Direktes Sonnenlicht muss gemieden werden. Topische Glukokortikoide dürfen nur wenige Tage im Bereich der Lider eingesetzt werden, da hier besonders schnell eine irreversible Atrophie der Haut auftreten kann. Darüber hinaus besteht bei unkritischem und häufigem Gebrauch das Risiko der Entstehung einer Katarakt.

Literatur

Schenkelberger V, Freitag M, Altmeyer P. Ficus benjamina – Das versteckte Allergen im Haus. Hautarzt 1998; 49: 2–5

Wollenberg A, Kerschenlohr K, Pavicic T, Messmer EM. Diagnostik und Therapie des Lidekzems. Eine interdisziplinäre Herausforderung. Hautarzt 2004; 55: 677–688

Fall 66

Ihnen wird ein 40-jähriger Patient aus Sri Lanka vorgestellt. Er ist Asylbewerber und gibt an, in seiner Heimat schwere psychische und physische Traumata durch Folterung erlitten zu haben. Er gibt Schmerzempfindungen ohne nähere Lokalisation am Stamm an, die seit etwa zwei Monaten bestünden.

Ähnliche Hautveränderungen wie in Abbildung 66.1 finden sich an den Armen. Die Läsionen sind in ihrer Sensibilität nicht deutlich verändert. Im Bereich der vom Patienten angegebenen schmerzenden und parästhetischen Regionen sind keine Hautveränderungen sichtbar. Im Bereich beider Ellenbogen lassen sich strangartige Indurationen tasten. Es lässt sich ein mäßiggradiger Sensibilitätsverlust in einigen Bezirken der Extremitäten nachweisen. Dort ist auch die Temperaturempfindung gestört. Darüber hinaus finden sich am gesamten Integument Narben durch Misshandlungen.

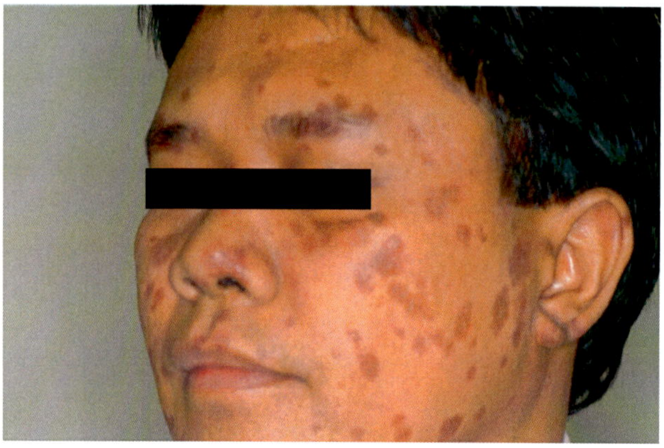

Abb. 66.1

Beschreiben Sie den Hautbefund im Gesicht.

Im Gesicht finden sich multiple bräunliche, flache, nicht schuppende Läsionen unterschiedlicher Größe und Gestalt.

Welche Verdachtsdiagnose haben Sie? Begründen Sie Ihre Entscheidung!

Die Konstellation aus bräunlichen Läsionen im Gesichtsbereich, Sensibilitätsstörungen und strangartigen Indurationen am Ellenbogen (offenbar Ausdruck einer Neuritis des N. ulnaris), legen bei der Herkunft des Patienten die Diagnose „Lepra" nahe.

Wie stellt man die Diagnose einer Lepra?

Es gibt drei Kardinalzeichen, von denen jedes einzeln mit einer Sensitivität von etwa 70% für die Diagnose ausreichend ist:

– Anästhetische Hautveränderungen: Die Läsionen sind hypopigmentiert oder erythematös. Im Glasspateltest lupoides Infiltrat. Differenzialdiagnose: Vitiligo, Narben, Lichen sclerosus et atrophicans; bei allen diesen Krankheiten fehlt die Hyposensibilität.

Anmerkung
Typischerweise ist zunächst die Warm-kalt-Differenzierung betroffen.

– Verdickte periphere Nerven: im Allgemeinen später als die Hautläsionen, häufiger Befall der Nn. ulnaris und peroneus; neurologisches Konsil und ggf. Nervenbiopsie veranlassen
– Säurefeste Stäbchen im Hautabstrich: mikrobiologische Untersuchung von Ausstrichpräparaten aus angeritzten Hautläsionen (so genannten Slit-skin Smears). Die Spezifität liegt nahe 100%, die Sensitivität allein ist niedrig, da nur etwa 50% der Patienten Bakterien in Hautläsionen aufweisen. Positive Befunde bedeuten meist lepromatöse Patienten mit erhöhter Infektiosität.

Das gemeinsame Vorkommen der drei Zeichen ergibt eine Sensitivität von fast 100% und einen ebenso hohen positiven prädiktiven Wert.

Welche Möglichkeiten gibt es darüber hinaus, den Lepraerreger nachzuweisen, und wie bewerten Sie diese Verfahren?

– Der Nachweis von M. leprae kann im Nasen- und Ohrenabstrich versucht werden, wenn der Verdacht auf eine Infektion ohne sichere Symptome vorliegt. Er ist nicht erforderlich, wenn eindeutige klinische Symptome vorliegen.
– Eine Biopsie (inklusive subkutanem Fettgewebe!) ist der Diagnose durch die drei Zeichen nicht überlegen, auch die Immunhistologie bringt keinen sicheren Vorteil. Diese Techniken können jedoch in Einzelfällen besonders wichtig sein.

Anmerkung
– Diagnostik und Therapie der Lepra sollten immer in enger Absprache mit einem erfahrenen Tropenmediziner erfolgen!
– Die diagnostischen Angaben beziehen sich auf Endemiegebiete – es gibt keine Informationen über die Zuverlässigkeit der Diagnose in Deutschland!

Sie erhalten folgende Befunde:
Glasspateldruck: bräunliches (lupoides) Infiltrat
Slit-skin Smears aus elf Hautarealen: kein Nachweis von säurefesten Stäbchen

Neurologisches Konsil: Neuropathie nicht auszuschließen, jedoch neurologischerseits keine Begründung für die vom Patienten angegebenen Missempfindungen im Bereich des Stammes sowie aller Extremitäten. Diagnostisch ergeben sich Hinweise für das Vorliegen einer vorwiegend sensiblen Neuropathie unter Beteiligung des vegetativen Nervensystems, was als Restzustand nach Lepra in der Vergangenheit gedeutet werden könnte.

Histologie der Nervenbiopsie: Nerv mit verdicktem Perineurium und kleinen Granulomen, aber kein Nachweis säurefester Stäbchen. Der Befund ist vereinbar mit abgelaufener Lepra.

Wer entdeckte den Lepraerreger?

Das Mykobacterium leprae wurde vom norwegischen Arzt G. Armauer Hansen (1841–1912) entdeckt.

Was ist Lepra? Integrieren Sie das Krankheitsbild in einen epidemiologisch-sozialen Zusammenhang!

Die Lepra ist eine chronische Infektionskrankheit, gegen die der überwiegende Teil der Weltbevölkerung genetisch bedingt immun ist und die eine extrem lange Inkubationszeit (Monate bis fünf Jahre oder länger) aufweist. Sie ist weltweit die häufigste Ursache von Behinderungen im Rahmen einer Infektionskrankheit. Die Deformierungen bedeuten eine starke soziale Stigmatisierung und Diskriminierung (Lepra: griechisch = „Aussatz“).

Anmerkung
Bis 1946 mussten im US-Staat Louisiana Leprakranke in so genannten Leprosorien leben. Diesen Kranken wurde das Wahlrecht – ein fundamentales Bürgerrecht – bis zu diesem Zeitpunkt vorenthalten.

Nennen Sie einige Länder, in denen die Lepra endemisch vorkommt!

Mehr als drei Viertel der Leprakranken leben in Indien, Brasilien, Madagaskar, Mosambik, Nepal und Tansania. Faustregel: Die Lepra kommt zwischen dem 40. nördlichen und 40. südlichen Breitengrad vor.

Wie wird die Lepra übertragen?

Unbehandelte multibazilläre Patienten (größtes natürliches Reservoir von Mykobakterien, Muttermilch leprakranker Frauen ist infektiös!) sind die häufigste Infektionsquelle, da sie große Mengen von Bakterien aus dem oberen Respirationstrakt ausscheiden. Darüber hinaus erfolgt eine Infektion durch Kontakt mit Lepraläsionen. Haushaltsmitglieder haben ein fünf- bis zehnfach höheres Risiko zu erkranken als die Allgemeinbevölkerung. Paucibazilläre Patienten sind – wenn auch in geringem Maß – infektiös.

M. lepra kann außerhalb des menschlichen Körpers unter tropischen Bedingungen mehrere Tage (bis zu neun) infektiös bleiben.

Anmerkung
Im Tierreich ist das Neunbinden-Gürteltier (Armadillo) als einziges Mykobakterienreservoir bekannt.

Wie kann man das Übertragungsrisiko senken?

Die prophylaktische Behandlung mit Dapson oder Acedapson senkt die Erkrankungsrate um etwa 60%.

Was müssen Sie unbedingt beachten, wenn Sie bei einem Patienten Lepra diagnostiziert haben?

Es besteht namentliche Meldepflicht gemäß Infektionsschutzgesetz (§ 7 IfSG).

Welche verschiedenen Formen der Lepra gibt es?

- Indeterminierte Form: heilt meistens spontan ab, in seltenen Fällen – abhängig von der Immunitätslage – Übergang in multibazilläre (lepromatöse) Lepra oder paucibazilläre (tuberkuloide) Lepra
- Multibazilläre Lepra: zahlreiche Hautläsionen, hohe Bakterienzahl, hoher Antikörpertiter, niedrige zellmediierte, stabile Immunität mit TH2-Zytokinmuster. Charakteristisch bei Gesichtsbefall mit Keratokonjunktivitis ist eine Facies leonina.

– Paucibazilläre Lepra: umgekehrte Verhältnisse bei hoher zellmediierter, stabiler Immunität mit TH1-Zytokinmuster

Welche Bedeutung hat diese Einteilung?

Multibazilläre und paucibazilläre Lepra werden unterschiedlich lange behandelt und haben eine unterschiedliche Prognose. Diese ist bei multibazillärer Lepra schlecht, bei paucibazillärer Lepra günstig.

Anmerkung
Nervenschäden kommen bei multibazillärer und paucibazillärer Lepra vor.

Wo treten die Hautveränderungen bei Lepra bevorzugt auf?

Hautveränderungen befinden sich vornehmlich an kühleren Körperstellen (z. B. Akren), da die optimalen Wachstumsbedingungen der obligat intrazellulär lebenden Mykobakterien bei 27–33 °C liegen.

Welche Hautveränderungen kommen bei lepromatöser, welche bei tuberkuloider Lepra vor?

– Lepromatöse Lepra: bräunlich infiltrierte Plaques und Knoten (so genannte Leprome)
– Tuberkuloide Lepra: Es dominieren asymmetrische rötliche Maculae, die sich langsam ausweiten und zentral mit Ausbildung einer Hypopigmentierung abheilen.

Anmerkung
Bei dunkelhäutigen Menschen ist die Vitiligo aufgrund der klinischen Ähnlichkeit mit der Lepra ähnlich stigmatisierend und führt zur gesellschaftlichen Ausgrenzung dieser Menschen.

Wie therapieren Sie die Lepra?

Die Behandlung sollte immer in Abstimmung mit einem Tropenmediziner erfolgen und basiert auf einer Dreifachtherapie (MDT, WHO 1997). Es gibt drei empfohlene Therapie-Regime:
– WHO-Dreifachtherapie (MDT) bei multibazillärer (MB) Lepra
– WHO-Dreifachtherapie (MDT) bei paucibazillärer (PB) Lepra
– Einmalgabe von Rifampicin 600 mg und Ofloxacin 400 mg und Minocyclin 100 mg nur bei einzelnen Läsionen

Die MDT besteht aus Dapson 100 mg/d, Clofazimin 50 mg/d und 300 mg/Monat unter Aufsicht und Rifampicin 600 mg/Monat unter Aufsicht.

Wie lange muss eine Lepratherapie dauern und warum?

MB-Patienten sollen zwölf Monate lang, PB-Patienten sechs Monate lang behandelt werden. Die sehr langen Therapiezeiten hängen mit der langen Generationszeit der Mykobakterien von zwölf Tagen zusammen.

Anmerkung
Die Dreifachtherapie reduziert die Infektiosität innerhalb weniger Tage, während sie bei einer Dapson-Monotherapie erst nach drei Monaten deutlich abnimmt. Die Rezidivrate beträgt auch nach vollständiger Therapie noch mindestens 0,1 % pro Jahr.

Was verstehen Sie unter „Lepra-Umkehr-Reaktionen" und wie behandeln Sie diese?

Es handelt sich um Hypersensitivitätsreaktionen („reversal reactions", „Lepra in Reaktion") gegen Lepraantigene, die unter Therapie auftreten und die klinische Symptomatik der Lepra verändern. Umkehr-Reaktionen mit Nervenbeteiligung stellen eine Notfallsituation dar. Man unterscheidet:

- Typ-I-Reaktion: akutes Erythem, Schwellung und Schmerzhaftigkeit innerhalb der Läsionen. Therapie: schwere Fälle → systemische Glukokortikosteroide über Wochen in ausschleichender Dosierung, die vom Schweregrad abhängt; leichte Fälle → nichtsteroidale Antiphlogistica, z.B. Ibuprofen 3 × 400 mg/d
- Typ-II-Reaktion: Erythemata nodosa leprosa, Polyneuritis, Arthritiden, Nephritis und andere Entzündungen infolge der Ablagerung von Immunkomplexen (Arthus-Reaktion). Therapie: Thalidomid

Anmerkung

Das amerikanische Unternehmen Pharmion hat die Vertriebslizenz für Thalidomide für zahlreiche Staaten außerhalb der USA. Bis Mitte 2003 hat der Pharmakonzern Grünenthal Thalidomid kostenlos den behandelnden Ärzten zur Behandlung von Patienten zur Verfügung gestellt. Jetzt unterliegt die Verschreibung des Medikaments durch den Arzt und dessen Abgabe durch den Apotheker strengen Auflagen (nähere Informationen unter www.prmp.com).

Thalidomid ist teratogen. Frauen und Männer müssen während der Therapie bis einen Monat nach Therapieende Verhütungsmittel anwenden, da Thalidomid im Samen nachgewiesen wurde. Blutspenden ist während des gesamten Zeitraums verboten.

Thalidomid zeigt eine Ototoxizität und eine Neurotoxizität. Letztere tritt i. d. R. als sensorische periphere Neuropathie mit variabler Rückbildungstendenz in Erscheinung. Die neurotoxische Wirkung korreliert mit der kumulativen Gesamtdosis.

Der morgendliche Überhang der sedierenden Wirkung von Thalidomid lässt sich mildern, indem das Medikament 4 Stunden vor dem Schlafengehen eingenommen wird.

- Typ-III-Reaktion (so genanntes Lucio-Phänomen, selten): nekrotische Hautreaktionen infolge einer Vaskulitis (bei unbehandelter diffuser multibazillärer Lepra). Therapie: systemische Glukokortikosteroide über Wochen in ausschleichender Dosierung, die vom Schweregrad abhängt

Literatur

Burdick AE. Leprosy including reactions. In: Berth-Jones J, Coulson I, Heyman WR et al (eds) Treatment of skin diseases: advanced therapeutic strategies. London: Mosby; 2002: 336–339

Fuchs J, Schulz C, Ochsendorf F et al. Diagnostische und therapeutische Probleme bei Leprapatienten aus dermatologischer Sicht. Berichte aus dem klinischen Alltag. Akt Dermatol 1992; 18: 231–235

World Health Organization. Chemotherapy of leprosy. Technical Report Series 847. Geneva: World Health Organization, 1994

Fall 67

Eine 25-jährige schwangere Frau (15. SSW) wird von ihrem Gynäkologen zur Abklärung eines seit fünf Tagen bestehenden Exanthems im Bereich des Gesichts, der Extremitäten und seit kurzem auch des Stammes vorgestellt. Sie ist in Begleitung ihrer fünfjährigen Tochter, die ähnliche Hautveränderungen bietet. Im Gegensatz zur Tochter leidet die schwangere Frau zusätzlich unter akral betonten Gelenkschmerzen. Ansonsten ist das Allgemeinbefinden von Mutter und Kind nicht beeinträchtigt.

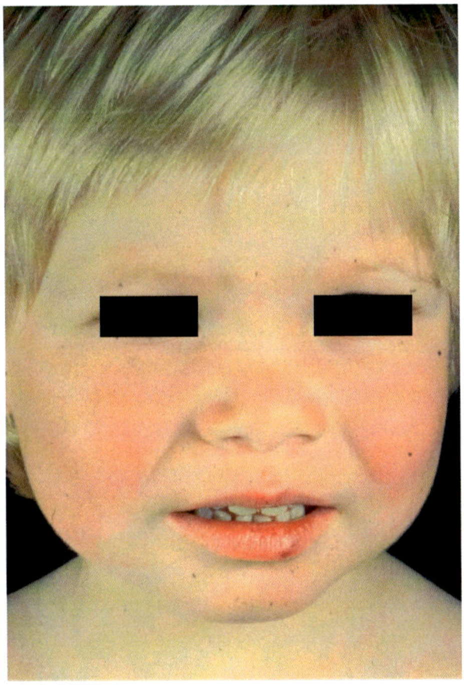

Abb. 67.1

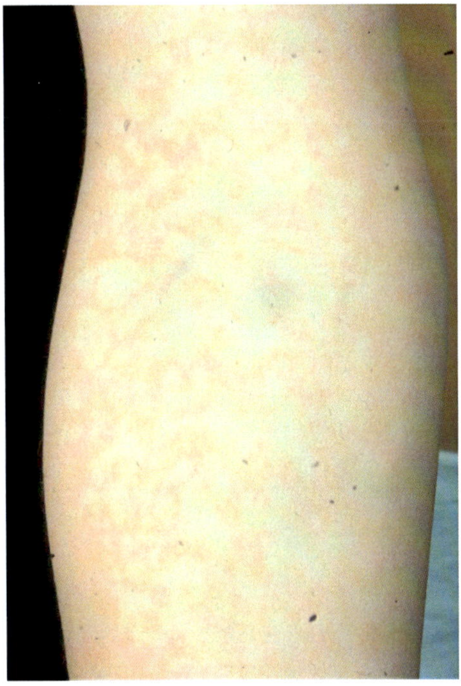

Abb. 67.2

Beschreiben Sie die Hautveränderungen bei der Tochter.

- Links: Rötung und Schwellung der Wangen, die an „Ohrfeigenwangen" („slapped cheeks") erinnern
- Rechts: symmetrisch an der oberen Extremität netzartig figurierte rote Maculae, teilweise urtikarielle Plaques

Welche Verdachtsdiagnose stellen Sie? Begründen Sie diese.

Ringelröteln (Erythema infectiosum) aufgrund der typischen Morphe und Anamnese

Welche Differenzialdiagnosen erwägen Sie?

- Erythema migrans (Zeckenstich erinnerlich? Borrelientiter), das sich bei Kindern nicht selten als Rötung beider Wangen zeigt

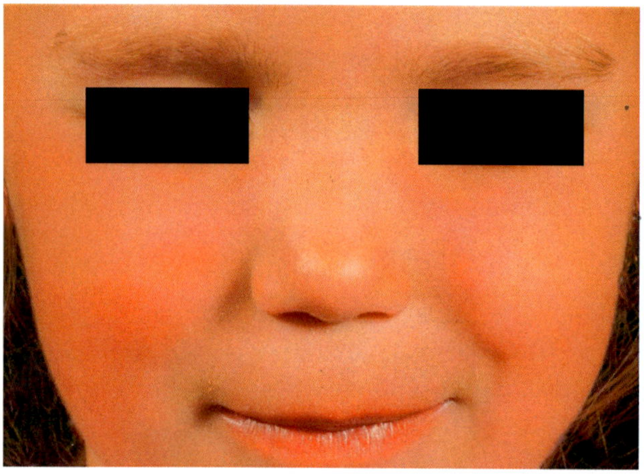

Abb. 67.3

- Bei Abgeschlagenheit und Fieber ist an ein Erysipel zu denken.
- Bietet das Exanthem im Bereich der Extremitäten einen rotvioletten Farbton und eine Persistenz, so sind Kollagenosen als wichtige DD zu bedenken (Verschlechterung bei Sonnenexposition, Muskelschwäche, subfebrile Temperaturen, Nagelfalzveränderungen u.a.).

Worin bestehen Ihre diagnostischen Maßnahmen?

Ringelröteln sind klinisch zu diagnostizieren und bedürfen normalerweise keiner serologischen Bestätigung.

Welcher Erreger ist der Auslöser der Ringelröteln? Welches ist die Zielzelle des Erregers?

Parvovirus B19, das die Erythroblasten infiziert und sich dort vermehrt

In welcher Phase der Erkrankung sind die Patienten kontagiös?

Nur während der Inkubationszeit (1–2 Wochen) sind die Patienten ansteckend, im Exanthemstadium jedoch nicht mehr.

Welche Komplikation muss bei einer Schwangeren bedacht werden?

Ein Hydrops fetalis, der über die Anämie und Herzinsuffizienz infolge einer Myokarditis des Feten zu erklären ist. Insgesamt ist das Risiko einer diaplazentaren Infektion mit 10% gering. Epidemiologische Daten zeigen, dass das Risiko offensichtlich im zweiten Trimenon am höchsten ist.

Welche Maßnahmen (diagnostisch/therapeutisch) sind bei der Schwangeren zu veranlassen?

Wöchentliche Sonographien durch den Gynäkologen, um einen Hydrops fetalis rechtzeitig zu erkennen.

Bei der Patientin besteht sonographisch der Verdacht einer Infektion des Feten.

Wie wird die Diagnose gesichert?

Bestätigt wird die Infektion durch Nachweis von Virus-DNA mittels PCR in den Zellen des Kindes. Es ist somit eine Amniozentese erforderlich.

Besteht bei Verifizierung der fetalen Infektion die Indikation zur Interruptio?

Im Gegensatz zu den Röteln besteht keine Indikation zur Interruptio, da Schwangere meist (60–70%) über entsprechende Antikörper verfügen und lediglich 10% der Feten diaplazentar im Rahmen einer mütterlichen Infektion angesteckt werden.

Welche therapeutische Konsequenz hat dieser Befund?

Dem Feten werden in Abhängigkeit vom Sonographiebefund mehrfach intrauterin Erythrozytenkonzentrate transfundiert. Die Überlebensrate kann durch diese Maßnahme von 50 auf 90% erhöht werden.

Bei welchen anderen Patientengruppen können Parvovirus-B19-Infektionen ebenfalls zu Komplikationen führen?

Patienten mit vorbestehender Anämie und immunsupprimierte Patienten sind gefährdet, aplastische Krisen zu entwickeln. Sie lassen häufig ein Exanthem vermissen. Bei Patienten mit Immundefekten verläuft die Infektion chronisch.

Mit welcher Organbeteiligung ist bei einer Parvovirus-B19-Infektion häufig zu rechnen?

Die Infektion geht häufig mit Arthritiden/Arthropathien einher. Diese sind oft die einzige Manifestation der Infektion und heilen nach zwei Wochen bis mehreren Monaten spontan ab.

Nennen Sie weitere Komplikationen einer Parvovirus-B19-Infektion!

Enzephalitis, Myokarditis und nekrotisierende Vaskulitis zählen zu den selteneren Komplikationen.

Wie ist bei Komplikationen zu verfahren?

Zur Sicherung der Diagnose stehen Enzymimmunoassays und Immunfluoreszenztests zum Nachweis der Antikörper (IgM, IgG) zur Verfügung. Bei Persistenz der Viren werden Immunglobuline (polyklonal) verabreicht.

Nennen Sie bitte eine weitere Parvovirus-B19-Infektion der Haut und deren Charakteristika!

Eine weitere distinkte Exanthemerkrankung durch Parvovirus B19 ist das Papular Purpuric Gloves and Socks Syndrome (PPGSS, Handschuh-Socken-Syndrom). Es tritt besonders bei weiblichen Jugendlichen und jungen Frauen auf und ist durch juckende und brennende, lividrote Maculae und Papeln gekennzeichnet, die zu Plaques konfluieren. Prädilektionsstellen sind Hände und Füße; nicht selten wird das Exanthem von einem Enanthem der Mundschleimhaut mit Aphthen und Petechien begleitet. Die Komplikationen entsprechen denen der Ringelröteln. Im Gegensatz zu diesen ist das PPGSS auch während des Exanthems kontagiös.

Welche weiteren Erreger sind Ihnen als Auslöser des PPGSS bekannt?

Coxsackie-, Zytomegalie-, Masern- und Hepatitis-B-Viren wurden bei diesem Exanthem ebenfalls nachgewiesen.

Welche Differenzialdiagnosen sind beim PPGSS zu bedenken? Erläutern Sie diese!

Zu Beginn der Erkrankung ist das Erythema multiforme (nicht nur akral!), im weiteren Verlauf das Kawasaki-Syndrom (zusätzlich konjunktivale Injektion, „Lacklippen", nicht auf Antibiotika ansprechendes hohes Fieber, Desquamation im Bereich der Hände, Füße und Lippen in der Abheilungsphase sowie als Komplikationen Aneurysmen, v.a. kardial) als DD in Erwägung zu ziehen. Bei stärker ausgeprägtem Ödem des PPGSS ist die profunde Urtikaria zu erwägen.

Literatur

Loukeris D, Serelis J, Aroni K, Tsakris I, Voulgarelis M. Simultaneous occurrence of pure red cell aplasia and papular-purpuric „gloves and socks" syndrome in parvovirus B-19 infection. J Eur Acad Dermatol Venereol 2005; 19: 373–6

Vafaie J, Schwarz RA. Parvovirus B 19 infections. Int J Dermatol 2004; 43: 747–749

von Kaisenberg CS et al. A case of fetal parvovirus B 19 myocarditis, terminal cardiac heart failure, and perinatal heart transplantation. Fetal Diagn Ther 2001; 16: 427–432

von Kaisenberg CS, Jonat W. Fetal parvovirus B19 infection. Ultrasound Obstet Gynecol 2001; 18: 280–288

Eine 46-jährige Patientin stellt sich vor. Sie berichtet über absterbende weiße, kalte Finger, die seit zwei bis drei Jahren, zwei- bis dreimal wöchentlich und vor allem in der kalten Jahreszeit aufträten. Die Wiedererwärmung sei stark schmerzhaft. Auffällig sei zudem eine rasche Ermüdung und immer häufiger ein allgemeines Unwohlsein. Sie schildert weiterhin vermehrten Durst und beklagt einen trockenen Mund. Sie sei die Einzige in der Familie, die solche Symptome habe. Zunächst habe sie diese Symptome nicht als wirklich krankhaft gesehen, aber inzwischen häuften sich die Schübe und es sei auch schon zu leichten Veränderungen an der Haut der Finger gekommen. Diese seien häufig blau, sogar in der Wärme. Weiterhin sei die Haut inzwischen sehr empfindlich und leicht verletzbar. Am meisten störten sie die starken Rötungen im Gesicht.

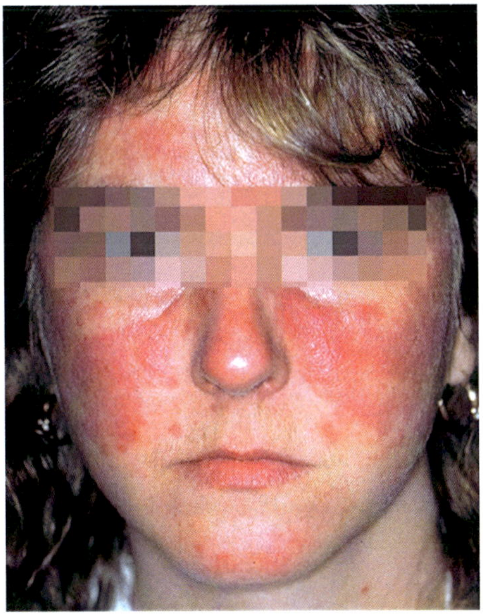

Abb. 68.1

Beschreiben Sie die Hautveränderungen.

In Gesichtsmitte finden sich symmetrisch unscharf begrenzte erythematöse Plaques bei insgesamt blassem Hautkolorit.

Als weitere Hautveränderungen sehen Sie:
An den Unterarmen Erytheme, an den Händen eine livide Verfärbung, die Nagelhäutchen sind trocken und leicht verdickt.
Insgesamt zeigt die Haut einen reduzierten Turgor.
Die Patientin macht einen erschöpften Eindruck.

Welche Verdachtsdiagnosen erwägen Sie?

- Dermatomyositis
- Sklerodermie
- Lupus erythematodes (LE)
- Mixed connective tissue disease (Sharp-Syndrom)
- Primäre Raynaud-Erkrankung
- Paraproteinämie, Kryoglobulinämie

Welche anamnestischen Angaben fehlen? Welche Fragen stellen Sie?

Ist der Patientin eine vermehrte Lichtempfindlichkeit aufgefallen?

Die Patientin bestätigt, im Lauf der Zeit recht empfindlich gegen direktes Sonnenlicht geworden zu sein. Schon nach wenigen Minuten habe sie einen Sonnenbrand, der dann über mehrere Tage als „rote Flecken" zu sehen sei. Zwischenzeitlich meide sie die direkte Sonne komplett.

Treten Herzbeschwerden, Probleme beim Treppensteigen oder nächtliches Wasserlassen auf?

Hier ist sie unsicher – sie sei nicht mehr so belastbar wie früher, werde schnell müde, aber schließlich sei sie ja auch älter geworden. Herzklopfen oder Herzschmerzen werden verneint.

Sind abends Ödeme an den Beinen aufgefallen?

Ganz minimal seien die Beine am Abend geschwollen, v.a. nach längerem Stehen sehe man den Rand der Strümpfe als kleine Einsenkung.

Liegen Schluckbeschwerden vor?

Diese werden eindeutig verneint, aber aufgrund des trockenen Mundes müsse sie zum Essen viel trinken, sonst bekäme sie nichts herunter.

Welche Aussage hilft Ihnen weiter? Welche Erkrankung kommt in die nähere Auswahl?

Lichtempfindlichkeit und Mundtrockenheit lassen in erster Linie an einen Lupus erythematodes denken, ohne jedoch die anderen Kollagenosen mit Sicherheit ausschließen zu können.

Anmerkung
Auch das Licht von Halogenlampen triggert einen LE.

Welche diagnostischen Maßnahmen ergreifen Sie?

- Blutentnahme: BB, Entzündungsparameter, Antistreptolysintiter, Paraproteine, Kryoglobuline, Autoimmunantikörper, bes. ANA, ENA, hier SSA, SSB, Scl70; Anti-DNA
- Echokardiographie mit der Frage nach einer Endokarditis Libman-Sacks (abakterielle, verruköse Endokarditis, vor allem im rechten Herzen beim Lupus erythematodes visceralis)
- Urinkontrolle: U-Status, Proteinurie
- Lichttreppe zur Verifizierung der Lichtempfindlichkeit
- Kapillarmikroskopie der Nagelfalz: Megakapillaren?
- falls verfügbar: Laser-Doppler-Imager zur Kontrolle der Durchblutung an den Händen

Sie erhalten folgende Befunde:

Im Blutbild Leukozytopenie von 1950/µl, Hb 11,8 g/dl, Thrombozytopenie von 108 000/ml. CRP und BSG deutlich erhöht. Im Antikörperprofil ANA-Titer 1 : 1280, ENA, Scl 70, SSA und SSB sind positiv. Keine Kryoglobuline im Blut.

Nachweis einer Libman-Sacks-Endokarditis, Proteinurie, Erniedrigung der MED für den UVB-Bereich.

Sklerotisches Nagelhäutchen mit wenigen verdickten Kapillarschlingen, Megakapillaren, deutliche Minderdurchblutung der distalen Anteile der Finger 1–4 beidseits, li >> re.

Anmerkung

Die Normalwerte der MED-UVB betragen in Abhängigkeit vom Hauttyp und von der Strahlenquelle zwischen 0,03 und 0,1 J/cm^2.

Welche Diagnose stellen Sie jetzt? Welche Differenzialdiagnose kommt noch infrage?

Alles weist auf einen systemischen LE hin, einzige noch infrage kommende Differenzialdiagnose ist die „mixed connective tissue disease“ (Sharp-Syndrom).

Welche Diagnosekriterien müssen erfüllt sein, um die Diagnose systemischer Lupus erythematodes zu sichern?

Die ACR-Kriterien:
- Schmetterlingserythem: fixiertes Erythem im Hautniveau oder erhaben über Wangen und Nasenrücken unter Aussparung der Nasolabialfalten
- Diskoide Herde mit fest haftender keratotischer Schuppung und follikulären Hornpfröpfchen; atrophische Narbenbildung in den älteren Herden
- Photosensitivität: Induktion und Aggravation der Hautveränderungen durch UV-Exposition
- Orale oder nasopharyngeale Ulzera (gewöhnlich schmerzlos)
- Nicht erosive Arthritis an ≥ 2 peripheren Gelenken, Druckschmerz, Schwellung, Erguss
- Serositis: Pleuritis, Perikarditis (Schmerzen oder Erguss; Dokumentation durch EKG)
- Nierenbeteiligung: persistierende Proteinurie > 0,5 g/d oder Zylindrurie (Erythrozyten, Hämoglobin, granuläre oder gemischte Zylinder)
- ZNS-Beteiligung: epileptische Anfälle oder Psychosen bei Abwesenheit metabolischer oder medikamentöser Ursachen, zentrale und periphere Neuropathien
- Hämatologische Veränderungen: hämolytische Anämie (Retikulozytose, Coombs-Test positiv) oder Leukozytopenie < 4000/µl, Thrombozytopenie < 100 000/µl oder Lymphozytopenie < 1500/µl
- Immunologische Veränderungen: Nachweis von Anti-dsDNA-AK oder Anti-sm-AK oder Anti-Phospholipid-AK, positiver LE-Zelltest; falsch-reaktiver Syphilistest
- Antinukleäre AK: erhöhte Titer (> 1 : 160) in der indirekten Immunfluoreszenz (Hep-2-Zelltest), Ausschluss eines arzneimittelinduzierten LE

Wie viele Kriterien müssen erfüllt sein, um die Diagnose systemischer Lupus erythematodes zu sichern?

Von elf ACR-Kriterien müssen mindestens vier Diagnosekriterien gleichzeitig oder seriell erfüllt sein.

Anmerkung
Die ACR-Kriterien sind durchaus kritisch zu sehen, da sie keine eindeutige Abgrenzung des SLE z. B. von der Dermatomyositis erlauben.

Können Sie Ihre Diagnose histologisch untermauern?

Ja, mit dem Lupusbandtest. Durch direkte Immunfluoreszenz nachweisbare Ablagerung von IgG, IgM, IgA, C1 und C3 im Bereich der dermoepidermalen Basalmembranzone.

Des Weiteren kann eine Lichtprovokation, z. B. im Glutealbereich, stattfinden. 14 Tage nach der Provokation mit der einfachen minimalen Erythemdosis (MED) kann es zur Ausbildung von persistierenden Erythemen kommen, die sich histologisch als LE sichern lassen.

Wo entnehmen Sie die Biopsie zu diesem Test? Aus befallener oder unbefallener Haut?

Beim Lupus erythematodes discoides ist der Lupusbandtest nur in den Herden positiv. Beim Lupus erythematodes visceralis dagegen auch in unbefallener Haut (bis zu 80% bei aktivem SLE, bis zu 40% bei inaktivem).

Wie sieht das histologische Bild des Lupus erythematodes aus?

Atrophisches Epithel, Orthokeratose, follikuläre Keratose (klinisch: Tapeziernagelphänomen), vakuoläre Alteration der basalen Epithelzellen, Papillarkörperödem, dichtes perivaskuläres, epidermotropes und adnexotropes Rundzelleninfiltrat mit Zugrundegehen der elastischen und kollagenen Fasern.
Direkte Immunfluoreszenz: Lupusband

Welche Formen des Lupus erythematodes werden unterschieden? Geben Sie deren Charakteristika an!

Diskoider Lupus erythematodes (DLE):

- Auftreten zwischen dem 20. und 40. Lebensjahr, M : F = 3 : 1
- Lokalisiert in lichtexponierten Arealen, auch behaarter Kopf (vernarbende Alopezie)
- Langsam wachsend von peripher (daher scheibenförmig), scharf begrenzte, münzgroße Erytheme, ggf. konfluierend, Narbenbildung
- Zentral fest haftende Schuppung mit spitzkegeliger Follikelkeratose (Tapeziernagelphänomen) Zentrale Atrophiezone mit Verlust der Follikelostien (→ De- oder Hyperpigmentierung)
- Keine viszerale Beteiligung

Anmerkung
Auch ein systemischer Lupus erythematodes (SLE) kann Hautveränderungen wie ein DLE aufweisen!

Subakut-kutaner Lupus erythematodes (SCLE):

- Auftreten zwischen 30. und 50. Lebensjahr, M : F = 8 : 1
- Lokalisiert in lichtexponierten Arealen

- Multiple kleinfleckige bis flächenhafte, scharf begrenzte, anuläre und gyrierte Erytheme mit livider Note, keine Vernarbung
- Geringfügiger viszeraler Befall mit Polyarthritis, Serositis, selten renale oder zerebrovaskuläre Erkrankungen
- In etwa 70% Photosensitivität der Haut
- Ggf. durch Medikamente ausgelöst, unterhalten oder aggraviert

Systemischer Lupus erythematodes (SLE):

- Junge Erwachsene, M : F = 8 : 1
- Unscharf begrenztes, persistierendes Erythem zentrofazial (Schmetterlingserythem), keine Vernarbung
- Exantheme (morbilliform, skarlatiniform, multiform, rosazea- oder livedoartig), selten bullöse HV, fleckige oder diffuse Erytheme an Finger- oder Zehenendgliedern. Fakultativ: Teleangiektasien an Fingerspitzen und Nagelfalz, subunguale Blutungen, Livedo-Bild, ggf. Ulzerationen, vernarbende oder diffuse Alopezie, Raynaud-Syndrom
- Enantheme mit Erosionen und Ulzerationen der Schleimhäute, Cheilitis
- Innere Organe: Arthritis (90%), Nierenbeteiligung (65%), Lymphknotenschwellung (50%), Pleuritis (40%), Hepatosplenomegalie (25%), Perikarditis (25%), Libman-Sacks-Endokarditis, Polymyositis, Peritonitis, Gastritis, Kolitis, Psychosen, Epilepsien
- Reduzierter Allgemeinzustand mit Müdigkeit, Abgeschlagenheit, Leistungsknick, Gewichtsabnahme, subfebrilen Temperaturen

Welche Therapiemöglichkeiten können Sie der Patientin vorschlagen? Bitte kommentieren Sie die Therapien hinsichtlich Dosierung, Vor- und Nachteilen und wichtigsten Nebenwirkungen.

Immunsuppressiva:
Azathioprin (Imurek®): Standardtherapeutikum bei mittelschweren bis schweren Formen. Initialdosis 2–3 mg/kg p.o., 2–3 ED

- Pro: Basismedikament, Einsatz führt zur Glukokortikoideinsparung
- Kontra: Wirkungseintritt erst nach vier Wochen
- NW: Hepato- und myelotoxisch (Leukozytopenie, gelegentlich Anämie und Thrombozytopenie), alle vier Wochen Blutkontrolle. Generell unter Immunsuppressiva erhöhtes Risiko von Lymphomen und anderen Malignomen, besonders der Haut (Lichtschutz empfohlen). Teratogenität (Kontrazeptiva während und bis sechs Monate nach der Therapie!), möglicher Krankheitsschub unter Azathioprin, allergische Reaktionen. Erhöhte Infektanfälligkeit
- WW mit Allopurinol: Azathioprinabbau wird stark gehemmt (Dosisreduktion auf ein Viertel). Auch bei gleichzeitiger Furosemidgabe ist der Abbau erniedrigt.

Mycophenolatmofetil (CellCept®): Erwachsene 2 × 1 g/d, Kinder und Jugendliche (2–18 J.) 2 × 600 mg/m^2 KOF p.o. (max. 2 g/d)

- Pro: Basismedikament, siehe Azathioprin
- Kontra: Wirkungseintritt erst nach vier Wochen
- NW: gastrointestinale Ulzera. Generell unter Immunsuppressiva erhöhtes Risiko von Lymphomen und anderen Malignomen (alle 4 Wochen Blutkontrolle), besonders der Haut. Embryotoxische/teratogene Wirkung (Kontrazeptiva während und bis sechs Wochen nach der Therapie)

Glukokortikoide: Die Höhe der Initialdosis ist von der Krankheitsaktivität abhängig:
Leicht: Prednisolon 0,25–0,5 mg/kg/d p. o. als morgendliche Einzeldosis
Mittel: Prednisolon 0,5–1,0 mg/kg/d p. o. auf zwei Einzeldosen verteilt
Schwer: achtstündliche i. v. Gabe von Prednisolon 100 mg (initial 250 mg möglich), alternativ Pulstherapie 500–1000 mg/d i. v. als Einzeldosis
Intraläsionale Glukokortikoid-Kristallsuspension beim DLE

- Pro: schneller Wirkungseintritt
- Kontra: bei länger dauernder Therapie Magen-Darm-Ulzera, adrenale Suppression, Induktion Cushing-ähnlicher Symptome (Vollmondgesicht, Stammfettsucht, Plethora). Ödembildung durch Natriumretention, vermehrte Kaliumausscheidung (Cave: Herzrhythmusstörungen), Osteoporose, Gewichtszunahme, verminderte Glukosetoleranz, Diabetes mellitus, Hypercholesterinämie und Hypertriglyzeridämie, Wachstumsverzögerungen bei Kindern

Kombination von Azathioprin und Glukokortikoiden: kurzzeitige Kombination, Ausschleichen von Glukokortikoiden innerhalb eines Monats

Immunmodulierende Therapie (IVIG)

Hochdosistherapie (IgG-Infusionen), z. B. Intraglobulin® CP-Dosis 0,4 g/kg/d an drei bis fünf Tagen monatlich, Erhaltungsdosis bei 0,5 mg/kg alle zwei bis vier Wochen, je nach Befund

- Pro: einsetzbar auch bei ausgeprägter Leukozytopenie oder Thrombozytopenie (Alkylanzien sind nicht erlaubt)
- Kontra: kostenintensive Infusionstherapie, die ambulant oder stationär durchgeführt werden muss
- Nebenwirkungen: Anaphylaxie, mögliche Übertragung von Krankheitserregern

Anmerkung
Es besteht Chargendokumentationspflicht.

Was muss Ihre Patientin im Alltagsleben besonders berücksichtigen?

Bei jeglicher UV-Exposition muss ein ausreichender Lichtschutz gewährleistet sein, sowohl durch Lichtschutzfaktoren als auch textilen Lichtschutz.

Welche Behandlungsmöglichkeiten der akralen Durchblutungsstörung kennen Sie?

Nifedipinpräparate in retardierter Form zur Verhinderung von Reflextachykardien (z. B. Adalat® retard)

Anmerkung
- Lacidipin (Motens®) in niedriger Dosis kann auch versucht werden.
- Lokal besteht die Möglichkeit, eine Isosorbiddinitrat-haltige Salbe (isoket® Salbe, 1 : 1 verdünnt mit Basiscreme DAC) anzuwenden.

Nennen Sie unterstützende physikalische Maßnahmen.

- Kneten der Hände in warmer Hirse, die mit wenigen Tropfen Öl versetzt wurde
- Lymphdrainage
- Aufsteigende Armbäder: beginnend mit 37 °C, Zugeben von heißem Wasser bis zu einer Temperatur von 42 °C innerhalb von 15 min

Welche weiteren Verhaltensregeln geben Sie der Patientin?

- Regelmäßige Kontrolle der Blutparameter und der Therapie
- Schutz vor Kälte und Nässe, Taschenöfchen im Winter, Tragen von Handschuhen (z. B. Fäustlinge)

Literatur

Meller S, Homey B, Ruzicka T. Socioeconomic factors in lupus erythematosus. Autoimmun Rev 2005; 4: 242–6

Naumann UK, Kaser L, Vetter W. Systemic lupus erythematodes. Main symptoms: fatigue, arthralgias, butterfly erythemas. Schweiz Rundsch Med Prax 2004; 93: 1897–903

Reske D, Petereit HF, Heiss WD. Difficulties in the differentiation of chronic inflammatory diseases of the central nervous system – value of cerebrospinal fluid analysis and immunological abnormalities in the diagnosis. Acta Neurol Scand 2005; 112: 207–13

Steiger J, Garzoni D, Mayr M. Lupus nephritis. Ther Umsch 2005; 62: 313–9

Fall 69

Ein 48-jähriger, lediger Mann stellt sich in Ihrer Praxis vor: Seit zwei Wochen bestehe ein Hautausschlag, der immer schlimmer werde. Vor drei Wochen habe er sich bereits bei seinem Heilpraktiker vorgestellt, da er seit etwa zwei Monaten unter Leistungsabfall, Nachtschweiß, Fieber bis 39 °C und Gewichtsverlust von 6 kg leide. Auch das kleine Geschwür an der Unterlippe ziehe sich schon seit Wochen hin. Vielleicht hänge es mit dem beruflichen Stress zusammen: Er sei für seine Firma derzeit wegen eines Großauftrags in Polen auf Montage tätig, wodurch er sich ziemlich „ausgepowert" fühle. Gestern Nacht sei er aus Sorge bereits in der Notaufnahme des städtischen Krankenhauses gewesen.

Der dort erhobene Befund liegt Ihnen vor und weist als pathologische Veränderungen ausschließlich das Exanthem und die Veränderung an der Unterlippe auf. Man empfiehlt ihm eine stationäre Untersuchung, was er wegen der Montagearbeiten ablehnt. Wegen der Veränderung an der Unterlippe schlägt der diensthabende Arzt ihm vor, einen Hautarzt aufzusuchen.

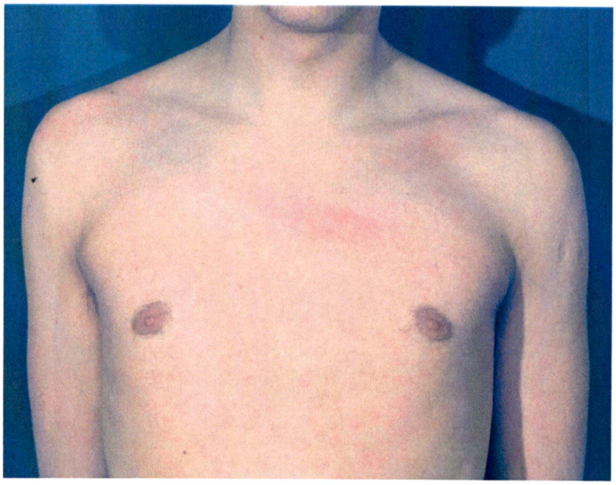

Abb. 69.1

Beschreiben Sie den Hautbefund.

Es besteht ein generalisiertes, blasses, makulöses Exanthem.

Sie entnehmen eine Stanzbiopsie aus dem Randbereich einer Effloreszenz und erhalten folgenden Befund:

„Zellreiche Infiltrate in der Dermis mit zahlreicher Beimengung von Plasmazellen."

Worauf weisen die Plasmazellen hin?

Plasmazellen im Gewebepräparat kommen bei Treponemeninfektionen vor!

Welche Verdachtsdiagnose legt der histologische Befund nahe?

Eine Syphilis

Nennen Sie Möglichkeiten des Direktnachweises einer Syphilis!

Durch den Nachweis von Treponema pallidum ist die sichere Diagnose möglich. In einem frischen Abstrichpräparat von Reizserum vom Primäraffekt kann der Erreger im Phasenkontrastmikroskop oder im sog. Dunkelfeldmikroskop beobachtet werden. Die Untersuchung muss direkt vor Ort durchgeführt werden, ein Probenversand ist nicht möglich.

Wie gewinnen und untersuchen Sie Reizserum?

- Oberfläche des Primäraffektes mit Äthertupfer reinigen (sehr schmerzhaft!)
- Oberfläche abwischen und mit einer Hand seitlichen Druck auf das Gewebe ausüben, bis klare Flüssigkeit (Reizserum) austritt
- Auf Glasobjektträger bringen und im Phasenkontrastmikroskop bei 1200facher Vergrößerung untersuchen. Erreger: Spiralen mit typischer Knick- und Schraubenbewegung; Nachweisrate etwa 50%

Anmerkung
Es ist bis heute keine sichere Kultur für die Anzüchtung von T. pallidum bekannt! DNA-Amplifikationsreaktionen sind möglich. Ihr diagnostischer Stellenwert ist jedoch bislang nicht ausreichend klinisch evaluiert. Es gibt keine standardisierte Methode. Alternativ kann der Erregernachweis mittels direkter Immunfluoreszenz unter Verwendung FITC-markierter monoklonaler Antikörper geführt werden.

Welche serologischen Untersuchungen sind zum Nachweis einer Syphilis sinnvoll? Wann werden diese durchgeführt?

Antikörper gegen die Erreger sind bereits kurz nach der Infektion im Blut vorhanden. Die Tests werden zum Zeitpunkt des Auftretens des Primäraffektes positiv. Aussagen, in welchem Zeitraum nach Therapie ein signifikanter Abfall der Antikörpertiter zu erwarten ist, sind schwierig. Die TPPA-Titer können auf hohem Niveau über lange Zeit persistieren. Bei Re-Infektionen ist eine Abgrenzung zu den Befunden bei latenter Infektion kaum möglich.

Treponema-pallidum-Partikelagglutinationstest (TPPA, früher TPHA): einfacher, empfindlicher und spezifischer Test. Das eingesetzte Antigen ist ein Homogenat aus Treponema pallidum.

- Positiver Ausfall: Beweis einer floriden, latenten oder abgelaufenen Syphilis
- Negativer Ausfall: schließt eine Syphilis jeder Art praktisch aus

Falschpositive Ergebnisse gibt es in 1–2% der Fälle. Der Test steht deshalb am Anfang der Diagnostik.

Fluoreszenz-Treponema-Antibody-Test (FTA-Test): indirekte Immunfluoreszenztechnik, technisch einfach und ebenfalls sehr sensitiv und spezifisch. Das Ergebnis stimmt in 95% mit dem TPPA-Testwert überein. Er wird deshalb zur Bestätigung der Diagnose verwendet. Grundsätzlich lassen sich die beschriebenen Reaktionen als IgM-spezifische Tests durchführen.

VDRL-Mikroflockungstest (Venereal Disease Research Laboratory): am weitesten verbreitet. Die Reaktion ist innerhalb weniger Minuten in gut abgrenzbaren Titerstufen abzulesen. Da der

Test nur bei hohen Antikörperkonzentrationen anspricht, ist sein positiver Ausfall trotz der mangelnden Spezifität hinweisend. Er wird als preisgünstiger Test häufig in Entwicklungsländern verwendet.

19S-IgM-FTA-ABS-Test, Lipoidantikörper: Analyse der Infektionsaktivität

- Positive Lipoidantikörperbefunde sprechen bei unbehandelter Syphilis für eine aktive Infektion
  - Hochpositive IgM-Antikörper: aktive, behandlungsbedürftige Infektion
  - Schwachpositive IgM-Antikörper: Hinweis auf eine aktive oder zurückliegende Infektion
- Negative IgM-Antikörper: schließen eine aktive Infektion nicht in jedem Fall aus
- Ein negativer Lipoidantikörperbefund schließt nicht in jedem Fall eine aktive Infektion aus (z. B. frühe Serokonversion).

Anmerkung

Die so genannten Lipoidantikörper finden sich nicht nur bei Syphilis, sondern auch bei anderen, mit Zellzerstörungen einhergehenden Krankheiten. Ihre Nachweisreaktionen haben also geringe Spezifität und Sensitivität.

Labor: TPPA 1 : 20480, VDRL 1 : 64

Welche Diagnose stellen Sie?

Syphilis im Stadium II; die Hautveränderungen entsprechen einem Syphilisexanthem.

Sie bestellen den Patienten sofort telefonisch ein. Welche Maßnahmen sind neben der eigentlichen Behandlung wichtig?

- Untersuchung der Sexualpartner
- HIV- und Hepatitisserologie
- Meldepflicht: Gemeldet werden muss nicht-namentlich an das Robert-Koch-Institut in Berlin. Gemeldet werden Geschlecht, Alter, Wohnregion und möglicher Infektionsweg.

Sie erhalten folgenden zusätzlichen Befund: Hepatitis-B- und -C-Serologie negativ, HIV-Serologie negativ.

Sie konfrontieren Ihren Patienten mit der Diagnose. Nach einigem Zögern berichtet er, dass er auf Montage in Polen hin und wieder eine Dame vom Straßenstrich mitgenommen habe; wie die hießen, wisse er aber nicht genau. Andere Sexualkontakte hätten aber nicht bestanden.

Was wissen Sie über Erreger, Übertragung und Epidemiologie der Syphilis?

Der Erreger der Syphilis (vermeiden Sie den Ausdruck „Lues“, da er nur im Deutschen verwendet wird) ist Treponema pallidum, ein schraubenförmiges Bakterium mit Eigenbeweglichkeit. Das Bakterium hat eine Länge von 6–15 μm. Die Bakterienwand besteht aus verschiedenen Proteinen, darunter liegt eine elektronendichte Membran aus Glykoproteinen. Die Übertragung ist nur durch direkten Kontakt von Mensch zu Mensch möglich, die Infektion erfolgt nur bei Verletzung der äußeren Haut. In etwa einem Drittel der Sexualkontakte mit einem Kranken wird der Partner infiziert.

Die Inzidenz liegt bei etwa 5 Fällen auf 100 000 Einwohner im Jahr. Die überwiegende Zahl von Neuinfektionen ist auf Kontakte in Osteuropa (wie in diesem Fall) oder mit von dort stammenden Personen (z. B. illegal sich in Deutschland aufhaltenden Prostituierten) zurückzuführen.

Erläutern Sie die klinische Symptomatik der einzelnen Stadien der Syphilis!

Primärstadium: An der Stelle der Infektion, in 90% der Fälle am Genitale, tritt nach der Inkubationszeit von drei Wochen der Primäraffekt auf. Beginnend als Erosion, erhält er sein typisches Aussehen nach ein bis zwei Wochen: ein scharf begrenztes, flaches Geschwür mit gelblich belegtem Grund und einem derben, nicht unterminierten Randwall. Charakteristisch ist die Schmerzlosigkeit. Später nimmt die derbe, ödematöse Schwellung in der Umgebung zu (induratives Ödem, „harter Schanker"). Bei analer Lokalisation des Primäraffektes beim Mann HIV-Risiko beachten. Die regionären Lymphknoten sind geschwollen.

Sekundärstadium: Nach etwa acht Wochen kommt es zur Generalisation der Erreger. Auch wenn Hautsymptome im Vordergrund stehen, handelt es sich stets um eine systemische Infektionskrankheit. Die Hauterscheinungen stellen sich als Exanthem dar. Zuerst hat der Ausschlag einen rein makulösen Charakter und ist vor allem am Stamm und an den Flanken sichtbar (Roseola syphilitica, F Abb. 69.1). Nach einigen Tagen entstehen aus den Flecken Knötchen, dann spricht man von einem papulösen Exanthem, das typischerweise die Handflächen und Fußsohlen einbezieht. Die Mundschleimhaut wird in Form der Plaques muqueuses befallen. Die Effloreszenzen haben eine gelblich-bräunlich-rötliche Farbe; subjektive Beschwerden bestehen nicht, insbesondere kein Juckreiz wie bei anderen Hautausschlägen. Primäraffekt und Exantheme fasst man als Frühsyphilis zusammen.

Der Befall anderer Organe äußert sich durch Schwellung der tastbaren Lymphknoten, Leberschwellung und Nachweis entsprechender Verschiebungen der Laborwerte, allgemeine Abgeschlagenheit und Blässe (Ausdruck einer Anämie), gelegentlich ein lymphatisches Syndrom. Neurologische Zeichen fehlen; Zeichen einer Meningitis lassen sich anhand eines Liquorpunktats ausmachen.

Anmerkung

Bei einer gleichzeitigen HIV-Infektion ist die kutane Immunantwort gegenüber T. pallidum grundsätzlich gleich. Man sieht häufiger die Rupia syphilitica bei AIDS. Es kommt auch zu einer raschen Progression der Syphilis. Wegen der Häufigkeit der Neurosyphilis ist auch ohne klinischen Verdacht eine Lumbalpunktion indiziert.

Tertiärstadium: Im Tertiärstadium, das unbehandelt sechs Monate bis zehn Jahre nach der Infektion bei etwa 25% der Infizierten auftritt, gibt es infiltrierende und destruierende Hautveränderungen: Gummen, tuberöse, serpiginöse, psoriasiforme, ulzerierende Exantheme. Von wesentlich größerer klinischer Bedeutung sind die Organveränderungen, wobei die Beteiligung der Gefäße und des ZNS im Vordergrund stehen. In etwa 10% der Fälle unbehandelter Syphilis gibt es infiltrierend-destruierende Entzündungen des ZNS:

- Hirnorganisches Psychosyndrom (100% der Fälle): chronische Meningitis, chronische Enzephalitis, progressive Paralyse
- Tabes dorsalis: Reflexverlust in 100% der Fälle, Pupillenanomalien bei zwei Dritteln

In diesem Stadium ist das kardiovaskuläre System ebenso oft betroffen (Aneurysma dissecans der Aorta, das bei Blutdruckerhöhungen rupturieren kann. Große Arterien können durch entzündliche Plaques verengt sein. Es zeigen sich dann klinische Zeichen wie bei einer Arteriosklerose).

Wie behandeln Sie im konkreten Fall?

2,4 Mio. IE Tardocillin® i. m. (je 1,2 Mio. IE rechts und links gluteal i. m.), gleichzeitige Gabe von Prednisolon 80 mg p. o. (Vermeidung der Jarisch-Herxheimer-Reaktion)

Wie schnell erwarten Sie eine klinische Besserung? Welche serologischen Parameter sind zur Verlaufskontrolle geeignet?

Bereits nach wenigen Tagen sollten Lippenulkus und Exanthem deutlich rückläufig sein. Serologische Verlaufsparameter: 19S-IgM-FTA-ABS-Test. IgM-ELISA, VDRL-Titration

Welche Erscheinungen treten nach Infektionen in der Schwangerschaft auf?

In der Schwangerschaft ist eine diaplazentare Übertragung ab der 12. SSW möglich. Unbehandelte Syphiliskranke haben Spätaborte, oder die Neonaten haben in > 25% der Fälle eine Syphilis connata. Eine primäre Infektion der Mutter während der Schwangerschaft führt unbehandelt fast immer zu einer vertikalen Transmission; das Kind erkrankt an einer Syphilis connata. Die Syphilis connata setzt eine Syphiliskrankheit der Mutter voraus. Das vertikale Transmissionsrisiko wird von der Konzentration der Treponemen determiniert und sinkt mit der Zeit. Es liegt bei fast 100% im ersten Jahr nach einer unbehandelten primären Infektion der Mutter und sinkt auf unter 5% nach vier Jahren.

Die Symptome der Syphilis connata sind der „luische Pemphigus", Paronychie, syphilitischer Schnupfen (Coryza syphilitica), Sattelnase, Tonnenzähne, Säbelscheidentibia, Innenohrtaubheit.

Literatur

Goh BT, Voorst PV. European guidelines for the management of syphilis. Int J STD AIDS 2001; 12: 14–26

Fall 70

Ein 68-jähriger Landwirt stellt sich bei Ihnen mit multiplen Hautveränderungen am gesamten Kapillitium vor. Ähnliche Hautveränderungen finden sich an Handrücken und Unterarmen. Er gibt an, dass sie seit einigen Jahren bestehen und sie im Lauf der Zeit an Größe und Anzahl zugenommen hätten. Die Hautveränderungen fühlten sich wie „Schmirgelpapier" an, wenn er mit der Hand darüber streiche, teilweise fingen sie dann spontan an zu bluten.

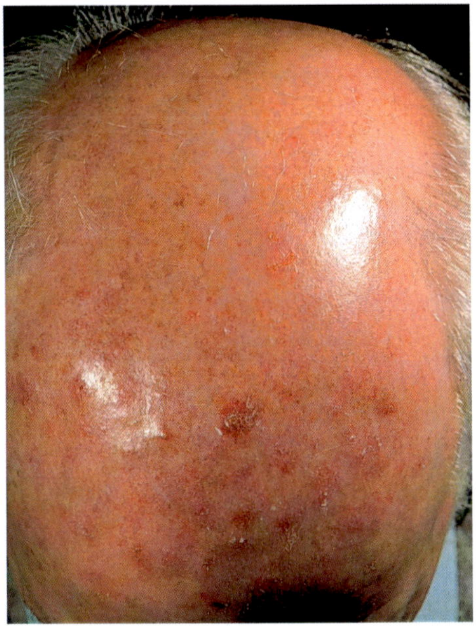

Abb. 70.1

Beschreiben Sie den Hautbefund.

Es kommen flächige Hypopigmentierungen sowie lentiginöse Hyperpigmentierungen vor. Ferner bestehen flache, hyperkeratotische Papeln mit erythematösem Randsaum; fokal zeigen sich kleine Erosionen und krustöse Läsionen. Die Größe variiert stark.

Welche Diagnosen stellen Sie?

- Solare Lentigines
- Aktinische Keratosen

Anmerkung
Viele Patienten geben brennende Sensationen bei Sonnenexposition an. Die Läsionen schmerzen bei Druck oder Reibung.

Welche Differenzialdiagnosen für die hyperkeratotischen Läsionen kommen infrage? Nennen Sie diagnostische und/oder klinische Besonderheiten!

Benigne Neubildungen/Effloreszenzen

- Verruca seborrhoica pigmentiert/nicht pigmentiert: auflichtmikroskopischer Nachweis von Pseudohornzysten und pseudofollikulären Ostien
- Aktinische Porokeratose: zirzinär begrenzte Herde mit randständiger Hyperkeratose; v.a. an Extremitätenstreckseiten und Handrücken!
- Verruca vulgaris: am Kapillitium meist filiformes Erscheinungsbild; keine Erosionen, kein periläsionales Erythem
- Tinea: randständige hyperkeratotische, entzündliche Progressionszone; oft Pustelbildung, langsames Wachstum der Herde und zentrale „Abheilung"
- Psoriasis vulgaris: am Kapillitium im Bereich behaarter Zonen silbrige Schuppenauflagerung; meist retroaurikulär akzentuiert
- Lupus erythematodes, subakut-kutaner/diskoider: trizonal aufgebaute Plaques mit follikulärer Hyperkeratose (Tapeziernagelphänomen) und zentraler Vernarbung

Maligne Tumoren

- Plattenepithelkarzinom: geht am Kapillitium meist aus aktinischer Keratose hervor und kann klinisch in früher Entwicklungsphase nicht sicher von dieser getrennt werden; typische Merkmale sind erosive Hautveränderungen (frühe Entwicklungsphase) und knotige oder ulzerierte Hautveränderungen (späte Entwicklungsphase)
- Bowen-Krankheit/-Karzinom: rötlich-bräunliche Hautveränderungen oft mit psoriasiformem Aspekt und scharfer bogiger Begrenzung
- Superfizielles Basalzellkarzinom: rötlich-brauner, teils schuppender Tumor mit zentrifugaler Ausprägung; Auflichtmikroskopie: Teleangiektasien
- Lentigo maligna: unscharf begrenzte, braune bis dunkelbraune Hautveränderungen, meist im Gesicht; keine Hyperkeratose
- Keratoakanthom: schnell (binnen weniger Wochen) aufschießender Tumor mit zentralem Hornpfropf (vulkanartiges Aussehen)
- Extramammärer Morbus Paget: langsam wachsende rötliche bis rötlich-braune Hautveränderungen, teils mit ekzemähnlich unscharfen Rändern; bisweilen erosiv und nässend

Welche diagnostischen Maßnahmen leiten Sie zunächst ein und was erwarten Sie?

- Dermatoskopie (Auflichtmikroskopie): diagnostische Methode zur Abgrenzung gegenüber der Verruca seborrhoica, dem Basalzellkarzinom und pigmentierten Neubildungen. Sie kann in Zweifelsfällen eingesetzt werden. Hier steht vor allem der Unterschied zwischen pigmentierter aktinischer Keratose und Lentigo maligna im Vordergrund. Zwischen den follikulären Öffnungen sieht man bei der Lentigo maligna dermatoskopisch dunkelbraune und manchmal auch blaugraue Streifen. Dadurch entsteht ein anulär-granuläres Muster. Diagnose: pigmentierte aktinische Keratose
- Bei diagnostischer Unklarheit unbedingt Hautbiopsie durchführen!

Wie teilen Sie histopathologisch die aktinischen Keratosen nach Schweregrad ein? Nennen Sie die typischen Beurteilungskriterien.

- Ak1: milde Hyperkeratose, histologisch leichte Veränderungen der Keratinozyten vor allem in der Basalmembranzone mit einzelnen Mitosen
- Ak2: klinisch deutlich mehr verhornt, histologisch Veränderungen in den Keratinozyten auch in höheren Ebenen
- Ak3: stark hyperkeratotisch, histologisch fast eine Durchsetzung aller epidermalen Zellebenen mit atypischen Keratinozyten und deutlich vermehrten Mitosefiguren (ein Vergleich mit den zervikalen intraepithelialen Neoplasien ist durchaus angebracht)

Bitte befunden Sie das histologische Bild.

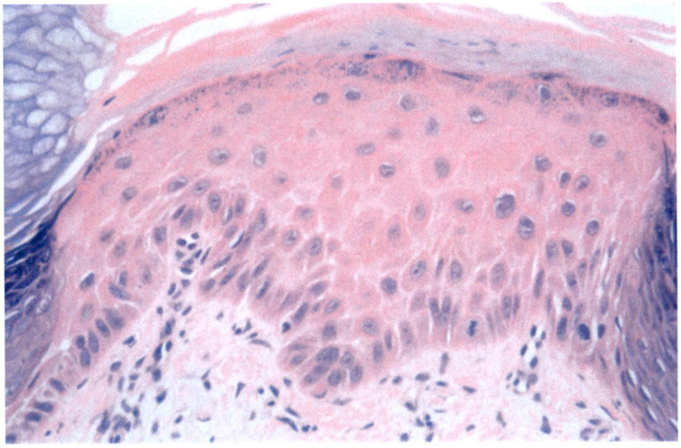

Abb. 70.2

Man sieht eine aktinischen Keratose mit Proliferation atypischer Keratinozyten in den unteren Epidermisschichten. Es finden sich einzelne Mitosen. In der Basalmembranzone weisen die Epithelzellen einen Polarisationsverlust auf; hier kommen bevorzugt Mitosen vor. Es finden sich die gleichen morphologischen Veränderungen wie beim invasiven Plattenepithelkarzinom; insofern handelt es sich um ein *Carcinoma in situ*. Im oberen Korium findet sich neben aktinischer Elastose zumeist ein entzündliches Infiltrat.

Anmerkung

Ein typisches histologisches Merkmal aktinischer Keratosen ist, dass die Adnexstrukturen nicht in den histopathologischen Prozess eingebunden sind (hier besteht unter anderem weiterhin eine orthokeratotische Verhornung im Gegensatz zur parakeratotischen Verhornung im interfollikulären Bereich). Insgesamt ergibt sich dadurch im HE-Schnitt entlang der Epidermis ein Farbwechsel von „pink" (aktinische Keratose) und „blue" (Adnexbereich).

Abhängig von der klinischen Ausprägung der aktinischen Keratosen werden unterschiedliche histologische Typen unterschieden, wie atrophische und hyperkeratotische aktinische Keratosen. Liegen ausgeprägte Kern- und Zellatypien in der gesamten Epidermis zusammen mit atypischen Mitosen und Einzelzellverhornungen (Dyskeratosen) vor, so spricht man wegen der Ähnlichkeit zur Bowen-Krankheit von einer bowenoiden aktinischen Keratose. Entscheidend ist stets, ob die atypischen Keratinozyten sich nur innerhalb der Epidermis befinden, oder ob bereits ein Eindringen in das obere Korium im Sinne eines invasiv wachsenden Plattenepithelkarzinoms vorliegt.

Nennen Sie die klinischen Typen aktinischer Keratosen und ihre Besonderheiten!

- Erythematöser Typ: initiale Veränderung, wenige mm bis 2 cm groß; oft flächige Rötung und bei Palpation raue Oberfläche
- Keratotischer Typ: nächste Entwicklungsstufe aktinischer Keratosen, die eine gelbliche bis bräunliche Hyperkeratose aufweisen; oft besteht ein entzündlicher Randwall
- Cornu-cutaneum-Typ: stark ausgeprägte Hyperkeratose dominiert die gesamte Läsion
- Lichen-planus-artige aktinische Keratose: v.a. an Unterarmstreckseiten vorkommende lichenoide aktinische Keratosen; entzündliches subepidermales Infiltrat erinnert histologisch an Infiltrat bei Lichen ruber
- Pigmentierte aktinische Keratose: bräunliche hyperkeratotische Herde; v.a. an Handrücken und im Gesicht vorkommend
- Aktinische Cheilitis: entspricht einer aktinischen Keratose im Bereich der Lippe; flächige Hyperkeratose, meist an der Unterlippe; oft treten Risse und schmerzhafte Rhagaden sowie Blutungen auf

Nennen Sie Risikofaktoren für die Entstehung aktinischer Keratosen!

- Heller Hauttyp (Phototyp 1 und 2 nach Fitzpatrick)
- Kumulative UV-Belastung: Gefährdet sind vor allem Personen, die dem Sonnenlicht über längere Zeit ausgesetzt waren oder sind: Landwirte, Seeleute, Bergführer, Arbeiter im Straßenbau, Dachdecker sowie Outdoor-Sportler

Anmerkung
Bei dunkelhäutigen Menschen werden aktinische Keratosen praktisch nicht beobachtet.

Diskutieren Sie die Faktoren, die die Inzidenz aktinischer Keratosen beeinflussen. Wie ist die derzeitige Prävalenz bei älteren Menschen?

Die Inzidenz aktinischer Keratosen war in Europa vermutlich aufgrund wiederholter Reisen in geographische Breiten mit höherer Ultravioletteinstrahlung und der freizeitbedingten Sonnenexposition (Tennis, Wassersport, Ski alpin, Wandern, Golf) im vergangenen Jahrzehnt deutlich steigend, bei über 70-Jährigen liegt die Prävalenz bei fast 100%.

Erläutern Sie das ätiopathogenetische Konzept aktinischer Keratosen, die mögliche klinische Entwicklung und relevante Progressionsfaktoren!

Gewöhnlich kommt es nach einer Latenz von 10–30 Jahren zur Entwicklung von aktinischen Keratosen. Sie entstehen fast immer auf bereits degenerativ veränderter chronisch lichtexponierter Haut. Hierbei wird eine ganze Region geschädigt, was man als „field cancerisation" bezeichnet.

Infolge Ultraviolettbestrahlung (besonders UVB-Strahlen 290–320 nm) kommt es sowohl zu einer Veränderung des genetischen Materials (Pyrimidin-Dimer-Bildung in DNA/RNA) als auch zu einer Verminderung der Reparationsfähigkeit von DNA-Schäden in den Epidermiszellen und schließlich zu einer Herabsetzung vor allem der zellulären Immunität der Haut. Neuerdings wird auch ein möglicher Einfluss von humanen Papillomaviren (HPV) diskutiert, die in 40–80% der aktinischen Keratosen bei Immunkompetenten nachgewiesen werden können.

Die wichtigsten Mutationen in den Keratinozyten betreffen das Tumorsuppressorgen p53 und das Telomerasegen. Diese atypischen Zellen durchsetzen langsam die normale Epidermis und führen zum Verlust der regulären epithelialen Schichtung und zu Verhornungsstörungen (Carcinoma in situ). Bei „Überschreiten" der Basalmembran in das Korium liegt ein invasiv wachsendes Plattenepithelkarzinom vor.

Iatrogene Immunsuppression, wie z. B. nach Organtransplantation, kann die Progression einer aktinischen Keratose deutlich beschleunigen (eine solare Elastose kann histologisch fehlen). Andererseits sind auch spontane Rückbildungen möglich.

Müssen aktinische Keratosen behandelt werden?

Ja! Es handelt sich um ein Carcinoma in situ, das bei schätzungsweise 10% der Patienten in ein invasives Plattenepithelkarzinom übergeht. Wie bei jeder Krankheit muss jedoch die konkrete Lebenssituation des einzelnen Patienten (z. B. Multimorbidität, schwere limitierende Grundkrankheit) die Therapieentscheidung mitbestimmen.

Welche destruierenden Verfahren kennen Sie? Bitte beschreiben Sie kurz, wie diese funktionieren.

Kryotherapie: häufig eingesetztes physikalisch destruierendes Behandlungsverfahren. Hierbei kann sowohl mit dem Kontakt- als auch mit dem Sprayverfahren behandelt werden. Behandlung einzelner Läsionen mittels Gefrierauftauzyklus, bei ausgedehnten, disseminierten aktinischen Keratosen Kryopeeling. Die Kryotherapie zerstört als unspezifische Technik atypische, aber auch normale epitheliale Zellen durch Auseinanderreißen und Separation der Epidermis von der Dermis.

Nachteil: Gefahr der Entstehung hypopigmentierter Narben, da Melanozyten sehr kälteempfindlich sind. Die Therapie wird von den Patienten als unangenehm bis schmerzhaft eingestuft.

Kürettage mit oder ohne Elektrodesikkation: häufig eingesetztes Verfahren. Mechanische Abtragung der Hautveränderungen mit der (Ring-)Kürette in der Regel in Lokalanästhesie. Die Kürettage kann mit einer Elektrodesikkation kombiniert werden.

Nachteil: Möglichkeit der Narbenbildung

Anmerkung

Der so genannte scharfe Löffel, der ebenfalls für diesen Zweck eingesetzt wird, macht seinem Namen oft nicht unbedingt Ehre.

Exzision: vor allem, wenn eine histopathologische Untersuchung des Präparates zum Ausschluss invasiven Wachstums erfolgen soll. Besonders bei multiplen Läsionen und reduziertem Allgemeinzustand kann die oberflächliche Shave-Exzision erwogen werden.

Lasertherapie: Ablative Lasersysteme wie CO_2 oder Erbium-YAG sind indiziert bei Einzelläsionen. Laser-Peeling im Swift-mode für die Behandlung von multiplen aktinischen Keratosen (Feldkanzerisierung) ist allerdings auch möglich.

Röntgen-Weichstrahltherapie: Verfahren, das Spezialfällen vorbehalten ist (z. B. sehr alte Patienten, die andere Verfahren nicht mehr gut tolerierten.

Nachteil: bereits aktinisch geschädigte Haut wird zusätzlich ionisierenden Strahlen mit kanzerogenem Potenzial ausgesetzt; das erforderliche Dermopan-Gerät ist in Praxen nur noch sehr vereinzelt vorhanden.

Chemisches Peeling: gewebsdestruierende Methode, bei der kaustisch wirksame Agenzien wie Trichloressigsäure, hochprozentige Alpha-Hydroxy-Säuren, Phenol und Zinkchlorid eingesetzt werden. Bei keiner der genannten Substanzen handelt es sich um ein für diese Indikation zugelassenes Arzneimittel.

Photodynamische Therapie: Die topische photodynamische Therapie (PDT) basiert auf einer selektiven Destruktion von epidermal und dermal gelegenen Hauttumorzellen (Tiefenwirkung

3–4 mm) durch die Anwendung einer photosensibilisierenden Substanz sowie von Licht bei Anwesenheit von Sauerstoff. Tumorzellen akkumulieren aufgrund eines erhöhten Metabolismus vermehrt photosensibilisierende Stoffe bzw. deren Vorläufersubstrate.

Nachteil: Schmerzen vom Soforttyp, deren Intensität lokalisationsbezogen abnimmt: Kopf → Hände → übrige Lokalisationen

Welche medikamentösen topischen Therapien kommen generell zum Einsatz? Gehen Sie kurz auf Wirkungsmechanismus, Dosierungen und Nebenwirkungen ein.

Diclofenac-Hyaluronsäure: Diclofenac hemmt sowohl die Cyclooxygenase COX_1 als auch COX_2. Zur topischen Anwendung bei aktinischen Keratosen steht Diclofenac als 3%iges Gel mit 2,5% Hyaluronsäure zur Verfügung (Solaraze®). Die Anwendung erfolgt zweimal täglich über bis zu 90 Tage. Als unerwünschte Wirkungen sind lokale Irritationen (Pruritus, Rötung, trockene Haut, Hyp- und Parästhesie, Typ-IV-Sensibilisierungen) bekannt.

Imiquimod: Imiquimod ist ein spezifischer TLR-7-Agonist und gehört zu der neuen Klasse der Immune Response Modifier (IRM). Es bewirkt nach Rezeptorbindung eine Induktion von Zytokinen, die vor allem die zelluläre Immunität (T_H1) steigern, wodurch das Mittel antivirale und antitumorale Eigenschaften besitzt. 5%ige Imiquimod-Creme wird im Off-label-use zur Therapie multipler aktinischer Keratosen eingesetzt. Die Anwendung erfolgt dreimal wöchentlich über acht Wochen oder bis zum völligen Verschwinden der Erscheinungen. Folgende Nebenwirkungen sind möglich: Rötung, Juckreiz, Schmerzen, Brennen, Erosion, Krustenbildung. Ferner kommen selten systemische Nebenwirkungen vor: Gelenk-, Muskel-, Kopfschmerzen, Fieber.

Was schlagen Sie im konkreten Fall vor? Begründen Sie Ihre Entscheidung!

Diese Frage lässt sich nur in Abstimmung mit dem Patienten beantworten! Hier sind prinzipiell alle o.g. Therapien geeignet. Die Entscheidung richtet sich auch nach den technischen Möglichkeiten der Behandlungseinrichtung und den persönlichen Erfahrungen des Behandlers mit den einzelnen Techniken.

Was empfehlen Sie dem Patienten als Prävention?

- Prophylaktische Vermeidung weiterer UV-Exposition durch Lichtschutzmaßnahmen (Meidung direkter UV-Exposition, textiler Lichtschutz, Verwendung von UV-Filter-haltigen Lichtschutzpräparaten)
- Anweisung zur Selbstuntersuchung
- Regelmäßiger „Ganzkörper-Hautcheck“ durch den Dermatologen
- Gezielte Aufklärung über den vernünftigen Umgang mit natürlicher und künstlicher UV-Strahlung

Anmerkung
Frühzeitige Aufklärung, die bereits im jugendlichen Alter beginnt, ist besonders wichtig, da aktinische Keratosen erst nach einer Latenz von 10–30 Jahren in Erscheinung treten.

Literatur

Leitlinien Aktinische Keratosen der Arbeitsgemeinschaft Dermatologische Onkologie (ADO) der Deutschen Krebsgesellschaft und der Deutschen Dermatologischen Gesellschaft unter www.ado-homepage.de, 2005

Chen GJ et al. Clinical diagnosis of actinic keratosis identifies an elderly population at high risk of developing skin cancer. Dermtol Surg 2005; 31: 43–47

Fall 71

Nach einigen schönen sonnigen Tagen, denen eine längere Regenperiode vorausging, stellt sich in Ihrer Sprechstunde eine 38-jährige Patientin mit plötzlich aufgetretenen Rötungen im Gesicht vor. Ähnliche Eruptionen seien schon früher nach Sonnenexposition aufgetreten. Subjektiv klagt die Patientin über Juckreiz. Sie berichtet über eine spontane Rückbildung der Effloreszenzen innerhalb von wenigen Tagen bei Sonnenkarenz sowie eine Abnahme der Intensität der Eruptionen im Verlauf des Sommers.

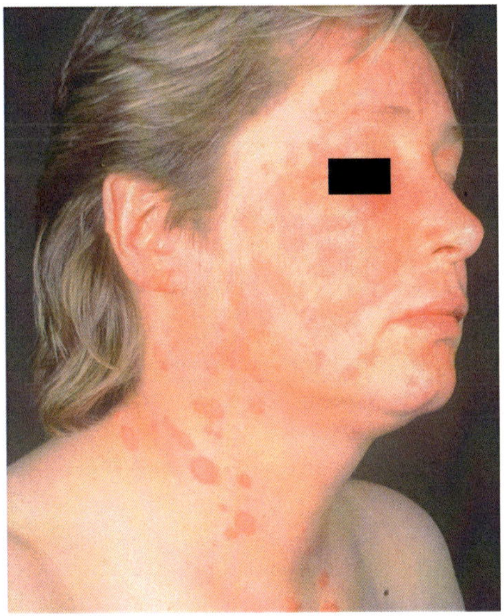

Abb. 71.1

Beschreiben Sie die Hautveränderungen.

Symmetrisch im Gesicht, am Hals und am Dekolleté stehen disseminierte, teils konfluierende, teils scharf begrenzte, randbetonte erythematöse Plaques auf sonst unveränderter Haut.

Welche Verdachtsdiagnose stellen Sie?

Polymorphe Lichtdermatose, Plaques-Typ

Welche Differenzialdiagnosen sind abzugrenzen? Beschreiben Sie die wichtigsten Charakteristika!

– Erythema (exsudativum) multiforme (EEM): meist unabhängig von Sonnenexposition und auf andere Auslösefaktoren zurückzuführen, wie eine Herpes-simplex-Infektion. Bei photosensitiven Formen des EEM ist die Differenzialdiagnose sehr schwierig; typisches histopathologisches Bild

- Lupus erythematodes vom Tumidus-Typ: Die Hautveränderungen treten ein bis drei Wochen nach Sonnenexposition auf und bleiben meist mehrere Wochen bestehen; typische Histopathologie; möglicherweise Zeichen eines systemischen Lupus erythematodes
- Subakut-kutaner Lupus erythematodes: Die Effloreszenzen weisen eine epidermale Beteiligung mit Schuppung auf, zeitlicher Verlauf wie bei LE vom Tumidus-Typ; typisches histopathologisches Bild; evtl. Zeichen eines systemischen LE
- Lymphozytäre Infiltration (Jessner und Kanof): Pseudolymphom, möglicherweise assoziiert mit einem Medikament als auslösendem Agens; eher chronischer Verlauf, unabhängig von Sonnenexposition; histologische Abgrenzung möglich

Wie sieht die Histologie der polymorphen Lichtdermatose aus?

Meist geringe epidermale Beteiligung mit fokaler Spongiose, Einzelzellnekrosen und Vakuolisierung von Basalzellen. Ausgeprägtes subepidermales Ödem, charakteristische perivaskuläre, dichte, lymphozytäre Infiltrate im gesamten Korium. Keine Muzinablagerung. Gelegentlich wenige neutrophile und eosinophile Granulozyten

Welche diagnostischen Maßnahmen sind notwendig?

Bei typischem Verlauf mit Beginn mehrere Stunden bis wenige Tage nach starker Sonnenexposition und spontaner Rückbildung innerhalb weniger Tage, wiederholten Schüben während der sonnenreichen Jahreszeit, häufig mit zunehmender Lichtgewöhnung und typischem klinischen Bild mit Abheilung der Effloreszenzen ohne Hinterlassung von Residuen kann die Diagnose sowohl anamnestisch als auch klinisch mit hinreichender Sicherheit gestellt werden.

In Zweifelsfällen ist eine Biopsie mit histopathologischer Untersuchung notwendig.

Stellt sich der Patient erscheinungsfrei zwischen den Schüben vor, so kann eine Photoprovokation der Effloreszenzen erfolgen. Dabei reagieren etwa 80% auf hohe Dosen von UV-A (60–100 J/cm^2, wiederholt bis zu viermal an aufeinander folgenden Tagen) und nur wenige Patienten auf UV-B (ca. 1 MED, wiederholt bis zu viermal an aufeinander folgenden Tagen) oder UV-A und UV-B.

Bei Verdacht auf LE erfolgt der Ausschluss einer systemischen Beteiligung sowie histopathologische Untersuchung mit direkter Immunfluoreszenz.

Welche Varianten der polymorphen Lichtdermatose werden unterschieden?

- Papulöser Typ mit der Sonderform hämorrhagischer Typ
- Plaques-Typ mit der Sonderform Erythema-exsudativum-multiforme-Typ
- Papulovesikulöser Typ mit den Sonderformen Iktus-Typ (Seropapeln) und vesikulo-bullöser Typ

Wie behandeln Sie die polymorphe Lichtdermatose?

Grundsätzlich erfolgt eine Stufentherapie.

- Ausführliche Beratung und Anleitung zur Lichtgewöhnung durch Verhalten, Kleidung und Sonnenschutzmittel (hoher Lichtschutzfaktor, Breitbandwirkung, Zusatz von Antioxidanzien)

- Phototherapie bei starkem Leidensdruck und wenn eine natürliche Lichtgewöhnung nicht ausreichend ist. Bewährt hat sich Schmalspektrum-UVB (311 nm).
- Photochemotherapie nur in Ausnahmefällen von extremer Lichtempfindlichkeit
- Systemische Medikamente sind meist wenig wirksam. Sie sind als adjuvante Maßnahme möglich, wenn der Patient empirisch eine Wirkung erfährt. In Betracht kommen Betakarotin, Nicotinamid und Folsäure, Omega-3-Fettsäuren oder Koli-Extrakte sowie lebende Kolibakterien (Stamm Nissle).

Wie ist die Prognose der polymorphen Lichtdermatose?

Die Erkrankung ist selbstlimitierend, sofern weitere Sonnenexpositionen vermieden werden. Saisonale Rezidive sind häufig, wobei während der sonnenreichen Jahreszeit meist ein Gewöhnungseffekt mit Abnahme des Schweregrades der Eruptionen eintritt. Die Prädisposition für die polymorphe Lichtdermatose besteht über viele Jahre, sogar über Dekaden, bis im höheren Lebensalter eine Abnahme der Reaktionsbereitschaft eintritt.

Welche Ätiologie wird diskutiert?

Bislang wurde ein endogener Photosensibilisator postuliert, der zu einer Überempfindlichkeitsreaktion der Haut führt. Der Nachweis wurde jedoch nicht erbracht. Durch neueste Untersuchungen wird die Annahme gestützt, dass Sonnenbestrahlung bei PLD-Patienten nur eine geringe natürliche Immunsuppression (Zahl der Langerhans-Zellen nimmt nur gering ab) hervorruft, sodass gleichzeitig in der Haut entstehende Photoprodukte als Photoallergene wirken können. Dabei spielen bei der Initiierung photooxidative Prozesse wahrscheinlich eine wichtige Rolle.

Literatur

Neumann NJ, Hölzle E, Lehmann P. Polymorphe Lichtdermatose. J Dtsch Dermatol Ges 2004; 3: 220–226

Van de Pas, CB, Kelly DA, Seed PT, Young AR, Hawk JLM, Walker SL. Ultraviolet-radiation-induced erythema and suppression of contact hypersensitivity responses in patients with polymorphic light eruption. J Invest Dermatol 2004; 122: 295–299

Fall 72

Sie werden konsiliarisch auf die chirurgische Station eines Allgemeinkrankenhauses gebeten. Eine 42-jährige Patientin mit Down-Syndrom, die seit einem Jahr in einem Pflegeheim lebt, ist wegen einer Radiusfraktur aufgenommen worden.

Den Chirurgen ist ein ausgedehntes Erythem aufgefallen. Nach Angaben der Pflegeheimleitung bestünde dieses bereits seit drei Wochen und sei lediglich von leichtem Juckreiz begleitet.

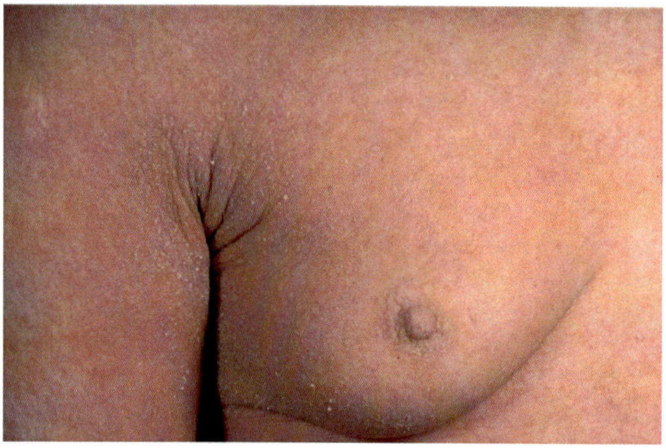

Abb. 72.1

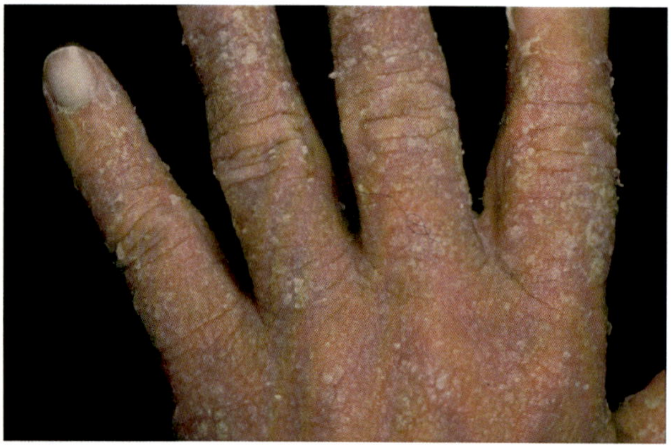

Abb. 72.2

Beschreiben Sie bitte den Hautbefund.

In Abbildung 72.1 sieht man eine Erythrodermie mit fein-mittellamellärer Schuppung und Schuppenkrusten sowie vereinzelt kleinlinsengroße Papeln. In Abbildung 72.2 sind am linken Handrücken und den Fingerstreckseiten schmutzig graue Hyperkeratosen auffällig.

Welche entscheidende anamnestische Frage engt die Differenzialdiagnosen ein und veranlasst Sie zu einer einfachen diagnostischen Untersuchung?

Diagnostisch ist von großer Bedeutung, ob weitere Heimbewohner und das Pflegepersonal ebenfalls unter juckenden Hautveränderungen leiden. Zur Abklärung rufen Sie das Pflegeheim an.

Es sind weitere Pflegeheimbewohner von „Ekzemen" und „Juckreiz" betroffen. Vom Arzt, der die Pflegeheimbewohner betreut, seien „Allergietabletten" und Kortisoncremes verordnet worden, allerdings mit geringer Wirkung.

An welche Diagnose denken Sie bei dieser Konstellation?

Skabies, Verdacht auf Scabies norvegica/crustosa

Wie können Sie die Verdachtsdiagnose erhärten?

Die Diagnose lässt sich durch Milbennachweis verifizieren. Diagnosesicherung durch direkte Visualisierung mittels Dermatoskop (schmerzfrei!). Alternativ mikroskopische Untersuchung (kein KOH: kann Milben auflösen, besser mineralische Öle) eines Kürettagematerials, eines Tesafilmabrisses oder des durch Anritzen des Milbengangendes mit einer Injektionsnadel gewonnenen Materials. Sind keine Gänge zu erkennen, wie es bei der Scabies norvegica und auch bei exanthematischen Formen im frühen Kindesalter vorkommt, können die Untersuchungen auf Milben, Milbenkot und Eier auch außerhalb der Milbengänge erfolgreich sein.

Bei fehlendem Milbennachweis und uncharakteristischer Klinik hilft auch eine Biopsie weiter, die Verdachtsdiagnose zu sichern.

Was würden Sie histologisch erwarten?

Eine ausgeprägte Gewebeeosinophilie, manchmal so genannte „Black dots" im Stratum corneum („Lottogewinn" wäre der Direktnachweis der Milbe.)

Wie ist die Prävalenz der Skabies in der heutigen Zeit einzuschätzen?

Die Skabies (Krätze) ist eine seit dem Altertum bekannte, häufig vorkommende, stark juckende Hauterkrankung, die auf eine Milbeninfektion der Epidermis zurückzuführen ist. Zwar hatte sie in Kriegs- und Notzeiten eine wesentlich stärkere Verbreitung, jedoch sollte dies nicht darüber hinwegtäuschen, dass die Skabies auch heute noch Probleme in Form von kleinen und größeren Endemien darstellt.

Zu den Risikopatienten gehören Personen von Alten- und Pflegeheimen sowie psychiatrischen Anstalten, Obdachlose und immunsupprimierte Patienten.

Worin bestehen bei unserer Patientin die Besonderheiten?

Die Patientin bietet nicht die klassischen Symptome einer Skabies wie intakte und zerkratzte Gänge im Bereich der Prädilektionsstellen. Vielmehr zeigt sie eine Erythrodermie mit Schuppen und Schuppenkrusten, die Gänge nicht erkennen lassen. Weiterhin ist der nur schwach ausgeprägte Juckreiz auffällig.

Welches sind die Prädilektionsstellen einer klassischen Skabies?

Fingerzwischenräume und -seitenkanten, Handkanten, Axillar- und Inguinalregion, Mamillen, unterhalb der Mammae, der Bereich um den Nabel sowie die Genitalregion

Welche Diagnose ist bei der Patientin zu stellen?

Scabies norvegica

Welche Patienten sind besonders gefährdet, eine Scabies norvegica zu entwickeln?

Die Scabies norvegica sollte bei immunsupprimierten Patienten (HIV-Patienten, Patienten mit bestimmten Malignomen und/oder immunsupprimierender Therapie wie Einnahme von Glukokortikoiden, Ciclosporin A, Tacrolimus), bei Patienten mit Down-Syndrom, sehr alten sowie unter schlechten hygienischen Bedingungen lebenden Menschen differenzialdiagnostisch bedacht werden.

Worin unterscheidet sich die Scabies norvegica/crustosa von der klassischen Skabies?

- Massiver Milbenbefall (100 000 bis 1 Mio. Milben im Vergleich zu 10–20 bei der klassischen Form) ist für die hohe Kontagiosität verantwortlich. Die Tiere werden bereits durch kurzen Kontakt und Gegenstände wie Wäsche oder Kämme und auch Sitzgelegenheiten übertragen.
- Die Immunsuppression erklärt den manchmal nur geringen Juckreiz.
- Klinisch steht eine psoriasiforme Erythrodermie mit palmoplantaren Hyperkeratosen im Vordergrund. Die typischen Gänge lassen sich nicht mehr erkennen.

Welche Differenzialdiagnosen sind bei unserer Patientin zu erwägen?

Die Erythrodermie, die zu den klassischen Symptomen einer Scabies norvegica zählt, ist von Erythrodermien anderer Genese wie generalisiertes Ekzem (atopisches Ekzem, hämatogen streuendes Kontaktekzem), Psoriasis oder Lymphom abzugrenzen.

Die häufig massiven Hyperkeratosen einer Scabies norvegica, die jedoch bei unserer Patientin weniger stark ausgeprägt sind, können zu Fehldiagnosen wie Psoriasis palmoplantaris oder tylotisch-rhagadiformes Hand- und Fußekzem führen.

Neben Morphe und Prädilektionsstellen kommt hier besonders der Anamnese, die den Befall weiterer Familienmitglieder oder Menschen aus dem unmittelbaren Umfeld betrifft, differenzialdiagnostisch Bedeutung zu.

Nennen Sie weitere nicht klassische Skabiesformen und beschreiben Sie deren Charakteristika!

Abweichend von der klassischen Skabies sind neben der Scabies norvegica folgende Sonderformen zu beachten:

Skabies in der frühen Kindheit (Neugeborene, Säuglinge): Im Vergleich zu älteren Kindern und Erwachsenen gehören Gesicht, Kapillitium und Palmoplantarregionen zu den typischen Prädilektionsstellen. Charakteristisch sind Papulovesikeln und Pusteln v. a. an den Fußsohlen.

„Gepflegte Skabies“: Bei Patienten, die eine sehr intensive Körperpflege betreiben, können die Hautveränderungen sehr diskret ausfallen (z. B. diskretes „Mamillenekzem“). Nur eine genaue Inspektion der Prädilektionsstellen sichert die Diagnose. Die Hände sind durch häufiges Waschen in diesem Fall selten betroffen.

Granulomatöse Skabies: Im Verlauf der hochkontagiösen Skabies kann es zur Bildung rotbräunlicher Knoten kommen, die als granulomatöse Immunantwort aufzufassen sind. Sie sind nicht infektiös, verhalten sich hartnäckig in der Therapie (s. u.) und zeigen erst nach Monaten einen Rückgang.

Nennen Sie eine häufige Komplikation der Skabiesinfektion. Wie wird sie behandelt?

Es kommt häufig zu Superinfektionen mit β-hämolysierenden Streptokokken der Gruppe A oder Staphylococcus aureus. Es sind systemische Antibiotika, wie Penicillin, Cephalosporine der 1. Generation oder Flucloxacillin, indiziert.

Sind Tiermilben für den Menschen von Relevanz?

Ja, die so genannte Pseudoskabies, bei der tierpathogene Milben, v. a. Sarcoptes scabiei var. canis, vorübergehend auf den Menschen als Zufallswirt übertragen werden

Welches sind die Charakteristika der Pseudoskabies? Muss sie behandelt werden?

Von diagnostischer Bedeutung ist, dass die Pseudoskabies die Charakteristika der humanen Skabies mit den typischen Prädilektionsstellen und Gängen vermissen lässt. Der Milbennachweis gelingt in der Regel nicht.

Die wirtsfremden Sarcoptes-Arten überleben in der menschlichen Haut, also einem nicht adäquaten Organismus, lediglich sechs Tage. Damit ist die Infestation selbstlimitierend und bedarf keiner antiskabiösen Therapie, eine symptomatische Behandlung ist ausreichend.

Die Kollegen der chirurgischen Abteilung haben sich für eine konservative Behandlung der Radiusfraktur entschieden. Wie ist Ihre dermatologische Therapieempfehlung?

Die antiskabiöse Therapie sollte unverzüglich eingeleitet werden. Die Scabies norvegica, die das gesamte Integument betrifft, erfordert neben einer intensiven Lokaltherapie die systemische Behandlung mit Ivermectin. Als Lokaltherapie hat sich besonders 5%ige Permethrin-Creme (InfectoScab® 5%-Creme) bewährt.

Wie sieht die Anwendung dieses topischen Präparats speziell bei der Patientin aus?

Nach dem abendlichen Duschen oder Baden wird Permethrin auf das gesamte Integument aufgetragen. Am nächsten Morgen (Mindesteinwirkzeit 8 h) wird die Creme abgeduscht oder abgebadet. Bei der Scabies norvegica ist besonders darauf zu achten, dass der Bereich unter den Fingernägeln (hier am besten das Antiskabiosum einbürsten) einer sorgfältigen Lokaltherapie bedarf (s. o.), die nach acht bis zehn Tagen zu wiederholen ist. Weiterhin ist zu bedenken, dass die Scabies norvegica unabhängig vom Alter einen Befall von Capillitium und Gesicht einschließt, die unbedingt in die Behandlung einzubeziehen sind. Das gilt auch für die häufig vergessene Analfalte.

Aufgrund der Ausdehnung und des starken Milbenbefalls sollte diese Lokalbehandlung nach acht bis zehn Tagen wiederholt werden.

Zusätzlich hat sich bei der Scabies norvegica die Kombination mit Ivermectin bewährt, das zur Behandlung tropischer Parasitosen schon lange bekannt ist. Gerade die Scabies norvegica, Skabies bei Immunsupprimierten und Endemien, beispielsweise in Altersheimen, gelten als Indikationen für den Einsatz von Ivermectin. In der Regel ist eine einmalige Behandlung mit 0,2 mg/kg ausreichend. Bei der Scabies norvegica empfiehlt es sich, die Therapie nach acht bis zehn Tagen zu wiederholen.

Anmerkung

Ivermectin (Stromectol®, Meclizan®) hat bisher in Deutschland keine Zulassung für die Behandlung der Skabies und ist über die internationale Apotheke zu beziehen.

Welche Kontraindikationen sind Ihnen für den Einsatz von Ivermectin bekannt?

Schwangerschaft und Stillzeit sowie das frühe Kindesalter gelten als Kontraindikationen.

Welche zusätzlichen Maßnahmen sind einzuleiten?

- Alle Kontaktpersonen (andere Bewohner/Patienten des Pflegeheims, Personal des Pflegeheims und auch des Krankenhauses, Besucher, die engeren Kontakt mit der Patientin hatten) sollten sich einer antiskabiösen Lokalbehandlung unterziehen. Das gilt auch für die bislang Beschwerdefreien, die zwar aufgrund der Inkubationsphase von bis zu vier Wochen noch keine Hautveränderungen bieten, jedoch bereits infiziert sein und im weiteren Verlauf andere Menschen anstecken können. Um eine „Pingpong-Infektion" zu vermeiden, ist unbedingt eine Simultanbehandlung von Patienten und allen Kontaktpersonen zu fordern. Eine akribische Milbensuche bei diesen Personen ist nicht notwendig.
- Die Krätzemilben, Sarcoptes scabiei, sind auf die menschliche Epidermis angewiesen und können außerhalb dieser normalerweise nur zwei bis fünf Tage überleben (Achtung: bei Kälte bzw. Frost erstreckt sich dieser Zeitraum über bis zu zehn Tage). Um eine Übertragung zu vermeiden, sind folgende Maßnahmen zu veranlassen:
  - Bettwäsche, Handtücher und Unterwäsche werden bei mindestens 60 °C gewaschen.
  - Nicht waschbare Gegenstände und lediglich bei 30 °C waschbare Kleidung werden für eine Woche draußen gelüftet. Tipp: die Wäsche in den Heizungskeller stellen, da durch die Stoffwechselerhöhung bei Wärme die Milben schneller sterben als bei Normaltemperatur.
  - Teppiche und Polstermöbel werden gründlich gesaugt, ggf. mit Insektiziden behandelt (z.B. Acarosan®-Schaum). Diese Maßnahme ist bei Endemien besonders zu beachten.

Wie sollte die Behandlung weiterer Betroffener und aller Exponierten konkret aussehen?

Als Mittel der Wahl hat sich auch hier 5%ige Permethrin-Creme (z.B. InfectoScab®) erwiesen, das mit Ausnahme des Kopfes auf das gesamte Integument appliziert (abends) und nach acht Stunden abgewaschen wird (morgens). Meist ist die einmalige Applikation ausreichend, ggf. muss die Behandlung nach acht bis zehn Tagen wiederholt werden. Auf Grund der geringen Toxizität ist das Medikament auch bei Neugeborenen und Säuglingen, Schwangeren und Stillenden einzusetzen. Eine Stillpause von zwei bis drei Tagen, für die Milch abgepumpt wird, ist jedoch empfehlenswert.

Alternativ kann Lindan (Jacutin®) eingesetzt werden, das ebenfalls zu den gut wirksamen topischen Antiskabiosa zählt und an drei aufeinander folgenden Tagen abends aufgetragen und morgens ohne Seife abgewaschen wird. Bei gestörter epidermaler Permeabilitätsbarriere, wie bei Psoriasis, Neurodermitis oder Ichthyosen, sowie bei Schwangeren, Stillenden und Neugeborenen sollte Lindan auf Grund erhöhter Resorptionsraten mit der Möglichkeit der Neurotoxizität nicht zur Anwendung kommen.

Anmerkung
Lindan darf nach europäischen Umweltrichtlinien nur noch bis Ende 2007 verwendet werden.

Viele Patienten leiden trotz adäquater Therapie weiterhin unter Juckreiz. Warum?

Dies ist nicht etwa mit einem Therapieversagen gleichzusetzen, sondern Ausdruck eines postskabiösen Ekzems.

Was können Sie gegen den Juckreiz unternehmen?

- Kurzzeitige (nach Befund und Alter der Patienten 2–14 Tage) Gabe topischer Glukokortikoide:
  - Erwachsene und ältere Kinder: Klasse II–III nach Niedner, z. B. Mometasonfuorat, Prednicarbat, Methylprednisolonaceponat
  - Säuglinge und Kleinkinder: Klasse I (–II) nach Niedner, wie Hydrokortison 1%
- Anschließend hautpflegende Maßnahmen: z. B. Unguentum Cordes, Unguentum leniens oder Unguentum emulsificans

Wie führen Sie eine antiskabiöse Therapie im frühen Kindesalter durch (Neugeborene, Säuglinge)?

Geeignet ist 5%ige Permethrin-Creme (z. B. InfectoScab®). Ganz wichtig für diese Altersgruppe ist, den behaarten Kopf und das Gesicht in die Behandlung einzubeziehen. Dabei ist darauf zu achten, den Bereich um die Augen auszusparen, um Augenreizungen zu umgehen. Weiterhin ist es ratsam, die Haut an Händen und Unterarmen zu schützen, damit das Antiskabiosum nicht oral aufgenommen wird (Lutschen am Daumen!).

Nach erfolgreicher antiskabiöser Therapie können hyperergе Reaktionen vorkommen, die sich als rotbräunliche granulomatöse Knoten zeigen. Welche Behandlung ist indiziert?

Als Therapie der Wahl gelten topische Glukokortikoide. Bei stärkerem Juckreiz helfen Antihistaminika; hier haben sich die älteren, sedierenden Präparate (z. B. Atarax®) bewährt, die insbesondere dem typischen nächtlichen Juckreiz der Skabies entgegenwirken. Bei Symptomarmut ist es durchaus gerechtfertigt, die Spontanheilung der zum Teil monatelang persistierenden postskabiösen Granulome abzuwarten.

Wie lässt sich eine Endemie in einem Heim (Alten-, Pflege-, Behindertenheim) oder Krankenhaus vermeiden?

Um Indexpatienten möglichst rechtzeitig zu identifizieren, sollten Neuaufnahmen gründlich dermatologisch untersucht werden. Ist dieses nicht erfolgt oder war die Skabies bei Aufnahme noch nicht manifest, ist die zügige Erkennung der Dermatose durch Hinzuziehung dermatologischer Fachleute ratsam.

Ist eine Skabies diagnostiziert, so ist unverzüglich die Behandlung von Betroffenen und Exponierten einzuleiten.

Literatur

Fölster-Holst R, Rufli T, Christophers E. Die Skabiestherapie unter besonderer Berücksichtigung des frühen Kindesalters, der Schwangerschaft und Stillzeit. Hautarzt 2000; 51: 7–13

Fall 73

Eine sehr besorgte Mutter stellt ihren 1 $^{3}/_{4}$-jährigen Sohn vor. Er habe bereits seit sechs Monaten einen Knoten vor dem rechten Ohr, der jedoch erst innerhalb der letzten drei Wochen erheblich an Größe zugenommen habe. Sein Allgemeinbefinden sei nicht beeinträchtigt.

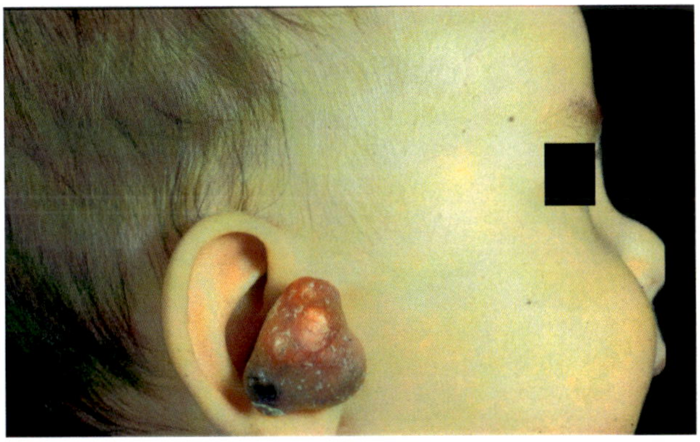

Abb. 73.1

Beschreiben Sie den Hautbefund.

Präaurikulär walnussgroßer, rotlivider, gestielter Knoten.

Zusatzinformation: Bei der Palpation fühlt sich der schmerzlose Knoten steinhart an.

An welche Differenzialdiagnosen denken Sie?

- Thrombosiertes, verkalktes Hämangiom
- Hamartom
- Pilomatrixom (Epithelioma calcificans Malherbe)
- verkalkte Zyste (Epidermal- und Trichilemmal-Zyste)

Wie können Sie die Diagnose sichern?

Die Diagnose wird histologisch gesichert.

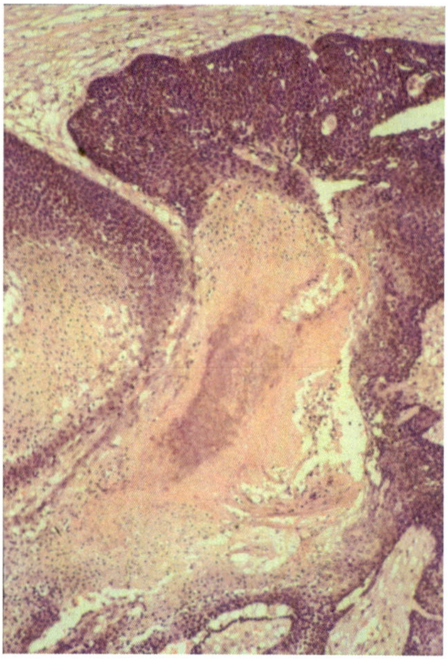

Beschreiben Sie die histologischen Veränderungen.

In der Peripherie sind basaloide Epithelzellen zu erkennen, deren Farbe zentralwärts immer blasser wird (so genannte Schattenzellen = nekrotische Zellen). Im Zentrum Verkalkungszone

Wie lautet Ihre Diagnose?

Pilomatrixom (Epithelioma calcificans Malherbe)

Abb. 73.2

Was ist unter diesem Krankheitsbild zu verstehen?

Das Pilomatrixom ist ein häufiger, benigner Tumor, der bei Kindern und jungen Erwachsenen sowie im Senium (2. Altersgipfel) vorkommt. Er geht von den Haarmatrixzellen aus und tritt solitär im Kopf-/Gesichtsbereich sowie am Hals und Rücken auf. Auffällig ist seine harte Konsistenz, die auf eine Verkalkung (seltener Ossifikation) im Zentrum zurückzuführen ist.

Wie sieht die Behandlung aus?

Eine Exzision ist erforderlich.

Welche besonderen Formen dieses Tumors sind Ihnen bekannt?

- Sehr selten kommt es zu einer malignen Entartung. Hiervon sind vornehmlich Männer im höheren Lebensalter betroffen.
- Das Auftreten multipler Pilomatrixome kommt im Rahmen des Gardner-Syndroms (Familiäre adenomatöse Polyposis, FAP) vor, das auf eine Mutation des Tumorsuppressorgens APC (5q22) zurückzuführen ist. Den Hautveränderungen im Kindesalter (Fibrome, Epithelzysten, Osteome, seltener Pilomatrixome) folgt im frühen Erwachsenenalter die Transformation der intestinalen adenomatösen Polypen in Adenokarzinome. Prophylaktisch erfolgt im frühen Erwachsenenalter die Kolektomie.

Literatur

Lan MY, Lan MC, Ho CY, Li WY, Lin CZ. Pilomatricoma of the head and neck: a retrospective review of 179 cases. Arch Otolaryngol Head Neck Surg 2003; 129: 1327–1330

Urabe K, Xia J, Masuda T, Moroi Y, Furue M, Matsumoto T. Pilomatricoma-like changes in the epidermoid cysts of Gardner syndrome with an APC gene mutation. J Dermatol 2004; 31: 255–257

Fall 74

Eine 32-jährige Friseurin wurde vor etwa sechs Monaten von einem von ihr nicht näher zu bezeichnenden Insekt am Oberschenkel gestochen. Nach wenigen Minuten trat ein generalisiertes Hitzegefühl auf, im Verlauf Quaddeln am gesamten Körper, Atemnot und Bewusstlosigkeit. Sie wurde notfallmäßig mit Glukokortikoiden und Antihistaminika intravenös therapiert, worunter sich die Beschwerden zurückbildeten. Nach einer eintägigen intensivmedizinischen Überwachung konnte die Patientin entlassen werden.

Darüber hinaus gibt die Patientin an, dass sie beim Ausüben ihres Berufes als Friseurin bei Gebrauch eines bestimmten Shampoos ausgeprägten Juckreiz und zum Teil Rötungen an den Händen bemerkt habe. Die Patientin trägt beim Shamponieren Handschuhe, allerdings nicht immer.

Sie möchten wissen, ob die Patientin eher von einer Biene oder einer Wespe gestochen wurde. Welche Fragen sind diesbezüglich sinnvoll?

- Zu welcher Jahreszeit wurde die Patientin gestochen? Im Frühjahr bis Frühsommer ist ein Bienenstich wahrscheinlicher, im Hochsommer bis Herbst eher ein Wespenstich.
- Hat das Insekt einen Stachel hinterlassen? Das spräche eher für einen Bienenstich!

Anmerkung
Der Stachel darf niemals mit den Fingern herausgezogen werden, weil dadurch der Giftsack gequetscht werden könnte (→ zusätzliche Giftdosis!), sondern muss mit dem Fingernagel vorsichtig weggekratzt werden.

Welche weiteren Fragen sind wichtig? Begründen Sie!

- Allgemeine Anamnese: atopische Disposition, Familienanamnese
- Wie wurden frühere Stichereignisse toleriert? Dies ist wichtig, um den Verlauf der Reaktionen nach den jeweiligen Stichen zu interpretieren, d.h. ob die Intensität der Reaktion von Mal zu Mal zugenommen hat oder nicht.
- Medikamentenanamnese: Patienten, die Betablocker (auch in Form von Augentropfen) oder ACE-Hemmer einnehmen, können erst nach deren Absetzen an der Haut getestet bzw. später hyposensibilisiert werden, da diese Antihypertensiva anaphylaktische Reaktionen verstärken könnten. Dies gilt nicht für AT-1-Antagonisten.
- Um das Handekzem ursächlich abzuklären, ist zu erfragen, mit welchen Stoffen, insbesondere mit welchem Shampoo die Patientin Kontakt hatte und ob es Produkte gibt, bei der die Hautreaktionen nicht auftreten, z. B. das zu Hause verwendete Shampoo.
- Tritt eine Befundbesserung in arbeitsfreier Zeit (Urlaub) auf?

In unserem Fall wurde die Patientin Mitte August gestochen. Das Insekt hinterließ keinen Stachel. Frühere Stichereignisse (die Patientin kann sich an drei Stiche erinnern) wurden problemlos toleriert. Die Großmutter der Patientin erlitt nach Wespenstichen eine generalisierte Urtikaria.

Das Handekzem tritt nur nach Kontakt mit einem bestimmen Shampoo auf. Wird der Kontakt gemieden, werden keine Hautveränderungen bemerkt. Die Beschwerden bessern sich unter Therapie mit lokalen Glukokortikoiden.

Welche diagnostischen Schritte leiten Sie ein?

Zur Diagnostik einer Hymenopterengiftallergie wird ein Hauttest (Prick- und/oder Intrakutantest) mit Bienen- und Wespengift durchgeführt. Dies geschieht mittels Bienen- und Wespengift in einer Verdünnungsreihe (1 : 10, 1 : 100; 1 : 1000) inkl. Positivkontrolle (Histamin) und Negativkontrolle (NaCl). Die Ablesung erfolgt nach 20 Minuten. Ebenso erfolgt eine Bestimmung von Gesamt-IgE und spezifischen IgE-Antikörpern im Serum gegen Bienen- und Wespengift (z. B. mittels CAP-FEIA).

Optional kann eine Bestimmung der Mastzelltryptase erfolgen, um eine okkulte Mastozytose auszuschließen. Dies sollte entweder vor der Therapie erfolgen, wenn anamnestisch eine stark ausgeprägte anaphylaktische Reaktion nach dem Stichereignis aufgetreten ist, oder auch während der Immuntherapie, wenn während dieser immer wieder allergische Reaktionen auftreten.

Zur Abklärung einer Kontaktallergie auf das verdächtige Shampoo werden zunächst dessen Inhaltsstoffe mit denen vom problemlos vertragenen Shampoo verglichen. Im Anschluss erfolgt ein Epikutantest mit Substanzen in standardisierten Konzentrationen, die gehäuft im Friseurberuf vorkommen und Kontaktallergien auslösen können („Friseurreihe“). Ebenso kann auch das verdächtige Shampoo epikutan getestet werden.

Anmerkung

Bei patienteneigenen Substanzen zur Epikutantestung, wie in unserem Fall dem Shampoo, wird deren pH-Wert vor Applikation mit einem kommerziell erhältlichen Teststreifen (Lackmus) kontrolliert.

Sie erhalten folgende Ergebnisse:
Intrakutantestung: eindeutige Typ-I-Sensibilisierung gegen Wespengift, keine Reaktion auf Bienengift.
Gesamt-IgE: 123 kU/l
Spezifisches IgE (sIgE) gegen Wespengift (CAP-Klasse 4)
Spezifisches IgE gegen Bienengift (CAP-Klasse 0).
Bei der Epikutantestung zeigte sich eine Typ-IV-Sensibilisierung gegen das verdächtige Shampoo, in der Testung mit Standard-Kontaktallergenen im Friseurberuf eine dreifach positive Reaktion auf Cocamidopropylbetain nach 72 h.

Welche Bedeutung kommt Cocamidopropylbetain zu?

Es handelt sich um ein Tensid, das häufig in Shampoos, aber auch in Badepräparaten und in Augen-Make-up-Entfernern vorkommt.

Anmerkung
Cocamidopropylbetain fehlte in dem im häuslichen Bereich verwendeten Shampoo, sodass es problemlos toleriert wurde. Gleiches galt für die Badezusätze.

Welche Therapien leiten Sie bezüglich der Wespengiftallergie ein und wie wird diese durchgeführt? Erläutern Sie Ihre Entscheidung hinsichtlich der Erfolgsquote!

- Allergenspezifische Immuntherapie gegen Wespengift: Die Indikation leitet sich aus der starken Reaktion auf Wespengift (Anaphylaxie Schweregrad III) ab. Aufgrund des Reaktionsmusters sollte die Therapie stationär eingeleitet werden. Hierbei wird Wespengift in aufsteigender Dosierung mehrmals täglich subkutan injiziert bis zur Erhaltungsdosis von 100 mg/ml. Diese Therapie wird im Anschluss ambulant im vierwöchigen Rhythmus über mindestens drei Jahre fortgesetzt, bei ausgeprägt starken anaphylaktischen Reaktionen über fünf Jahre. Liegt eine Mastozytose vor, ist eine lebenslange Immuntherapie indiziert.
- Notfallset zur Selbstmedikation: Antihistaminikum, Glukokortikoid und Adrenalinpräparat zur Inhalation oder zur i.m. Injektion. Antihistaminikum und Glukokortikoid sollten in Tropfenform oder als Lösung rezeptiert werden, da eine flüssige Substanz bei einem drohenden Glottisödem besser eingenommen werden kann und schneller resorbiert wird als Tabletten.

Anmerkung
Bei Patienten, die noch keine Hymenopterengifthyposensibilisierung erhalten haben, aber bereits mit starken Symptomen reagiert haben, sind nach einem erneuten Stichereignis unverzüglich die Notfallmedikamente Antihistaminikum und Kortikoid einzunehmen. Erst bei beginnenden Allgemeinsymptomen (Zungenschwellung, Atemnot, Kreislaufprobleme) sollte Adrenalin eingesetzt werden.

Welche Maßnahmen ergreifen Sie bezüglich der Cocamidopropylbetain-Sensibilisierung? Erläutern Sie Ihre Entscheidung hinsichtlich der Erfolgsquote!

- Aushändigung eines Allergiepasses und strikte Meidung des Kontaktes mit dieser Substanz
- Einhaltung von Hautschutzmaßnahmen (z.B. konsequentes Tragen von Handschuhen am Arbeitsplatz). Sollten diese Maßnahmen nicht ausreichen, werden berufsdermatologische Schritte eingeleitet (→ Fall 30, Berufsdermatologie).

Kann der Erfolg der spezifischen Immuntherapie überprüft werden?

Ja. Auf Wunsch kann sich die Patientin 6–18 Monaten nach Therapiebeginn in Notfallbereitschaft in einer allergologischen Abteilung von einer lebenden Wespe stechen lassen. Dies ist die einzige objektive Möglichkeit zur zuverlässigen Überprüfung des Therapieerfolgs.

Anmerkung
Die Bestimmung des spezifischen IgG, das unter spezifischer Immuntherapie ansteigen sollte, ist kein absolut zuverlässiger Parameter für den Therapieerfolg.

Literatur

Ring J. Angewandte Allergologie, 3. Auflage 2004, Urban und Vogel, München
Saint-Mezard P, Rosieres A, Krasteva M, Berard F, Dubois B, Kaiserlian D, Nicolas JF. Allergic contact dermatitis. Eur J Dermatol 2004 Sep–Oct; 14(5): 284–95

Fall 75

Eine 34-jährige Patientin, die sich vor kurzem erstmals in den USA aufgehalten hat, stellt sich mit einem juckenden und brennenden Ausschlag notfallmäßig bei Ihnen in der Praxis vor. Die Hautveränderungen bestehen jetzt seit drei Tagen. Medikamenteneinnahme und Vorerkrankungen werden verneint.

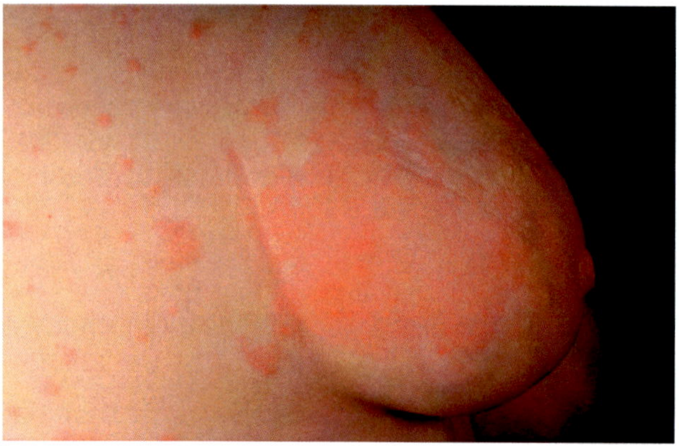

Abb. 75.1

Beschreiben Sie den Hautbefund.

Im Bereich der rechten Mamma und der Thoraxwand bestehen multiple unterschiedlich große, unregelmäßig und scharf begrenzte urtikarielle Plaques, teilweise zeigen sich diese strichförmig. Im Zentrum einiger Plaques sind stecknadelkopf-kleinlinsengroße Bläschen und Blasen auffällig.

Zusatzinformation: In asymmetrischer Verteilung sind die Hautveränderungen stammbetont am gesamten Integument auffällig.

Welche Diagnose stellen Sie aufgrund der Morphe?

Urtikarielles Exanthem

Wie könnten Ihrer Meinung nach die Hautveränderungen am ehesten entstanden sein?

Die Konfiguration der Hautveränderungen sprechen für eine exogene Ursache.

Unter Berücksichtigung des USA-Aufenthaltes und des Hautbefundes haben Sie einen bestimmten Verdacht hinsichtlich der Genese.

Welche gezielten Fragen stellen Sie also an die Patientin?

- Seit wann sind Sie aus den USA zurück?

- Hatten Sie dort oder hier in Deutschland Pflanzenkontakt? Ggf. wann?
- Haben sich bei Ihnen jemals zuvor ähnliche Hautveränderungen gezeigt?

Die Patientin ist seit vier Tagen zurück in Deutschland und erzählt Ihnen, auf einem Tagesausflug in einen Nationalpark einen Spaziergang gemacht und dabei eine „Efeu-ähnliche" Pflanze angefasst zu haben. Kurze Zeit danach habe sie an den Kontaktstellen, den Händen und Unterarmen, bräunliche Verfärbungen bemerkt, ihnen aber keine Bedeutung beigemessen. Diese hätten sich beim abendlichen Duschen nicht entfernen lassen. Der Ausflug sei Anfang der 2. Urlaubswoche gewesen. Die jetzigen Hautveränderungen habe sie zuvor noch nie gehabt.

Welcher Genese ist vermutlich das urtikarielle Exanthem der Patientin und welche Verdachtsdiagnose ist demnach zu stellen?

Hämatogen streuendes Kontaktekzem auf die Pflanzenmilch von Poison Ivy (Giftefeu, Toxicodendron spp). Da die Patientin zum ersten Mal in den USA war, dürfte sie noch keine Sensibilisierung auf die Pflanzenmilch gehabt haben. Hierfür spricht auch die Latenzzeit von mehr als 1 Woche bis zum Auftreten der Hautveränderungen.

Anmerkung
Bei bereits sensibilisierten Menschen treten die Hautveränderungen nach Zweitkontakt bereits innerhalb von 2 Tagen auf.

Wo stellt die Allergie normalerweise ein Problem dar?

Diese stellt in den USA ein großes allergologisches Problem (70–80% der Nordamerikaner sind sensibilisiert) dar.

Anmerkung
Im Volksmund sagt man: „Leaflets of three, beware me."

Welches Allergen ist für die Poison-Ivy-Allergie verantwortlich? Ist eine Sensibilisierung auch in Deutschland möglich?

Das Hauptallergen sind die sog. Urushiole, bei denen es sich um eine Mischung von Katecholverbindungen handelt.

In Deutschland sind die Expositionsbedingungen für die Sensibilisierung gegen das Hauptallergen (Urushiole) wesentlich seltener gegeben. Es ist jedoch zu bedenken, dass diese sehr potenten Kontaktallergene auch im Milchsaft anderer Pflanzen aus derselben Familie (Anacardiaceae) vorkommen. Zu diesen gehören u.a. Mangofrüchte und Cashewkerne (ausschließlich deren Schalen enthalten Urushiole), die inzwischen bei unserem reichhaltigen Angebot exotischer Nahrungsmittel schon zum Alltag gehören. Auch ist Poison Ivy in einigen botanischen Gärten Deutschlands zu finden und sollte unbedingt als solcher gekennzeichnet sein einschließlich eines Warnhinweises, die Pflanze auf keinen Fall zu berühren.

Anmerkung
Bis zu 5 Jahre bleiben die nahezu unsichtbaren Urushiole aktiv, selbst von toten Pflanzen und Pflanzenteilen. Bereits 100 ng (!) sind bei den meisten Menschen ausreichend, um Hautveränderungen auszulösen. AIDS-Patienten hingegen zeigen kaum oder gar keine Reaktion auf Urushiole.

Wie sichern Sie die Diagnose?

Die Poison-Ivy-Allergie ist eine Diagnose, die aufgrund der Hautveränderungen in Verbindung mit der Anamnese zu stellen ist. Die Klinik ist durch Erytheme, Ödeme, Urticae und Bläschen/Blasen gekennzeichnet, nicht selten zeigt sich die Allergie als Erythema (exsudativum) multiforme. Häufig lässt sich eine striäre Anordnung einiger Läsionen feststellen, die auf den Kontakt mit Pflanzen hinweist.

Welche Assoziationen sind bei der Poison-Ivy-Allergie beschrieben?

Eosinophilie und Nephritis können assoziiert auftreten und weisen auf eine systemische Beteiligung.

Sind Patienten mit fraglicher Poison-Ivy-Allergie grundsätzlich epikutan zu testen?

Die Verifizierung durch die Epikutantestung ist epidemiologischen Fragestellungen vorbehalten. Für die Routinediagnostik steht das Allergen nicht zur Verfügung, zudem erhöht die Testung das Sensibilisierungsrisiko.

Wie erklären Sie sich die nach Pflanzenkontakt entstandene Braunverfärbung an der Haut der Patientin?

An der Luft polymerisieren die Urushiole bereits nach 10 min zu einer dunklen Masse, die sich an der Haut als verdächtige bräunliche Verfärbungen bemerkbar macht.

Welche Therapie leiten Sie bei der Patientin ein?

Die Kontaktallergie auf Poison Ivy verhält sich therapeutisch äußerst hartnäckig. Systemische Kortikosteroide sind Therapie der Wahl (Methylprednisolon 60 mg/d für 3 d, 40 mg für weitere 3 d, dann über 2–3 Wochen langsam nach Befund ausschleichen).

Gegen den Pruritus können zusätzlich Antihistaminika eingesetzt werden.

Anmerkung

Eine Kurzzeitherapie mit systemischen Kortikoiden über 1 Woche führt fast immer zum Rezidiv. Bei lokalisiertem Befall ist die Lokalbehandlung mit Kortikosteroiden (z. B. Mometasonfuorat, Prednicarbat) ausreichend.

Wie sehen die Sofortmaßnahmen nach Kontakt aus?

Mit reichlich kaltem Wasser ohne Seife sollte der zunächst noch wasserlösliche Milchsaft umgehend (< 5 min) von der Haut entfernt werden. Kleidung ausziehen und ebenfalls mit kaltem Wasser (z. B. aus dem Gartenschlauch) abspritzen und anschließend in der Waschmaschine waschen.

Anmerkung

Nach ca. 30 min lässt sich nur noch 10% des Milchsaftes abwaschen, nach ca. 1 h nichts mehr. Die im Milchsaft enthaltenen Katechole durchdringen selbst Gummihandschuhe.

Literatur

Fölster-Holst R, Hausen B, Brasch J, Christophers E. Kontaktallergie auf Poison Ivy (Toxicodendron spp.), Hautarzt 2001; 32: 136–142

Fall 76

Ein 38-jähriger Mann aus Portugal leidet seit Jahren an häufig wiederkehrenden Aphthen der Mundschleimhaut, Kopfschmerzen, Müdigkeit und neigt zu „Hauteiterungen" nach banalen Verletzungen. Vor drei Jahren sei bei ihm ein Aortenaneurysma festgestellt und operativ mit einer Aortenprothese versorgt worden. Wegen schmerzhafter Herde an den Unterschenkeln sei er vor drei Monaten bei einem Dermatologen in Behandlung gewesen. Dieser habe ihm gesagt, es handle sich um eine „Knotenröte", was er auch nicht verstanden habe. Vor drei Wochen seien tiefe, schmerzende Wunden am Hodensack, am Penis und an der linken Oberschenkelinnenseite aufgetreten. Er braucht dringend Ihre Hilfe.

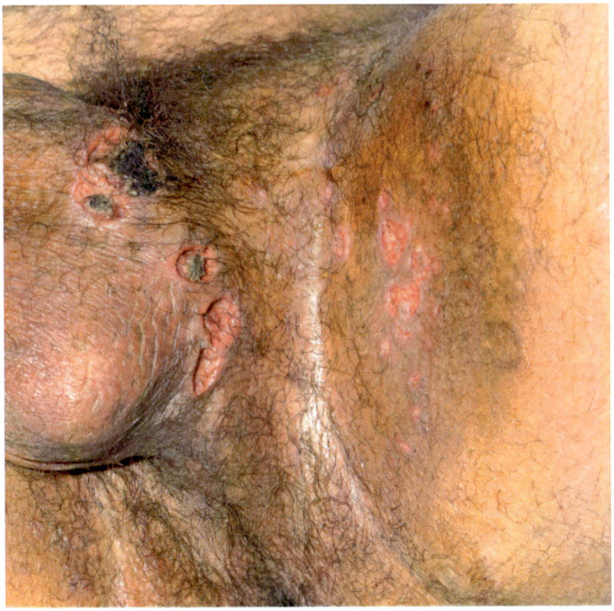

Abb. 76.1

Beschreiben Sie den in der Abbildung dargestellten Befund.

An der linken Seite des Skrotums sieht man mehrere, teilweise konfluierende, scharf begrenzte, tiefe – wie ausgestanzt wirkende – Ulzera mit einem mittleren Durchmesser von 1–2 cm, die teilweise von bräunlich-schwarzen Nekrosen bedeckt sind. Am Penisschaft findet sich ein größeres Ulkus, das teilweise von einer fest haftenden schwarzen Nekrose bedeckt ist. An der medialen Seite des Oberschenkels finden sich auf deutlich hyperpigmentierter Haut mehrere, teilweise konfluierende polyzyklische Ulzera, von denen einzelne von gelblichem Fibrin bedeckt sind. Die Randzone der Ulzera zeigt keine Entzündungszeichen und keine unterminierten Ränder.

Welche Verdachtsdiagnosen kommen aufgrund der Anamnese infrage? Erläutern Sie kurz deren Charakteristika und bewerten Sie den Befund!

Rezidivierende Aphthen

Chronisch rezidivierende Aphthen der Mundschleimhaut kommen bei etwa 10% der Bevölkerung im Laufe des Lebens vor. Sie treten vorwiegend im jüngeren Erwachsenenalter auf. Die meisten Patienten mit chronisch rezidivierenden Aphthen sind vollkommen gesund.

„Hauteiterungen" nach banalen Verletzungen

Aufgrund der Anamnese des Patienten mit rezidivierenden Hauteiterungen und ausgedehnten Ulzera ist auch an ein Pyoderma gangraenosum zu denken. Darunter versteht man eine destruktive, mit Abszedierung und Nekrosen einhergehende, schmerzhafte, entzündliche Dermatose mit einer massiven Ansammlung von Leukozyten. Sie geht typischerweise mit unterminierten Ulzera mit lividrotem Randsaum einher. Die Ulzera sind meist von schwammiger Konsistenz, manchmal auch von matschigem, putridem Charakter.

Prothetisch im Alter von 35 Jahren versorgtes Aortenaneurysma

Bei Aortenaneurysmen in diesem frühen Alter ist an genetische, traumatische und entzündliche Erkrankungen zu denken:

- Ehlers-Danlos-Syndrom: Diese hereditäre Störung umfasst im Wesentlichen zehn verschiedenen Ausprägungen von Genmutationen des Kollagenstoffwechsels. Störungen im Bereich des Typ-III-Prokollagens (= vaskulärer Typ) können lebensgefährliche, arterielle Rupturen in Folge von Aortenaneurysmen in einem frühen Lebensalter nach sich ziehen.
- Marfan-Syndrom: Diese vererbte Bindegewebserkrankung führt infolge von aneurysmatischen Veränderungen der Aorta häufig zu Aortendissektionen mit Rupturen und Insuffizienzen sowohl der Aorten- als auch der Mitralklappe mit damit verbundener deutlich herabgesetzter Lebenserwartung.
- Takayasu-Arteriitis: Entzündliche Erkrankungen der Aorta können zu einer Aneurysmenbildung führen. Die häufigste entzündliche Veränderung ist die Takayasu-Arteriitis.

Anmerkung
Die MRT zeigt eine Verdickung der Aortenwand im thorakalen und abdominellen Abschnitt mit Stenosen und Verschlüssen der Seitenäste.

„Knotenröte" (vermutlich Erythema nodosum)

Bei einem Erythema nodosum ist in erster Linie an eine Sarkoidose im Stadium I mit bihilärer Lymphknotenschwellung, Arthritis der Sprunggelenke und Fieber (= Löfgren-Syndrom) zu denken. Daneben können Infektionen Ursache eines Erythema nodosum sein.

Welche Verdachtsdiagnosen kommen aufgrund des klinischen Bildes mit Ulzera im Genitalbereich infrage? Geben Sie deren typische Befunde an!

Syphilitischer Primäraffekt	derb, rund, scharf begrenzt, schüsselförmig, schinkenbraunrot, solitär, wenig schmerzhaft, regionale Lymphadenitis (derb, schmerzlos)	Prädilektion: Sulcus coronarius Frenulum praeputii; frühes Erwachsenenalter; kurzer Bestand (Tage bis Wochen); Auftreten 2–3 Wochen nach „suspektem" Geschlechtsverkehr
Ulcus molle	weich, oval bis schlitzförmig, flach, überhängende Ränder, stark entzündlich, multipel, sehr schmerzhaft, regionale Lymphadenitis (weich, schmerzhaft)	Prädilektion: wie oben; kurze Bestandsdauer (Tage), Auftreten 1–5 Tage nach „suspektem" Geschlechtsverkehr
Pyodermie (posttraumatisch, z. B. nach Haarverletzung)	oberflächlich, weich, stark entzündlich, rund-polyzyklisch, fibrinös-eitrig belegt	Anamnese: entsteht einige Tage nach traumatischem Geschlechtsverkehr
Herpes genitalis	meist oberflächlich, polyzyklisch, aus noch erkennbaren runden Einzelläsionen zusammengesetzt, stark entzündlich, regionale Lymphadenitis	meist Rezidiv nach früheren Episoden
Ulcus gangraenosum penis	matschige Nekrose mit Ulzeration, schnelle Ausbreitung, regionale Lymphadenitis (milde)	bei anergen Individuen, meist im Senium; wenige Allgemeinsymptome, meist nach Trauma
Peniskarzinom	hart, unregelmäßig konfiguriert, Ulkusgrund unregelmäßig gebuckelt, Basis infiltriert, schmerzlos, derbe Lymphknotenschwellung (schmerzlos)	Senium: lange Bestandsdauer, langsames Wachstum

Welche Diagnose kommt in der Zusammenschau der anamnestischen Angaben primär infrage?

Das Vorkommen *von rezidivierenden oralen Aphthen* mit Auftreten von genitalen Ulzera und einem Erythema nodosum lässt primär an die Behçet-Krankheit denken.

Nennen Sie Kriterien, anhand derer die Diagnose gestützt werden kann.

– Rezidivierende orale Aphthen*: kleinere oder größere oder herpetiforme Ulzerationen, vom Arzt beobachtet oder zuverlässig vom Patienten berichtet, mindestens dreimal in zwölf Monaten wiederkehrend

Plus zwei der folgenden:

– Rezidivierende genitale Ulzerationen: aphthöse Ulzerationen* oder Narben, vom Arzt beobachtet oder zuverlässig vom Patienten berichtet

- Augenläsionen: Uveitis anterior oder posterior, Zellen im Glaskörper bei der Spaltlampenuntersuchung, retinale Vaskulitis, beobachtet von einem Augenarzt
- Hautläsionen: Erythema nodosum*, vom Arzt beobachtet oder zuverlässig berichtet vom Patienten, papulopustulöse Läsionen* oder akneiforme Knötchen bei postadoleszenten Patienten ohne Kortikosteroidbehandlung
- Positiver Pathergietest: papulopustulöse Hautreaktion nach intrakutanem Nadelstich mit einer 20-G-Kanüle an der Unterarminnenseite, abgelesen durch den Arzt nach 48 h

(* = vom Patienten erfüllt)

Welche diagnostischen Tests stehen zur Verfügung?

Feststellung des Pathergie-Phänomens

Bei welchen Krankheiten findet sich ebenfalls ein positives Pathergie-Phänomen?

Bei der Wegener-Granulomatose und beim Pyoderma gangraenosum

Welchen histologischen Befund erwarten Sie bei Entnahme einer Biopsie aus dem Randbereich einer neu aufgetretenen Ulzeration?

Eine leukozytoklastische Vaskulitis

Welche Untersuchungen/Konsiliaruntersuchungen sind beim Patienten durchzuführen? Welche Befunde erwarten Sie?

- Untersuchung der Haut auf akneähnliche Follikulitiden oder vaskulitische Erscheinungen an den Unterschenkeln im Sinne einer leukozytoklastischen Vaskulitis
- Augenuntersuchung: Ophthalmologisches Konsil veranlassen! Typisch ist eine Hypopyoniritis, die lediglich bei 10% der Patienten mit Augenbeteiligung beobachtet wird. Erblindung möglich!

Anmerkung
Neben den vorderen Augenabschnitten mit anteriorer Uveitis können auch die hinteren Augenabschnitte betroffen sein, von Retinitis, Neuritis, Zentralvenenverschlüssen und Blutungen.

- Duplexsonographie und MRT, Angiographie zur Feststellung von Venen- und Arterienveränderungen (Thrombosen, Aneurysmen), mittels Duplexsonographie sollten die peripheren Gefäße genau untersucht werden

Anmerkung
Möglich sind tiefe Beinvenenthrombosen sowie Thrombosen der Vena cava inferior sowie Aneurysmen (insbesondere Beteiligung der Pulmonalarterien).

- Neurologische Untersuchung: Da der Patient Kopfschmerzen angibt, ist er einem Neurologen vorzustellen, um auf das Vorliegen einer sterilen Meningitis oder Meningoenzephalitis untersucht zu werden. Der Neuro-Behçet weist eine hohe Letalität auf!

Anmerkung
Eine periphere Neuropathie ist für die Behçet-Krankheit untypisch!

- Echokardiographie: Vorstellung beim Kardiologen wegen der seltenen Beteiligung des Herzens in Form einer Perikarditis oder Myokarditis

Welche Laboruntersuchungen stützen die Diagnose?

Die Krankheit ist häufig assoziiert mit bestimmten HLA-Mustern:
- Mukokutaner Typ mit HLA-B12
- Arthritischer Typ mit HLA-B27
- Okulärer Typ mit HLA-B5 und HLA-DR7

Anmerkung
Diese Untersuchungen sind kostenintensiv und nicht routinemäßig anzufordern.

Welche Laborparameter sind im Verlauf wichtig?

Zur Verlaufskontrolle kann die Feststellung der Blutkörperchensenkungsgeschwindigkeit (BSG) als Aktivitätsparameter sehr hilfreich sein, die BSG ist aber unspezifisch.

Wie sieht die systemische Behandlung einer Behçet-Krankheit aus? Nennen Sie Beispiele!

Die Therapie erfolgt interdisziplinär und symptomorientiert. Eine ursächliche Behandlung existiert nicht.
- Arthralgien und Erythema nodosum: Colchicin 1,5 mg/d. Bei isolierten Arthralgien nichtsteroidale Antiphlogistika, wie Indometacin 100 mg/d (z. B. Amuno®). Intraartikuläre Glukokortikoide, z. B. 20–40 mg
- Augenbeteiligung:
  - Hintere Augenabschnitte betroffen: lokale und systemische Glukokortikoide (1–1,5 mg/kg/d) in Kombination mit Azathioprin 2,5 mg/kg/d
  - Akute Augenentzündung: Ciclosporin 3–5 mg/kg/d
  - Schwere Augenbeteiligung: Chlorambucil 0,1–0,2 mg/kg/d
- Haut- und Schleimhautbeteiligung mit genitalen Ulzera: Glukokortikoide, Azathioprin oder Thalidomid 300 mg/d (in Deutschland nicht zugelassen, kann über die Internationale Apotheke bestellt werden)
- Aortenaneurysma im Rahmen einer schweren Vaskulitis: Cyclophosphamid 1 g i. v./Monat. Obwohl in den Aneurysmen häufig Thromben entstehen, besteht aufgrund der seltenen Embolisierung keine Indikation zur Antikoagulation.
- Zerebrale Vaskulitis: Cyclophosphamid Mittel der Wahl

Welche Lokaltherapien kommen infrage?

- Orale Aphthen: Glukokortikoide in Haftpastenzubereitung (z. B. Dontisolon®-D-Mundheilpaste), schmerzstillende Lokalanästhetika (z. B. Dynexan®-Mundgel), Pinselungen mit Farbstofflösungen (z. B. Gentianaviolett 0,5% NRF 11.69)
- Genitale aphthöse Läsionen: Kombination aus fluoriertem Steroid und Antiseptikum in Creme/Salbengrundlage (z. B. Locacorten-Vioform® Creme/Salbe/Paste)

Wie verläuft die Erkrankung? Welche Komplikationen drohen?

Der zeitliche Verlauf der Schübe, der Schweregrad und die stark wechselnde Organbeteiligung sind unberechenbar. Die Behçet-Krankheit ist immer als potenziell ernste Erkrankung anzusehen. Besonders gefürchtet sind Erblindung, retinale Vaskulitis und ZNS-Beteiligung (Hirnstammsymptome, Psychosyndrome, Enzephalomyelitis).

Literatur

Altenburg A, Papoutsis N, Orawa H et al. Epidemiologie und Klinik des Morbus Adamantiades-Behçet in Deutschland – Aktuelle pathogenetische Konzepte und therapeutische Möglichkeiten. J Dt Dermatol Ges 2006; 4: 49–64

International Study Group for Behçet's disease. Criteria for diagnosis of Behçet's disease. Lancet 1990; 335: 1078–1080

Kaklamani VG, Kaklamanis PG. Treatment of Behçet's disease – an update. Semin Arthritis Rheum 2001; 30: 299–312

Fall 77

Ihnen wird ein vierjähriges Mädchen vorgestellt. Die Eltern berichten, dass sie nach kurzem Aufenthalt im Freien über starkes Brennen und Schmerzen im Bereich der Sonne ausgesetzte Hautareale (Gesicht, Hände, Unterarme) klage. Sie müsse dann immer ihre Haut unter kaltem, fließendem Wasser beruhigen. Bereits in den vorherigen Jahren sei es nach kurzen Aufenthalten in der Sonne zu Schwellungen und Rötungen an Gesicht und Armen, teilweise sogar mit kleinen Einblutungen, gekommen. In der Familie sei so etwas bisher nicht bekannt.

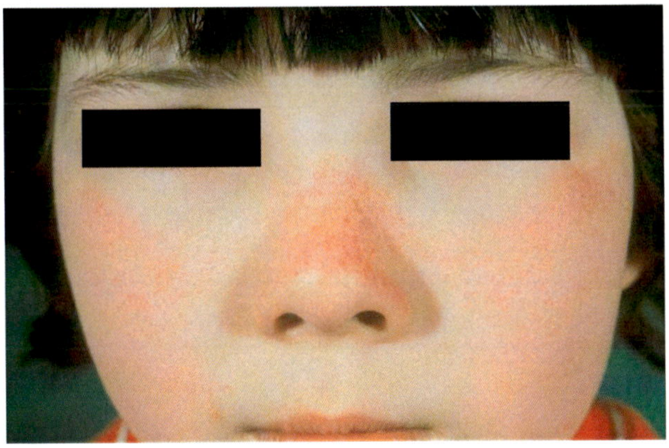

Abb. 77.1

Beschreiben Sie den Hautbefund.

Im Bereich beider Wangen und am Nasenrücken finden sich kleinste, leicht eingedellte Närbchen.

Welche Verdachtsdiagnose stellen Sie in Verbindung mit den anamnestischen Angaben?

Erythropoetische Protoporphyrie (EPP)

Erläutern Sie das Krankheitsbild.

Die erythropoetische Protoporphyrie (EPP) ist eine seltene Stoffwechselstörung (1 : 100 000), die durch folgende morphologische und vor allem anamnestische Kriterien gekennzeichnet ist:

- Typisch ist die Anamnese, nach der Kinder bereits bei den ersten UV-Expositionen ihr Unbehagen in Form von Schreien und unruhigen Bewegungen äußern. Diese brennenden und schmerzhaften Sensationen, die auch hinter Fensterglas auftreten können, entwickeln die Patienten unmittelbar nach Sonnenexposition. Charakteristisch ist auch das Bedürfnis, die UV-exponierten Areale unter fließendem, kaltem Wasser zu beruhigen. Juckreiz besteht nicht.

- Betroffen sind ausschließlich die lichtexponierten Hautareale, wie Hände, Unterarme und Gesicht.
- Das akute Stadium ist durch diffuse Schwellungen gekennzeichnet, wobei es zu kleinsten petechialen Blutungen kommen kann. Differenzialdiagnostisch ist von Bedeutung, dass papulovesikulöse Hautveränderungen nur extrem selten zu beobachten sind.
- Als Folge chronischer UV-Expositionen kann es zur Ausbildung kleinster, wachsartiger Närbchen kommen, wobei hier vor allem Wangen, Nasen- und Handrücken betroffen sind. Weiterhin sind tabaksbeutelartige Faltenbildungen perioral, chronische Purpura im Bereich der Fußrücken und Unterschenkel sowie Hyper- und Hypopigmentierungen an den Handrücken typisch. An den Fingerknöcheln fallen Hyalinosis-cutis-artige Narben auf. Seltener kommt es zur Ausbildung einer Hypertrichose, v.a. im Bereich der Schläfen.
- Histologisch findet man um die Gefäße des superfiziellen Plexus homogene eosinophile Ablagerungen.

An welche Differenzialdiagnosen denken Sie?

- Polymorphe Lichtdermatose: intraindividuell monomorph, interindividuell polymorph; am häufigsten juckende Papeln bzw. Vesikel an Unterarmen und Dekolleté; Abheilung ohne Narbenbildung, verzögertes Auftreten, erst mehrere Stunden nach Sonnenexposition
- Hyalinosis cutis et mucosae: perlschnurartige Knötchen im Bereich der Oberlider; auffallende Heiserkeit durch Befall der Stimmbänder; histologisch eosinophile Ummantelung der Gefäße auch der Schweißdrüsen
- Phototoxische Dermatitis: sonnenbrandähnliche Reaktionen, häufig mit Bläschen bzw. Blasen; narbenlose Abheilung mit starker Hyperpigmentierung

Im Vergleich zur EPP manifestieren sich die genannten Differenzialdiagnosen jedoch nicht bereits im ersten Lebenssommer!

Welche Laboruntersuchungen veranlassen Sie?

- Erythrozytenfluoreszenz: rotes Aufleuchten der Erythrozyten im Fluoreszenzlicht; Fluoreszenz ist sehr kurzlebig!
- Bestimmung der Porphyrinwerte in Erythrozyten; erhöhte Protoporphyrine auch im Stuhl, keine Porphyrine im Harn nachzuweisen!

Welche Komplikationen/Assoziationen der erythropoetischen Protoporphyrie sind Ihnen bekannt?

- Cholezystolithiasis (jährliche Ultraschallkontrollen sind angezeigt)
- Akutes Leberversagen (extrem selten, jährliche Kontrolle der Leberenzyme erforderlich)

Welche therapeutischen/prophylaktischen Maßnahmen ordnen Sie an?

- Orale Einnahme von Betakarotin 60–300 mg/d abhängig vom Alter und der Sonnenexposition. Wirkungsweise: lindert als Elektronenquencher die durch die Porphyrine hervorgerufene phototoxische Reaktion
- Lichtschutz: Reiner UV-Schutz ist nicht sehr hilfreich, da das Aktionsspektrum im kurzwelligen Bereich des sichtbaren Lichtes liegt; textiler Sonnenschutz ist unbedingt erforderlich! Bei „Betakarotin-Non-Respondern“ sind Gesicht, Handrücken und Kopf besonders auf textilen Licht-

schutz angewiesen (Schirmmütze, Glacé-Handschuhe, bei schwerem Krankheitsbild Maske für das Gesicht).

Welche Ätiologie ist Ihnen bekannt?

Der erythropoetischen Protoporphyrie, die autosomal dominant und rezessiv vererbt wird, liegt ein genetischer Defekt der Ferrochelatase (chromosomale Lokalisation 18q21.3) zugrunde, wodurch es zu einer Akkumulation von Protoporphyrinen kommt.

Was sagen Sie den Eltern zur Prognose des Krankheitsbildes?

Bei fehlender Leberbeteiligung gute Prognose.

Literatur

Mathews-Roth MM. Treatment of erythropoietic protoporphyria with beta-carotene. Photodermatology 1984; 1: 318–321

Yashar SS, Lim HW. Classification and evaluation of photodermatoses. Dermatol Ther 2003; 16: 1–7

Fall 78

Ein Geschwisterpaar (Mädchen im Alter von 8 und 9 Jahren, Abb. 78.1 a–c Ältere, Abb. 78.2 a–c Jüngere) mit roten, schuppenden Hautveränderungen stellt sich in Begleitung der Eltern bei Ihnen vor. Nach Angaben der Eltern bestehen diese seit Geburt, wobei zunächst die gesamte Haut von kräftiger Rötung und massiver Schuppung betroffen gewesen sei, nach der Säuglingszeit habe besonders der Stamm eine Besserung erfahren. Zusätzlich habe der Bereich der Ellenbeugen im weiteren Verlauf eine deutliche Verdickung der Hautfelderung erfahren. Als weitere Symptome werden diffuse Alopezie, Nahrungsmittelallergie auf Nüsse mit Quincke-Ödem und Juckreiz von Haut und Schleimhaut sowie allergische Rhinokonjunktivitis und Asthma (nur bei der Älteren) angegeben.

Bei beiden Mädchen lassen sich erhöhte Serum-IgE-Werte und spezifische IgE-Antikörper nachweisen (2271 kU/l bei der Älteren, 2150 kU/l bei der Jüngeren). Beide Schwestern weisen multiple Sensibilisierungen gegen inhalative und nutritive Allergene im CAP auf. Erwähnenswert ist zudem eine schwere kutane Infektion mit S. aureus zwei Monate vor der Vorstellung, die eine stationäre Behandlung im Krankenhaus des Heimatortes erforderte.

Beide Mädchen sind in ihrem Wachstum nicht beeinträchtigt.

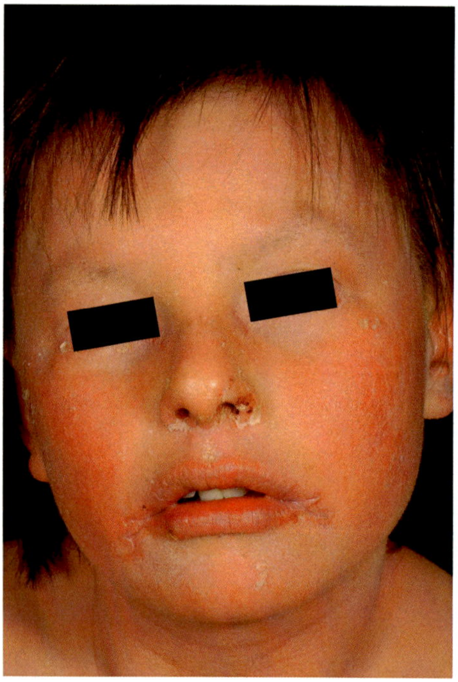

Abb. 78.1 a

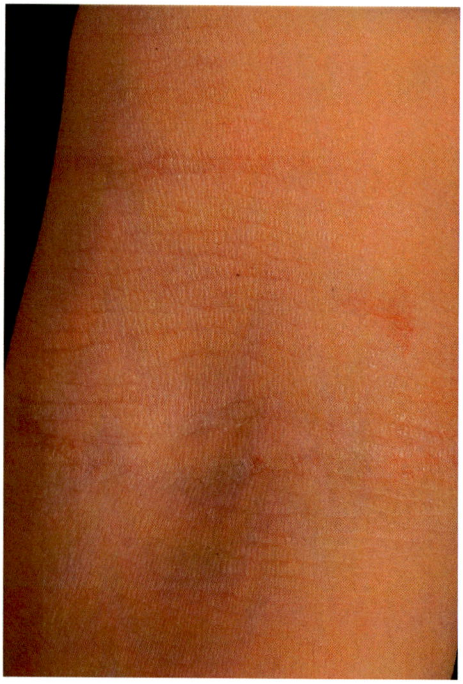

Abb. 78.1 b

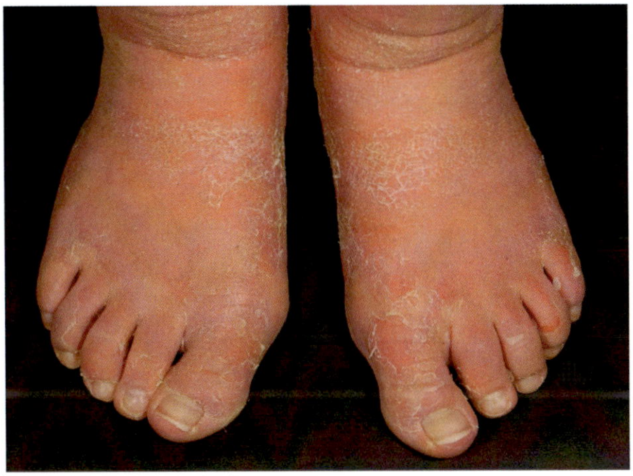

Abb. 78.1 c

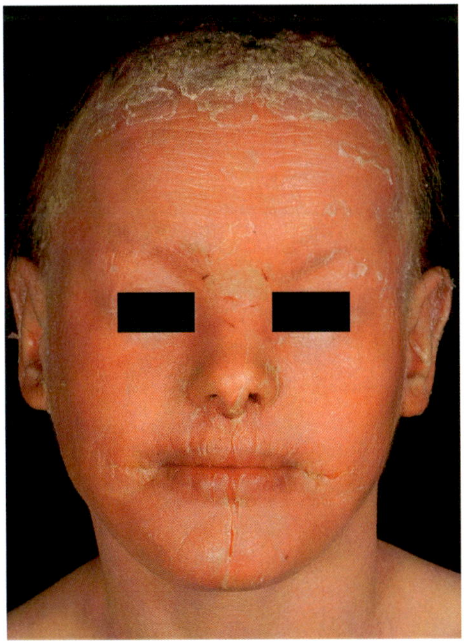

Abb. 78.2 a

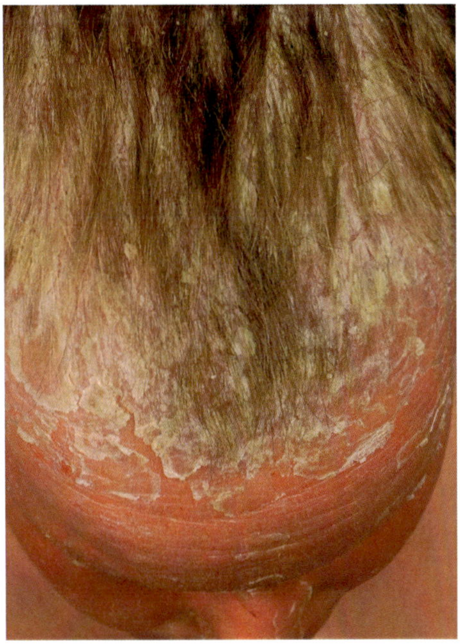

Abb. 78.2 b

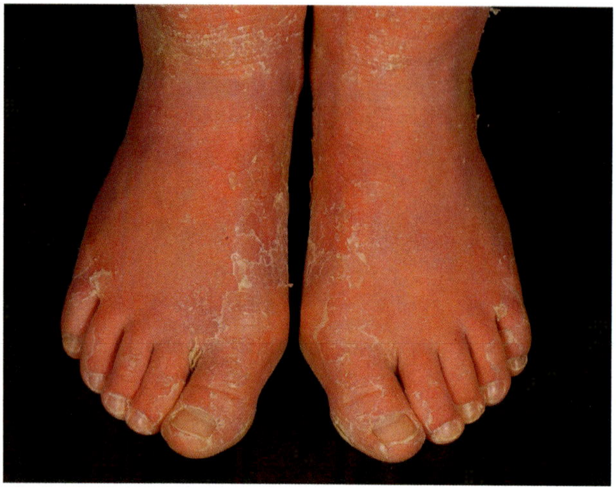

Abb. 78.2 c

Beschreiben Sie die Hautbefunde der beiden Mädchen. Arbeiten Sie die unterschiedlichen Schweregrade heraus.

Beide Mädchen weisen ein Erythem im Gesicht und an den Füßen auf. Lichenifikationen bestehen im Bereich der Ellenbeugen. Beim jüngeren Mädchen sind die Veränderungen deutlich stärker ausgeprägt. Im Gesicht und auf dem Kapillitium ist eine intensive Rötung mit groblamellärer Schuppung zu erkennen. Weiterhin fallen brüchige Haare auf.
Zusatzinformation: Bei beiden Mädchen besteht eine Suberythrodermie.

Welche Verdachtsdiagnosen kommen in Betracht? Charakterisieren Sie diese.

Comèl-Netherton-Syndrom (CNS): Das CNS ist charakterisiert durch die Triade von ichthyosiformen Hautveränderungen, Trichorrhexis invaginata und einer Assoziation zur Atopie. Kutan manifestiert sich das Krankheitsbild in der frühen Kindheit als Erythrodermie und geht im weiteren Verlauf in eine Suberythrodermie oder eine Ichthyosis linearis circumflexa über. Zusätzlich entwickeln die Patienten Symptome atopischer Erkrankungen, wobei kutan Lichenifikationen im Vordergrund stehen.

Atopisches Ekzem: Das atopische Ekzem kommt nicht kongenital vor. Alopezien (Trichorrhexis invaginata, Trichorrhexis nodosa, Pili torti), Ektropium, *groblammeläre* Schuppung sowie die Komplikationen hypernatriämische Dehydratation, Gedeihstörung und Immundefekte mit Pseudomonassepsis sowie kutane Neoplasien kommen normalerweise nicht vor. Auf der anderen Seite erklärt die Assoziation von CNS und Atopie die Lichenifikation, die ekzematösen Hautveränderungen sowie atopische Respirationserkrankungen und Nahrungsmittelallergien.

Psoriasis vulgaris: Die Psoriasis vulgaris kommt nicht kongenital vor. Die Klinik unterscheidet sich wesentlich vom CNS (Prädilektionsstellen, Schuppung, keine Haarschaftanomalien), während die histologischen Befunde mit Parakeratose, Akanthose und Papillomatose Ähnlichkeiten aufweisen.

Kongenitale, nichtbullöse, ichthyosiforme Erythrodermie (lamelläre Ichthyose): Weder die Haarschaftanomalie noch der Übergang in eine Suberythrodermie, noch eine Assoziation zur Atopie sind bei den kongenitalen, nichtbullösen, ichthyosiformen Erythrodermien gegeben.

Welche einfache, nicht invasive Untersuchung sichert Ihnen die Verdachtsdiagnose?

Die mikroskopische Analyse des Haarschafts (Kopfhaare und/oder Wimpern und/oder Augenbrauen:

Die Trichorrhexis invaginata (Bambushaar, Abb. 78.3), die meist bereits in den ersten Lebenstagen vorhanden ist oder sich im weiteren Verlauf einstellt, lässt sich nicht nur im Bereich der Kopfhaare, sondern auch der Wimpern und Augenbrauen feststellen. Ein Trichogramm ist nicht erforderlich, da sich die Veränderungen im Bereich des Haarschaftes zeigen.

Anmerkung

Klinisch äußert sich diese Haarschaftanomalie, die sich nicht an allen Haaren nachweisen lässt, in einer diffusen Alopezie mit strohigen, kurzen, wie ausgerissen erscheinenden Haaren. Neben der Trichorrhexis invaginata kommen noch andere Haarschaftanomalien beim Comel-Netherton-Syndrom vor, wie Trichorrhexis nodosa und Pili torti.

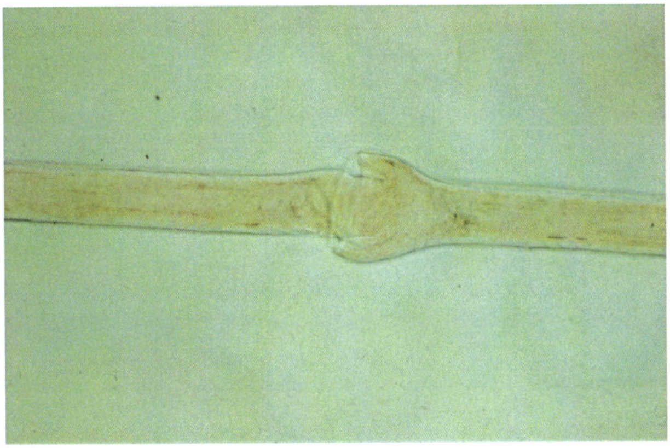

Abb. 78.3

Welche Diagnose stellen Sie? Und was wissen Sie allgemein über das Krankheitsbild?

Es handelt sich um das Comèl-Netherton-Syndrom (CNS). Das CNS ist eine seltene (Inzidenz 1 : 200 000), autosomal rezessiv vererbte Ichthyose, deren charakteristische Merkmale im Folgenden herauszuarbeiten sind.

Mit welchem anderen Syndrom ist das CNS assoziiert?

Das CNS ist mit dem Atopiesyndrom assoziiert. Häufig zeigen die Patienten Ekzemreaktionen und Lichenifikationen, die an das atopische Ekzem erinnern. Weiterhin entwickeln viele Patienten atopische Respirationserkrankungen, wie eine allergische Rhinokonjunktivitis, und viele weisen deutlich erhöhte IgE-Serumspiegel (bis zu 10 000 kU/l) auf.

Wo liegt der Gendefekt? Welche Aufgaben übernimmt das Gen?

Es bestehen Mutationen im SPINK5-Gen (5q32), das für ein multidomänes Serinproteaseinhibitor-Kazal-Typ5-Protein (LEKTI) kodiert. Der Mangel an LEKTI führt zu Störungen der Desquamation, die sich im klinischen Bild mit ichthyosiformen Hautveränderungen, einer erheblichen Barrierestörung sowie der Haarschaftanomalie der Trichorrhexis invaginata zeigen. Die

Barrierestörung fördert die Besiedlung mit *Staphylococcus aureus* mit Impetiginisierung oder seltener Staphylococcal Scalded Skin Syndrome (SSSS), da die Serinproteasen der exfoliativen Toxine aufgrund des LEKTI-Mangels nicht ausreichend inhibiert werden. Die erhöhte Infektneigung wird durch eine selektive Antikörperdefizienz gegenüber bakteriellen Polysacchariden erklärt.

Welche Komplikationen sind beim Comèl-Netherton-Syndrom bekannt?

- Hypernatriämische Dehydratationen durch massiven transepidermalen Wasserverlust im Neugeborenen- und Säuglingsalter
- Im frühen Kindesalter Pseudomonasinfektionen und Gedeihstörungen
- Unabhängig vom Alter der Patienten ist häufig mit Impetiginisierung durch *S. aureus* zu rechnen.
- Eine seltene Form des Syndroms, die mit ausgedehnten blumenkohlartigen Vegetationen in den Intertrigines einhergeht, birgt das Risiko einer kutanen Neoplasie (meist spinozelluläre Karzinome) über die Beeinflussung durch onkogene Viren.

Welche therapeutischen Konsequenzen sind daraus zu ziehen?

Im 1. Lebensjahr ist aufgrund der genannten Komplikationen eine intensivmedizinische Betreuung erforderlich. Weiterhin sind aufgrund des Risikos für kutane Neoplasien über eine Beeinflussung onkogener Viren regelmäßige Kontrolluntersuchungen anzustreben.

Im späteren Kindesalter wechselt die Morphologie bei einigen Patienten (die genaue Zahl ist nicht bekannt). Der Erythrodermie folgt die Ichthyosis linearis circumflexa.

Arbeiten Sie anhand der Abbildung die morphologischen Charakteristika heraus.

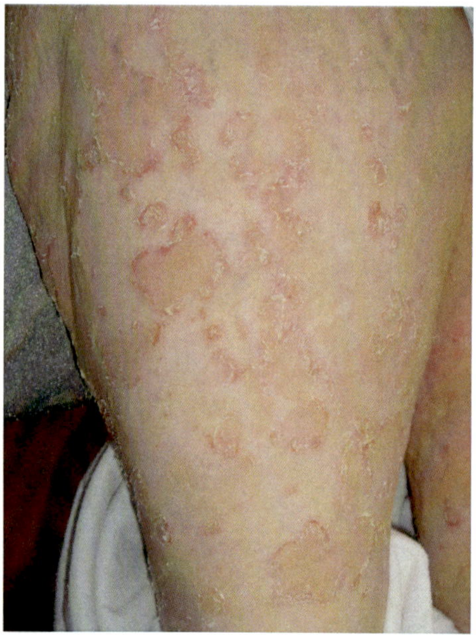

Abb. 78.4

Es bestehen zirzinär angeordnete erythematosquamöse Plaques mit einer doppelten Schuppenleiste im Randbereich.

Beschreiben Sie die histologischen Veränderungen. Welche DD kommen histologisch in Betracht?

Eine histologische Untersuchung zeigt uncharakteristische Veränderungen im Sinne einer psoriasiformen Dermatitis mit Papillomatose, Akanthose, Parakeratose. Differenzialdiagnostisch sind v.a. Psoriasis, psoriasiformes Ekzem und kongenitale, nichtbullöse, ichthyosiforme Erythrodermien zu erwägen.

Anmerkung
Histochemisch lässt sich das Fehlen von LEKTI im Stratum granulosum aufzeigen, was sowohl Haut- als auch Haarschaftveränderungen erklärt.

Fassen Sie die Merkmale und Komplikationen des CNS zusammen.

Das CNS beinhaltet eine autosomal rezessiv vererbte Ichthyose, die klinisch durch die Trias von ichthyosiformen Hautveränderungen, Alopezie mit Trichorrhexis invaginata und Atopie gekennzeichnet ist. Immundefekte und erhebliche Störungen der epidermalen Permeabilitätsbarriere erklären die Komplikationen:
- Hypernatriämische Dehydratation und Septikämien in der Neugeborenenphase
- Im weiteren Verlauf rezidivierende Hautinfektionen und das Risiko der Entwicklung einer kutanen Neoplasie über Beeinflussung onkogener Viren

Wie sollte sich die dermatologische Behandlung gestalten? Welche Probleme sind zu bedenken?

Beim Krankheitsbild des CNS steht die dermatologische Externatherapie ganz im Vordergrund. Hier eignen sich besonders gut milchsäure-, harnstoff- (nicht im frühen Kindesalter und bei Exazerbationen) und glycerolhaltige Pflegeprodukte. Auch regelmäßige rückfettende Bäder haben sich bewährt. In der Literatur besteht kein Konsens zum Einsatz topischer oder systemischer Retinoide. Der Rationalen einer regulierenden Wirkung auf die Differenzierungsstörung steht die stark irritierende Nebenwirkung gegenüber, die bereits bei niedrig dosierter Medikation auftreten kann. Unter Berücksichtigung einer chronischen Erkrankung und weiterer möglicher Nebenwirkungen bei systemischer Applikation gehören die Retinoide nicht zur Therapie der ersten Wahl beim CNS.

Neben der konsequenten Hautpflege ist sorgsam auf kutane Infektionen zu achten. Folgende Therapeutika haben sich bewährt:
- Bei lokalisiertem Befall: z.B. NRF 11.116 hydrophile Chlorhexidingluconatcreme 0,5% oder 1% oder NRF 11.122 hydrophobe Triclosancreme 2%
- Bei generalisiertem Befall: systemisch Antibiotika, z.B. Cefadroxil 30 mg/kg/d über zunächst 5–7 Tage), Bäder mit Kaliumpermanganat (Verdünnung von 1 : 10000), Oktenidinumschläge

Gegen den Pruritus können Antihistaminika eingesetzt werden.

Weiterhin ist therapeutisch die Atopieassoziation zu bedenken, die neben Zeichen eines atopischen Ekzems auch atopische Respirationserkrankungen und Nahrungsmittelallergien beinhaltet.

Literatur

Fölster-Holst R, Svensson O, Stockfleth E, Mönig H, Mrowietz U, Christophers E. Comel-Netherton syndrome complicated by papillomatous skin lesions containing human papillomaviruses 51 and 52 and plane warts containing human papillomavirus 16. Br J Dermatol 1999; 40: 1139–1143

Fall 79

Ein 28-jähriger Mann stellt sich in Ihrer Praxis vor und berichtet Ihnen, dass er seit seiner Kindheit an einem atopischen Ekzem (= Neurodermitis) und einer Rhinokonjunktivitis leide. Seit einigen Monaten bemerke er beim Verzehr von verschiedenen Nuss- und Apfelsorten ein Pelzigwerden der Zunge und ein leichtes Kribbeln auf der Mundschleimhaut, manchmal in Verbindung mit leichter Atemnot. Nach Konsum von Sauerkraut und Rotwein träten zudem eine Rötung im Gesicht, Hitzegefühl, schneller Pulsschlag und Durchfall auf. Er möchte sich jetzt noch einmal untersuchen und behandeln lassen, da Vielzahl und Intensität der Beschwerden seine Lebensqualität inzwischen stark beeinträchtigten.

Welche Fragen stellen Sie dem Patienten?

- Exakte zeitliche Einordnung: Über welchen monatlichen Zeitraum spielen sich die Veränderungen (sowohl Rhinokonjunktivitis als auch Ekzem) ab?
- Ändert sich der Juckreiz im Tagesverlauf?
- Bestehen während des Pollenfluges asthmatische Beschwerden?
- Familienanamnese bezüglich Erkrankungen des atopischen Formenkreises
- Werden Äpfel und Nüsse nur in rohem Zustand nicht vertragen oder auch nicht in gekochtem Zustand? In welcher Jahreszeit sind die Symptome besonders ausgeprägt?

Der Patient präzisiert seine Beschwerden:

Besonders von Februar bis Mai sind die Heuschnupfenbeschwerden gravierend; manchmal bekäme er an schlimmen Tagen auch schlecht Luft.

Das Ekzem bestehe ganzjährig, verschlechtere sich aber vor allem im Frühjahr.

Der Juckreiz sei vor allem nachts und morgens nach dem Aufstehen fast schon unerträglich und bessere sich im Tagesverlauf.

Bei Aufenthalten in den Bergen seien die Beschwerden insgesamt deutlich geringer ausgeprägt; hier habe er auch noch nie Atemnot gehabt.

Äpfel und Nüsse vertrüge er nur im gekochten Zustand. Die Beschwerden verschlimmerten sich noch beim Essen dieser Lebensmittel in der Pollenflugsaison im Frühjahr.

Interpretieren Sie die Angaben des Patienten!

- Aufgrund der Symptome in den Monaten Februar bis Mai besteht offenbar eine Sensibilisierung gegen früh blühende Bäume und Sträucher, v. a. Birke, Erle und Hasel.
- Nächtlicher Juckreiz mit Besserung am Tag spricht für eine Sensibilisierung gegen Hausstaubmilben (Dermatophagoides pteronyssinus [DP]/Dermatophagoides farinae [DF]).
- Die Unverträglichkeit von Äpfeln (roh) und Nüssen (roh) weist auf ein orales Allergiesyndrom aufgrund einer Kreuzallergie von Frühblüherpollen und bestimmten Lebensmitteln hin, in diesem Fall Steinobst und Nüsse.

Warum werden Äpfel und Nüsse im gekochten Zustand toleriert, roh jedoch nicht?

Äpfel und Nüsse werden im gekochten Zustand vertragen, da die Allergene (Proteine) hitzelabil sind und im gekochten Zustand denaturiert werden.

Wie ordnen Sie die Reaktion auf Sauerkraut und Rotwein ein? Welche weitergehende Frage richten Sie an den Patienten?

Der Patient zeigt eine anaphylaktoide Unverträglichkeitsreaktion. Dies lässt an eine Histaminintoleranz oder an eine pseudoallergische Reaktion gegen Zusatzstoffe, wie Sulfite, denken. Es muss nachgefragt werden, ob andere histaminreiche Nahrungsmittel, z. B. Käse (z. B. alter Gouda) und Dosenthunfisch toleriert werden.

Welche diagnostischen Schritte leiten Sie ein? Begründen Sie Ihre Entscheidungen!

- Prick-Testung zum Ausschluss von Typ-I-Sensibilisierungen, v.a. mit saisonalen und perennialen Aeroallergenen (Birke, Hasel, Erle, Gräser, Roggen, Beifuß, DP und DF)
- Gesamt-IgE und CAP-FEIA im Serum zur Verifizierung der Prick-Ergebnisse als quantitativer Parameter. Zunächst erfolgt der Mischallergentest Sx1; lassen sich hierbei spezifische IgE-Werte nachweisen, sollte eine Aufschlüsselung der einzelnen Allergene erfolgen.
- Bezüglich der Verschlechterung des atopischen Ekzems sollte ein Atopie-Patch-Test, v.a. mit Milbenproteinen, erfolgen.

Anmerkung
Dieser Test wird wie ein normaler Epikutantest durchgeführt und kann zeigen, ob das lokal applizierte Allergen eine Ekzemreaktion auslösen kann.

Der Patient gibt für die Pollenflugzeit gelegentlich Atemnot an. Eine pulmologische Abklärung ist zum Ausschluss eines allergischen Asthma bronchiale indiziert → Lungenfunktionstestung.

Sie erhalten folgende Befunde:

Typ-I-Sensibilisierungen gegen Birken-, Erlen- und Haselpollen und gegen die Hausstaubmilben DP und DF.

Gesamt-IgE 1256 kU/l, CAP-Sx 1 Kl. 5, gegen die o.g. Allergene zeigten sich deutlich erhöhte Werte (CAP-Klasse 3–5).

Dreifach positive Reaktion im Atopie-Patch-Test auf Hausstaubmilbenprotein, Ablesung nach 48 und 72 Stunden.

Lungenfunktion: geringgradige obstruktive Ventilationsstörung

Interpretieren Sie diese Befunde!

Diese Sensibilisierungen erklären die Rhinitisbeschwerden von Februar bis Mai und könnten ebenfalls für die Verschlechterung des Hautbefundes und der Ventilation während der Pollenflugzeit von Bedeutung sein. Die Hausstaubmilbensensibilisierung könnte den tageszeitlichen Zusammenhang des Pruritus erklären, da in Matratzen und Bettdecken eine sehr hohe Milbenallergenkonzentration vorliegen kann (nächtliche und morgendliche Beschwerden).

Wie klären Sie die anaphylaktoiden Beschwerden weiter ab?

Diesbezüglich ist eine orale Provokation unter stationären Bedingungen indiziert. Hierbei werden dem Patienten Histamin oder Additiva in aufsteigender Konzentration oral zugeführt und dessen Reaktionen darauf überwacht (Notfallbereitschaft!).

Unser Patient reagierte etwa zehn Minuten nach Applikation von 10 ml Histamin 1% mit Flush, Diarrhö und Tachykardie. Nach 30 Minuten besserten sich die Beschwerden ohne Therapie. Somit konnte eine Histaminintoleranz diagnostiziert werden.

Anmerkung

Eine Bestimmung des histaminabbauenden Enzyms DAO (Diaminooxidase) ist zurzeit nur in Speziallabors möglich und von wissenschaftlichem Interesse.

Welche Therapieoptionen bieten Sie an? Was erwarten Sie von der Therapie?

- Die Einleitung einer allergenspezifischen Immuntherapie (Hyposensibilisierung) mit Pollen von Frühblühern (Birke, Hasel, Erle) ist indiziert. Diese soll präsaisonal über mindestens drei Jahre erfolgen. Es existieren auch Hyposensibilisierungsschemata, die eine kosaisonale Therapie ermöglichen. In unserem Fall sollte jedoch aufgrund der Schwere der Symptomatik die Therapie präsaisonal erfolgen, um eine mögliche Exazerbation zu verhindern. Unter dieser Therapie sollten sich nicht nur die Rhinokonjunctivitis-bedingten Beschwerden und die Ventilation bessern, sondern auch die kosaisonal auftretenden Ekzemschübe weniger intensiv werden.
- Aufgrund der Hausstaubmilbenallergie wird eine Sanierung des Bettes in Form eines sog. „Encasings“ (Matratzenumhüllung mittels eines milbendichten Bettüberzugs) vorgeschlagen.
- Die Histaminintoleranz erfordert das Meiden histaminreicher Nahrung (z.B. Käse, Sauerkraut, Rotwein, Dosenthunfisch).
- Aufgrund der obstruktiven Ventilationsstörung hat regelmäßig eine Lungenfunktionsprüfung zu erfolgen, ggf. ist eine Bedarfstherapie mit β_2-Mimetika einzuleiten.

Welche Therapie schlagen Sie dem Patienten wegen seines Heuschnupfens vor?

Als symptomatische Therapie wird der Patient prophylaktisch mit Natriumcromoglicat (Augentropfen, Nasenspray) sowie oral mit Antihistaminika versorgt, die er bei Bedarf einnehmen soll. Bei starken Rhinitisbeschwerden sind ein steroidhaltiges Nasenspray, ggf. auch anihistaminerge Augentropfen indiziert.

Literatur

Darsow U, Lubbe J, Taieb A, Seidenari S, Wollenberg A, Calza AM, Ring J. Position paper on diagnosis and treatment of atopic dermatitis. J Eur Acad Dermatol Venerol 2005; 19: 286–95

Ring, J. Angewandte Allergologie, 3. Auflage, Urban und Vogel, München, 2004

Fall 80

Ein 45-jähriger Patient stellt sich bei Ihnen in der Hautambulanz mit seit acht Monaten bestehenden, sehr schmerzhaften Schleimhautveränderungen der linken Wange vor. Er gibt an, dass diese wunde Stelle sich in den letzten Wochen vergrößert habe und die Schleimhaut sich manchmal in kleinen Schichten abschieben lasse. Daneben leide er seit Monaten an Zahnfleischblutungen, weshalb er sich seit Wochen in zahnärztlicher Behandlung befinde.

Der Zahnarzt habe zuerst ein intensives Mundhygieneprogramm veranlasst. Aufgrund des geringen Erfolges habe der Zahnarzt ihn an einen Allergologen überwiesen, welcher eine Kontaktallergie in der Mundschleimhaut vermutet habe. Eine Epikutantestung auf Zahnpasta und „Mundspülwasser" sei negativ verlaufen. Deshalb habe er sich in die Hautklinik überweisen lassen.

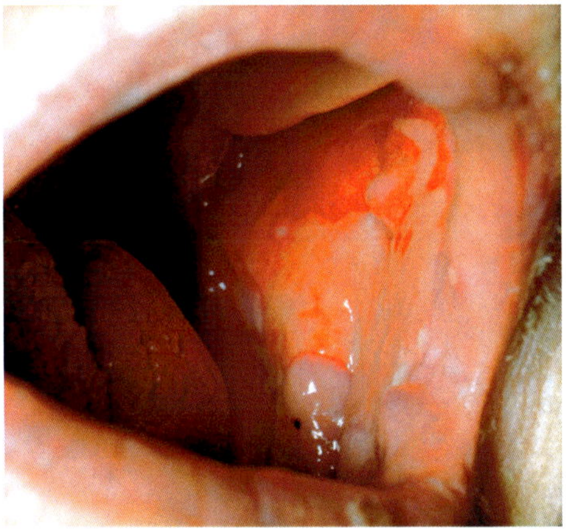

Abb. 80.1

Beschreiben Sie den dargestellten Befund.

An der linken Wangenschleimhaut findet sich eine düsterrote Erosion, welche scharf und polyzyklisch gegenüber der normalen Schleimhaut abgegrenzt ist. Einzelne Schleimhautreste sind innerhalb der Erosion sichtbar. In Höhe der Zahnreihe zeigt sich eine Schleimhauterhebung (Morsicatio), an deren oberem Ende ein rissförmiger, teilweise mit Fibrin bedeckter Schleimhautfetzen zu finden ist.

Welche Verdachtsdiagnosen kommen infrage? Erläutern Sie bitte deren Charakteristika!

Erosive Mundschleimhautveränderungen

- Erythema exsudativum multiforme: hochentzündliche, gerötete Schleimhaut, Lippen- und Wangenschleimhaut; fetzige Blasenreste; Konjunktiven meist gerötet; an der Körperhaut: typische Irisläsionen; akuter Beginn; kurze Anamnese; rezidivierend, in hohem Prozentsatz mit vorherigem Herpes simplex assoziiert
- Erosiver Lichen ruber: mäßig entzündliche, ausgedehnte, düsterrote Erosionen der Wangenschleimhaut, die sich meist innerhalb von lichenoiden, netzförmigen, farnkrautähnlichen, weißlichen Läsionen oder in deren Nachbarschaft befinden; schleichender Beginn; schmerzhaft nur bei Kontakt mit Nahrung
- Erosiver diskoider Lupus erythematodes: einzelne runde Herde, teilweise konfluierend; scharfe Begrenzung; düsterrote, teilweise weißlich hyperkeratotisch, meist hintere Wangenschleimhaut und Gaumen; schleichender Beginn; kaum Beschwerden
- Gingivostomatitis herpetica: düsterrote Farbe der gesamten Mundschleimhaut; zahllose kleine, kreisrunde, konfluierende Läsionen, welche mit Fibrin bedeckt sind; Sialorrhö; Foetor ex ore; sehr schmerzhaft; regionale Lymphknotenschwellung; akuter Beginn; reduzierter Allgemeinzustand; meist Kindesalter; Lippen und vorderer Teil der Mundschleimhaut
- Chronisch rezidivierende Aphthen: keine diffus entzündliche Wangenschleimhaut; fibrinbedeckte, kreisrunde Erosionen bis Ulzera mit erythematösem Randsaum; keine Allgemeinsymptome; meist Läsionen an der Schleimhautumschlagfalte; sehr schmerzhaft; akuter Beginn; episodenhaft
- Stevens-Johnson-Syndrom/toxische epidermale Nekrolyse: großflächige Denudation; düsterrot; sehr schmerzhaft; Blutungen; Fibrinauflagerungen

Bullöse Autoimmundermatosen der Mundschleimhaut

- Pemphigus vulgaris: 30–50. Lebensjahr; zu Beginn keine Allgemeinsymptome; schleichender Beginn, in 70% Beginn der Erkrankung an der Mundschleimhaut; mittel- bis großflächig, Prädilektion: Gingiva, Lippen-Wangen-Schleimhaut; scharf und polyzyklisch begrenzt, düsterrot, hämorrhagisch, Schleimhautfetzen, Fibrinbeläge; sehr schmerzhaft
- Bullöses Pemphigoid: selten Mundschleimhaut betroffen; Lebensalter meist > 60 Jahre; Blasen erkennbar
- Vernarbendes Schleimhautpemphigoid: sehr hohes Lebensalter, meist > 75 Jahre; chronisch-progrediente Läsionen; wenig entzündlich, ausgedehnte Narbenbildung; wenig schmerzhaft; Verlötung der Rezessus; analoge Läsionen an Konjunktiven, Anogenitalregion, Ösophagus, Pharynx; schleichender Beginn; langer Vorbestand

Seltene bullöse Autoimmundermatosen mit Mundschleimhautbeteiligung

- Lineare IgA-Dermatose
- Epidermolyis bullosa acquisita
- Paraneoplastischer Pemphigus

Welche anamnestischen Angaben helfen Ihnen bei der Diagnosefindung?

- Die Veränderungen bestehen beim Patienten seit acht Monaten. Dies entspricht einem schleichenden Beginn, und daher kommen folgende Dermatosen nicht infrage: Gingivostomatitis herpetica, Aphthen, Erythema exsudativum multiforme, Stevens-Johnson-Syndrom. Differenzialdiagnostisch muss daher an bullöse Dermatosen, an einen erosiven Lichen ruber und an einen Lupus erythematodes gedacht werden.
- Der Patient ist 45 Jahre alt. Aufgrund dieses Alters ist ein vernarbendes Schleimhautpemphigoid, ebenso ein bullöses Pemphigoid eher unwahrscheinlich, ebenso eine Gingivostomatitis herpetica.
- Die Hautveränderungen sind sehr schmerzhaft. Schmerzhafte erosive Schleimhautveränderungen finden sich beim Pemphigus vulgaris, bei der Gingivostomatitis herpetica und beim erosiven Lichen ruber.

Welche diagnostischen Hinweise liefert Ihnen das klinische Bild?

Es finden sich keine für den Lichen ruber typischen lichenoiden, weißlichen, farnkrautähnlichen Veränderungen und keine weißlichen Hyperkeratosen. Daher sind ein erosiver DLE sowie ein erosiver Lichen ruber nicht in Betracht zu ziehen.

Die umgebende Schleimhaut ist nicht entzündlich gerötet, was ein Erythema exsudativum multiforme, ein Stevens-Johnson-Syndrom und eine Gingivostomatitis herpetica ausschließt.

Welche Verdachtsdiagnose stellen Sie?

Es handelt sich vermutlich um einen Pemphigus vulgaris.

Wie sichern Sie diese?

Mittels einer Biopsie mit histologischer und immunfluoreszenzoptischer Beurteilung. Zusätzlich Feststellung von Antikörpern gegen Desmoglein 3 bzw. gegen die Interzellularsubstanz (ICS) mittels ELISA bzw. indirekter Immunfluoreszenz

Wo entnehmen Sie die Biopsie? Begründen Sie Ihre Entscheidung!

Vom Rand der Läsion, damit die Epidermis der gesunden Schleimhaut im Vergleich zur erosiven Schleimhaut beurteilt werden kann

Welche histologischen Veränderungen lassen sich lichtmikroskopisch nachweisen?

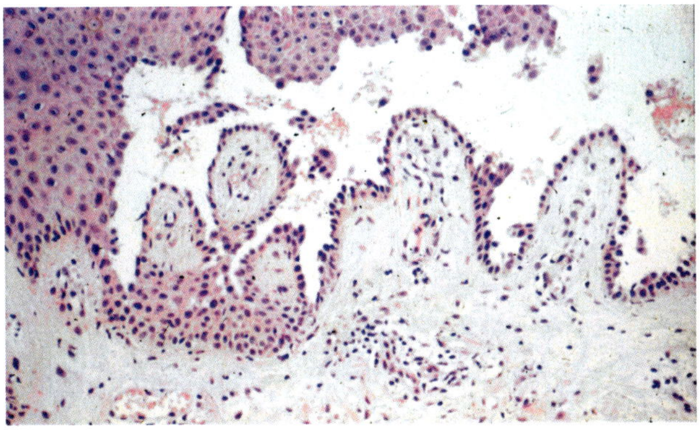

Abb. 80.2

Spongiose und Akantholyse mit horizontaler Spaltbildung in den suprabasalen Zellschichten der Schleimhaut. Charakteristisch bleiben die Basalzellen am Blasengrund auf der Basallamina stehen, wie die Zinken eines Kamms („tombstone pattern").

Anmerkung
Die Akantholyse könnte auch mit einer normalen Knopfmeiselsonde mittels Abstrich aus dem Erosionsrand und Darstellung am Objektträger unter Verwendung der Methylenblau-Färbung dargestellt werden (Exfoliativzytologie = so genannter Tzanck-Test).

Was zeigt die direkte Immunfluoreszenz beim Pemphigus vulgaris, was beim bullösen Pemphigoid im histologischen Präparat? Ordnen Sie die beiden Abbildungen der jeweiligen Krankheit zu.

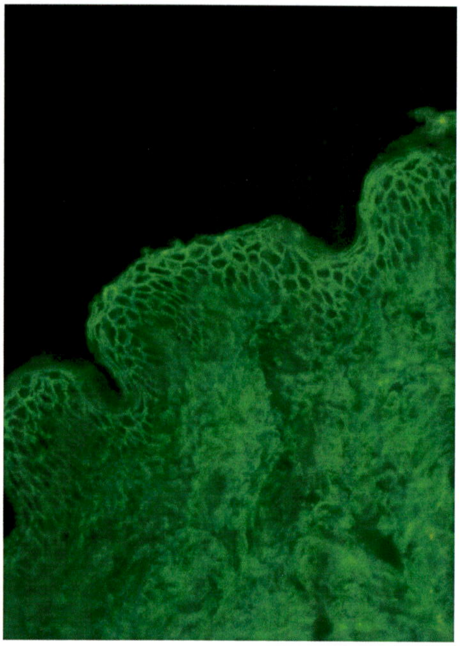

Abb. 80.3

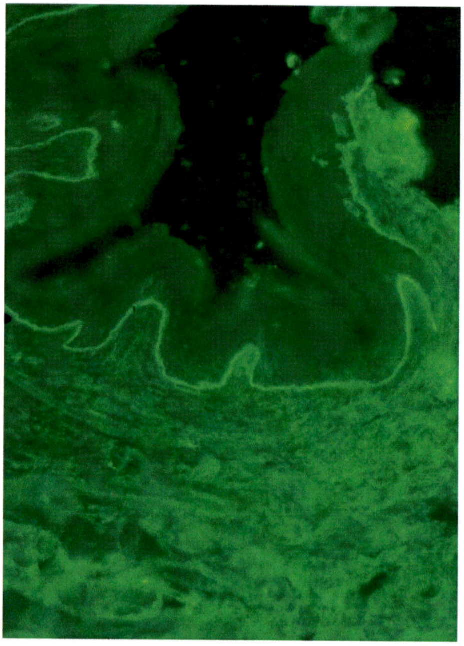

Abb. 80.4

Die direkte Immunfluoreszenz zeigt ein so genanntes ICS-Muster mit einer Reaktion bzw. Aufleuchten der Interzellularsubstanz, vor allem mit Antikörpern gegen Immunglobulin G und C3 (→ Abb. 80.3). Im Gegensatz dazu findet sich beim bullösen Pemphigoid IgG und C3 (→ Abb. 80.4) an der Basalmembranzone.

Anmerkung
Beim vernarbenden Schleimhautpemphigoid lässt sich IgA entlang der Basalmembranzone nachweisen.

Welche weiteren Untersuchungen sind durchzuführen?

Mittels indirekter Immunfluoreszenz sollten im Serum zirkulierende Interzellularsubstanz-Antikörper (= desmosomale Ak.) festgestellt werden, mittels ELISA die krankheitsspezifischen Antikörper gegen Desmoglein 3 detektiert werden.

Welche weiteren klinischen Symptome sind beim Patienten zu erwarten?

Beim Pemphigus vulgaris treten die Läsionen zuerst verschieden in einer Region auf (meist Beginn Mundschleimhaut, welche im Verlauf der Entwicklung zu 100% betroffen ist).

Später kommt es zu einer Generalisation mit ausgedehntem Befall der Körperhaut. Dabei lässt sich die Epidermis durch milde Reibetraumata tangential abschieben („wie die Haut eines reifen Pfirsichs") und reißt mit entstehender Erosion ein.

Am Rand ist die zusammengeschobene Epidermis fein gefältelt. Dieses Phänomen kann mit dem untersuchenden Finger ausgelöst werden („direktes Nikolskij-Zeichen"). Neben der Mundschleimhaut ist der Befall der Nasenschleimhaut („blutiger Schnupfen") hochcharakteristisch. Ebenso können die anogenitale Haut und die Konjunktiven betroffen sein.

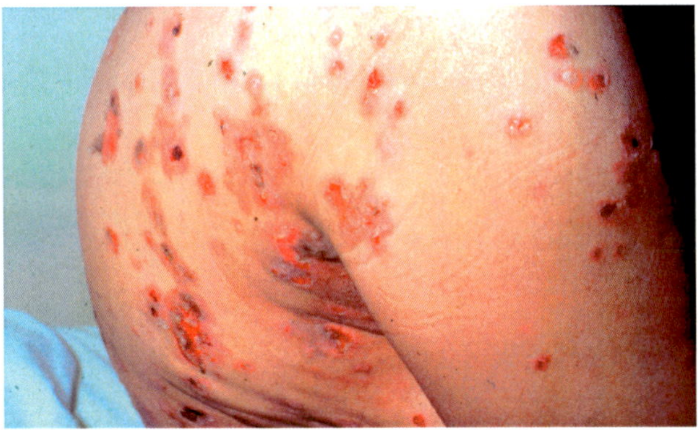

Abb. 80.5

Welche Allgemeinsymptome können auftreten?

Allgemeinsymptome treten anfangs nicht auf. Später können Komplikationen auftreten wie Superinfektion bis Sepsis, Flüssigkeits-, Elektrolyt- und Proteinverlust. Assoziationen mit inneren Erkrankungen sind in der Regel nicht gegeben. Es können aber auch andere Autoimmunerkrankungen (SLE) und Neoplasien (paraneoplastischer Pemphigus) assoziiert sein.

Wie kontrollieren Sie die Krankheitsaktivität und wozu dient diese Kontrolle?

Durch Bestimmung der Autoantikörper im ELISA, deren Wert häufig, aber nicht immer mit der Krankheitsaktivität eng korreliert. Hiervon wird die Entscheidung für die weitere Therapie bestimmt.

Welche therapeutischen Maßnahmen sind zu ergreifen?

Die Therapie des Pemphigus vulgaris besteht aus einer systemischen Therapie mit Glukokortikoiden und einer additiven Behandlung mit Immunsuppressiva sowie einer pflegerischen Lokaltherapie. Eventuelle Zusatzmaßnahmen sind Flüssigkeitsersatz, Ausgleich des Proteinverlustes und Antibiotika. Je früher die Behandlung des Pemphigus vulgaris einsetzt, desto schneller kommt es zur Ausheilung. Die Kortikoidtherapie sollte mit hohen Dosen von Methylprednisolon 1–2 mg/kg/d p.o. als Einzeldosis morgens gegeben werden. Die Dosen sollten bis zum Stillstand der Krankheitsaktivität (= Negativwerden des Nikolskij-Zeichens) und dem Beginn der Abheilung der Läsion weitergegeben werden (in der Regel ein bis drei Wochen). Bei besonders schwerem Verlauf ist auch eine i.v. Bolustherapie mit Kortikoiden zu Beginn erforderlich.

Anmerkung

– Häufige Fehler: zu geringe Anfangsdosis und zu schnelle Reduktion der systemischen Glukokortikoide
– Der Abbau der Kortikoiddosis sollte „logarithmisch" erfolgen, d.h., die Dosis sollte immer langsamer reduziert werden, bis die Erhaltungsdosis bei Begleittherapie mit Immunsuppressiva erreicht ist.

Wie sieht die Begleittherapie mit anderen Immunsuppressiva aus? Nennen Sie bitte das Medikament der 1. Wahl und dessen Dosierung!

Mittel der Wahl ist Azathioprin 2–3 mg/kg/d.

Welche Immunsuppressiva können alternativ eingesetzt werden?

Cyclophosphamid, Ciclosporin A und Mycophenolat-Mofetil.

Anmerkung

Immunsuppressiva sind in der Monotherapie nicht ausreichend wirksam.

An welche wichtige Nebenwirkung von Ciclosporin A müssen Sie denken?

Dieses Medikament kann eine Hypertonie hervorrufen, sodass regelmäßige Blutdruckkontrollen durchzuführen sind.

Anmerkung

Der Hypertonus ist natriumsensitiv, sodass eine kochsalzarme Kost empfehlenswert ist.

Welche Kontrollen sind während der medikamentösen Behandlung durchzuführen?

– Blutbild: Während der Azathioprintherapie kann es zu einem unerwartet schnellen Leukozytenabsturz kommen. Dies gilt besonders für Patienten mit homozygoter Mutation der Thiopurinmethyltransferase.
– Blutzucker
– Hämoglobin: Der Hämoglobinwert kann durch ein Magenulkus bei sehr hohen Glukokortikoiddosen abfallen. Magenschutz ist erforderlich.

Wie sieht die Lokaltherapie aus?

- Verhinderung der systemischen Austrocknung durch Flüssigkeitsverlust
- Verhinderung einer Superinfektion und des Anklebens an Verbandmaterial (Metallfolien als Unterlage)
- Pflaster sind strikt zu meiden.

Welche Alternativbehandlungen gibt es, wenn die oben genannten Medikamente nicht ausreichen?

Bei besonders schweren Pemphigusverläufen kann der Autoantikörperspiegel durch Plasmapherese bzw. Immunadsorption gesenkt werden. Eine weitere Möglichkeit ist die intravenöse Gabe hoch dosierter Immunglobuline (2 g/kg als Gesamtdosis z. B. an zwei oder fünf aufeinander folgenden Tagen).

Wie verläuft die Erkrankung?

Seit Einführung der Glukokortikoid-Immunsuppressiva-Kombinationstherapie verläuft der Pemphigus vulgaris nur selten letal. 80–90% der Patienten können längerfristig ausgeheilt oder langfristig erscheinungsfrei gehalten werden.

Bedacht werden sollte, dass eine immunsuppressive Therapie zu einer Reaktivierung einer Lungentuberkulose führen kann.

Literatur

Beutner EH, Jordan RE. Demonstration of skin antibodies in sera of pemphigus vulgaris patients by indirect immunfluorescence straining. Proc Soc Exp Biol Med 1964; 117: 505–510

Fine J-D. Management of acquired bullous skin diseases. N Engl J Med 1995; 333: 1475–1484

Hahn K, Kippes W, Amagai M et al. Klinik und Immunpathologie bei 48 Patienten mit Pemphigus. Hautarzt 2000; 51: 670–677

Fall 81

Ein 44-jähriger Mann stellt sich mit seit etwa zwei Wochen bestehendem Hautausschlag, Fieber (seit zwei Tagen) und Gewichtsabnahme vor. Zunächst seien einzelne rote „Punkte" aufgetreten, die sich später ausgebreitet haben. Der Patient bemerkte eine Lymphknotenschwellung zervikal und inguinal und eine weiß belegte Zunge. Er schwitze nachts stark. Auf Nachfrage gibt der Patient an, homosexuell zu sein.

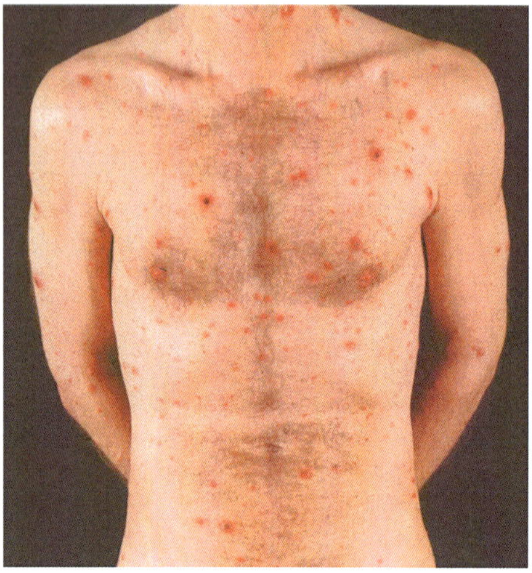

Abb. 81.1

Beschreiben Sie den Befund.

Polymorphes Bild: asymmetrisch verteilte, disseminierte erythematöse Plaques und Papeln, teils mit zentraler Ulzeration, teils mit makulopapulösen Veränderungen

An welche Differenzialdiagnosen denken Sie? Charakterisieren Sie diese kurz.

In absteigender Wahrscheinlichkeit:

- Pityriasis lichenoides et varioliformis acuta (PLEVA): wahrscheinlich infektallergische Erkrankung mit akutem Verlauf. Es bestehen infiltrierte Erytheme mit diskreter Schuppung, v. a. am Rumpf. Die Differenzierung zu den nachfolgenden DD ist durch die Histologie und die Laborergebnisse möglich.
- Psoriasis vulgaris: typischerweise streckseitenbetonte Hautveränderungen. Eine akute Exazerbation mit eher guttataartigen Herden im Rahmen eines fieberhaften Infektes ist aber denkbar. Eher untypisch sind hier die Lymphknotenschwellung und der Nachtschweiß.
- Syphilis: Die Syphilis kann wie ihre „sittsame Schwester", die Borreliose, diverse Hauterkrankungen imitieren (Chamäleon) und zeigt einen stadienhaften Verlauf.

- Virusexanthem: Virale Infektionen können mit vielfältigen Hautveränderungen einhergehen. Am häufigsten sieht man ein makulopapulöses Exanthem. Plaqueartige, ulzeröse Veränderungen sind eher untypisch, ebenso die Gewichtsabnahme.
- Lymphom mit kutaner Aussaat: Unterstützt wird diese Differenzialdiagnose durch Gewichtsabnahme, Nachtschweiß und Lymphknotenschwellung. Infrage kommen: kutane T-und B-Zell-Lymphome bzw. kutane Infiltrate bei Leukämie.

Was schlagen Sie zur weiteren Abklärung vor?

- Labor: großes BB, Syphilisserologie (VDRL, TPPA)
- Hautbiopsie, falls keine eindeutige Zuordnung durch Anamnese und Labor möglich sein sollte

Welche histologischen Befunde erwarten Sie bei den verschiedenen Differenzialdiagnosen?

- PLEVA: fokale Para- und variable Hyperkeratose, fokal Ausbildung einer Schuppenkruste; Interface-Dermatitis mit unregelmäßiger Akanthose
- Psoriasis vulgaris: Hyperkeratose, fokale Parakeratose, bei exsudativen Formen so genannte Munro-Mikroabszesse, Papillomatose mit kolbiger Auftreibung der Reteleistenspitzen
- Syphilis (im Stadium II, das dem klinischen Bild entspräche): psoriasiforme Epidermishyperplasie, lichenoides, lymphohistiozytäres Infiltrat mit variabler Beimengung von Plasmazellen, das sich bis zum tiefen Gefäßplexus erstreckt
- Virusexanthem: variabel, je nach Ätiologie
- Mykosis fungoides: stadienabhängiges histologisches Bild – das klinische Bild passte zum Infiltratstadium. Dieses ist gekennzeichnet durch eine psoriasiforme Epidermishyperplasie, ein diffuses, dichtes Infiltrat aus atypischen Lymphozyten mit zerebriformen Kernen mit ausgeprägtem Epidermotropismus, fokal Ausbildung so genannter Pautrier-Mikroabszesse; variable Beimengung eosinophiler Granulozyten und Plasmazellen

Sie erhalten folgende Befunde:
Blutbild: unauffällig
VDRL: 1 : 64
TPPA: reaktiv

Welche Laborkonstellation zeigt Ihnen eine behandlungspflichtige Syphilis an?

VDRL ≥ 1 : 8 oder Titeranstieg um zwei Stufen, reaktiver TPPA, wenn zuvor keine Syphilistherapie erfolgte

Welche ergänzenden Untersuchungen und Maßnahmen schlagen Sie in diesem Fall vor?

- 19S-IgM-FTA-abs bei nicht eindeutigem Befund zur Klärung der Behandlungsindikation
- HIV-Test (rund 15% der Syphilispatienten haben gleichzeitig eine HIV-Infektion); vorher schriftliche Einwilligung des Patienten einholen!
- Bei neurologischer Symptomatik oder HIV-positiven Patienten: Liquorpunktion
- Untersuchung der Sexualpartner
- Namentliche Meldepflicht

Bei dem Patienten wird eine Lues maligna diagnostiziert. Was verstehen Sie darunter?

Bei der Lues maligna handelt es sich um einen besonders schweren Verlauf der Syphilis durch Immundefizienz im Rahmen einer HIV-Infektion oder anderer Genese. Typische Merkmale sind: ausgeprägte Allgemeinsymptome, Appetitlosigkeit, Gewichtsverlust, Abgeschlagenheit; papulöses Exanthem mit zentraler Ulzeration der Papeln; pseudomembranöse Beläge der Mundschleimhäute

Anmerkung

Bei Lues maligna können serologische Syphilistests erst verspätet reaktiv werden!

Beschreiben Sie die verschiedenen Stadien der Syphilis!

Nach einer Inkubationszeit von zwei bis drei Wochen kommt es zu einem schmerzlosen Ulkus (in der Regel genital) mit regionaler Lymphknotenschwellung (Primärkomplex). Im Stadium II treten Hautveränderungen (z. B. makulopapulöse Exantheme, Plaques muqueuses, Halsband der Venus) und Allgemeinsymptome (Krankheitsgefühl, Arthralgien) auf. Im Stadium III kommt es zu granulomatösen Veränderungen (Gummen) an Haut, Schleimhäuten und inneren Organen.

Die Neurosyphilis wird von einigen Autoren als Stadium IV abgegrenzt. Es kommt zu progressiven degenerativen Veränderungen in Gehirn und Rückenmark. Bei der progressiven Paralyse stehen hirnorganische und psychische Veränderungen sowie Krampfanfälle und Schlaganfallartige Symptome im Vordergrund. Die Tabes dorsalis macht sich durch neurogene Blasenstörungen und Reflexverlust bemerkbar.

Welche weiteren Maßnahmen leiten Sie ein?

- Vorstellung des Patienten in einer auf HIV spezialisierten Klinik oder Praxis
- Liquorpunktion: bei HIV-Patienten immer indiziert, sonst bei neurologischer Symptomatik oder unklarer Laufzeit bzw. Stadium III
- Stadiengerechte Therapie der Syphilis mit Penicillinderivaten. Benzathinpenicillin-Einmalgabe ist in der Regel nicht zu empfehlen!

Nennen Sie Behandlungsmöglichkeiten der Syphilis bei HIV-Infektion!

Stadium	Therapie	bei Penicillinallergie
Frühsyphilis mit nachgewiesenem Primäraffekt	Benzylpenicillin-Procain 0,9 Mio. IE/Benzylpenicillin-Natrium 0,3 Mio. IE (Bipen-saar® 1,2 Mega) i.m. alle 24 h über 14 Tage oder Benzathin-Penicillin 2,4 Mio. IE i.m. wöchentlich über 3 Wochen	Ceftriaxon 2 g i.v. für 10–14 Tage oder Doxycyclin 200 mg p.o. über 14 Tage
Syphilis ohne zerebrale Beteiligung und ohne Primäraffekt	Benzylpenicillin-Procain 0,9 Mio. IE/Benzylpenicillin-Natrium 0,3 Mio. IE (Bipen-saar® 1,2 Mega) i. m. alle 24 h über 21 Tage oder Benzathin-Penicillin 2,4 Mio. IE i.m. wöchentlich über 3 Wochen	Ceftriaxon 2 g i.v. für 21 Tage
Neurosyphilis und kardiovaskuläre Syphilis	Penicillin G i.v. 6 × 5 Mio. IE für 21 Tage oder Penicillin G i.v. 6 × 5 Mio. IE für 14 Tage, anschließend Benzathin-Penicillin 2,4 Mio. IE i.m. wöchentlich über 3 Wochen	Ceftriaxon 2 g i.v. für 21 Tage oder Penicillin G unter Glukokortikoidschutz

Auf welche weiteren möglichen Erkrankungen sollte geachtet werden?

- Opportunistische Infektionen und AIDS-definierende Erkrankungen: z.B. orale Candidiasis, orale Haarleukoplakie, Kaposi-Sarkom
- Weitere durch Geschlechtsverkehr übertragbare Krankheiten: z.B. Hepatitis B, Chlamydien, Condylomata acuminata, Mollusca contagiosa

Wie erfolgt die Kontrolle dieses Patienten?

Laborchemische Kontrollen der Syphilis sollten nach drei, sechs und zwölf Monaten erfolgen. Wegen der Möglichkeit der Reaktivierung ist danach ein sechs- bis zwölfmonatiger Abstand zu erwägen (Ermessensspielraum, keine gesicherten Daten). Die Überwachung der HIV-Infektion liegt in der Hand eines HIV-Spezialisten.

Literatur

Brockmeyer NH. Syphilis und HIV-Infektion. Besonderheiten der Diagnose, Klinik und Therapie. Hautarzt 2005; 56: 133–140

Fragensammlung B

Verschiedene Themen

Was versteht man unter einem positiven Pathergie-Phänomen und wo kommt es vor?

Nach einem unspezifischen Reiz kommt es zur Auslösung einer krankheitsspezifischen Effloreszenz. Der Begriff findet bei der Behçet-Krankheit Anwendung: Durch intrakutane Injektion von 0,9%iger Kochsalzlösung lässt sich eine kleine Papel induzieren, die etwa 48 Stunden später auftritt. Das Phänomen lässt sich auch beim Pyoderma gangraenosum und bei der Wegener-Granulomatose nachweisen.

Was sagt ein positives Darier-Zeichen aus?

Bei der Mastozytose kommt es durch Reiben einer Effloreszenz zur Induktion einer Quaddel → zur klinischen Diagnose der Mastozytose wichtig.

Man unterscheidet ein Nikolskij-I- von einem Nikolskij-II-Zeichen. Erläutern Sie diese an einem Beispiel.

Nikolskij I (direkt): Seitlich ausgeübter Druck führt zur Ablösung der Epidermis von der Unterlage (vergleichbar mit der Haut eines überreifen Pfirsichs). Typisch bei Pemphigus vulgaris (nicht beim bullösen Pemphigoid!), staphylogenem Lyell-Syndrom, toxischer epidermaler Nekrolyse (TEN).

Nikolskij II (indirekt): Eine vorhandene Blase breitet sich unter **leichtem** Druck seitlich aus. Unspezifisches Zeichen, das bei vielen bullösen Dermatosen auslösbar ist.

Beide Phänomene sind in der Remissionsphase *nicht* auslösbar.

Sind „German measles" mit „Kieler Masern" identisch?

Nein! German measles sind Röteln, während Kieler Masern eine STD darstellen, die man sich vornehmlich als Seefahrer holt (vielleicht auch während der „Kieler Woche"). Sie entsprechen dem morbilliformen Exanthem der Lues II.

Worüber sollten Sie einen Patienten aufklären, der zur Darstellung des Wächterlymphknotens Patentblau, das renal ausgeschieden wird, verabreicht bekommt?

Dass der Urin sich vorübergehend grün verfärbt.

Was ist ein Naevus araneus und wo kommt er vor?

Es handelt sich um eine charakteristische Form einer erworbenen Kapillarektasie. Der Naevus araneus wird auch als „Spider-Naevus" oder Sternchenangiom bezeichnet. Von einem zentralen Quellgefäß gehen „spinnenfußartig" Kapillaren aus.

- Bei *solitärem* Vorliegen: keine weitere Diagnostik
- Bei *multiplem* Vorliegen: Lebererkrankungen, CREST-Syndrom, Gravidität

Wie führt man einen Tzanck-Test durch?

Der Tzanck-Test findet bei blasenbildenden Krankheiten seinen Einsatz: Nach Eröffnen einer Blase wird der Blasengrund mit einem sterilen Skalpell vorsichtig abgeschabt, auf einem Objektträger ausgestrichen und nach Giemsa gefärbt.

- Bei Herpes-simplex- und Varicella-Zoster-Virus-Infektion sieht man multinukleäre Riesenzellen oder atypische Keratinozyten.
- Beim Pemphigus vulgaris finden sich neben Leukozyten akantholytische Epidermiszellen mit wenigen oder gar keinen interzellulären Verbindungen.

Der Test hat heutzutage an Bedeutung verloren und ist durch aussagekräftigere diagnostische Tests ersetzt.

Nennen Sie die verschiedenen Formen des Kaposi-Sarkoms mit ihren Charakteristika.

Bei allen Typen des Kaposi-Sarkoms ist Virus-DNA von HHV 8, einem menschlichen Herpesvirus, nachgewiesen worden (kein Beweis für eine Virusgenese).

- Mediterranes/klassisches/sporadisches Kaposi-Sarkom: selten, alte Männer, untere Extremität als Prädilektionsstelle
- Afrikanisches/endemisches Kaposi-Sarkom: einer der häufigsten Tumoren dort, Kinder und junge Männer
- HIV-assoziiertes, epidemisches Kaposi-Sarkom: andere Prädilektionsstellen (Nase, Lider, Ohren, Glans penis, Rumpf in Hautspaltlinien)
- Iatrogenes Kaposi-Sarkom: immunsupprimierte Patienten (Transplantierte, Rheumakranke u. a.), meist Rückbildung nach Reduktion oder Absetzen der immunsuppressiven Therapie

Wo finden Sie Koplik-Flecken und wann treten sie auf?

Koplik-Flecken treten bei Masern auf. Dieses Enanthem findet sich etwa drei Tage vor dem typischen Masernexanthem und ist durch spritzerartige, weißliche Epithelnekrosen gekennzeichnet, die an der Wangenschleimhaut gegenüber den Prämolaren lokalisiert sind.

Was versteht man unter einer DIF und wo setzen Sie diese Technik ein?

DIF steht für direkte Immunfluoreszenz. Dabei werden Antikörper und Komplement direkt am Gewebe nachgewiesen. Wichtig ist diese Untersuchung bei (autoimmun-)blasenbildenden Dermatosen.

Was versteht man unter dem Begriff „Kollodiumbaby"?

Es handelt sich um das klinische Bild von Neugeborenen mit bestimmten Formen der Ichthyosis congenita. Dabei sieht die Haut der Neugeborenen wie die Schale eines gebackenen Apfels aus.

Welche Ichthyosis-Formen sind pränatal diagnostizierbar? Welche Techniken werden eingesetzt? Diskutieren Sie die Beratung der Eltern bezüglich einer Interruptio.

Krankheiten, die der Ichthyosis congenita (IC) zugeordnet werden, sind pränatal diagnostizierbar. Ausnahme sind milde Formen der nicht bullösen IC (so genanntes „Kollodiumbaby").

Die IC stellt eine uneinheitliche Gruppe angeborener, schwerer Ichthyosisformen dar. Pränatal kann mittels eines hochauflösenden Ultraschallsonographiegerätes nur die schwerste Form der Ichthyosis congenita, der so genannte „Harlekinfetus“ diagnostiziert werden. Die definitive Diagnose auch anderer Formen kann pränatal mittels einer fetalen Hautbiopsie (Fetoskopie) gesichert werden. Problem: Zeitpunkt der Diagnosestellung! Da der Keratinisierungsprozess erst nach der 24. SSW einsetzt, also bei relativ fortgeschrittener Gravidität, ist ein sicherer Ausschluss vor dieser Woche kaum möglich.

Beim Harlekinfetus tritt in der Mehrzahl der Fälle ein intrauteriner Fruchttod ein. Bei den seltenen Fällen der IC, wo dies nicht geschieht, sollte den Eltern im Anschluss an ein interdisziplinäres Gespräch (Pränataldiagnostiker, Dermatologe) bei allen Formen mit auffälligen Gesichts- und Hautveränderungen (als abstehende Hautfetzen im hochauflösenden Ultraschall) eine Interruptio angeboten werden. Dazu kommen aufgrund der vermutlichen Lebensfähigkeit des Feten jenseits der 24. SSW nur spezielle Zentren infrage, die mit derartigen Spätabbrüchen Erfahrung haben.

Nennen Sie klinische und histologische Charakteristika einer Hailey-Hailey-Krankheit.

- Klinisch: Auftreten von schmierig belegten, scharf begrenzten Herden im Bereich der Axillen und Leisten. Typisch ist initial die Ausbildung von strichförmigen und punktuellen Erosionen in den Herden; Nikolskij I und II auslösbar.
- Histologisch: suprabasale Akantholyse, Corps Ronds, Grains, Giant Cells

Was ist ein Buschke-Löwenstein-Tumor?

Bei langer Bestandsdauer von Condylomata acuminata und bestimmten Risikofaktoren (häufig wechselnde Intimpartner, Immunsuppression, Nikotinabusus, chronische Entzündung) entwickelt sich äußerst selten dieser maligne Tumor (Nachweis von HPV 6 und 11).

In seltenen Fällen entwickelt sich aus perianalen Kondylomen das sog. perianale Plattenepithelkarzinom (Nachweis von HPV 16).

Anmerkung

Der Begriff Buschke-Löwenstein-Tumor wird in der Literatur nicht einheitlich benutzt. Zum einen ist darunter das Condyloma acuminatum giganteum zu verstehen, zum anderen verruköse Karzinome der Anogenitalregion, die in einem Kondylom entstehen können.

Erläutern Sie die Histologie eines klassischen Granuloma anulare.

Unter einer unauffälligen Epidermis findet sich ein so genanntes Palisadengranulom mit Histiozyten und einigen Riesenzellen. Im Zentrum des Herdes besteht eine zellarme Zone mit Degeneration (Nekrobiose) des Kollagens. Perivaskuläre Infiltrate setzen sich aus Lymphozyten, Histiozyten und einzelnen eosinophilen Granulozyten zusammen.

Neben dieser klassischen Variante gibt es auch einen interstitiellen Verteilungstyp der Histiozyten.

Welche Namen sind mit der Begründung des Faches Dermatologie verbunden?

Jean Louis Alibert (1768–1837; bedeutendstes Werk: „Description des maladies de la peau“) und Robert Willan (1757–1812; bedeutendstes Werk: „On Cutaneous Diseases“)

Erklären Sie den Wirkmodus von Aciclovir!

Aciclovir wird in virusinfizierten Zellen mittels viraler Thymidinkinase III in ein Triphosphat verwandelt, das selektiv die virale DNA-Polymerase hemmt.

Was ist ein Granuloma pyogenicum und wie wird es behandelt?

Es handelt sich um einen gutartigen angiomatösen Tumor (eruptives Angiom), der meist reaktiv nach Traumata entsteht und leicht blutet. Die Therapie besteht in der Exzision oder Lasertherapie in Lokalanästhesie.

Synonyma: Granuloma pediculatum, Granuloma teleangiectaticum

Nennen Sie Therapieregime der Impetigo contagiosa (in Abhängigkeit vom Ausdehnungsgrad) im Kindesalter.

Gut abgrenzbare und wenig ausgebreitete Formen werden rein lokal behandelt, z. B. mit Fusidinsäure-haltigen Externa (Fucidine® Creme/Salbe je nach Stadium).

Bei großflächiger Ausbreitung oder disseminierter Verteilung mit/ohne Allgemeinsymptome ist eine interne Therapie mit einem Cephalosporin indiziert (Staphylo- und Streptokokken-wirksam), z. B. Cefalexin.

Anmerkung

Die Anwendung von Mupirocin (InfectoPyoderm® Salbe) ist durchaus kritisch zu sehen. Es ist zweifelsohne gut wirksam, sollte aber eher nicht benutzt werden, da es als Reservemittel bei Staphylokokkensanierung (auch von Methicillin-resistenten (MRSA-)Stämmen) der Nasenschleimhaut dient (Turixin® Salbe).

Beschreiben Sie das klinische Bild der Pityriasis rubra pilaris.

Zunächst bestehen rötliche, stecknadelkopfgroße, keratotische Papeln an Finger- und Handrücken sowie den Extremitätenstreckseiten. Im weiteren Verlauf entwickeln sich flächige, pityriasiform schuppende Erytheme, vor allem am Kapillitium, im Gesicht, aber auch am Körper. Typisch sind dazwischen liegende Herde normaler Haut („nappes claires“, treten auch bei der Mykosis fungoides auf). Charakteristisch sind lachsfarbene Erytheme mit deutlicher flächiger Hyperkeratose palmoplantar, die zu schmerzhaften Rhagaden führen. Kräftige Kopfschuppung und Alopezie (fakultativ) kommen hinzu.

Erklären Sie die Pathogenese der akuten Kontaktdermatitis.

Der akuten Kontaktdermatitis liegt eine Typ-IV-Reaktion nach Coombs und Gell zugrunde. Dabei dringen niedermolekulare inkomplette Allergene, so genannte Haptene, in die Epidermis ein, binden hier an ein Protein und werden so zum Vollantigen. Langerhans-Zellen nehmen beim Erstkontakt das Allergen auf, prozessieren es, wandern in die regionalen Lymphknoten und präsentieren das prozessierte Allergen den T-Lymphozyten. Diese werden aktiviert und zudem wird ein Proliferationsprozess der sensibilisierten T-Zellen eingeleitet. Die T-Zellen zirkulieren und reichern sich bevorzugt in der Haut an.

Bei erneutem Kontakt mit dem Antigen wird binnen 4–72 Stunden eine Ekzemreaktion initiiert. Langerhans-Zellen treten direkt mit T-Zellen in Verbindung, die durch Zytokinausschüttung weitere T-Zellen anlocken und deren Proliferation fördern. Dieser Mechanismus steigert sich immer mehr. Es resultiert eine spongiotische Dermatitis, deren Ziel die Elimination des Allergens ist (die ausgelöste „nässende" Entzündung ist darauf ausgerichtet, das Allergen „wegzuschwemmen").

Nennen Sie Krankheitsbilder mit primärer Pustelbildung.

- Psoriasis pustulosa palmoplantaris/generalisata
- Pustulosis palmaris et plantaris
- Pustulosis subcornealis
- Pustulosis acuta generalisata
- Akute generalisierte exanthematische Pustulose (AGEP)

An welches Krankheitsbild denken Sie, wenn bei Kindern von „Hitzepöckchen" die Rede ist? Erläutern Sie das Krankheitsbild.

Es handelt sich um eine Miliaria.

- Bei der Miliaria cristallina bestehen wasserhelle, leicht platzende Bläschen durch Verschluss von Schweißdrüsenausführungsgängen in der Hornschicht.
- Die Miliaria rubra ist durch juckende punktförmige Flecken oder stecknadelkopfgroße Knötchen gekennzeichnet.

Die Hypomelanosis guttata idiopathica kommt überaus häufig in der Praxis vor. Wie erklären Sie diese Ihren Patienten?

Der Patient muss wissen, dass eine Therapie nicht existiert. Die Entstehung dieser an den Streckseiten der Extremitäten lokalisierten weißen Flecke ist auf häufige und intensive Sonnenbäder zurückzuführen. Eine Rückbildung der Flecke ist nicht möglich. Vorbeugend sollte auf ausreichenden Sonnenschutz und weniger Sonnenexposition hingewiesen werden.

Ist das Granuloma anulare mit Systemkrankheiten assoziiert?

Das Granuloma anulare *disseminatum* kann mit einem Diabetes mellitus assoziiert sein. Dies trifft nicht für solitäre Herde zu.

Nennen Sie dermatologische Krankheitsbilder, die mit einem Diabetes mellitus assoziiert sein können.

- Furunkulose
- Kandidose
- Rezidivierendes Erysipel
- Tinea corporis und Tinea pedum
- Necrobiosis lipoidica
- Granuloma anulare disseminatum
- Pretibial Pigmented Patches
- Bullosis diabeticorum
- Perforierende Dermatosen wie perforierende Follikulitis, Kyrle-Krankheit, perforierendes Granuloma anulare

Welcher Dermatologe repräsentierte die so genannte „Neue Wiener Schule" im 19. Jahrhundert?

Ferdinand von Hebra (1816–1880): Hebra wird heute als „Vater der deutschsprachigen Dermatologie" angesehen. Er vertrat die weltweit erste Professur für das Fach Dermatologie und führte Histologie und Pathologie in die Dermatologie ein.

Ein Urologe möchte von Ihnen wissen, ob bei einem AIDS-Patienten die Therapie eines Harnweginfektes mit Trimethoprim/Sulfamethoxazol (z. B. Eusaprim®) indiziert ist.

Die normale Inzidenz einer Arzneimittelreaktion auf diese Wirkstoffkombination liegt bei 3%. Sie ist bei AIDS-Patienten auf bis zu 70% gesteigert. Vom Einsatz muss abgeraten werden.

Ihnen stellt sich ein Patient mit einem generalisierten kleinfleckigen Exanthem vor, das sich nach der Behandlung einer „Mandelentzündung" durch den Hausarzt eingestellt hat. Woran denken Sie und was unternehmen Sie?

Die Kombination „Mandelentzündung" und „Antibiotikum" muss sofort die Assoziationen „infektiöse Mononukleose" und „Ampicillin/Amoxicillin" nach sich ziehen. Diese Antibiotika lösen nach acht bis zehn Tagen der Einnahme ein masernähnliches (morbilliformes) Exanthem aus, wenn damit (fälschlicherweise) eine infektiöse Mononukleose unter der Vorstellung einer Streptokokkentonsillitis behandelt wird.

Folgendes Vorgehen: Absetzen des Antibiotikums; Durchführung einer Blutabnahme (hohe Leukozytose mit zahlreichen atypischen monozytoiden Zellen wie bei einer Leukämie), Henle-Test (IgM-, IgG-AK gegen EBV) zur Sicherung der Diagnose

Weitere Maßnahmen sind eine körperliche Schonung über Wochen und eine Sonographie des Abdomens durch den Hausarzt wegen der Gefahr einer Milzruptur.

Beschreiben Sie Klinik und Therapie eines Erythema elevatum et diutinum.

Vor allem an den Streckseiten der distalen Extremitäten und an den Knien bestehen polyzyklische, zu Plaques konfluierende, bläulich-rötliche Papeln; manchmal stechende Schmerzen, Brennen, Juckreiz. Zu den Therapieoptionen dieser leukozytoklastischen Vaskulitis gehören die Gabe von Antibiotika (Trimethoprim/Sulfamethoxazol, Penicillin bei Streptokokken in der Anamnese), Dapson, Glukokortikoiden systemisch oder intraläsional.

Welche Erreger lösen eine Tinea amiantacea aus?

Keine! Es handelt sich um eine flächige, fest anhaftende Schuppung an der Kopfhaut und am Haarschaft, die im Rahmen von entzündlichen Dermatosen wie Psoriasis oder Ekzemerkrankungen auftreten kann und nichts mit einer Infektionskrankheit zu tun hat.

Welche Systemkrankheiten führen zu einer Calcinosis cutis?

- Hyperparathyreoidismus
- Pseudohyperparathyreoidismus
- Vitamin-D-Hypervitaminose

- Milch-Alkali-Syndrom
- Sarkoidose
- Chronisches Nierenversagen
- Verschiedene maligne Tumoren
- Progressive systemische Sklerodermie

Was versteht man unter einem ILVEN?

ILVEN steht als Akronym für „Inflammatory Linear Verrucous Epidermal Naevus". Es handelt sich um ein Hamartom.

Was müssen Sie bei der Exzision eines Fibrosarkoma protuberans beachten?

Es handelt sich um einen so genannten „Eisbergtumor", der histologisch weit über die klinisch sichtbaren Grenzen hinausgehen kann. Standard ist deshalb die mikrographisch kontrollierte Chirurgie unter Einsatz des Immunmarkers CD 34.

Erläutern Sie das Sklerema adiposum neonatorum.

Es handelt sich um eine sehr seltene Verhärtung des subkutanen Bindegewebes bei Neugeborenen als Folge einer schweren Grundkrankheit; meist rascher letaler Verlauf trotz adäquater Therapie. Nicht zu verwechseln mit der harmlosen Adiponecrosis subcutanea neonatorum, für die die spontane Rückbildung nach ein bis zwei Monaten typisch ist.

Ein Metzger stellt sich bei Ihnen mit einer schmerzhaften Rötung an der linken Hand vor. Woran denken Sie und was unternehmen Sie?

Typische Krankheit bei Metzgern im Handbereich ist das Erysipeloid (Schweinerotlauf). Maßnahmen: Therapie mit Penicillin oder Erythromycin, Benachrichtigung der Berufsgenossenschaft (am besten durch D-Arzt-Verfahren).

Welcher dänische Dermatologe erhielt 1903 den Nobelpreis? Wofür wurde der Preis vergeben?

Niels Ryberg Finsen (1860–1904) wurde für die Entwicklung der UV-Lichttherapie ausgezeichnet, die den Lupus vulgaris behandelbar machte.

Beschreiben Sie den natürlichen Verlauf von Varizellen-Infektionen.

Saisonale Häufung in Winter und Frühjahr, betroffen sind v. a. Kinder, die aus völliger Gesundheit erkranken (in 30% inapparenter Verlauf!). Auftreten von Maculae, aus denen sich Papulae und schließlich Vesiculae entwickeln. Das Nebeneinander der verschiedenen Effloreszenzen wird als Heubner-Sternenhimmel bezeichnet. Typisch ist das Auftreten von Effloreszenzen auf dem Capillitium und in der Mundhöhle. Pruritus führt durch Kratzen zur schüsselförmigen, narbigen Abheilung, ansonsten narbenfreie Abheilung.

Seit 2004 existiert ein attenuierter Varizellenlebendimpfstoff (Varilix®), der von der ständigen Impfkommission (STIKO) als allgemeine Impfung empfohlen wird.

Nennen Sie Beispiele von Erkrankungen, bei denen onkogene HPV-Typen eine Rolle spielen.

Zervixkarzinom (HPV 16/18), bowenoide Genitalpapulose (HPV 16,18), Bowen-Krankheit (HPV 16,18), Epidermodysplasia verruciformis (HPV 5,8)

Was kann sich hinter einem Cornu cutaneum verbergen?

Das Cornu cutaneum ist die Beschreibung von Hyperkeratosen mit hornartiger Gestalt. Als Basis können ihm dienen: aktinische Keratose, Bowen-Krankheit, Plattenepithelkarzinom, Verruca vulgaris, Keratosis seborrhoica, Keratoakanthom, Keratosen auf Narben.

Was ist eine „Airborn Contact Dermatitis"?

Hierbei handelt es sich um eine Dermatitis, die durch chemische Verbindungen aus der Sesquiterpenlaktongruppe ausgelöst wird. Die Übertragung dieser Stoffe mit hohem Sensibilisierungspotential, die Bestandteile von Pflanzen darstellen, erfolgt durch Wind auf unbedeckte Hautpartien. Sesquiterpenlactone kommen häufig bei Kompositen vor, aber auch bei anderen Pflanzenfamilien. Es können auch phototoxische Begleiteffekte auftreten.

Typische Auslöser sind neben Pflanzeninhaltsstoffen Duftstoffe, Konservierungsmittel und Medikamente, wie Cefazolin.

Nennen Sie die obligaten kutanen Paraneoplasien.

Acanthosis nigricans maligna, Akrokeratosis Bazex, Erythema gyratum repens, Erythema necrolyticum migrans, Hypertrichosis lanuginosa acquisita, paraneoplastischer Pemphigus

Wie ist eine Erythrodermie definiert und welche Krankheiten können sich dahinter verbergen?

Bei der Erythrodermie handelt es sich um ein generalisiertes entzündliches Erythem mit Schuppung der Haut, die unterschiedlich stark infiltriert ist. Die Erythrodermie ist die gemeinsame Endstrecke ätiologisch verschiedenartiger Krankheiten.

Man unterscheidet *primäre* Erythrodermien (Arzneimittelexantheme, Mycosis fungoides, Sézary-Syndrom, Alterserythrodermie) und *sekundäre* Erythrodermien (atopisches Ekzem und andere generalisierte Ekzeme, Psoriasis, Pityriasis rubra pilaris, Pemphigus foliaceus, Scabies crustosa).

Warum hat ein Patient mit einer Hypothyreose ein gelbliches Hautkolorit?

Das gelbliche Hautkolorit entsteht durch den Überschuss an Serumkarotin, das sich im Stratum corneum anreichert und dieses verfärbt. Ursächlich ist eine Karotinämie infolge der gestörten hepatischen Umwandlung von Karotin in Vitamin A bei Patienten mit Hypothyreose.

Was ist das histologische „Hallmark" einer Porokeratose?

Die so genannte kornoide Lamelle, eine schlotförmige Parakeratosezone, die die ansonsten orthokeratotische Hornschicht durchzieht.

Welche Therapie verbinden Sie mit dem Namen Eugen Galewsky?

Galewsky gilt als Begründer der Cignolintherapie!

Nennen Sie Beispiele von Hautveränderungen bei Dialysepatienten.

- Trockene Haut mit generalisierter, feiner Schuppung, erhöhte Verletzbarkeit der Haut
- Starker Pruritus
- Vorzeitige aktinische Elastose
- Blässe durch renale Anämie
- Bräunliche Hyperpigmentierung durch Melanineinlagerung
- Nagelveränderungen (so genannte „Halb-und-halb-Nägel“: bräunliche distale, weiße proximale Nagelanteile)
- Porphyria-cutanea-tarda-artige Hautveränderungen

Beschreiben Sie das Keratoma blennorrhagicum. Welche anderen Symptome erwarten Sie?

Das Keratoma blennorrhagicum findet sich palmoplantar und zeichnet sich durch pustulöse Effloreszenzen aus, die sich bald in flächige erythematöse und stark schuppende Veränderungen umwandeln, die anschließend von sich neu bildenden Pusteln durchsetzt werden. Letztere konfluieren und bilden „seenartige“ Eiterherde. Das Keratoma blennorrhagicum kommt beim Reiter-Syndrom vor, das durch die Trias Urethritis, Konjunktivitis und Arthritis gekennzeichnet ist.

Nennen Sie Krankheiten, die mit einer Gewebeeosinophilie verknüpft sind.

- Skabies
- Wurmkrankheiten
- Krankheiten des atopischen Formenkreises
- Idiopathisches Hypereosinophiliesyndrom
- Hypereosinophile Dermatitis
- Eosinophile Zellulitis (Wells-Syndrom)
- Arzneimittelreaktionen
- Eosinophile pustulöse Follikulitis (Ofuji-Syndrom)

Sehr besorgte Eltern stellen Ihnen ihren zwei Wochen alten Säugling mit einem größer werdenden Hämangiom im rechten Augeninnenwinkel vor. Welche Therapie ist indiziert?

Eine abwartende Haltung ist nach den Empfehlungen des „Heilbronner Arbeitskreises Hämangiomtherapie“ nicht zu vertreten. Hämangiome im Gesichtsbereich gelten als kosmetischer Notfall und sollten einer sofortigen Therapie unterzogen werden. Im Augenbereich besteht zudem die Gefahr der Erblindung. Mögliche Therapieverfahren: Kryotherapie, Nd:YAG-Laser-Therapie in Kurznarkose wegen der Schmerzen, systemische Glukokortikoidgabe (2–3 mg/kg/d für 4–6 Wochen).

Sie empfehlen einem Patienten mit einem generalisierten Exsikkationsekzematid eine Ganzkörpertherapie mit einem harnstoffhaltigen Externum über eine Woche. Welche Menge muss er in etwa kaufen?

Der Tagesbedarf eines Erwachsenen bei Ganzkörpertherapie liegt bei 35 g. In einer Woche werden also 7 × 35 g = 245 g Creme benötigt.

Was bezeichnet man als „Sister Mary Joseph's Nodule"?

Es handelt sich um eine Metastase verschiedener interner Neoplasien (der Ovarien, des Gastrointestinaltrakts) im Nabelbereich.

Was bezeichnet man als „Andrews Bakterid"?

Die Pustulosis palmaris et plantaris: Es handelt sich um eine Id-Reaktion nach variablen fokalen Infekten.

Nennen Sie klinische und histologische Unterschiede zwischen Epidermal- und Trichilemmalzysten.

- Epidermalzysten: *klinisch* weich und eindrückbar; *histologisch* Ausbildung eines Stratum granulosum in der Zystenwand
- Trichilemmalzysten: *klinisch* hart/prall-elastisch; *histologisch* trichilemmaler Verhornungsmodus ohne Ausbildung eines Stratum granulosum in der Zystenwand

Nennen Sie Ursachen für eine Makrocheilie.

- Angioödeme (hereditär/nicht hereditär), familiäre Makrocheilie, vaskuläre Fehlbildungen, Down-Syndrom, Speicherkrankheiten
- Herpes simplex recidivans, bakterielle Cheilitis, Lepra
- Verschiedene Tumoren: Neurofibrom, Plattenepithelkarzinom, Lymphome
- Cheilitis granulomatosa (Sarkoidose, Crohn-Krankheit, Teilsymptom eines Melkersson-Rosenthal-Syndroms)

Ihnen wird ein 13-jähriger Junge mit beidseitiger Brustschwellung vorgestellt. Was ist zu tun?

Abwarten, da eine solche Veränderung bei etwa 50% der Jungen auftritt und sich in der Regel spätestens bis zum 20.–25. Lebensjahr zurückbildet.

Bei Ihnen stellt sich ein 69-jähriger Mann wegen eines ausgedehnten Herpes zoster thoracalis rechts vor. Sie entdecken zufällig, dass die linke Brust deutlich vergrößert ist und sich palpatorisch derb anfühlt. Woran müssen Sie denken?

Es könnte sich um einen Zoster im Rahmen eines Tumorleidens handeln, in diesem Fall um ein Mammakarzinom (so genanntes „Papakarzinom", selten, häufig liegt bereits ein fortgeschrittenes Stadium mit schlechter Prognose vor). Zur weiteren Abklärung sollte eine Mammographie durchgeführt werden.

Nennen Sie Ursachen für eine Azoospermie!

Samenleiterstenose, Samenleiteragenesie, Z. n. Gonorrhoe, Z. n. Leistenbruch-OP, Störungen der Spermatogenese

Wo kommt ein Primärmedaillon vor? Welches klinische Merkmal ist typisch? Woran müssen Sie differenzialdiagnostisch in erster Linie denken?

Das Primärmedaillon (Herald Patch) kommt bei der Pityriasis rosea vor und zeichnet sich typischerweise durch eine zentralwärts gerichtete Halskrause (Collerette) aus. Bei ausgedehntem Befall (Anordnung der Läsionen in den Hautspaltlinien) muss an die (unkeusche Schwester der Borreliose, die) Syphilis im Sekundärstadium gedacht und diese serologisch ausgeschlossen werden. Die Syphilis gilt als einzigartige Verwandlungskünstlerin und tritt im „Kleid" verschiedener anderer Krankheitsbilder in Erscheinung (Täuschen-und-tarnen-Prinzip).

Spielt der Menstruationszyklus für die Interpretation eines Epikutantests eine Rolle?

Ja! Östrogene hemmen die zellvermittelte Überempfindlichkeitsreaktion! Deshalb sollte die Testung in der 2. Zyklushälfte erfolgen. Der Nachweis für eine Zyklusabhängigkeit konnte für die Nickelsulfatallergie erbracht werden.

Was verbinden Sie mit dem Namen Karl Herxheimer?

Nach Herxheimer wurden die „Herxheimer-Reaktion" und die Akrodermatitis chronica atrophicans (Herxheimer) benannt.

Anmerkung

Karl Herxheimer wurde 1861 in Wiesbaden geboren. Nach Studium und wissenschaftlicher Ausbildung wurde Herxheimer zu einem führenden Dermatologen seiner Zeit. Er gehörte zu den Mitbegründern der Universität Frankfurt/Main.

Er hielt Deutschland bis zuletzt die Treue und blieb auch, trotz vieler Warnungen von Freunden, während des Nationalsozialismus in Frankfurt. 1942 wurde Herxheimer nach Theresienstadt deportiert und starb nach wenigen Wochen im Lager, offenbar aufgrund der schlechten Unterbringungsverhältnisse.

Eine 37-jährige Patientin erzählt Ihnen beiläufig, dass sie sich einer MRT-Untersuchung unterziehen müsse. Sie wissen, dass die Frau auf dem Rücken ein farbenprächtiges Tatoo hat. Worauf sollten Sie die Patientin unbedingt hinweisen?

Während der MRT-Untersuchung können im Bereich des Tattoos Schmerzen (Frühsymptom, Untersuchung sofort abbrechen!) und Verbrennungen (Spätsymptom) auftreten.

Farbpigmente können ferromagnetische oder stromleitende Eigenschaften aufweisen, was zu einer deutlichen Erwärmung führt. Schwarz- und Rottöne sind z. B. häufig eisenoxidhaltig.

Exantheme im Kindesalter

Wie ist die Definition des „Exanthems"?

Das Exanthem (griech exantheo: ich blühe auf) beinhaltet das plötzliche, simultane Auftreten meist monomorpher, symmetrisch auftretender Effloreszenzen in unterschiedlichen Hautarealen. Dabei ist die ganze Variationsbreite der Effloreszenzen (makulär, papulös, urtikariell, vesikulös, pustulös) möglich, die typischerweise einer bestimmten Dynamik unterworfen sind.

Nennen Sie Beispiele für ein polymorphes Exanthem im Kindesalter. Wie ist die Polymorphie zu erklären?

Varizellen. Es kommt schubweise zum Auftreten neuer Effloreszenzen, die einer bestimmten Dynamik der Morphologie unterworfen sind: Vesikel, Pusteln, Krusten (Schorf-)bedeckte Erosionen, Schuppung, Narben (nicht obligat, 20 % der Patienten).

Nennen Sie die Ursachen kindlicher Exantheme.

Viren sind die häufigste Ursache, wobei infektiöse (z. B. Varizellen) von parainfektiösen (z. B. Gianotti-Crosti-Syndrom) zu unterscheiden sind.

Als weitere Ursachen kommen Bakterien bzw. deren Toxine (z. B. Scharlach) und Arzneimittel in Betracht. Zu bedenken sind auch Exanthemreaktionen im Rahmen von Rheuma- und Autoimmunerkrankungen.

Bei welchen kindlichen vesikulösen Exanthemerkrankungen ist mit einer Beteiligung der Mundschleimhaut zu rechnen?

Varizellen, Hand-Mund-Fuß-Erkrankung, postherpetisches Erythema exsudativum multiforme

Nennen Sie die Komplikationen der Varizellen.

Bakterielle Superinfektionen mit S. aureus (z. B. Impetigo, Abszesse) und β-hämolysierenden Streptokokken (z. B. Phlegmone, nekrotisierende Fasziitis), Pneumonie, Enzephalitis. Im Vergleich zum Kindesalter ist bei Erwachsenen wesentlich häufiger mit Komplikationen zu rechnen.

Warum ist die Gabe von Acetylsalicylsäure bei viralen Infektionen, besonders durch Varizellen, zu vermeiden?

Dabei kann das so genannte Reye-Syndrom auftreten, das Defekte von Hirnrinde, Stammganglien und Hirnstamm sowie Leberverfettung hervorruft. Klinisch stehen grippeartige Symptome, Fieber, Erbrechen, im weiteren Verlauf Krampfanfälle und Bewusstseinsstörungen im Vordergrund.

Wie sind Varizellen- und Rötelninfektionen bei Schwangeren hinsichtlich des kindlichen Infektionsrisikos zu beurteilen?

Mehr als 90% der gebärfähigen Frauen haben Antikörper gegen Röteln- und Varicella-Zoster-Viren.

Röteln: Die Rötelninfektion in der frühen Schwangerschaft ist in 65–85% mit Fehlbildungen des Kindes verbunden (Gregg-Syndrom: Trias von Taubheit, Herzfehler und Katarakt). Isolierte Schwerhörigkeit und Mikrozephalie der Kinder sind typische Schädigungen, die bei mütterlicher Rötelninfektion nach dem vierten Schwangerschaftsmonat auftreten können.

Varizellen: 2% der Kinder entwickeln ein fetales Varizellensyndrom (Hautnarben, ZNS- und Augenanomalien) bei einer mütterlichen Varizelleninfektion innerhalb der ersten sechs Monate (v.a. zwischen der 8. und 21. SSW). Bei mütterlicher Infektion im letzten Trimenon bis zwei Wochen vor der Entbindung besteht kein Risiko für das Kind. Mit neonatalen Varizellen ist zu rechnen, wenn die Mutter im Zeitraum von fünf Tagen vor bis zwei Tagen nach der Entbindung erkrankt.

Bei welchen Viruserkrankungen, die mit typischen Exanthemen im Kindesalter einhergehen, empfiehlt die Ständige Impfkommission (STIKO), Impfungen?

Masern, Röteln und Varizellen (MMR und Varizellen)

Nennen Sie die Inkubationszeiten und die Dauer der Ansteckungsfähigkeit für Masern, Scharlach und Varizellen.

	Inkubationszeiten	Dauer der Ansteckungsfähigkeit
Masern	8–10 Tage bis zum Beginn des katarrhalischen Stadiums, 14 Tage bis zum Ausbruch des Exanthems	5 Tage vor bis 4 Tage nach Auftreten des Exanthems, Besuch von Gemeinschaftseinrichtungen (GE) frühestens 5 Tage nach Exanthemausbruch ohne ärztliches Attest möglich
Scharlach	2–4 Tage	bei Unbehandelten bis zu drei Wochen, bei Behandelten 24 h, Besuch von GE ab dem 2. Tag ohne ärztliches Attest möglich
Varizellen	2–3 Wochen	2 Tage vor Ausbruch des Exanthems bis 1 Woche nach Auftreten der ersten Bläschen, Besuch von GE i.d.R. nach 1 Woche ohne ärztliches Attest möglich

Welches ist der Erreger des Exanthema subitum? Mit welchen Komplikationen ist das Exanthem verbunden?

Erreger ist das Humane Herpesvirus 6 (HHV-6), seltener ist HHV-7 die Ursache. Das Exanthem kann mit Fieberkrämpfen (~ 10% der Kinder) verbunden sein. Hepatitis, Pneumonien, Neuropathien, Meningoenzephalitis, thrombozytopenische Purpura und Retinitis zählen zu den seltenen Komplikationen.

An welche Exanthemerkrankung denken Sie bei einem skarlatiniformen Exanthem, das von der Axilla kaudalwärts auf die Thoraxwand zieht und im weiteren Verlauf die Gegenseite mit deutlich geringerer Intensität einbezieht? Nennen Sie die wichtigsten Charakteristika dieser Erkrankung.

Es ist typisch für das „unilaterale laterothorakale Exanthem", das seltener auch von der Inguinalregion ausgehend die untere Extremität befällt und somit auch als „asymmetrisches periflexurales Exanthem" bezeichnet wird. Die Ätiologie der Erkrankung ist nicht bekannt; die saisonale Häufung in den Winter- und Frühlingsmonaten, der selbstlimitierende Verlauf, das Auftreten im Kleinkindesalter, die fakultative Lymphadenopathie und das Prodromalstadium eines respiratorischen, seltener enteralen Infektes sprechen jedoch für einen Virusinfekt.

Nennen Sie drei Exanthemerkrankungen mit akraler Desquamation in der Abheilungsphase.

Scharlach, Kawasaki-Syndrom, Graft-versus-host-disease

Nennen Sie den typischen Symptomenkomplex des Kawasaki-Syndroms.

- Nicht auf Antibiotika ansprechendes hohes Fieber (> 39 °C) über mindestens fünf Tage
- Konjunktivale Injektion beidseits
- Dem Erythem und Ödem folgt die Desquamation (Lippen, Hände, Füße)
- Rötung von Mund- und Rachenschleimhaut
- Erdbeer-/Himbeerzunge

Wie wird das Kawasaki-Syndrom behandelt?

Die Therapie besteht in einer Kombinationsbehandlung aus einer Einmalgabe von Immunglobulinen 2 g/kg i. v. (polyklonales IgG) und gleichzeitig beginnend Acetylsalicylsäure 50 mg/kg/d bis zur Entfieberung, dann 5 mg/kg für weitere sechs Wochen.

Nennen Sie Differenzialdiagnosen der Pityriasis rosea und deren Charakteristika.

Das Primärmedaillon lässt differenzialdiagnostisch an eine Tinea corporis denken, die jedoch die Kolleretteschuppung vermissen lässt. Die DD des Exanthems sind breit gefächert und umfassen andere erythematosquamöse Hauterkrankungen, wie:

- Psoriasis guttata: Prädilektionsstellen der Psoriasis, Familienanamnese, Gelenkbeschwerden
- Parapsoriasis en plaques: auch in den Blaschkolinien, jedoch atrophische Herde an den Prädilektionsstellen der Innenseite der Extremitäten, Thoraxwände
- Pityriasis lichenoides chronica: Oblatenschuppe
- Nummuläres Ekzem: Auftreten bei Atopie, Kontaktekzem, Infektionen z. B. mit β-hämolysierenden Streptokokken
- Pityriasis versicolor: Pilznachweis, Hobelspan-Phänomen: weißliche, feine Schuppung nach Darüberstreichen mit dem Holzspatel
- Arzneimittelexantheme

Immer sollte bei Vorliegen eines Exanthems auch an das sekundäre Stadium der Syphilis gedacht werden (Inspektion palmoplantar, Primäraffekt, Anamnese, TPPA-Test).

Welches ist die wichtigste Therapiemaßnahme zur Behandlung der Pityriasis rosea?

Darauf hinzuweisen, dass jegliche Irritation, wie verstärkte Waschprozeduren, zu unterlassen ist, da sie eine Ekzematisierung auslöst und eine Abheilung der Erkrankung verzögert. Bei stärkerem Juckreiz und ausgedehntem Befall ist die Kombination topischer Glukokortikoide (Klasse II oder III) und niedrig dosierter UVB-Bestrahlung zu empfehlen.

Alternativ kann Erythromycin über zwei bis vier Wochen eingesetzt werden, dessen Effektivität vermutlich auf den antientzündlichen und immunmodulatorischen Effekt zurückzuführen ist.

Nennen Sie Behandlungsmöglichkeiten der Pityriasis lichenoides et varioliformis acuta (PLEVA) und Pityriasis lichenoides chronica (PLC).

Meist ist eine antiinflammatorische Lokaltherapie mit Glukokortikoiden (Klasse II oder III) in Kombination mit Antihistaminika ausreichend. Alternativ können sowohl bei der PLEVA als auch bei der PLC, die nicht selten auch gemeinsam vorkommen, Antibiotika oral eingesetzt werden. Hier haben sich Erythromycin und Tetrazykline bewährt. Bei schweren therapierefraktären Formen ist bei Erwachsenen und Kindern ab dem 12. Lebensjahr eine PUVA-Behandlung empfehlenswert.

Literatur

Deutsche Gesellschaft für pädiatrische Infektiologie e.V. DGPI (Hrsg). Infektionen bei Kindern und Jugendlichen. Handbuch. 4. Auflage, Futuramed Verlag, München 2003

Fölster-Holst R. Virusexantheme. Hautarzt 2004; 55: 804–817

Pruritus

Was ist unter Pruritus zu verstehen? Welche physiologische Funktion hat er?

Pruritus ist eine unangenehme Sinneswahrnehmung der Haut, die zur Beseitigung dieser z. B. in Form von Kratzen zwingt. Viele dermatologische Erkrankungen sind von Pruritus begleitet. Patienten mit chronischen pruritogenen Dermatosen sind in ihrer Lebensqualität erheblich beeinträchtigt.

Pruritus hat eine Warnfunktion und führt zu einer Abwehrreaktion: reflektorisch sollen Schädlinge (Parasiten, Insekten) und Noxen unterschiedlichster Art (Pflanzenbestandteile, Chemikalien) möglichst rasch von der Haut entfernt werden.

Anmerkung
Die Definition von Pruritus wurde bereits von dem Arzt S. Hafenreffer 1660 formuliert.

Nennen Sie unterschiedliche Erkrankungen, die mit Pruritus einhergehen!

Zu den häufigsten pruritogenen Erkrankungen gehören Infestationen (v. a. Skabies, Pedikulosis), Infektionen (z. B. Candida-Vulvitis, HIV-Infektionen), Iktus, Urtikaria, Ekzem- und Prurigoerkrankungen, Psoriasis, Xerosis, Lichen ruber, Lichen sclerosus et atrophicus, Duhring-Krankheit, Schwangerschaftsdermatosen (z. B. PUPPP), neoplastische Erkrankungen (u. a. Hodgkin-Lymphome), internistische Erkrankungen (Hepato-, Nephropathien, Polycythaemia vera, Eisenmangelanämien), perianaler Pruritus (paraneoplastisch) im Rahmen von Zervix-, Prostata- und Kolonkarzinomen.

Nennen Sie drei Beispiele von sekundären reaktiven Veränderungen bei chronischen pruritogenen Erkrankungen!

Prurigo nodularis, Prurigo simplex chronicus, Lichen amyloidosus

Wie erfolgt die Verarbeitung/Weiterleitung des Pruritus?

Juckempfindungen werden wie Schmerzen in den „marklosen", extrem langsam leitenden (0,5–1 m/s) chemosensiblen C-Fasern des Stratum papillare weitergeleitet. Stationen: Stratum papillare, Rückenmark (Kreuzen der Fasern auf die kontralaterale Seite), Thalamus (Tractus spinothalamicus), sensomotorische Hirnrinde des Gyrus praecentralis.

Nennen Sie mindestens zehn Beispiele für Pruritus-vermittelnde Mediatoren.

Histamin, Opioidpeptide (Betaendorphin, leu- und met-Enkephalin), vasoaktives intestinales Peptid (VIP), Substanz P (SP), Proteasen (Trypsin, Chymotrypsin, Papain, Mucunain), Opiate, Zytokine (Interleukin 2), Acetylcholin, Zytokinine (IL 2), Kallikrein

Was ist unter Alloknesis zu verstehen?

Ein unspezifischer Pruritus in einem reflektorisch entstandenen Erythem in der Umgebung einer Histaminquaddel

Nennen Sie Provokationsfaktoren für Pruritus.

Medikamente (u.a. Morphine, Statine, Hydroxyethylstärke [HES]), Xerosis, Genussmittel, wie Alkohol und scharfe Gewürze, Kontakt mit irritierenden Stoffen (u.a. Schafwolle), psychische Belastungssituationen, Stress, nutritive und inhalative Allergene

Welche einfachen nicht pharmakologischen Maßnahmen können Sie Ihren Patienten zur Linderung des Pruritus empfehlen?

Neben leichter Baumwollkleidung ist eine Kühlung der Haut durch Baden, Duschen und Umschläge zu empfehlen. Trockentupfen, feuchte Haut nicht reiben

Wie ist die juckreizlindernde Wirkung von Kälte zu erklären?

Die zentralnervöse Verarbeitung des über periphere Rezeptoren vermittelten Kältereizes führt zur Reduktion des Juckreizes.

Nennen Sie topische antipruriginöse Stoffe und ihren Wirkungsmechanismus.

- Harnstoff: direkt antipruriginös, hydratisierend
- Doxepin: starker antihistaminerger Effekt, in Deutschland als topisches Pharmakon nicht verfügbar, Sensibilisierungsrisiko
- Capsaicin 0,025–0,1% (max. 0,3%): Neuropeptiddepletion in peripheren kutanen Nerven; langsame Konzentrationssteigerung
- Polidocanol: Lokalanästhetikum
- Steinkohlenteer: antipruriginöser Effekt nicht geklärt, Geruchsbelästigung
- Gerbstoffe: Juckreizlinderung über adstringierende, austrocknende und antiphlogistische Wirkung (Hemmung der Leukozytenelastase, Verminderung der Eicosanoidrezeptorenanzahl)
- Kampfer, Menthol: Menthol (0,1–1%) und Kampfer (0,1–3%) führen über die Stimulierung kutaner sensibler Rezeptoren zu einem angenehmen, kühlenden und damit juckreizlindernden Effekt
- Glukokortikoide: Sie haben den stärksten antipruriginösen Effekt, der auf ihre antiinflammatorische Wirkung zurückzuführen ist.
- Calcineurin-Inhibitoren: Pimecrolimus 1 % und Tacrolimus 0,1% und 0,03% haben sich als antipruritogen erwiesen, wobei die Patienten eine deutliche Reduktion des Pruritus innerhalb der ersten drei Tage angeben.

Anmerkung

Calcineurin-Inhibitoren können selbst Pruritus hervorrufen, der durch die Gabe von 500 mg ASS vermindert werden kann.

Nennen Sie systemische Antipruriginosa mit Angaben zu Indikation und Wirkungsmechanismus.

- Antihistaminika: Antihistaminika der ersten Generation (sedierende) beeinflussen die zentrale Modulation des Juckreizes, während die neueren über einen antiinflammatorischen Effekt zur Reduktion des Juckreizes beitragen (z.B. Azelastin). Indikationen: Urtikaria, atopisches Ekzem
- Glukokortikoide: führen über den antiinflammatorischen Effekt zur Reduktion des Pruritus, Indikationen: therapierefraktäre Formen des dyshidrosiformen Hand- und Fußekzems, bullöses Pemphigoid
- Ciclosporin A: Calcineurin-Inhibitor, der über die Immunmodulation juckreizlindernd wirkt, Indikation: therapierefraktäres atopisches Ekzem
- Dapson: juckreizlindernder Effekt ungeklärt, Indikation: Dermatitis herpetiformis Duhring
- Retinoide: indirekter antipruritogener Effekt über Beeinflussung der epidermalen Differenzierung, Indikation: Lichen ruber, Lichen sclerosus et atrophicus
- Opiatrezeptor-Antagonisten: zentrale Wirkung, Indikation: Pruritus nach Morphinbehandlung, cholestatischer Pruritus
- UV-Licht: entfaltet seinen antipruriginösen Effekt über eine antiinflammatorische Wirkung (mastzellstabilisierend, Inaktivierung pruritogener Faktoren, zahlenmäßige Reduktion der Langerhans-Zellen), ebenso wird eine direkte Beeinflussung der Nozizeptoren diskutiert.

Literatur

Fölster-Holst R, Christophers E. Antipruriginöse Therapie beim atopischen Ekzem. Hautarzt 2001; 52: 853–861

Ständer S, Weisshaar E, Steinhoff M, Luger TA, Mette D. Pruritus – Pathophysiologie, Klinik und Therapie – Eine Übersicht. J Dtsch Dermatol Ges 2003; 1: 105–118

Schmerzhafte Hauttumoren

Welche potenziell schmerzhaften benignen Hauttumoren mit ihren Charakteristika kennen Sie?

Bei diesen Tumoren handelt es sich durchweg um seltene Entitäten.

Granularzelltumor (Abrikossoff): neurogene Herkunft, häufig solitärer, 0,5–2 cm großer, hautfarbener oder rotgelber, derber Knoten, meistens Zunge, seltener Lippen, Thorax, Extremitäten, mittleres/höheres Lebensalter, Gynäkotropie, asymptomatisch oder seltener druckschmerzhaft

Angiolipom: Wucherung des subkutanen Fettgewebes mit zahlreichen Kapillaren, häufig multipel, bis 2 cm große, relativ derbe Knoten, Unterarme, junge Erwachsene, M = F, gelegentlich Druck- oder Spontanschmerz

Neurom: traumatisch-reaktiv (Waller-Degeneration), solitär, hautfarbene, breitbasige, derbe Papel, Extremitäten, alle Altersgruppen, M = F, ältere Läsionen oft empfindlich, druckschmerzhaft oder spontan schmerzhaft

Glomustumor (Glomangiom): modifizierte glatte Muskelzellen (Glomuszellen) eines AV-Shunts (Sucquet-Hoyer-Kanäle, akral lokalisiert, periphere Thermoregulation), häufig solitärer, bis 2 cm großer, derber, dunkelroter Knoten, Fingerendglied (subungual häufiger Frauen), Palmae, Plantae, Adoleszenz und mittleres Lebensalter, lanzinierender Berührungsschmerz (Substanz P), Kälteschmerz, seltener Spontanschmerz

Blue Rubber Bleb Nevus: kavernöse, seltener kapilläre Hämangiome, meistens multipel, bis 5 cm große, blassblaue bis tiefschwarze Knoten mit/ohne lokale Hyperhidrose, meistens Extremitäten, bei Geburt oft sichtbar, Androtropie, selten empfindlich oder vor allem nächtlicher Spontanschmerz, auch Befall innerer Organe, vor allem Dünndarm mit der Komplikation der Spontanblutung mit der Folge von Melaena, Anämie (autosomal dominanter Erbgang, meistens spontanes Auftreten)

Leiomyom, pilöses: Ausgangsstruktur M. arrector pili, häufig multipel, 1–2 cm große Papeln unterschiedlicher Farbe, Streckseiten der Extremitäten, vorderer Thorax, Beginn häufig in der Pubertät, M = F, schmerzhaft bei Berührung, Druck und durch Kältestimulus, auch spontan schmerzhaft, aufgrund der hohen Rezidivrate nach operativer Entfernung zur Schmerzlinderung Kalziumantagonist und/oder Alphablocker

„Ekkrines“ Spiradenom: Adnextumor mit apokriner (?) Differenzierung, häufig solitär, 0,3–5 cm großer, fester, hautfarbener oder lividroter Knoten, Kopf, Nacken, obere Thoraxpartie, Beugeseiten der Extremitäten, junge Erwachsene, Gynäkotropie, oft spontan oder druckschmerzhaft, gelegentlich Assoziation mit Trichoepitheliomen und Zylindromen

Neurinom (Schwannom, Neurilemmom): Wucherung von Schwann-Zellen des peripheren Nervensystems, häufig solitär, 1–4 cm großer, derber, hautfarbener bis pinkgelber Knoten, Beugeseiten der Extremitäten, Kopf, Zunge, Erwachsenenalter, M = F, asymptomatisch, häufiger druckschmerzhaft

Dermatofibrom (Histiozytom): sehr häufig, oft reaktiv nach Insektenstichen, 0,5–2 cm große, derbe, hautfarbene oder rötlich bis dunkelbraun gefärbte Knoten, meistens an den unteren Extremitäten, junge Erwachsene, Gynäkotropie, oft asymptomatisch, gelegentlich juckend oder druckschmerzhaft, typisch Dimple- oder Fitzpatrick-Zeichen (durch seitlichen Druck zieht sich das Zentrum ein)

Endometriose (extrapelvine/kutane): ektopes endometriales Gewebe, in Narben nach gynäkologischen Eingriffen oder als zirkumskripte, wenige mm bis einige cm große, rötliche, blaue oder purpurfarbene Knoten, nach dem 35. Lebensjahr, Schmerzhaftigkeit während der Menstruation zunehmend

Anmerkung

Je nach Umfang der Liste der Tumoren gibt es verschiedene Akronyme, z. B. **LEND AN EGG, ANGEL, BENGAL**. Wir haben das Akronym **GANG BLENDE** hinzugefügt.

Notfallset

Sie sollen einen 35-jährigen Patienten, der wegen einer Wespengiftallergie eine spezifische Immuntherapie erhält, mit einem Notfallset versorgen. Wie könnte ein solches aussehen?

Ein Notfallset sollte aus einem Antihistaminikum, einem Glukokortikoid und einem Sympathomimetikum bestehen. Folgende Präparate bieten sich an:

- Dimetinden-(Fenistil®)Tropfen (ethanol- und parabenhaltig): 20–30 Tropfen
- Levocetirizin-(Xusal® akut-)Tropfen (ethanolfrei, parabenhaltig): 20–30 Tropfen
- Betamethason (Celestamine® N 0,5 liquidum): 30 ml (= 15 mg Betamethason)
- Prednisolon-Tabletten à 50 mg, davon zwei Stück zerkauen und mit dem Antihistaminikum herunterspülen

(Am besten werden Antihistaminikum und Kortisonpräparat als *flüssige* Präparate rezeptiert, da deren intestinale Resorption schneller erfolgt.)

Wenn neben Hautreaktionen Systemreaktionen auftreten:

- Adrenalin (Anapen® 300 µg Autoinjektor) einmal oder (Fastjekt® Injektor) einmal i.m. in die gefäßarme Oberschenkelaußenseite, Nadel 10 s in der Haut belassen (die wirksame Adrenalindosis liegt bei 0,005–0,01 mg/kg). Die Autoinjektoren sollten nicht Temperaturen > 25 °C ausgesetzt werden.

Die Anwendung sollte mit einem medikamentenfreien Demo-Set eingeübt werden!

Anmerkung

Die Verordnung von Primatene® Mist, einem FCKW-haltigen Adrenalindosieraerosol, ist unter der Voraussetzung möglich, dass ein entsprechender Vermerk, z.B. „zur Behandlung einer besonderen Notfallsituation", auf dem Rezept steht. Der Nachteil des Präparates besteht darin, dass es aus den USA importiert werden muss und die Gebrauchsanweisung in Englisch abgefasst ist. Eine deutsche Version findet sich in Allergo J 2004; 13: 339.

Der Anapen®-Autoinjektor für Erwachsene hat eine Haltbarkeitsdauer von 2 Jahren, der Fastjekt®-Injektor von 18 Monaten. Diese Autoinjektoren wurden ursprünglich zur Injektion eines Antidots nach einem Giftgasangriff für das Militär entwickelt. Selten (1 zu 50000) kann es zu einer versehentlichen Injektion in den Finger kommen, was zu fatalen Folgen (ischämiebedingte Amputation) führen kann.

Welche Schweregrade der Anaphylaxie gibt es? Kennzeichnen Sie diese stichwortartig.

- Grad I: nur Hautreaktionen (Pruritus, Urtikaria, Angioödem, Flush)
- Grad II: zusätzlich Reaktionen des Gastrointestinaltraktes (Nausea, Krämpfe), des Respirationssystems (Rhinorrhö, Heiserkeit, Dyspnoe) sowie des Herz-Kreislauf-Systems (Tachykardie, Hypotension, Arrhythmie)
- Grad III: zusätzlich Emesis, Defäkation, Larynxödem, Bronchospasmus, Zyanose, Schock, Bewusstlosigkeit
- Grad IV: zusätzlich Atem- und Herz-Kreislauf-Stillstand

Anmerkung

Nicht alle Symptome des Schweregrades I sind bei den Graden II–IV obligat. Die Zuordnung zum jeweiligen Schweregrad erfolgt stets nach dem weitreichendsten Symptom.

Welche Verhaltensregeln geben Sie dem Patienten für den Fall einer Stichreaktion mit an die Hand, nachdem er in der Handhabung des Autoinjektors unterwiesen worden ist?

- Voraussetzung: das Mitführen des Notfallsets (die Medikamente sollten regelmäßig hinsichtlich des Verfalls kontrolliert werden) sowie eines Mobiltelefons, Ruhe bewahren
- Entfernung des in der Haut steckenden Stachels (bei Wespen eher die Ausnahme!) zur Unterbrechung der Allergenzufuhr
- Abbinden oberhalb der Stichstelle bei Stich in eine Extremität zur Reduktion der Allergenresorption
- Einnahme von Antihistaminikum und Kortikoid

In jedem Fall sollte ein Notarzt gerufen werden, wenn die Selbstmedikation erfolgt ist.

Anmerkung

Patienten mit Asthmasymptomen oder Anaphylaxiegrad III oder IV sind trotz Abklingens der Symptome 24 Stunden stationär zu überwachen.

Literatur

Bauer C, Rueff F, Przybilla B. Notfälle in der Allergologie. Hautarzt 2004; 55: 525–532

Spezifische subkutane Immuntherapie (SCIT, Hyposensibilisierung)

Nennen Sie die wichtigsten Indikationen für eine SCIT.

- Allergische Rhinokonjunktivitis, insbesondere Rhinoconjunctivitis saisonalis (Pollinosis) und allergisches Asthma bronchiale, sofern das auslösende Allergen nicht oder nur sehr eingeschränkt gemieden werden kann
- Insektengiftallergie

Wie schätzen Sie den Stellenwert der SCIT bei Kindern und Jugendlichen ein? Ab welchem Lebensalter können Kinder hyposensibilisiert werden?

Im Kindes- und Jugendalter sowie frühen Erwachsenenalter sind die Erfolgsaussichten einer SCIT besonders gut, weil:

- die Bedeutung IgE-vermittelter Reaktionen höher ist als im späteren Erwachsenenalter
- die Symptomatik noch relativ kurz besteht und somit in der Regel noch keine persistierenden Organveränderungen, insbesondere der Lunge, vorliegen
- einem Etagenwechsel von der Rhinitis zum Asthma durch die SCIT vorgebeugt werden kann
- anaphylaktische Reaktionen in der Regel milder verlaufen
- meist keine zusätzlichen kardiovaskulären Risikofaktoren bestehen, somit die therapeutische Breite der SCIT wesentlich vorteilhafter ist als bei älteren Erwachsenen.

Ab dem 5. Lebensjahr kann mit einer SCIT begonnen werden, in Einzelfällen (z. B. schwere Insektengiftallergie) auch früher.

Wie viele Jahre sollte eine Rhinitis allergica saisonalis bestehen, bevor mit einer SCIT begonnen wird?

Wenn eine Rhinitis allergica saisonalis sich in zwei aufeinander folgenden Jahren (2. Pollensaison) manifestiert, kann mit einer SCIT begonnen werden. Voraussetzung dafür sind Beschwerden, die mindestens mehrere Wochen andauern, nur unzureichend auf eine orale Therapie mit Antihistaminika ansprechen und die Lebensqualität des Patienten deutlich beeinträchtigen.

Welche Diagnostik sollte einer SCIT vorausgehen?

Unabdingbar sind:

- Eine eingehende allergologische Anamnese! Sie ist das wichtigste diagnostische Instrument, da nur durch die Anamnese die klinische Relevanz der Sensibilisierung eingeschätzt werden kann. Gefragt werden sollte nach der Art der Symptome (z. B. Fließschnupfen, gerötete Augen), nach der Abhängigkeit von der Jahreszeit, vom Wetter, vom Aufenthaltsort (im Haus, im Freien), nach tageszeitlichen Schwankungen, Haustieren, Innenraumallergenen (Schimmel, Hausstaubmilbenbelastung, Zimmerpflanzen) sowie nach pollenassoziierten Nahrungsmittelallergien (z. B. Unverträglichkeit von Äpfeln und anderem Steinobst bei Birkenpollenallergie).
- Nachweis der Typ-I-Sensibilisierung(en) im Hauttest (Prick-, Scratch- oder Intrakutantest, abhängig vom Allergen)

Ebenfalls sinnvoll sind In-vitro-Tests (z. B. EAST, FEIA).

Darüber hinaus können im Einzelfall Provokationstests hilfreich sein (Rhinomanometrie nach nasaler Provokation oder vom Pulmologen durchgeführte bronchiale Provokationstests), insbesondere bei fraglicher klinischer Relevanz der im Prick-Test erhobenen Befunde.

Beurteilen Sie bitte die Indikation der SCIT bei folgendem Fall:

Eine 37-jährige Patientin gibt an, wenige Minuten nach einem Wespenstich in die Unterlippe eine monströse Lippenschwellung entwickelt zu haben. Sie sei daraufhin ins Krankenhaus aufgenommen, mit Infusionen behandelt und über Nacht beobachtet worden. Am nächsten Tag habe sich die Schwellung weitgehend zurückgebildet. Generalisierter Juckreiz oder Nesselsucht, Atemnot, Schwindel, Übelkeit oder Bewusstlosigkeit seien nicht aufgetreten. Einige Wochen später habe sie erneut eine Wespe gestochen, diesmal in den Unterarm, danach sei eine mehrere Zentimeter große Rötung und Schwellung aufgetreten. Die Laboruntersuchung ergab EAST Kl. 2 auf Wespengift, 0 auf Bienengift.

Eine Indikation zur SCIT ist in diesem Fall nicht gegeben, da keine Systemreaktion, sondern nur eine gesteigerte Lokalreaktion nach den Wespenstichen auftrat. Spezifische IgE-Antikörper gegen Bienen- oder Wespengift sind häufig nachweisbar, ohne dass eine klinische Relevanz (klinisch manifeste Sensibilisierung) vorhanden ist. Nach sehr ausgedehnten Lokalreaktionen bzw. bei nachweisbaren IgE-Antikörpern ohne bisherige Systemreaktion können Notfallmedikamente verordnet werden, welche die Patientin bei einem Stich einnehmen soll (Fenistil®-Tropfen 20 ml: ein Drittel des Fläschchens austrinken, Celestamine® N 0,5 liqu. N1: Fläschchen austrinken; nur bei Atemnot: Fastjekt Autoinjektor benutzen. (Die Patientin muss vorher in die Anwendung eingewiesen werden!).

Welches sind Kontraindikationen für eine SCIT?

Absolute Kontraindikationen sind:
- Schwere chronische Erkrankungen, wie maligne Tumorerkrankungen, schwere Leber- und Nierenfunktionsstörungen, Tuberkulose, AIDS, Autoimmunerkrankungen, Kollagenosen, chronischer Alkoholismus bzw. Medikamentenabusus
- Fortgeschrittene pulmonale Erkrankungen, wie Lungenemphysem, chronisch obstruktive Lungenerkrankung mit morphologischen Umbauvorgängen, Bronchiektasen etc.

Relative Kontraindikationen (Abwägung im Einzelfall) sind:
- Medikamentöse Therapie mit Betablockern (auch in Augentropfen!) und Immunsuppressiva
- Schweres Asthma bronchiale (FEV1 < 70%), hier sollte zunächst ein stabiler Zustand durch entsprechende Dauermedikation erreicht werden
- Schwangerschaft. Beginn einer SCIT während einer Schwangerschaft sollte unterbleiben, Fortsetzung einer bereits begonnenen, ohne Zwischenfälle vertragenen SCIT ist möglich
- Atemwegsinfekte, v. a. eitrige Rhinitis, Sinusitis, Bronchitis, hier sollte zuvor eine Infektsanierung erfolgen
- Anfallsleiden (Bei guter Kontrolle durch eine antikonvulsive Therapie ist eine SCIT möglich.)
- Schwere kardiovaskuläre Erkrankungen (koronare Herzkrankheit, schwere Hypertonie)
- Mangelnde Compliance

Welche Vorteile haben Depotpäparate gegenüber wässrigen Allergenlösungen?

- Depotpäparate haben eine längere Halbwertszeit und müssen daher seltener injiziert werden als wässrige Lösungen (in der Aufsättigungsphase z. B. nur einmal pro Woche versus zwei- bis dreimal pro Woche bei wässrigen Lösungen).
- Depotpräparate sind stabiler als wässrige Allergenextrakte. Es kommt nicht zum Rückgang der Allergenkonzentration mit Abnahme des Flascheninhalts.
- Das Risiko systemischer allergischer Reaktionen ist bei Depotpräparaten geringer als bei wässrigen Allergenlösungen.

Bei welchen Allergenen lassen sich mit einer SCIT nachgewiesenermaßen gute Erfolge erzielen?

- Bienen- und Wespengift
- Gräser- und Roggenpollen
- Birken-, Erlen-, Haselnusspollen
- Beifußpollen
- Hausstaubmilbenallergene (Dermatophagoides Pteronyssinus und Farinae)

Die Erfolgsquoten liegen bei > 90%.

Kann der Patient parallel zur SCIT Antihistaminika (H_1-Blocker) einnehmen?

Ja, ohne weiteres. Sinnvoll ist dies z.B. besonders während der Pollensaison parallel zu einer perennialen SCIT oder bei vorangegangener stärkerer Lokal- oder sogar Allgemeinreaktion etwa 30 Minuten vor der nächsten Injektion.

Ein 25 Jahre alter Mann entwickelt nach der Hyposensibilisierung eine deutliche Rötung und schmerzhafte Schwellung des Oberarms mit einem Durchmesser von etwa 15 cm.

Wie gehen Sie bei der nächsten Injektion vor?

Ich reduziere die Dosis um zwei Schritte im Dosierungsschema (z.B. von 1,0 ml auf 0,6 ml) und achte darauf, dass der Patient direkt im Anschluss an die Injektion den Oberarm gut kühlt. Die Gabe eines Antihistaminikums (z.B. Desloratadin oder Levocetirizin) kann vor der Injektion oder beim Auftreten von Symptomen erfolgen, ist jedoch nicht obligat.

Welche Symptome unmittelbar nach SCIT deuten auf eine Allgemeinreaktion hin (anaphylaktische Reaktion)?

- Kratzen im Hals, Globusgefühl
- Rhinokonjunktivitis
- Generalisierter Pruritus, besonders der Palmae, Plantae und des Kapillitiums
- Generalisierte Urtikaria und/oder Quincke-Ödem
- Atemnot
- Hypotonie, Schwindel
- Bewusstlosigkeit

Wie gehen Sie in diesem Fall vor?

- Abbinden des Oberarms proximal der Injektionsstelle und Umspritzen der Injektionsstelle mit Adrenalin 1–2 ml (Suprarenin®) 1 : 10 verdünnt (1 ml Adrenalin, 9 ml physiologische Kochsalzlösung)
- Patienten hinlegen lassen, Beine hochlagern, venösen Zugang am anderen Arm legen
- Kontrolle von Puls und Blutdruck
- Bei Hypotonie intravenöse Gabe von 1 ml Adrenalin (Verdünnung 1 : 10, s. o.), sehr langsam injizieren
- 1 Ampulle Fenistil® und 500 mg Prednisolon i. v. (z. B. Solu-Decortin® H)
- Hydroxyethylstärke 2–3 × 500 ml (HAES-steril®) nacheinander anhängen, maximale Tropfgeschwindigkeit; alternativ Ringerlaktat oder Plasmasteril
- Cimetidin 400 mg (z. B. 1 Ampulle Tagamet®) in 100 ml physiologischer Kochsalzlösung, langsam tropfen lassen (große Gefäße besitzen neben H_1- auch H_2-Rezeptoren)
- Erneute Kontrolle von Puls und Blutdruck, bei Hypotonie erneut Gabe von 1 ml Adrenalin (Verdünnung 1 : 10, s. o.), Pulskontrolle in einminütigen Abständen und Adrenalingabe, bis der Kreislauf stabil ist
- Bei Atemnot Sauerstoffgabe, Betamimetikum inhalieren lassen (z. B. Sultanol forte Fertiginhalat®), 1 Amp. Theophyllin i. v., bei Atemstillstand Intubation
- Sollte nach 10 Min. der Kreislauf nicht stabil sein, 5–10 ml Dopamin in 100 ml physiologischer Kochsalzlösung langsam i. v. unter ständiger Pulskontrolle
- Bei generalisierten anaphylaktischen Reaktionen muss umgehend der Notarzt gerufen werden!

Über welchen Zeitraum erstreckt sich normalerweise eine SCIT?

Über drei bis fünf Jahre. Der Erfolg hält im Regelfall mindestens fünf Jahre, häufig sogar bis zu zehn Jahre an. Bei erneutem Auftreten von Symptomen sollte eine ausführliche allergologische Diagnostik erfolgen, um Veränderungen des Sensibilisierungsmusters zu erfassen. Sollte dies nicht der Fall sein, d. h., sollten die Allergene, gegen die hyposensibilisiert wurde, erneut für die Beschwerden verantwortlich sein, kann ohne weiteres eine erneute SCIT durchgeführt werden.

Nach welchem Zeitraum sollte eine Wirkung der SCIT eintreten, d. h. sollten die Symptome sich bessern?

Nach spätestens einem Jahr tritt normalerweise eine deutliche Besserung ein, abhängig vom verwendeten Präparat auch bereits nach wenigen Wochen (z. B. bei Allergoid-Präparaten mit schneller Aufsättigungsphase).

Literatur

Klein-Tebbe J et al. Die spezifische Immuntherapie (Hyposensibilisierung) bei IgE-vermittelten allergischen Erkrankungen. Allergo J 2006; 15: 56–74

Ring J. Angewandte Allergologie, 3. Auflage 2004, Urban & Vogel Medien und Medizin, München

Imiquimodtherapie

Zu welcher Substanzgruppe gehört Imiquimod?

Imiquimod [1-(2-Methylpropyl-)1H-imidazo{4,5-c]chinolin-4-amin] gehört zur neuen Klasse der Immune Response Modifier (IRM).

Wie ist sein Wirkungsmechanismus zu erklären?

Imiquimod (IQ) stimuliert lokal das Immunsystem über die Induktion, Synthese und Freisetzung von Zytokinen, vor allem von IFN-alpha, IL-2, IL-6, IL-8, IL-12 und TNF-alpha aus Monozyten bzw. dendritischen Zellen.

Neuere Untersuchungen haben gezeigt, dass die Zytokininduktion durch Imiquimod über eine Bindung an den Toll-like Receptor 7 (TLR7) an der Oberfläche der Immunzellen abläuft, der über das Adapterprotein MyD88 den Transkriptionsfaktor NF-kappa-B aktiviert. Dieser induziert in der zellulären DNA die Synthese von mRNA, die für die genannten Zytokine kodiert.

Außerdem stimuliert IQ die Aktivität natürlicher Killerzellen, induziert in Makrophagen die Sekretion von Zytokinen bzw. Stickstoffmonoxid (NO) und bewirkt die Proliferation und Differenzierung von B-Lymphozyten. Zellen, die auf IQ reagieren, setzen Chemokine wie IL-8, MIP-1alpha und -1beta (Macrophage Inflammatory Protein) und das Macrophage Chemotactic Protein 1 frei. Findet dies in der Haut statt, so induzieren die genannten Chemokine die Wanderung geeigneter Immunzellen zum Ort der Läsion.

Die vorrangigen antigenpräsentierenden Zellen in der Haut sind die Langerhans-Zellen. Sie werden durch Imiquimod aktiviert und zur Wanderung zu den Lymphknoten im Bereich des erkrankten Hautareals angeregt. Auf diese Weise können den T-Zellen in verstärktem Maß Antigene präsentiert werden.

Neben seiner indirekten Wirkung hat IQ auch eine direkte auf Tumorzellen, indem sie diese für pro-apoptotische Signale empfänglich macht und so der programmierte Zelltod (Apoptose) eingeleitet werden kann.

Welchen Einfluss hat Imiquimod auf die TH_1- und TH_2-Balance?

Imiquimod aktiviert das körpereigene Immunsystem in Richtung der Abwehr von intrazellulären Pathogenen, d.h. in Richtung der zellvermittelten spezifischen Immunantwort (T_H1). Somit wird ein Befall mit Viren besser erkannt und diese können effektiver eliminiert werden.

Für welche Indikationen ist Imiquimod zugelassen?

Imiquimod ist für die Behandlung externer genitaler Warzen (Condylomata acuminata) und des superfiziellen Basalzellkarzinoms zugelassen.

Anmerkung

Imiquimod wurde 1997 von der FDA und 1998 in Europa zur topischen Behandlung externer genitaler und perianaler Condylomata acuminata (Feigwarzen) zugelassen und ist als Aldara® 5% Creme im Handel. Die Creme wird üblicherweise abends dünn auf das erkrankte Hautareal aufgetragen und nach sechs bis zehn Stunden wieder abgewaschen.

Die Zulassung für die Anwendung beim superfiziellen Basalzellkarzinom kam 2004. Hier wird empfohlen, Imiquimod 5% fünfmal wöchentlich über sechs Wochen anzuwenden.

Wie setzen Sie Imiquimod bei den zugelassenen Indikationen ein? Welche Reaktionen / Nebenwirkungen treten auf?

- Genitalwarzen: Creme dünn auf die Feigwarzen auftragen und einmassieren. Creme 3 ×/Woche (z.B. Mo., Mi., Fr.) über Nacht (6–10 Stunden) auf der betroffenen Haut belassen; Anwendungsdauer: bis max. 16 Wochen
- Superfizielles Basalzellkarzinom: wie bei Genitalwarzen, nur höhere Applikationsfrequenz (5 ×/Woche, z.B. Mo. – Fr.). Therapiedauer sechs Wochen.

Reaktionen/Nebenwirkungen: Nach ein bis zwei Wochen der Anwendung kommt es im Bereich der Genitalwarzen/superfiziellen Basalzellkarzinome zu Rötungen und einer entzündlichen Alteration des Gewebes (ohne Erythem keine Wirkung; je stärker das Erythem, umso besser der Effekt). Bisweilen treten auch Juckreiz, Schmerzen, Brennen, Erosion, Krustenbildung auf. Ferner kommen selten systemische Nebenwirkungen vor: Gelenk-, Muskel-, Kopfschmerzen, Fieber. Non-Responder sind selten.

Bei welchen anderen Indikationen ist die Wirksamkeit von Imiquimod gezeigt worden?

- Klinische Studien: Viruswarzen, Keloid, Mollusca contagiosa, aktinische Keratosen, Lentigo-maligna-Melanom, noduläres Basalzellkarzinom
- Fallbeschreibungen: Herpes simplex, intraepitheliale Zervix-, Anal-, Vulva- und Penisneoplasien, Alopecia areata

Literatur

Stanley MA. Mechanism of action of Imiquimod. Papillomavirus Rep 1999; 10: 23–29

Wood-Licht

Was versteht man unter Wood-Licht?

Wood-Licht wird von einem Quecksilberdampfhochdruckstrahler mit hohen Intensitäten der Linie 366 nm aus dem UVA-Spektrum produziert und zur Diagnostik, Therapiekontrolle und Prävention von diversen Hautkrankheiten eingesetzt.

Welche Einsatzmöglichkeiten kennen Sie?

Krankheit	Erreger	Fluoreszenzfarbe
Pityriasis versicolor	Malassezia furfur	goldgelb – grünlich-gelb
Mikrosporie	Mikrosporon canis, Mikrosporon audouinii	gelbgrün
Favus	Trichophyton schoenleinii	hellgrün
Erythrasma	Corynebacterium minutissimum	ziegel-/korallenrot
Trichobacteriosis palmellina	Corynebacterium tenue und andere Korynebakterien	orange – weißlich
Akne vulgaris	Propionibacterium acnes	korallenrot unter systemischer Tetrazyklingabe Abnahme der Rotfluoreszenz und Zunahme der medikamentös bedingten Gelbfluoreszenz
Pseudomonasinfektion	Pseudomonas aeruginosa	grün
Pediculosis	Nissen von Kopfläusen	weiß (Abgrenzung Schuppen)
Pigmentanomalien: Ausdehnung von Vitiligo, Lepra, Albinismus, Detektierung der ash leaf maculae bei tuberöser Sklerose Bourneville-Pringle	–	blauweiß
Porphyrien		
Porphyria cutanea tarda u. a		rot (Urin)
P. erythropoetica congenitalis		rot (Zähne = Erythrodontie)
Protoporphyria erythropoetica		rot (Erythrozyten = Fluorozyten)

Literatur

Wigger-Alberti W, Elsner P. Fluoreszenz im Wood-Licht. Hautarzt 1997; 48: 523–527

Bildgalerien

C

Bildgalerie Auflichtmikroskopie

Beschreiben Sie die typischen Merkmale des auflichtmikroskopischen Bildes und stellen Sie eine Diagnose.

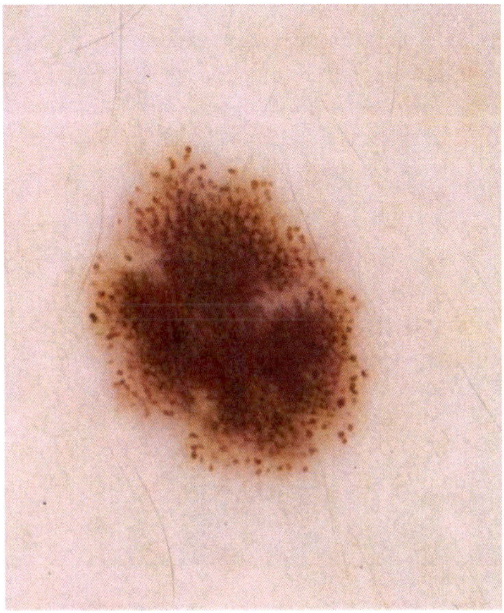

Abb. 1

Bei der gezeigten Veränderung sieht man multiple disseminierte Schollen (für Punkte zu groß), an Farben können hellbraun und dunkelbraun unterschieden werden. Das Netz ist vergröbert (verzweigte Streifen) und die Veränderung in einer Achse symmetrisch. Insgesamt ein homogenes Bild, was für einen *benignen melanozytären Naevus* spricht. Schollen im Randbereich von melanozytären Hautveränderungen sind ein Zeichen für noch mögliches Wachstum.

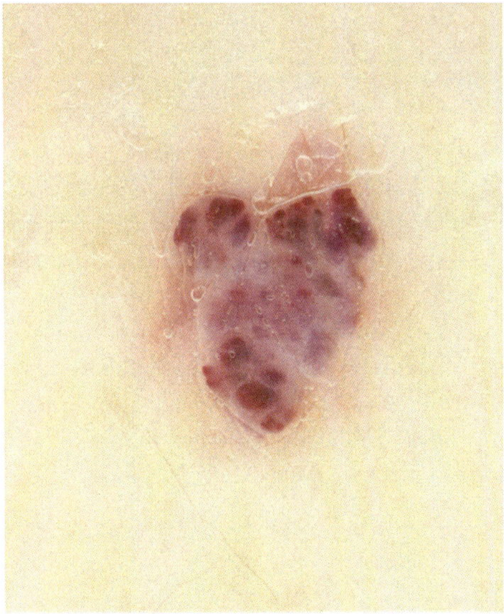

Abb. 2

Die scharf begrenzten roten Lakunen in diesem dermatoskopischen Bild sind charakteristisch für ein *Angiom*. Bei Thrombosierung können auch blaurote oder rotschwarze Lakunen beobachtet werden.

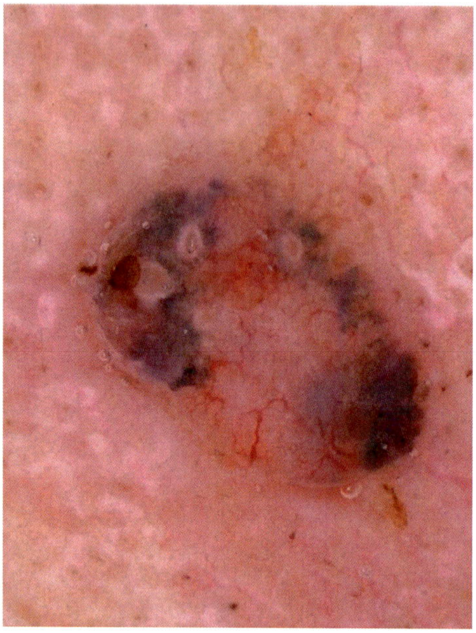

Abb. 3

Es fehlen bei dieser Veränderung Kriterien für eine melanozytäre Läsion wie Pigmentnetz oder verzweigte Streifen. Das typische ahornblattartige Pigmentmuster mit polyzyklischer Begrenzung nach außen findet sich angedeutet im Bereich von 15.00 bis 17.00 Uhr. Zusammen mit den Teleangiektasien mit sich z. T. baumartig verzweigenden Gefäßen unterschiedlichen Kalibers und den für *pigmentierte Basalzellkarzinome* typischen schmutzig blaugrauen, opaken Schollen weist es auf die richtige Diagnose hin.

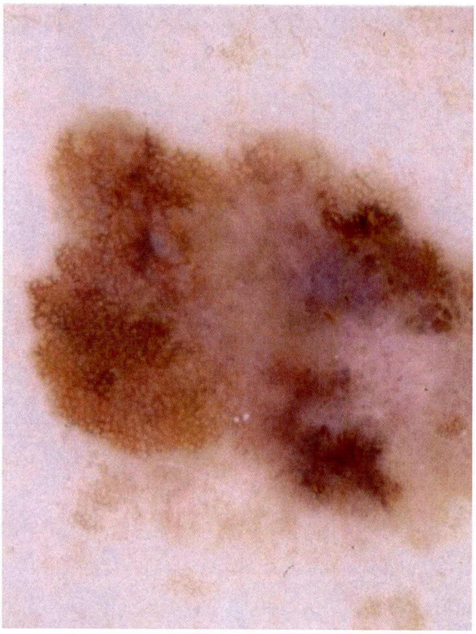

Abb. 4

Aufgrund der verzweigten Streifen ist eine melanozytäre Hautveränderung zu diagnostizieren. Sie ist in keiner Achse symmetrisch, an Farben sind hellbraune, dunkelbraune und milchig rote Areale vorhanden. Der abrupte Pigmentabbruch insbesondere am unteren Rand der Läsion und das gleichzeitige Auftreten mehrerer verschiedener Differenzialstrukturen (Netz, verzweigte Streifen, homogene Areale, aggregierte Schollen) sind weitere typische Kriterien für ein *superfiziell spreitendes malignes Melanom.*

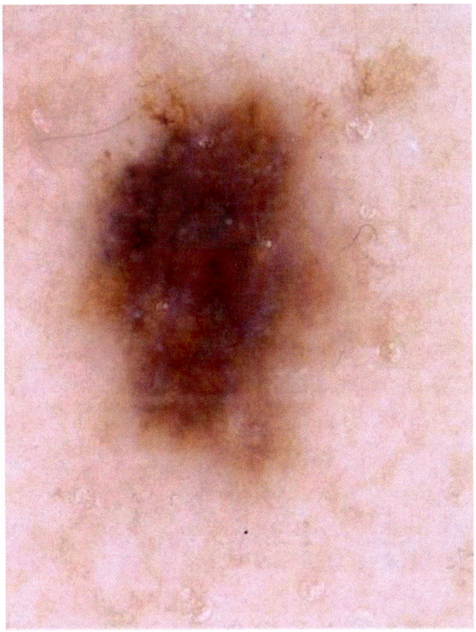

Abb. 5

Aufgrund der verzweigten Streifen handelt es sich um eine melanozytäre Hautveränderung. Diese ist asymmetrisch und außerdem in ihrer Farbe unregelmäßig (hell- bis dunkelbraun, graublau, rötlich). Asymmetrie und Unregelmäßigkeiten in Farbe und Struktur unterscheiden dieses Muttermal von normalen, gleichmäßigen melanozytären Naevi. Die Hautveränderung ist jedoch noch nicht so auffällig, dass eindeutig von einem malignem Melanom ausgegangen werden kann. Solche Läsionen sollten exzidiert werden. Hier ergab sich histologisch ein *melanozytärer Naevus mit Dysplasiezeichen.*

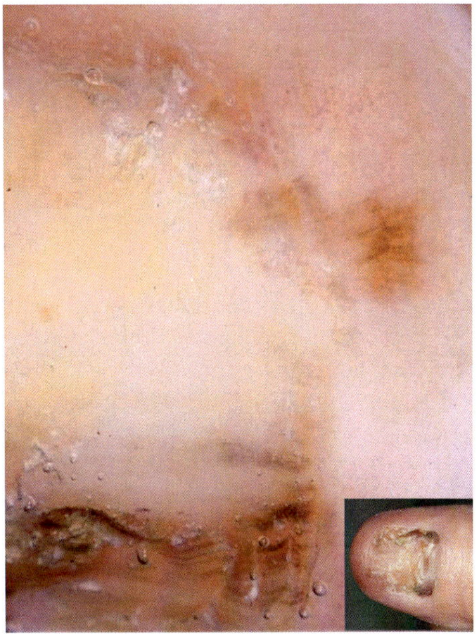

Abb. 6

Hier sieht man ein *akrolentiginöses Melanom,* welches den Nagel betrifft. Bei den akrolentiginösen Melanomen können der Nagel und die Nagelumgebung dunkel pigmentiert sein. Typischerweise findet sich eine in Farbe und Breite unregelmäßige Längsstreifung. Bei weitgehend fehlender Pigmentierung ist die Diagnosestellung schwieriger. In diesem Fall gibt die hellbraune Pigmentierung des Nagelfalzes (Hutchinson-Zeichen) einen wichtigen Hinweis auf die richtige Diagnose des ALM.

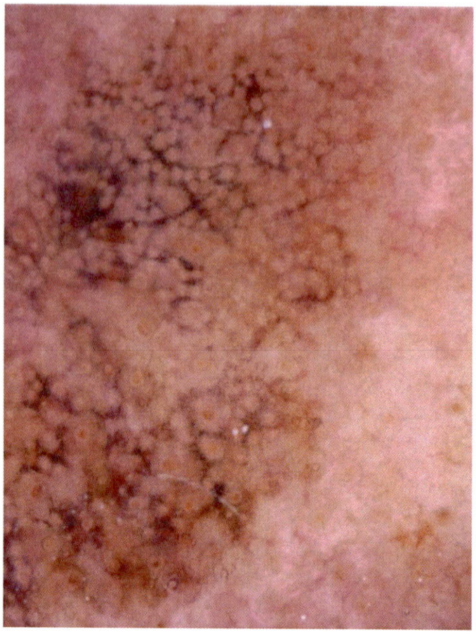

Abb. 7

Das hier zu sehende so genannte anulär-granuläre graue Pigmentmuster, das vorwiegend durch subepidermal gelegene Melanophagen gebildet wird, und die z.T. asymmetrisch braun pigmentierten Follikelöffnungen sind klassische dermatoskopische Befunde bei *Lentigo maligna*.

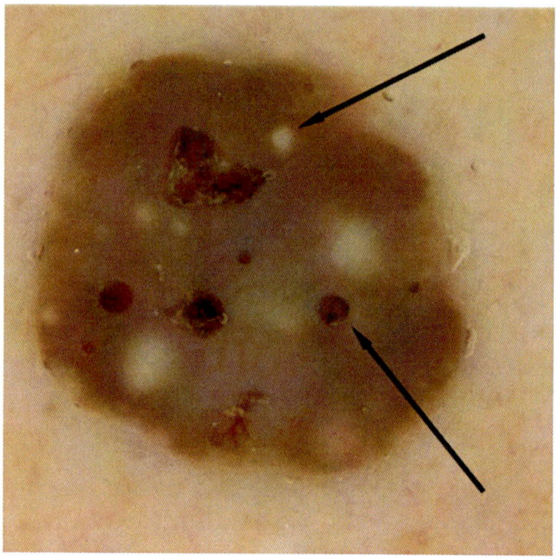

Abb. 8

Die weißlichen, kleinen, perlenartigen Strukturen sind Pseudohornzysten; die hier im Zentrum der Veränderung zu sehenden dunkelbraunen, rundlichen Strukturen nennt man pseudofollikuläre Öffnungen. Weiter sieht man opake graubraune Farbtöne. Das dermatoskopische Bild ist typisch für eine *seborrhoische Keratose*.

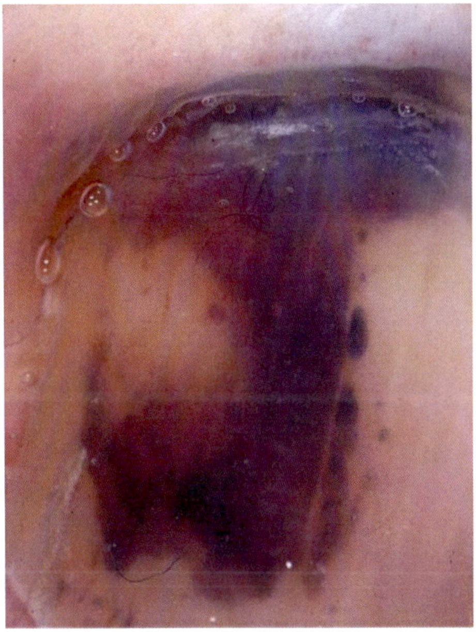

Abb. 9

Hier sieht man eine rot-schwarze Verfärbung des Nagels mit spritzerartigen Satelliten. Insgesamt ein typischer Befund für eine *Hämorrhagie*; die spritzerartigen Satelliten ermöglichen eine Abgrenzung von melanozytären Befunden.

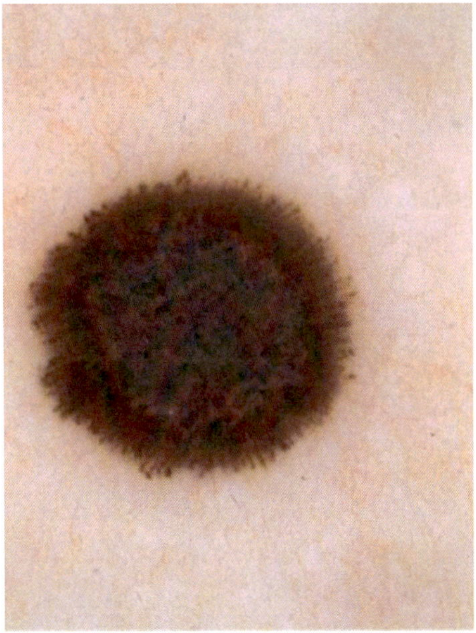

Abb. 10

Dunkelbraune Veränderung mit radiären Streifen am Rand (strahlenkranzartiges Bild) und z. T. zentraler Aufhellung und graubraunen Schollen. Dies ist das charakteristische dermatoskopische, schießscheibenartige Bild eines *pigmentierten Spindelzellnävus*.

Abb. 11

Am Ende eines leicht geschlängelten Ganges sieht man eine kleine dunkelbraune, dreieckige Struktur. Typisches Bild eines Skabiesganges mit Milbe am Ende des Ganges.

Bildgalerie Haare

Beschreiben Sie den in Abbildung 1 dargestellten Befund!

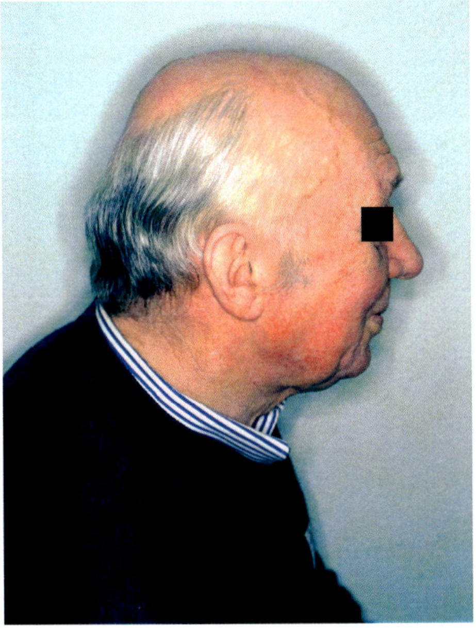

Abb. 1

Die Abbildung zeigt eine ausgeprägte Alopezie bei einem älteren Mann. Die Haarlosigkeit betrifft den gesamten mittleren Kopfbereich und reicht bis weit in den parietalen und okzipitalen Bereich hinein. Das Ausfallsmuster entspricht einer männlichen Glatzenbildung.

Wie lautet die exakte medizinische Diagnose und um welchen Ausprägungsgrad handelt es sich?

Die medizinisch-wissenschaftliche Diagnose lautet: Alopecia androgenetica vom Male-pattern-Typ, Grad VII nach Hamilton

Anmerkung

Die männliche Glatzenbildung wurde in den 40er-Jahren durch den Amerikaner Hamilton klassifiziert und durch Norwood modifiziert. Die Skala reicht von Grad I (leicht ausgeprägte Geheimratsecken) bis Grad VII (s. o. Befund). Die Klassifikation deckt zwar nicht alle klinisch möglichen Ausprägungsformen ab, ist jedoch international anerkannt. Synonym für einen derartig fortgeschrittenen Befund wird manchmal auch der Begriff „Calvities hippocratica" verwendet, vermutlich weil Hippokrates in vielen Skulpturen und Abbildungen mit einer solchen Glatzenbildung dargestellt ist.

Abbildung 2 zeigt eine Frau mit einer deutlich gelichteten Kopfbehaarung. Welche klinische Diagnose stellen Sie und welche möglichen Ursachen kommen in Betracht?

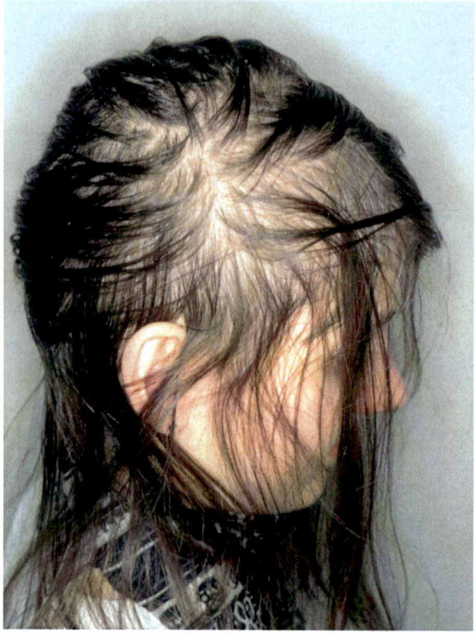

Abb. 2

Es handelt sich um eine ausgeprägte diffuse Alopezie im Bereich des Kapillitiums. Die Haarlichtung erstreckt sich über den gesamten Kopfbereich, wobei einzelne Kopfhautpartien einen unterschiedlichen Ausdünnungsgrad aufweisen können.

Die klinische Diagnose lautet Alopecia diffusa symptomatica.

Die Ursachen für diese Form des Haarausfalls sind variabel, und wie die Diagnose ausdrückt, ist der Haarausfall ein Symptom bzw. eine Folge dieser Störung. Mögliche Ursachen sind z. B. ein Eisen-, Biotin- oder Zinkmangel, Medikamentennebenwirkungen, Schilddrüsenfunktionsstörungen, schwere systemische Infektionen durch virale oder bakterielle Erreger, extreme Fastenkuren, operative Eingriffe sowie massivere Vergiftungen unterschiedlicher Genese.

Welche Erkrankung ist in Abbildung 3 dargestellt?

Das klinische Bild zeigt eine Form des kreisrunden Haarausfalls, der sog. Alopecia areata. Typisch für diese Form des Haarausfalls ist das plötzliche Auftreten von kreisrunden oder fleckförmigen Herden unterschiedlicher Größe, die sich an jeder behaarten Körperregion manifestieren können. Neben isolierten Herden können auch einzelne Herde im Krankheitsschub konfluieren, wobei Areale unterschiedlicher Größe manchmal im Gesamtbild bei kurz geschnittenem Haar als netzförmiges Muster imponieren. Dies ist beim vorliegenden Bild der Fall.

Die klinisch-deskriptive Diagnose lautet: Alopecia areata reticularis.

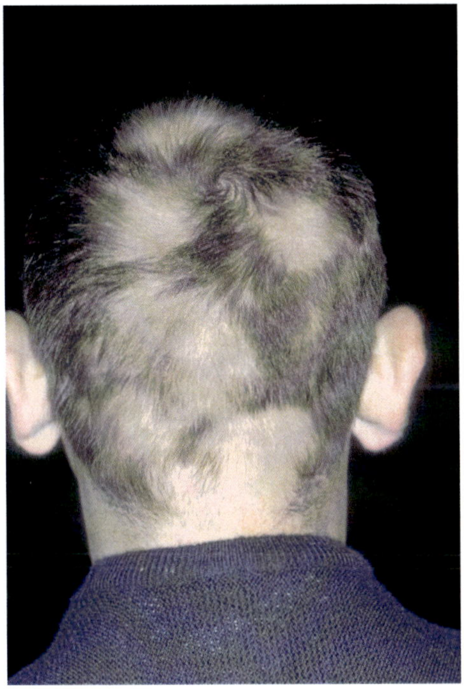

Abb. 3

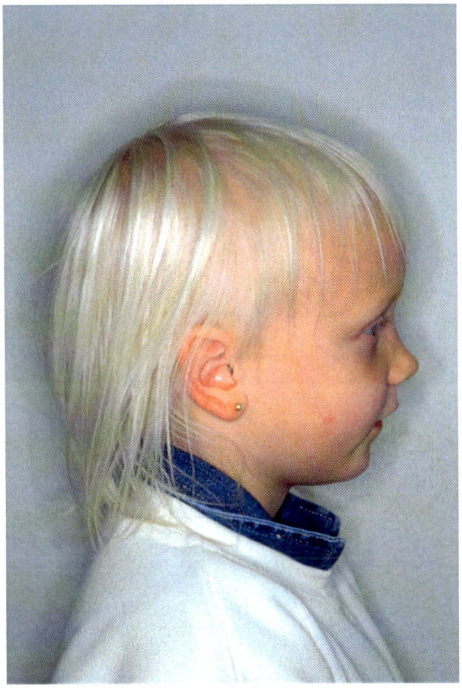

Abb. 4

Die Abbildung 4 zeigt ein Kind mit etwas ausgedünntem, weißblondem Haar. Wie die Mutter anamnestisch berichtet, würde bereits bei leichtem Zug und Kämmen ein vermehrter Haarausfall auftreten. Infektiöse Erkrankungen in den letzten sechs Monaten werden verneint. Die Medikamentenanamnese ist leer. Die Angaben werden bestätigt, da beim Durchstreifen durch das Haar vermehrt Haare zwischen den Fingern hängen bleiben.

Um welches Krankheitsbild handelt es sich? Was ist das Charakteristische bei dieser Form des Haarausfalls?

Im vorliegenden Fall lautet die Diagnose: Loses-Anagenhaar-Syndrom.

Das Charakteristische ist, dass meist Kinder betroffen sind und bereits bei leichtem Zug vermehrt Haare schmerzfrei ausgehen bzw. bereits durch das normale Kämmen ausfallen. Betrachtet man diese Haare unter dem Lichtmikroskop, so fällt auf, dass es sich vorwiegend um Anagenhaare ohne Wurzelscheiden handelt und nicht um die normalerweise beim Haarausfall anzutreffenden Telogenhaare. Je nach Krankheitsaktivität finden sich im Trichogramm 70–90% solcher Anagenhaare, die häufig auch nur eine schwache Pigmentierung aufweisen. Die Ursache dieser Verhaftungsstörung zwischen Haarschaft und den Wurzelscheiden ist nicht bekannt. Deshalb ist auch keine ursächliche Therapie möglich. Eine eigentliche Kahlheit tritt nicht ein, und meist bessert sich diese Störung mit zunehmendem Alter.

Bildgalerie HIV

Beschreiben Sie die Hautveränderungen. Welche Diagnose stellen Sie?

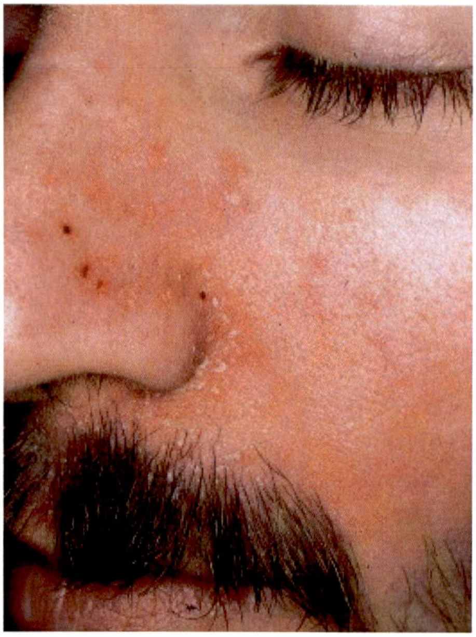

Abb. 1

Seborrhoisches Ekzem: schuppende Erytheme im Bereich der Nasolabialfalte kommen häufig vor, $CD4^+$-Lymphozyten oft zwischen 200 und 300/µl, gutes Ansprechen auf Antimykotika

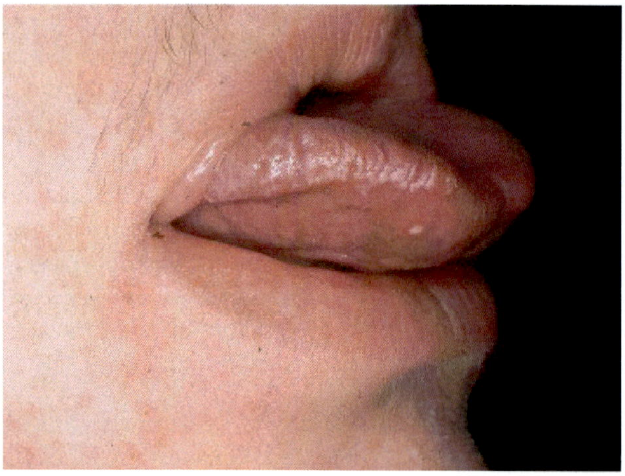

Abb. 2

Orale Haarleukoplakie: nicht abstreifbare weißliche Beläge an den Zungenrändern, ausgelöst durch EBV, $CD4^+$-Lymphozyten meist unter 200/µl

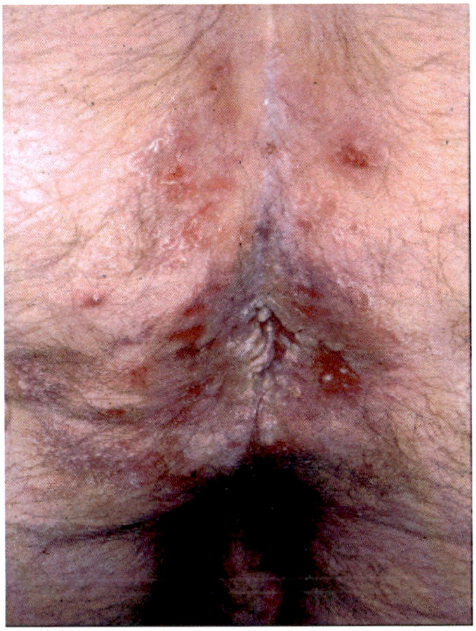

Abb. 3

Perianaler ulzeröser Herpes simplex: konfluierende, gruppiert stehende Bläschen und Ulzerationen, oft Superinfektion, bei $CD4^+$-Lymphozyten < 200/µl schwerer Verlauf

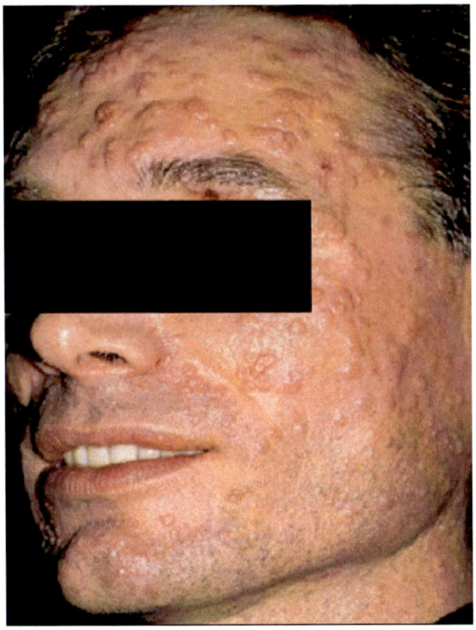

Abb. 4

Mollusca contagiosa im Gesicht bei einem Erwachsenen: typische hautfarbene Tumoren mit zentraler Einsenkung ($CD4^+$-Lymphozyten meist < 200/µl)

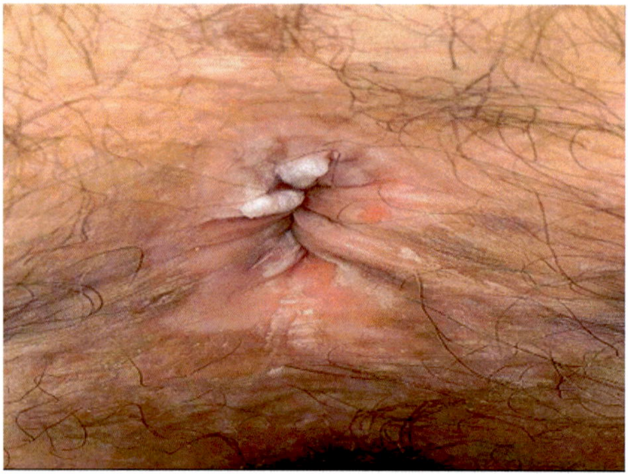

Abb. 5

Anale intraepitheliale Neoplasie (AIN): meist durch HPV 16 und 18 ausgelöst, verruköse und leukoplakische Veränderungen perianal, Übergang in ein Analkarzinom häufig (unabhängig von Anzahl der $CD4^+$-Lymphozyten)

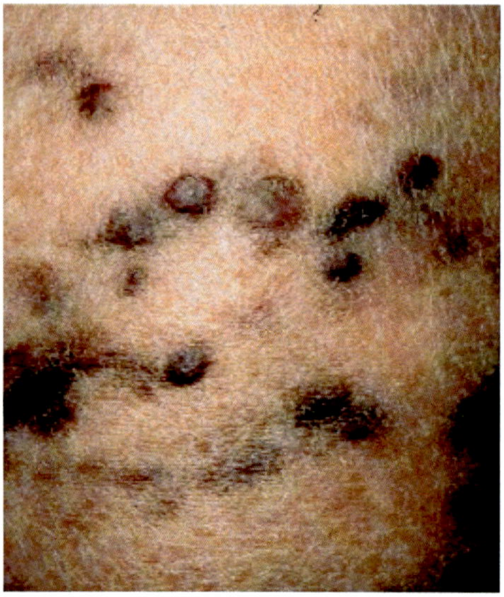

Abb. 6

Kaposi-Sarkom: braune bis schwarze Tumoren und lividrote Maculae (< 350 $CD4^+$-Lymphozyten/µl)

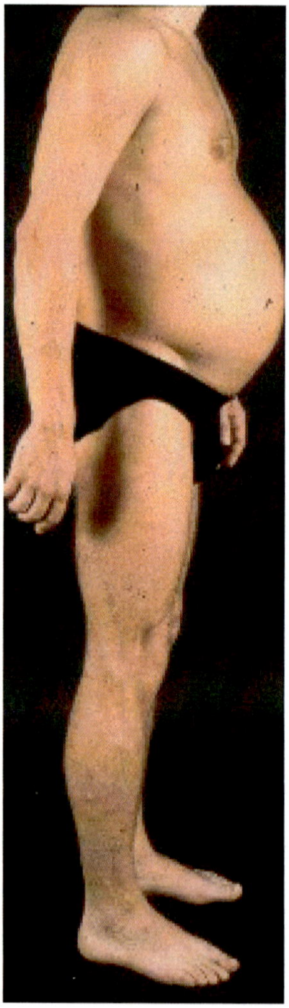

Abb. 7

Lipodystrophie: Zunahme des viszeralen Fettgewebes (typisch, aber hier nicht abgebildet: Atrophie des Wangenfettkörpers, Stiernacken) nach langjähriger antiretroviraler Therapie

Bildgalerie Mundschleimhaut

Beschreiben Sie die Schleimhautveränderungen. Welche Diagnose stellen Sie?

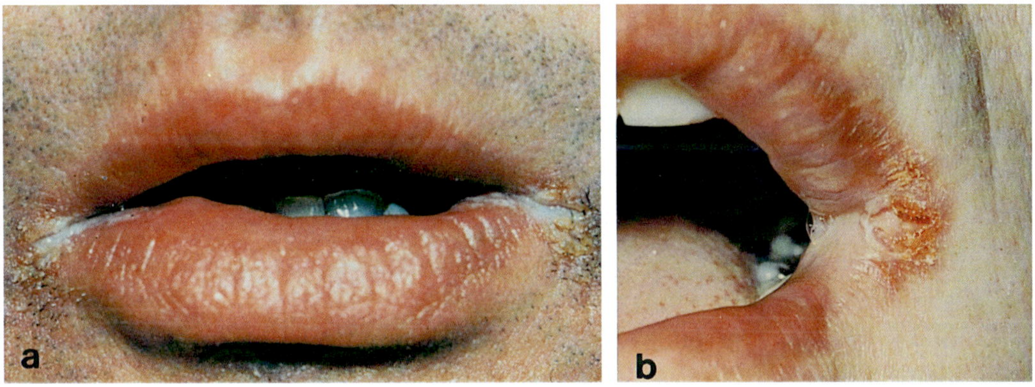

Abb. 1

Cheilitis interlabialis candidomycetica: mazerierte weißliche Beläge und Exsudatkrusten (bakterielle Mischinfektion), Rhagaden der trockenen Unterlippe

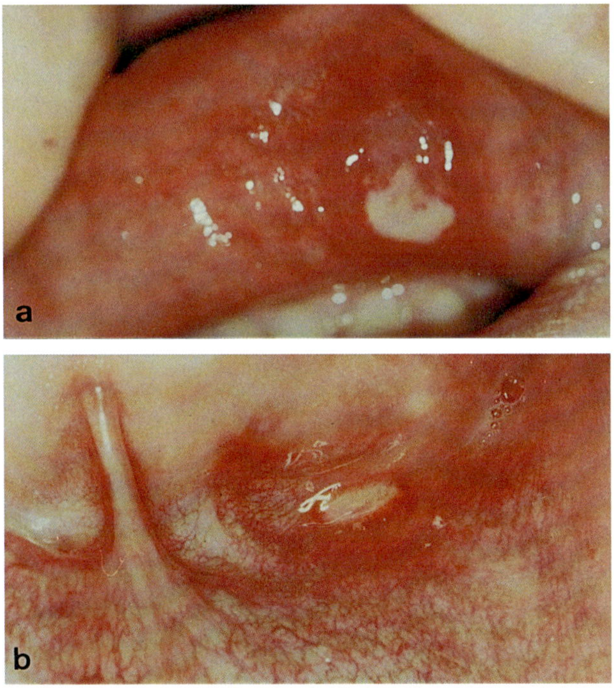

Abb. 2

Rezidivierende benigne Aphthosis (RBA).

a. Sublinguale Aphthe auf entzündlich eleviertem Grund
b. Typisch lokalisierte Aphthe (Grund des Vestibulum oris)

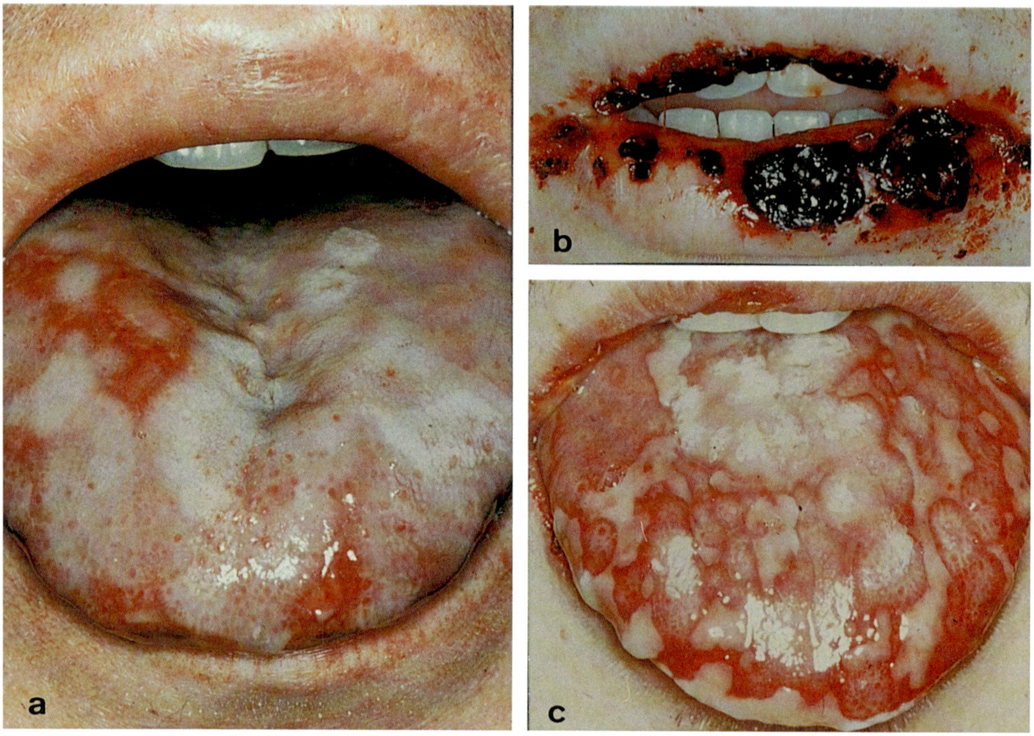

Abb. 3

Erythema exsudativum multiforme (Typus maior)
a. Teilweise erosive Glossitis mit angedeuteten Ring- und Kokardenformen
b. Hämorrhagisch-schwärzliche Lippenkrusten (frühe erosive Cheilitis!)
c. Diffuse akute Glossitis mit konfluenten fibrinbedeckten Erosionen und sekundärem Candida-Befall (hintere Zungenmitte)

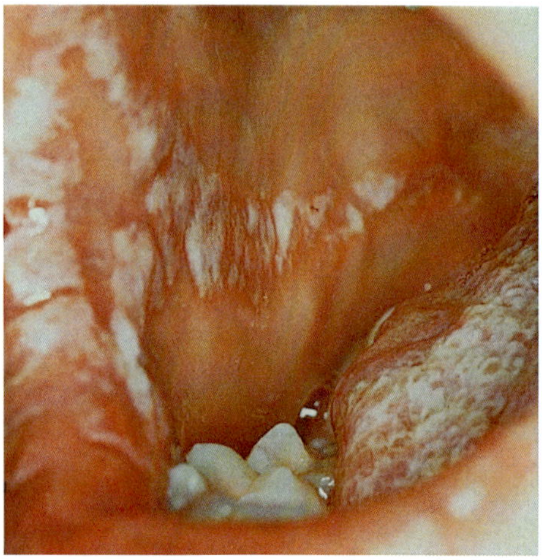

Abb. 4

Chronische mukokutane Candidose (CMCC), sog. Candida-Leukoplakie an Zungen- und Wangenmukosa. Die Konfiguration gleicht „habituellem Wangenkauen" an der bukkalen Interdentallinie mit typischer retroangularer Divergenz.

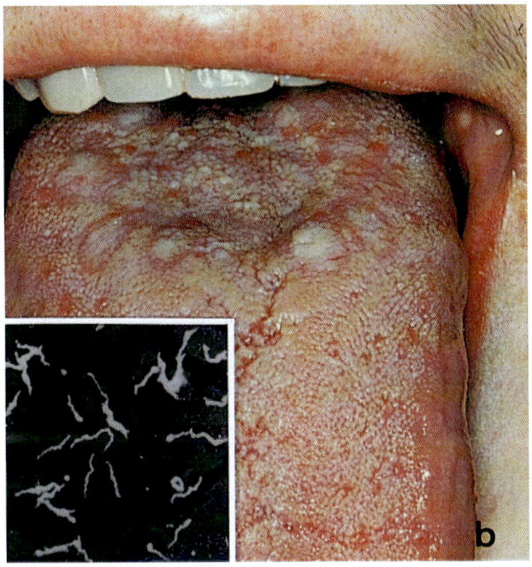

Abb. 5

Syphilis im floriden Sekundärstadium. Typische makulo-papulöse Ausbreitung am Zungenrücken („plaques opalines"), kontagiös. Dunkelfeldmikroskopisch Treponemata pallida (Ausschnitt)

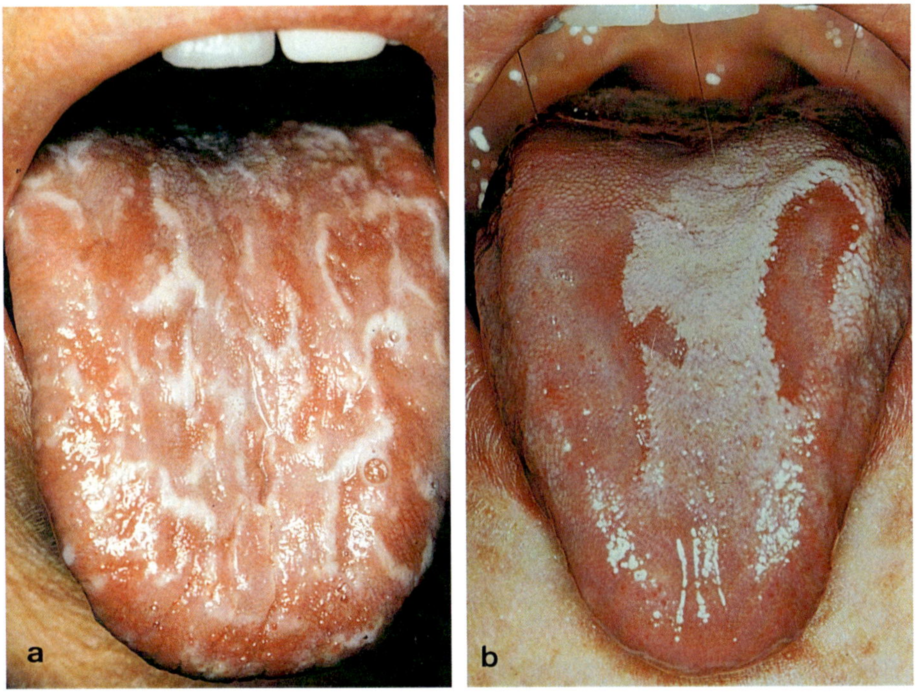

Abb. 6

Exfoliatio areata linguae („Lingua geographica").

a. Weißlich verquollene Epithelgirlanden, die von filiformen Papillen entblößte Areale umgeben.
b. Großflächige, bogig begrenzte, depapillierte Areale. Am hinteren Zungenrücken flache Stümpfe filiformer Papillen, die an der völlig desquamierten Zungenspitze fehlen.

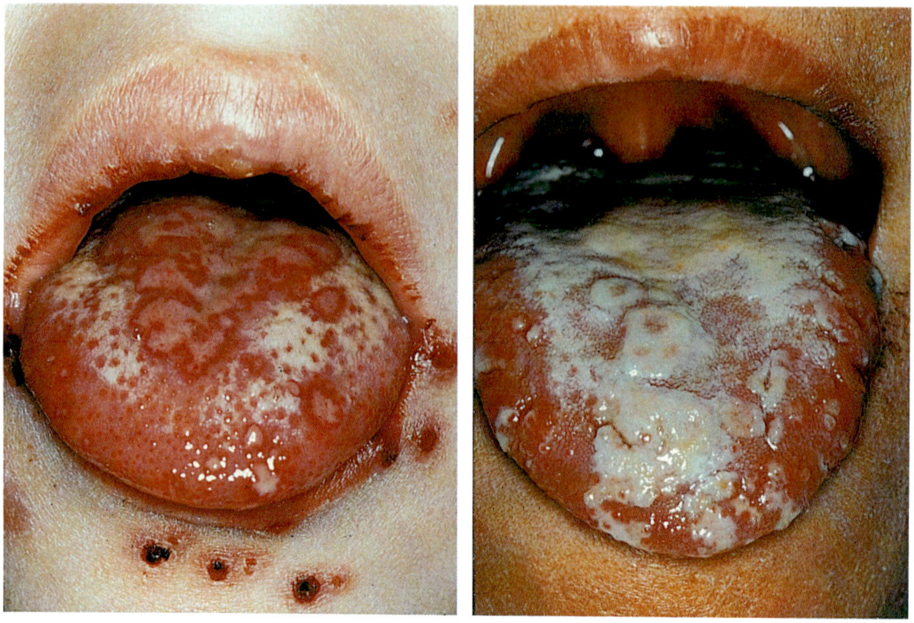

Abb. 7

Gingivostomatitis herpetica. 6-jähriges Kind. Fieberhafte HHV-Primärinfektion, diffuse Stomatitis mit herpetischer Gingivabeteiligung (Unterschied zu rezidivierender benigner Aphthosis!). Links Zungenbefund drei Tage nach, rechts vor Nystatin-Behandlung der sekundären Candidose. Links erosives Stadium (mit perioralen Läsionen), rechts epithelial verquollene Mukosapusteln (ausgeprägte Candidose am Zungenrücken hinten).

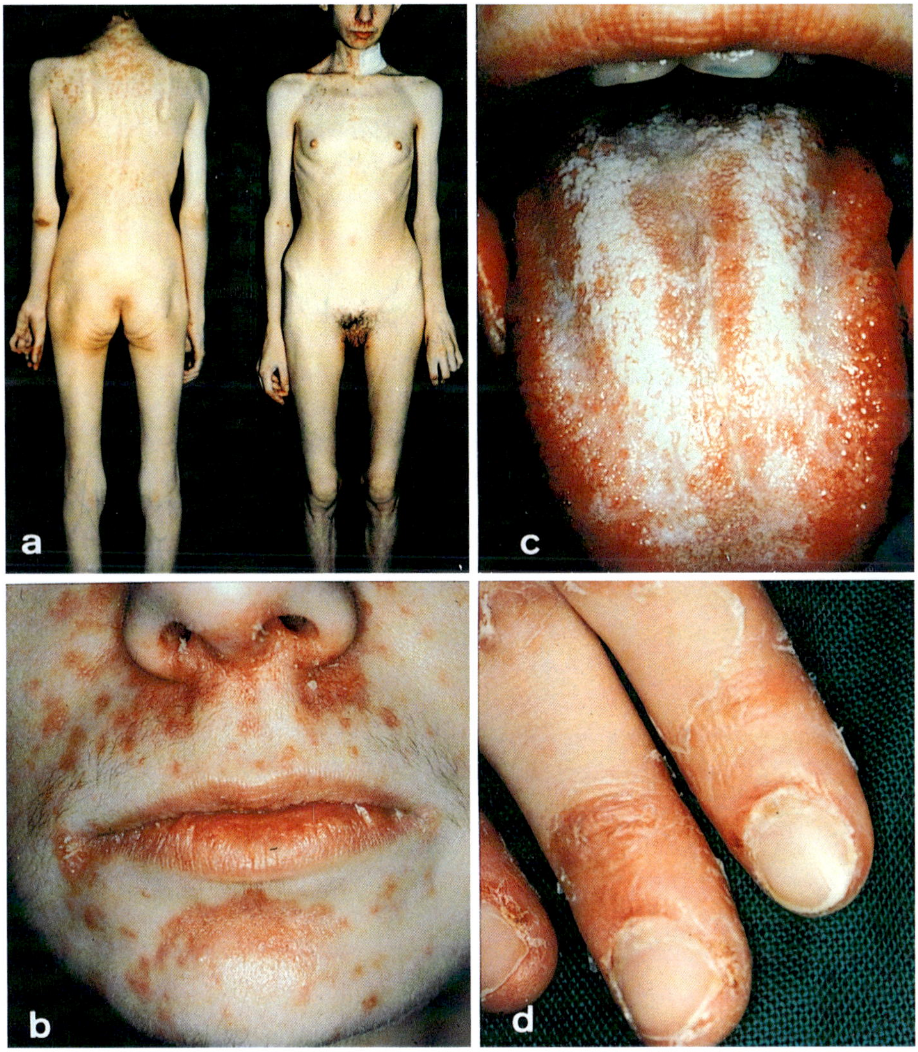

Abb. 8

Erworbenes Zinkmangelsyndrom bei chronischer Anorexia nervosa. Befund nach achtwöchiger parenteraler Ernährung ohne Zinksubstitution.

a. Kachektischer Status, perianogenitale Entzündung.
b. Papulo-pustulöse Entzündung um Nase und Mund.
c. Partiell erosive Glossitis mit geschwollenen Papillen und sekundärer Candidose.
d. Braunrote, scharfrandig schuppende digitale Erytheme.Unter Zinksubstitution Abheilung aller Entzündungsherde binnen 3 Wochen.

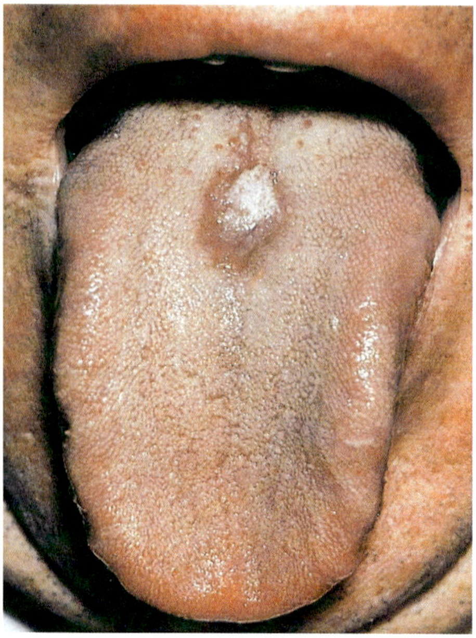

Abb. 9

Glossitis rhombica mediana (Brocq-Pautrier). Hypertroph-leukoplakische Variante mit sekundärer Candidose. Die primäre Ursache ist abnorme Persistenz des zur embryonalen Zungenentwicklung gehörenden Tuberculum impar. Harmlose Fehlbildung, aber „Locus minoris resistentiae" für Candidabefall. Selten leukoplakisch

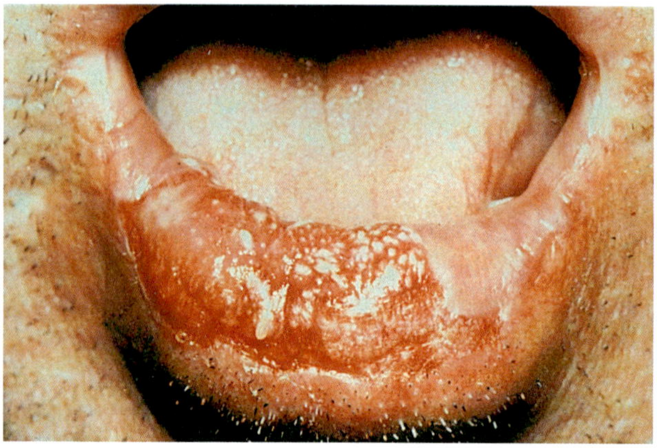

Abb. 10

Sog. „Cheilitis abrasiva praecancerosa" (Manganotti). Klinisch ähnlich einer Entzündung, histologisch Carcinoma in situ! Analogie zur intraoralen „gesprenkelten Leukoplakie" (Dysplasiegrad III)

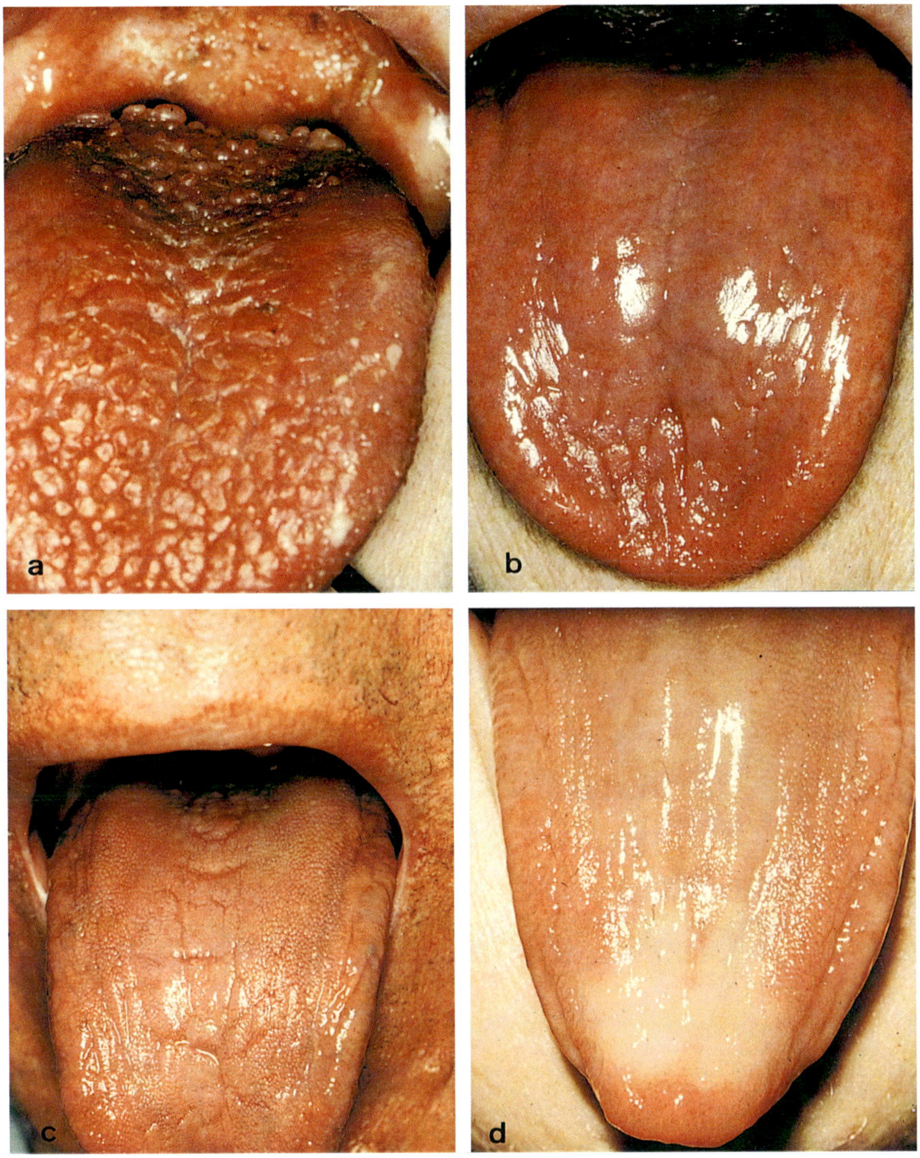

Abb. 11

Symptom „rote glatte Zunge"

a. Sog. „Pökelzunge" bei Diabetes mellitus mit sialopenischer Xerostomie. Nahe dem Zungengrund multiple stecknadelkopfgroße Schleimretentionszysten. Exsudatkrusten an der Oberlippe
b. Chronische Eisenmangelanämie. Spiegelnd glatter, geröteter Zungenrücken mit Schwund der filiformen Papillen
c. Sog. „Leberzunge" bei Leberzirrhose. Bräunlicher Farbton (auch der Haut). Zunge feucht, ohne „Belag", nicht brennend
d. Möller-Hunter-Glossitis bei perniziöser Anämie (B-12-Mangel). Sog. „Arndt'sches Zeichen": bei forciertem Herausstrecken blasse, zur Zungenspitze wandernde anämische Wellen, wobei der Zungenrand gerötet bleibt

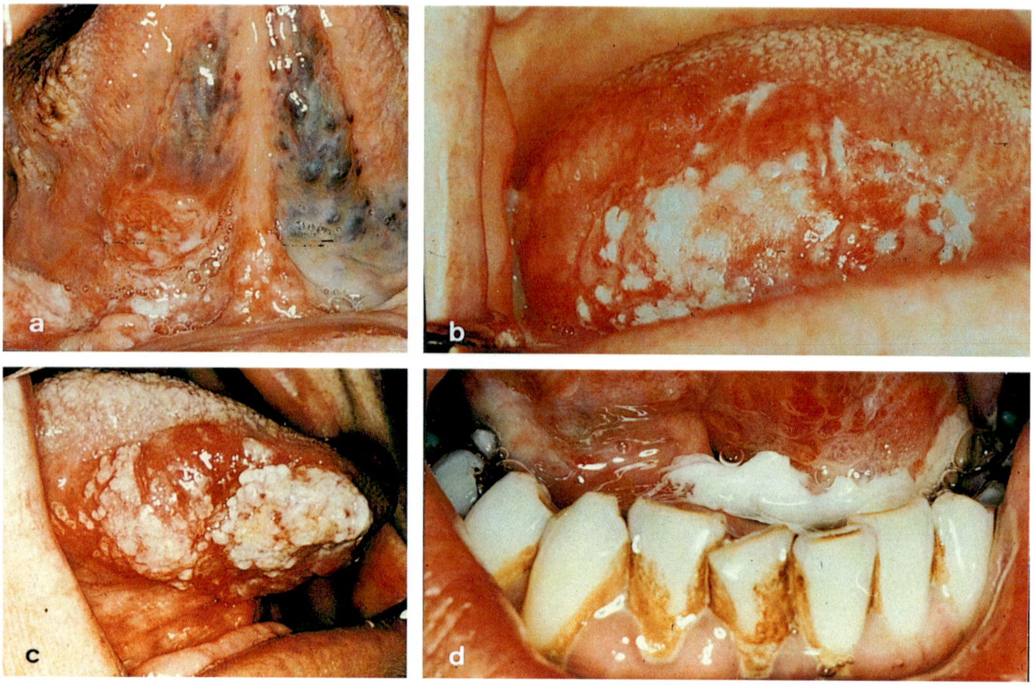

Abb. 12 a–d

Zungenkarzinom.

a. Plane bis verruköse Leukoplakie an Zungenunterseite, suspekt auf präkanzeröse Epitheldysplasie Grad I–II

b. Plattenepithelkarzinom in typischer Zungenlokalisation (Rand und Unterseite), histologisch Stadium T 3, N 1. Makroskopisch noch einer „gesprenkelt erosiven" Leukoplakie gleichend = fortgeschrittene Dysplasie, histologisch aber als invasives Karzinom verifiziert (mit regionalem Lymphknotenbefall = N 1)

c. Fortgeschrittenes Zungenkarzinom (mit Infiltration auch des Mundbodens. Histologisch T 4, N 2)

d. Verruköse Leukoplakie mit Erosionen der Zungenunterseite, mäßig infiltriert. Histologisch Dysplasie Grad III. Am rechten Bildrand Teil des benachbarten ulzerierten Karzinoms sichtbar

Bildgalerie Nägel

Einleitung

Nagelveränderungen sind Ausdruck primärer und sekundärer pathogenetischer Vorgänge. Sie sind ein in der Regel gut sichtbares Symptom von Krankheiten unterschiedlicher Genese. Veränderungen der Nagelkonsistenz und -architektur können angeboren oder erworben, durch Infektionen hervorgerufen oder auch Zeichen allgemeiner bzw. dermatologischer Krankheiten sein. Folgende Veränderungen treten am häufigsten auf:

- Verfärbung
- Tüpfel
- Ölflecken
- Brüchigkeit
- Längs- oder Querfurchen
- Glanzverlust
- Lyse
- Anonychie
- Polyonychie
- Dystrophie
- Uhrglasnägel
- Hyperkeratose
- Onychomadese

Die häufigsten Nagelveränderungen

Angeboren	Erworben
Trachyonychie (Twenty nail dystrophy) Paronychia congenita Kongenitale Nageldysplasie Nagel-Patella-Syndrom (Onycho-Osteo-Dysplasie) Tüpfelnägel Querrillen Längsrillen (z. B. Onychodystrophia canaliformis mediana) Röhrennägel	Trauma Hämatom Pigmentierung Infektion (Onychomykose, Bakteriose, akute Paronychie, chronische Paronychie, chronische mukokutane Kandidose) Tumoren Onychodystrophie Onycholyse Onychogrypose Onychophagie Tüpfelnägel bei Psoriasis Querfurchen bei Allgemeinkrankheiten und Dermatosen Yellow-nail-Syndrom Ungues hippocrati

Die Therapie der Nagelveränderungen richtet sich nach der spezifischen Krankheitsursache (Bakterien, Dermatophyten, Hefen, Schimmelpilze) bzw. gegen die Grunderkrankung, deren Symptome sich am Nagel manifestiert haben: Sklerodermie, Ekzem, Psoriasis, Lichen ruber, Pemphigus vulgaris, Lyell-Syndrom, Yellow-nail-Syndrom, Ungues hippocrati (Uhrglasnägel bei Herzkrankheiten) u. a. Bei einigen Erkrankungen ist eine Therapie nicht bekannt, insbesondere bei angeborenen Nagelanomalien.

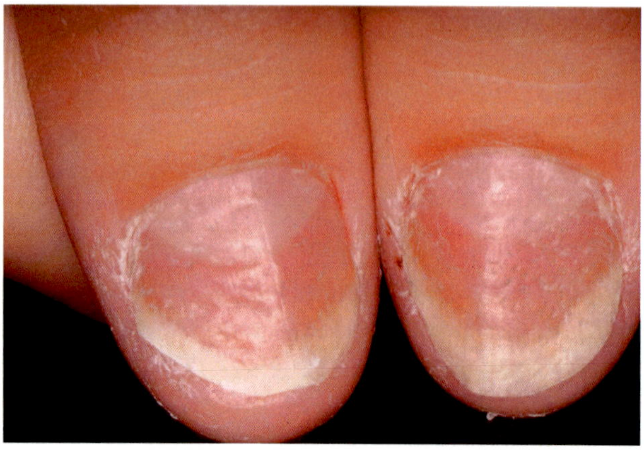

Abb. 1

Welche Diagnose stellen Sie?

Angeborene Nagelanomalie: Tüpfelnägel

Wie haben Sie die Diagnose gesichert?

Positive Familienanamnese, Ausschluss anderer Ursachen

Welche Differenzialdiagnosen kommen infrage?

Psoriasis, Alopecia areata, Ekzem, Reiter-Syndrom

Wie behandeln Sie?

Eine spezifische und wirksame Therapie ist nicht bekannt, eine spontane Besserung jedoch möglich.

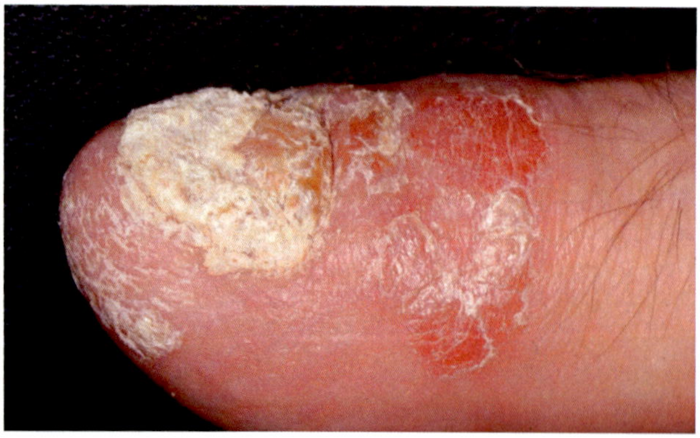

Abb. 2

Welche Diagnose stellen Sie?

Nagelpsoriasis

Wie haben Sie die Diagnose gesichert?

Schwerste Destruktion, charakteristischer Krümelnagel, kein Nachweis von Erregern, positive Familienanamnese, weitere Psoriasisläsionen

Welche Differenzialdiagnosen kommen infrage?

Akrodermatitis, Trachyonychie, Lyell-Syndrom, Candidose

Wie behandeln Sie?

Therapie der Grunderkrankung

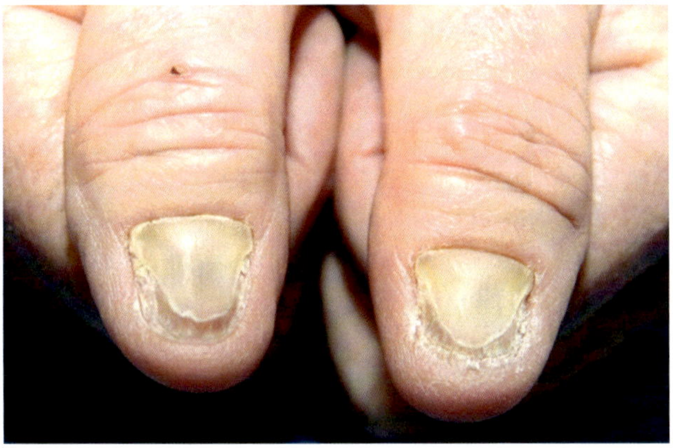

Abb. 3

Welche Diagnose stellen Sie?

Medikamentös bedingte Onycholyse

Wie haben Sie die Diagnose gesichert?

Negative Pilzkultur, anamnestischer Hinweis auf Tetrazyklineinnahme, Ausschluss von Dermatosen, Allgemeinerkrankungen, negative Familienanamnese

Welche Differenzialdiagnosen kommen infrage?

Hereditäre Onycholyse, Psoriasis, Ekzem, Mykose, Leukonychie (Kontakt mit Salpetersäure)

Wie behandeln Sie?

Nägel fräsen, Desinfektiva zur Prophylaxe von Superinfektionen, Spontanheilung innerhalb einiger Monate

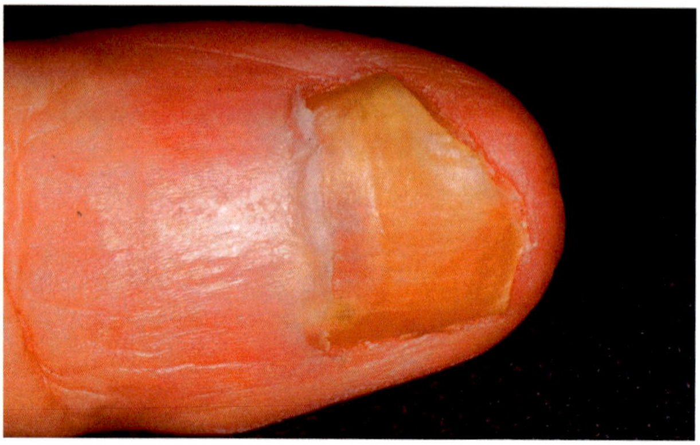

Abb. 4

Welche Diagnose stellen Sie?

Ekzemnagel

Wie haben Sie die Diagnose gesichert?

Diagnostik der Grunderkrankung, negativer Erregernachweis

Welche Differenzialdiagnosen kommen infrage?

Onychomykose, Infektion durch Farbstoff bildende Bakterien (Pseudomonas) und Pilze (Aspergillus), psoriatische Nagelveränderungen, Yellow-nail-Syndrom

Wie behandeln Sie?

Therapie der Grunderkrankung

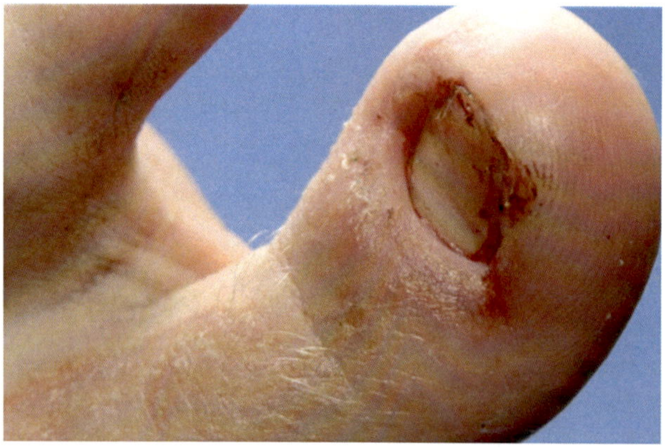

Abb. 5

Welche Diagnose stellen Sie?

Bakterielle Paronychie

Wie haben Sie die Diagnose gesichert?

Fehlendes Nagelhäutchen, Nachweis von Staphylococcus aureus aus eitrigem Sekret unterhalb des Nagelwalls, Ausschluss anderer Erreger

Welche Differenzialdiagnosen kommen infrage?

Infektionen anderer Ursache

Wie behandeln Sie?

Fuß- bzw. Fingerbäder mit antiseptischen Lösungen, Antibiotikum nach Resistogramm

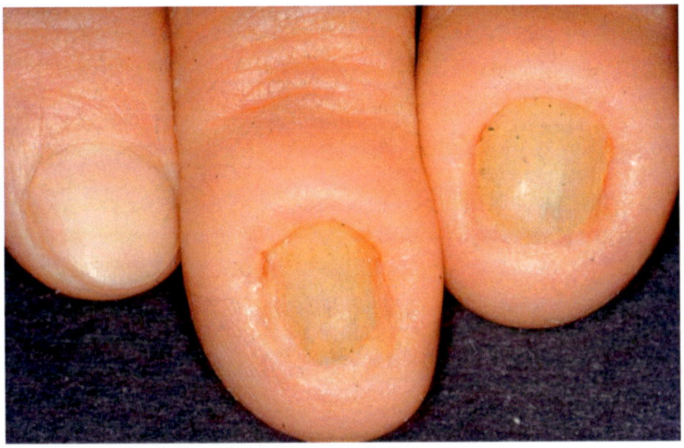

Abb. 6

Welche Diagnose stellen Sie?

Chronische Candidaparonychie mit Onychodystrophie

Wie haben Sie die Diagnose gesichert?

Fehlendes Nagelhäutchen, Nachweis von Candida guilliermondii aus serösem Sekret unterhalb des Nagelwalls, Ausschluss anderer Erreger

Welche Differenzialdiagnosen kommen infrage?

Infektionen anderer Ursache, chronische mukokutane Candidose, Psoriasis

Wie behandeln Sie?

Antimykotikum (Ciclopirox-Olamin, da auch prophylaktisch gegen Begleitbakterien wirksam) initial als Lösung tropfenweise in den Nagelfalzbereich laufen lassen, später Creme, systemische orale Therapie mit Voriconazol (Vfend®) im Off-label-use

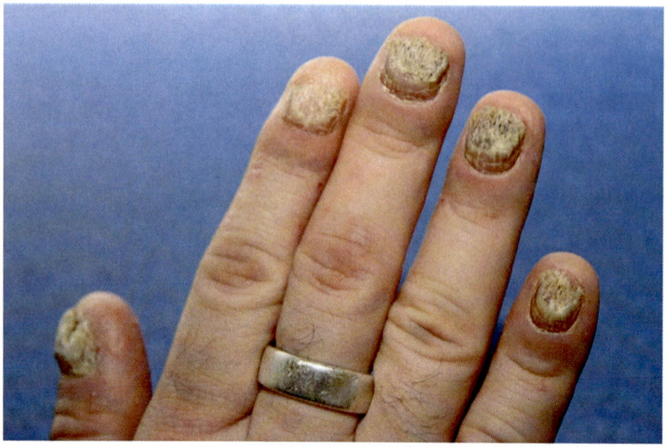

Abb. 7

Welche Diagnose stellen Sie?

Familiäre chronische mukokutane Candidose

Wie haben Sie die Diagnose gesichert?

Positive Familienanamnese, Mundsoor, Paronychie, Onychodystrophie, Nachweis von Candida albicans

Welche Differenzialdiagnosen kommen in Frage?

Nageldystrophie anderer Genese, Infektionen anderer Ursache, Psoriasis, chronische Candida-paronychie

Wie behandeln Sie?

Systemische Langzeittherapie mit Fluconazol, bei resistenten Stämmen Voriconazol oder Caspofungin (CANCIDAS®), Mundsanierung mit einem Polyen (Amphotericin B, Nystatin), lokale Therapie mit Ciclopirox-haltigem Lack (Nagel Batrafen®) nach dem Fräsen der Nägel

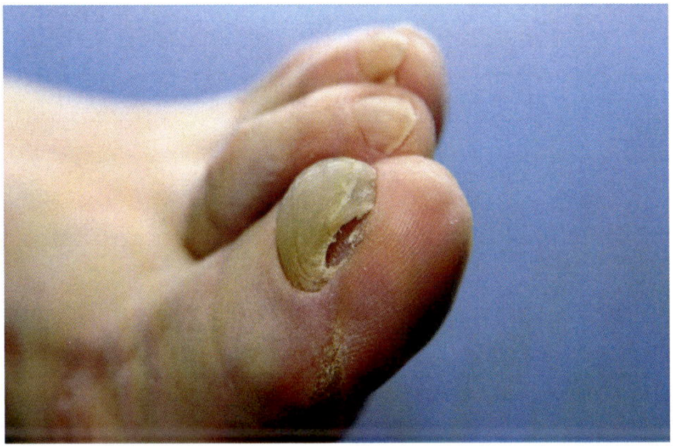

Abb. 8

Welche Diagnose stellen Sie?

Onychogrypose

Wie haben Sie die Diagnose gesichert?

Klauenartig wachsende Nägel, kein Erregernachweis

Welche Differenzialdiagnosen kommen infrage?

Hyperkeratotische Onychomykose (Gletschernagel)

Wie behandeln Sie?

Nagel mit einer Fräse abtragen, Keratolytika, chronische Traumatisierung vermeiden

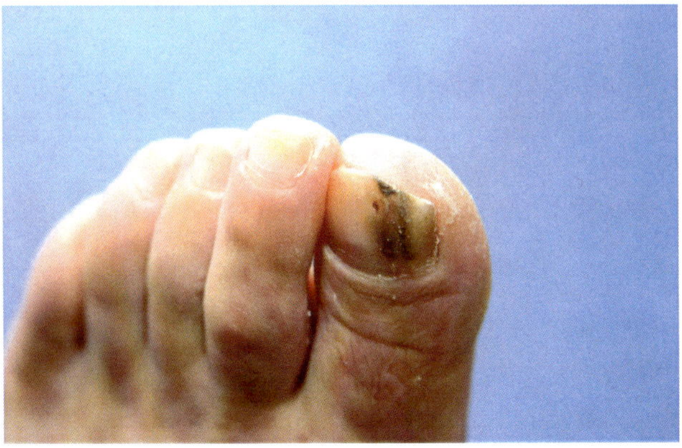

Abb. 9

Welche Diagnose stellen Sie?

Dyschromie mit Onychodystrophie durch Pyocyaneus-Infektion

Wie haben Sie die Diagnose gesichert?

Charakteristische bläulich-dunkle Farbveränderung, Nachweis von Pseudomonas aeruginosa, Ausschluss anderer Erreger und von Verfärbungen anderer Genese

Welche Differenzialdiagnosen kommen infrage?

Mykose durch Schimmelpilze, malignes Melanom, Zyanose infolge kardiovaskulärer Insuffizienz, medikamentös bedingte Pigmentierung

Wie behandeln Sie?

Freilegung von Retentionsräumen zwischen Nagelplatte und Nagelbett durch Fräsen, Fuß- bzw. Fingerbäder mit antiseptischen Lösungen, Antibiotikum nach Resistogramm

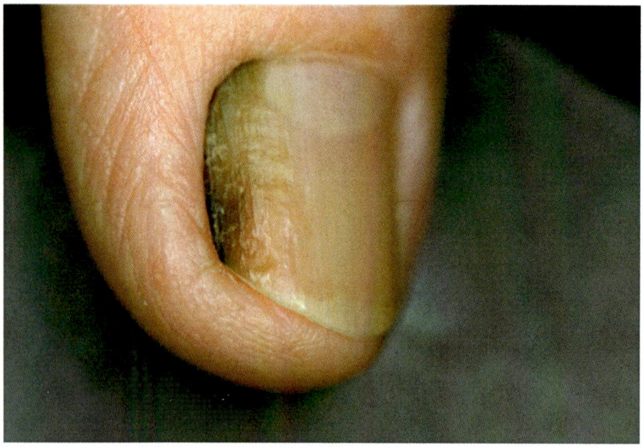

Abb. 10

Welche Diagnose stellen Sie?

Dyschromie mit Onychodystrophie durch Schimmelpilze

Wie haben Sie die Diagnose gesichert?

Charakteristische Schwarzfärbung, Nachweis von Aspergillus niger, Ausschluss anderer Erreger und von Verfärbungen anderer Genese

Welche Differenzialdiagnosen kommen infrage?

Pyocyaneus-Infektion (Pseudomonas), malignes Melanom, Zyanose infolge kardiovaskulärer Insuffizienz, medikamentös bedingte Pigmentierung

Wie behandeln Sie?

Freilegung von Retentionsräumen zwischen Nagelplatte und Nagelbett durch Fräsen, antimyzetischer Lack (Nagel Batrafen®), systemische Therapie mit Itraconazol (z. B. Itracol®)

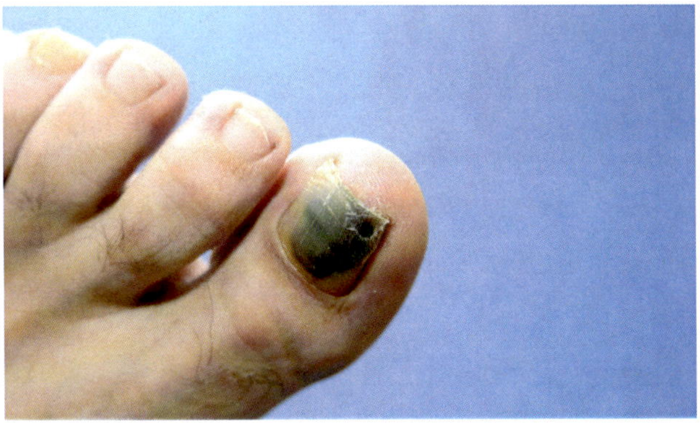

Abb. 11

Welche Diagnose stellen Sie?

Subunguales malignes Melanom

Wie haben Sie die Diagnose gesichert?

Diffuse Melanose, Ausschluss von Verfärbungen anderer Genese, Biopsie, Auflichtmikroskopie

Welche Differenzialdiagnosen kommen infrage?

Verfärbungen anderer Genese durch Medikamente oder Erreger (Aspergillus niger, Pseudomonas), Hämatom

Wie behandeln Sie?

Therapie der Tumorerkrankung

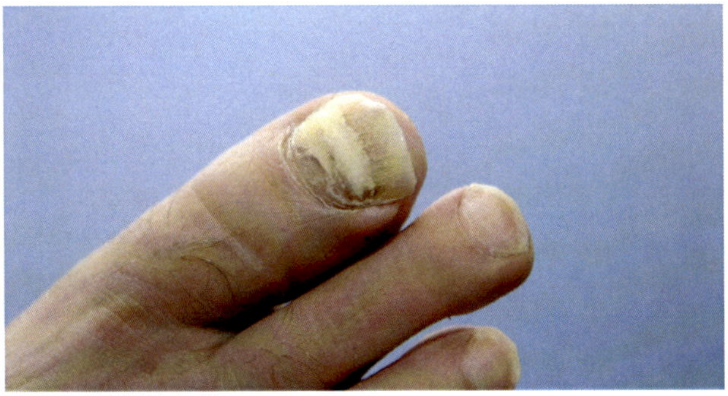

Abb. 12

Welche Diagnose stellen Sie?

Onychomykose (Leukonychia trichophytica)

Wie haben Sie die Diagnose gesichert?

Oberflächliche, weiße Onychodystrophie, Nachweis von Trichophyton interdigitale

Welche Differenzialdiagnosen kommen infrage?

Mykosen anderer Ursache, Psoriasis vulgaris, Lichen ruber, Leukonychie, parunguales Ekzem

Wie behandeln Sie?

Fräsen des Nagels, antimyzetische Lacke, systemische Therapie mit Terbinafin (z.B. Lamisil®)

Welche Grundprinzipien der mykologischen Materialgewinnung sind zu beachten?

- Mittels chirurgischer Instrumente wird reichlich Material von charakteristischen Hautveränderungen im Grenzbereich zwischen „gesund“ und „befallen“ entnommen.
- Die Untersuchungsproben sollten möglichst klein bzw. feinspänig sein, da diese durch Chemikalien wie KOH (10- bis 20%ig) oder TEAH (Tetraethylammoniumhydroxid) besser und schneller aufgeschlossen werden als größere. Zudem können die Erreger aus kleinen Partikeln leichter in den Nährboden wachsen, um Kolonien zu bilden.
- Auf eine vorherige Desinfektion der Entnahmestelle kann verzichtet werden, wenn zur kulturellen Identifizierung der Erreger die Verwendung von Nährböden vorgesehen ist, die durch Zusätze wie Cycloheximid gegen Schimmelpilze und Antibiotika gegen Bakterien das Wachstum von diagnostisch störenden Kontaminanten hemmen.
- Die Proben sollten in sterilen Petrischalen aus Glas oder in speziellen Papiertüten aufgefangen werden, da diese Werkstoffe weitgehend interaktionsneutral sind und die folgende Verarbeitung der Proben nicht durch elektrostatische Adhäsionskräfte behindert wird.
- Das zu untersuchende Körpermaterial kann notfalls einige Tage lagern bzw. transportiert werden, da die Pilze bei dem reichhaltigen Keratinangebot gut überleben können.

Worin besteht die Technik der Materialentnahme bei Verdacht auf Onychomykose?

Zerstörtes Nagelgewebe mit Schere, Skalpell, scharfem Löffel oder Fräse weitestgehend entfernen. Übergangsstelle zwischen pilzbefallener und vermeintlich noch gesunder Nagelplatte freilegen. Vorsichtige Entnahme feiner Späne mit Skalpell, Schere oder einer Brocq-Kürette. Möglichst viele Nagelspäne gewinnen, da die Pilze nesterweise auftreten und nicht in jedem Stück Erreger zu erwarten sind.

Wie wird das Untersuchungsmaterial bei Verdacht auf Tinea der freien Haut und Pityriasis versicolor entnommen?

„Ernte“ vieler kleiner Hautpartikel mittels scharfem Löffel vom Rand der Effloreszenzen. Bei der Pityriasis versicolor ist auch ein Tesafilmabriss möglich.

Wie wird das Untersuchungsmaterial bei Verdacht auf Candidose (Intertrigo) gewonnen?

Das Untersuchungsmaterial wird ohne vorherige Desinfektion mittels Tupfer als Abstrich gewonnen und in ein Transportmedium vom Typ einer Bakteriette gegeben oder direkt auf einen Nährboden ausgestrichen.

Literaturempfehlungen

Altmeyer P. Therapielexikon Dermatologie und Allergologie – Therapie kompakt von A bis Z. 2., vollständig überarbeitete Auflage 2005, Springer, Berlin, Heidelberg

Altmeyer P, Dirschka T, Hartwig (Hrsg.). Klinikleitfaden Dermatologie. 2. Auflage 2003, Urban & Fischer, München, Jena

Bolognia JL, Jorizzo JL, Rapini RP. Dermatology (in two volumes). 2003, Mosby, London

Braun-Falco O, Plewig, G, Wolff HH, Burgdorf WHC, Landthaler M. Dermatologie und Venerologie. 5. Auflage 2005, Springer, Heidelberg

Brühl W, Wienert V, Herold A. Aktuelle Proktologie 2002. Uni-Med, Bremen

Bucka-Lassen E. Das schwere Gespräch. Einschneidende Diagnosen menschlich vermitteln. 2005, Deutscher Ärzteverlag, Köln

Burns T, Breathnach S, Cox N, Griffiths C. Rook's Textbook of Dermatology. 7th edition 2004, Blackwell, Oxford

Dirschka T. Lightfaden Dermatologische Therapie 2001. Urban & Fischer, München

Dummer R (Hrsg.). Physikalische Therapiemaßnahmen in der Dermatologie. 2003, Steinkopff, Darmstadt

Fritsch P. Dermatologie, Venerologie. 2. Auflage 2004, Springer, Berlin, Heidelberg, New York

Garbe C, Reimann H. Dermatologische Rezepturen. 2., vollständig neu bearbeitete Auflage 2005, Georg Thieme, Stuttgart, New York

Habif TP. Skin Diseases – Diagnosis and Treatment. 2nd edition 2005, Elsevier Mosby, Philadelphia

Höger PH. Kinderdermatologie – Differenzialdiagnostik und Therapie bei Kindern und Jugendlichen. 2005, Schattauer, Stuttgart, New York

Kerl H, Garbe C, Cerroni L, Wolff HH (Hrsg.). Histopathologie der Haut. 2003, Springer, Berlin

Lebwohl et al. Treatment of Skin Diseases. 2nd edition 2006, Mosby, London

Plettenberg A, Meigel W. Dermatologische Infektiologie. 2., unveränderte Auflage 2004, Georg Thieme, Stuttgart, New York

Rabe E (Hrsg.). Grundlagen der Phlebologie. 3., erweiterte und vollständig überarbeitete Neuauflage 2003, Viavital, Köln

Ring J. Angewandte Allergologie. 3., neu bearbeitete Auflage 2004, Urban & Vogel Medien und Medizin, München

Tietz HJ, Sterry W. Antibiotika von A–Z. 4., neu bearb. u. erw. Auflage 2006, Thieme, Stuttgart, New York

Tyring SK, Lupi O, Hengge UR. Tropical Dermatology. 2006, Elsevier Churchill Livingstone, Philadelphia

Weissleder H, Schuchhardt C (Hrsg.). Erkrankungen des Lymphgefäßsystems. 4., erw. u. vollst. überarb. Auflage 2006, Viavital, Essen

White GM, Cox H. Diseases of the skin. 2nd edition 2005, Elsevier Mosby, Philadelphia

Wolf G, Süverkrüp R. Rezepturen Probleme erkennen, lösen, vermeiden. 2002, Deutscher Apotheker Verlag, Stuttgart

Inhaltsverzeichnis mit Autorennamen und Diagnosen

A Klinische Fälle

B Fragensammlung

C Bildgalerien

Register

A

F

G

H

I

J

K

L

Q

R

S

T

U

V

W

Z